R. Virchow

F. von Recklinghausen

gewidmet.

Durch einen zufälligen Umstand ist der Verfasser auf die Untersuchung Vesals gelenkt worden. Ehe er dieselbe begann, hatte er beim Lesen historischer Abhandlungen die Wahrnehmung gemacht, wie wenig vom Leben des Mannes bekannt sei den Manche für den Begründer moderner Anatomie halten. Ein örtliches Interesse kam hinzu: in Basel besitzen wir Reste eines Skelettes das nach der Sage Vesal gebaut hat.

Immer mehr erwies sich beim Fortschreiten der Untersuchung die traditionelle, vor hundertundfünfzig Jahren entworfene Darstellung als unzureichend. Wie hoch man auch deren Werth veranschlage: heute lässt sie durchgehendes Quellenstudium und genügende Kritik vermissen; sie verfügt nicht einmal über sichere Chronologie. Vesals Geschichte muss aus ihm selbst, aus Vorgängern, Zeitgenossen, Nachfolgern und aus dem menschlichen Körper gewonnen werden.

Die Untersuchung ergab dass Vesal thatsächlich Begründer der modernen Anatomie ist, Begründer im wahren Sinne des Wortes. Nicht wie gewöhnlich gelehrt wird, dass moderne Anatomie langsam, im Laufe von Jahrzehnten oder Jahrhunderten von der klassischen sich losgemacht und hiezu Vesal nebst Andern geholfen hätte. Vielmehr ist Vesal der Erste der den menschlichen Körper genau und umfassend gekannt, der Erste der mit seiner Wissenschaft den allmächtigen Bücherglauben durchbrochen und widerlegt hat. Das Jahr 1543 in welchem er das entscheidende Werk veröffentlichte, bezeichnet den Anfang moderner Anatomie. Zu dieser Leistung hatte ihn eigene Arbeit befähigt. Aus Idealismus war er Realiste geworden: Wissbegier hatte ihn auf die Handhabung des anatomischen Messers geführt; aus Nächstenliebe und hohem Streben unternahm er die Zergliederung des menschlichen Körpers. Durch Hingebung, rastlosen Fleiss, durch Aufwendung aller Kräfte und Mittel gelang ihm, dem Autodidakten, die Erhellung des Dunkels. Anatomie und zugleich anatomische Forschungsmethode ist Vesals Schöpfung. Zeitgenossen haben ihn den Göttlichen genannt; uns erscheint er in Wissenschaft, Kunst und Religion, in Wort und That als ein ganzer, völlig harmonischer Mensch.

Vorliegende Schrift versucht Vesal in seiner ursprünglichen Gestalt zu zeigen. Nur erwarte der Leser keine erschöpfende Schilderung: eine solche konnte der Verfasser aus verschiedenen Gründen nicht liefern; sie war auch nicht beabsichtigt. Was hier so vollständig als möglich dargeboten wird, ist Vesals äussere Geschichte. Die Biographie bildet den festen Boden für weitere Forschung. In Bezug auf das Uebrige hat sich der Verfasser Beschränkung auferlegt: er wählt meist Beispiele um zu verdeutlichen worauf es ihm anzukommen scheint.

Möchte der Leser, möchten die Männer welche die Untersuchung in uneigennütziger Weise gefördert haben, den Beweis erblicken, dass redlich gearbeitet worden ist.

Inhalt.

Ueber vorvesalische Anatomie.

Von Galen bis auf Kaiser Friedrich II.

Mit dem Beginne des dritten christlichen Jahrhunderts — so scheint es bei erster Betrachtung — nimmt die Anatomie des klassischen Alterthumes eine entscheidende Wendung. Eben noch war die Zergliederungskunst von dem grossen Galenus gepflegt und bereichert worden: von nun an und auf Jahrhunderte hinaus mangeln nicht bloss erhebliche anatomische Leistungen, sondern unzweideutige Anzeichen, dass überhaupt Zergliederung ausgeübt worden ist. Einer Blütheperiode scheint plötzlicher und dauernder Verfall der Wissenschaft zu folgen. Allein bei genauerer Betrachtung gewinnt man eine andre Ansicht. Galen selbst gehört in die Zeit der unaufhaltsamen Auflösung des Römerreiches, in die Zeit des Zerbröckelns der gesammten antiken Kultur. Man muss lesen wie er auf eigenhändige Untersuchung der Leiche dringt, wie er gegen Bücherweisheit und Wortstreit eifert und nicht müde wird die Anatomie als Grundlage der Medizin zu bezeichnen; man gewahrt dabei, dass die Aerzte schon damals von Autoritätsglauben, Hang zur Spekulation und Abneigung gegen Naturbeobachtung erfüllt waren, und dass Galen mit seiner Anatomie vereinsamt dastand. Ist doch Galen selbst mehr Philosoph als Arzt; er unterscheidet sich nicht durchaus von seinen heftig bekämpften Gegnern. Anatomie behält für ihn nur so lange Werth als sie ihm seine vorgefassten Ansichten stützen hilft. Auf eine ausgewählte Anatomie errichtete Galen ein weitläufiges Lehrgebäude, womit er die gesammte Medizin umschloss. Gerade mit diesem Systeme machte er die wenig beliebte Zergliederung vollends entbehrlich und gewann jene gebietende Stellung unter den Aerzten deren sich Aristoteles unter den Philosophen erfreute. In allen medizinischen Dingen war Galen höchste Autorität; seine Anatomie galt als unfehlbar.[1]

An dem Darniederliegen der Anatomie während des Mittelalters vermochten die arabischen Aerzte Nichts zu ändern. Die Zergliederung war ihnen durch die Religion unmöglich gemacht. Doch versäumten sie nicht die Anatomie litterarisch zu bearbeiten; Avicenna that diess sogar eingehend und nach verhältnissmässig guten Quellen.

Trotz aller Ungunst der Verhältnisse muss irgendwo ein Rest der antiken Zergliederungskunst erhalten geblieben sein. Dafür zeugt ein Schriftstück, das mitten in der Zeit kümmerlicher und verwilderter Tradition einige Kenntniss der anatomischen Handarbeit verräth. Die Abhandlung geht unter der Bezeichnung Anatomia parva Galeni oder Anatomia porci Cophonis; den Verfasser glaubt man in einem Mitgliede der uralten Aerzteschule zu Salerno gefunden zu haben.[2] Jedenfalls liegt keine Schrift Galens vor, auch Nichts von arabischer Gelehrsamkeit ist darin zu verspüren. Welche Anatomie hier vorgetragen wird, mögen einige Beispiele zeigen. Der Anfang lautet: 'Da die Krankheiten der innern Organe des menschlichen Körpers unbekannt waren, beschlossen die alten Aerzte und besonders Galenus, die inneren Organe durch Zergliederung von Thieren anschaulich zu machen.' Diesen Ausspruch hat Galen nicht gethan; mit mehr Recht hätte sich der Verfasser auf Aristoteles berufen können.[3] Wenn jener sodann die Anatomie am Schweine zu lehren unternimmt, weil dessen innerer Bau dem des Menschen am nächsten komme, so lässt sich auch hiefür kein Beleg in den echten Werken Galens finden. Vielleicht ist der Gebrauch die Anatomie am Schwein zu verrichten, darauf zu-

[1] Die Unfehlbarkeit der Galenischen Anatomie vielleicht zum ersten Male direkt ausgesprochen von Nicolaus Nicolus Florentinus (um 1400; laut J. Berengar. Carpens. Commentaria super anatomia Mundini 1521 p. CCV b).. licet ut inquit Nicolus non sit adhuc inventus error aliquis in anatomia G. Thatsächlich herrschte dieselbe Ansicht bei den Arabern — vgl. weiterhin Averroes — und schon im Alterthum.

[2] Zwei (verstümmelte) Rezensionen der Anatomia parva in De Renzi Collectio Salernitana. — Haeser Lehrbuch der Geschichte der Medicin I[3], 661. 676 nennt bald den jüngern bald den ältern Copho als Verfasser. Beide gehören dem 11. Jahrhundert an.

[3] Aristot. Hist. anim. I, 16 (ed. Schneider I, 13).

rückzuführen dass Galen dieses Thier zu einigen Vivisektionsversuchen verwandte. Weiter meldet die Schrift, die Zunge werde von zwei Nerven versorgt, welche von den Lungen zu ihr gelangen und sie zur Stimmbildung anregen. Hier liegt ein sprachliches Missverständniss vor; der Verfasser meint die rückläufigen Aeste der Nervi Vagi: glottis Stimmritze und glossa Zunge wurden beide mit dem Lateinischen lingua, lingula wiedergegeben. In ähnlicher Art geht es durch die Abhandlung fort. Aber der wissenschaftliche Schutt enthält einige Bemerkungen, welche unsre Aufmerksamkeit fesseln. 'Du musst das Thier auf den Rücken legen; wenn du mitten auf den Hals einschneidest, so triffst du zuerst auf die Zunge.. Dann musst du die Luftröhre von der Speiseröhre trennen und wirst zur Lunge und zum Herzen gelangen.. Dass die Lunge einen schwammigen Bau besitzt, könnt ihr beweisen, wenn sie mit einem Rohre aufgeblasen wird'.. Augenscheinlich besitzt der Verfasser eigene anatomische Erfahrung und beabsichtigt Anfängern die Ausführung der Sektion zu schildern.

Vermuthlich wurde zu Salerno die Zergliederung am Schweine in regelmässigen Zwischenräumen gelehrt. Das lässt sich schliessen aus einer Bearbeitung jenes pseudogalenischen Büchleins, welche ausdrücklich auf eine frühere Anatomie Bezug nimmt.[1]

Wiederum fehlt für geraume Zeit jede Nachricht von der Zergliederungskunst, bis uns das für die Geschichte der Anatomie hochwichtige Gesetz Kaisers Friedrich II von Hohenstaufen entgegentritt, wodurch Aerzte und Chirurgen beider Sizilien zur Erlernung der Sektion menschlicher Leichen auf der Schule verpflichtet werden.[2] Mit diesem Gesetze thut der kraftvolle, frei-

[1] Die s. g. Demonstratio anatomica des Compendium salernitanum, einer Breslauer Handschrift des 12. Jahrh.; gedruckt in Collect. Salernit. und bei Nagel Diss. 1852: dissolvite aliquantum substantiam epatis et omnino inter digitos confricate, et occurrent vobis venulae.. quod quidam volens vituperare.. post factam in anno praeterito a nobis anathomiam.. hoc audiens dixit nervos esse..

[2] Constitutiones Regni Siciliae Lib. III tit. 46 bei Huillard-Bréholles Hist. diplomat. Friderici secundi IV, 1, 235: .. statuimus quod nullus studeat in medicinali scientia nisi prius studeat ad minus triennio in scientia logicali; post triennium si voluerit, ad studium medicinae procedat in qua per quinquennium studeat; ita quod chirurgiam quae est pars medicine infra predictum tempus addiscat.. Salubri etiam constitutione sancimus, ut nullus chirurgicus ad practicam admittatur, nisi testimoniales litteras offerat magistrorum

denkende Fürst, der persönlich die Anatomie schätzte,[1] einen kühnen Eingriff in die mittelalterlichen Anschauungen. Der Staat erkennt nunmehr die Nützlichkeit der menschlichen Anatomie an und erklärt sich haftbar für deren Schutz und Unterstützung. Indem Friedrich den Unterricht auf den richtigen Boden, den menschlichen Körper stellte, schuf er die unerlässliche Vorbedingung zur Begründung der wahren Anatomie. Nur übersehe man nicht, dass Friedrich in Italien vorgieng, der Heimat aller modernen Wissenschaft und Kunst. Die treibenden Kräfte sind unzweifelhaft die italienischen Aerzte gewesen. Nie hätte ein blosser Befehl der Zergliederung des menschlichen Körpers Eingang verschafft; sie musste von den Sachverständigen gewünscht und befördert werden. Ob unter Friedrich II, ob überhaupt während des dreizehnten Jahrhunderts in Unteritalien menschliche Leichen geöffnet worden sind, bleibt dahingestellt. Wir begegnen der menschlichen Anatomie zuerst in Bologna. Allmählich verbreitet sie sich über das obere Italien, gelangt nach Frankreich, endlich nach Deutschland. Ihre Pflege und ihre wissenschaftlichen Ergebnisse bis zur Zeit von Vesals Eintritt in die Litteratur (1536) werden uns zunächst beschäftigen.[2]

Verbreitung der Anatomie in der vorvesalischen Zeit.

In der vorvesalischen Periode wird Zergliederung des menschlichen Körpers vorwiegend im Sinne des Fridericianischen Gesetzes geübt, zur Belehrung angehender Aerzte und Chirurgen. Natürliche Pflegestätten dieser Schulanatomie (Anatomia schlechthin oder Anatomia publica genannt)[3] sind die Universitäten und ärztlichen

in medicinali facultate legentium quod per annum saltem in ea parte medicine studuerit, que chirurgie instruit facultatem, presertim anatomiam humanorum corporum in scholis didicerit, et sit in ea parte medicine perfectus, sine qua nec incisiones salubriter fieri poterunt, nec facte curari. — Winkelmann Ueber die ersten Staatsuniversitäten. Heidelberg 1880 S. 16 verlegt das Gesetz auf das Jahr 1240.

[1] Anatomische Notizen in Friedrichs II Fragment De arte venandi cum avibus August. Vindel. 1596 Lib. I c. 33 ss.

[2] Die Zeit bis zum J. 1543, dem Wendepunkte der Anatomie wird in Vesals Leben zur Sprache kommen.

[3] Den Ausdruck Anatomia publica finde ich erst im 16. Jahrh. allgemeiner gebraucht. Er bedeutet nicht etwa unentgeldliche Anatomie, da die Kosten

Bildungsanstalten. Auch ausserhalb von Schulverbänden, in Venedig, Strassburg kommt öffentliche Anatomie vor: sie dient alsdann zur Belehrung des ausübenden Heilpersonales. — Zergliederung die nicht dem allgemeinen Unterrichte zu Gute kommt, wird als Anatomia privata[1] bezeichnet. Sie kann im Interesse von einzelnen Aerzten oder Studirenden[2], von Richtern oder Künstlern stattfinden. Privatanatomie gewinnt erst gegen Ende des Zeitraumes grössere Bedeutung. Es ist ein Spiel des Zufalles, dass gerade das älteste Zeugniss eine Privatanatomie und zwar eine gerichtliche Sektion betrifft.[3]

Die erste zuverlässige Nachricht von einer am menschlichen Körper vorgenommenen Autopsie fällt auf Bologna und das Jahr 1302. Ein gewisser Azzolino war unerwartet rasch gestorben, nachdem ihn der Arzt nur einmal besucht hatte. Der Staatsanwalt dachte an Vergiftung und beauftragte zwei Aerzte und drei Chirurgen mit der Feststellung der Todesursache. Es ergab sich dass der Tod auf natürlichem Wege erfolgt war.[4] Sodann erfahren wir

von den Studirenden getragen wurden (s. weiterhin), auch nicht Anatomie in einem öffentlichen Lokale wie diess aus Tomasin. Gymn. Patav. p. 76 gefolgert werden könnte, sondern publizirte, allen Berechtigten angezeigte Anatomie. Vgl. Statut. Bonon. 1405 Rub. 96: Et quod dominus Rector . . debeat facere publicari per scolas quibus dederit licentiam anothomie, ut omnibus possit esse notum . . Ausgabe der Statuten von Carlo Malagola Bologna 1888.

[1] Inwieweit Einbalsamirungen zu wissenschaftlichen Beobachtungen verwendet wurden, bleibt dahingestellt; vgl. unten Gentilis wo die Lesart unsicher ist (S. 7,3), Tornamira wo die Deutung Zweifel zulässt (S. 12,4), und das Herz des Markgrafen von Brandenburg (S. 15,5).

[2] Auf Privatanatomie der Studenten scheint sich der Anfang von Rub. 96 der Stat. Bonon. 1405 zu beziehen.

[3] Vieles vom Folgenden ist gesammelt durch Alf. Corradi Dello studio e dell' insegnamento dell' Anatomia in Italia nel medio evo ed in parte al cinquecento. Reale Istituto Lombardo di Scienze e Lettere. Rendiconti. Serie II vol. VI 1873 p. 632—646. 858—871.

[4] Das Dokument ist von Ottavio Mazzoni Toselli entdeckt und von Franc. Mondini (1844) Novi Commentarii Acad. Scient. Instit. Bononiensis VIII, 512s. veröffentlicht. Hier das Gutachten: Qui omnes . . viderunt Azzolinum . . mortuum, quo viso per eos dicunt eorum Sacramento de novo facto et concorditer, quod dictum Azzolinum ex veneno aliquo mortuum non fuisse, sed potius et certius ex multitudine sanguinis aggregati circa venam magnam quae dicitur vena chilis, et venas Epatis propinquas eidem unde prohibita fuit spiritus per ipsum in totum corpus effluxio, et facta caloris inati in toto mortificatio seu extintio ex quo post mortem celeriter circa totum corpus denigratio

von Anatomieen, die Mundinus im Januar und Merz des Jahres 1315 an zwei weiblichen Körpern vollzog.[1] Um einige Jahre später fällt ein bemerkenswerthes, von Leichenraub und Zergliederung handelndes Dokument. Zeugen berichten, wie in der Nacht zum 20. November 1319 auf Anstiften von Schülern des Magister Albertus Bononiensis die Leiche eines Gehenkten ausgegraben und in dem Hörsaale des Magister sezirt worden sei. Die Angeklagten leugneten Alles. Leider fehlt das richterliche Urtheil.[2] — Das sind wenige aber gewichtige Beweise für den Eifer, den Bologna im vierzehnten Jahrhundert der Anatomie entgegenbrachte.[3] Für das

facta est quam paxionem adesse praedicto Azzolino praedicti medici sensibiliter cognoverunt visceribus eius anothomice circumspectis.

[1] Mundinus (ed. Dryander 1541) De anat. matricis: mulier, quam anatomizavi anno praeterito scilicet 1315. anno Christi Ianuarii mense, maiorem duplo habebat matricem quam illa quam anatomizavi eodem anno, de mense Martii.

[2] Auch dieses Dokument ist von Ott. Mazzoni Toselli entdeckt und veröffentlicht von Mich. Medici Compendio storico della Scuola anatomica di Bologna 1857 p. 427 ss. Hier einige Bruchstücke: Die XX. Novembris Inquisitio quae fit.. contra

Magistrum Paxinum }
Magistrum Laurentium } de Mediolano
Magistrum Albertinum }
Magistrum Jacobum de Placentia.

Omnes forenses in eo quod ipsi una cum pluribus aliis de anno praesenti mense praesenti noctis tempore accesserunt ad Ecclesiam S. Bernabe, et entraverunt in Cimiterio, et Sacrato ipsius Ecclesiae, . . et sepulcrum in Sacrato positum violaverunt, et devastarunt, et de dicto Cimiterio, et sepulcro extraxerunt, et exportaverunt quoddam corpus cuiusdam Pixe, quod corpus fuit sepultum, et positum in dicto sepulcro die lune decimonono mensis praesentis Novembris. Et ita talia faciendo commiserunt sacrilegium.. Ein Zeuge berichtet se tantum scire quod . . vidit quemdam hominem mortuum in domo scolarum in quibus legit Magister Albertus Bon. posita in Cappella S. Salvatoris . . et vidit dictum Magistrum Albertum, Magistrum Pasinum . . et alios quamplurimos cum rasuris, et cultellis, et aliis artificiis, et sparantes dictum hominem mortuum, et alia facientes, quae spectat ad artem Medicorum . . Die 6 Decembris. Comparuerunt dicti Inquisiti, . . et negaverunt omnia.

[3] Ohne Zweifel auf Bologna bezieht sich die Stelle in Guido de Cauliaco (1363) I, 1, 1 (ed. L. Joubert 1585): Et ipsam [anatomiam] administravit multoties magister meus Bertrucius in hunc modum, Collocato corpore mortuo in scamno, faciebat de ipso quatuor lectiones. In prima, tractabantur membra nutritoria: quia citius putrent. In secunda, membra spiritualia. In tertia, membra animata. In quarta, extremitates.

fünfzehnte Jahrhundert geben die Universitätsstatuten von 1405 Anhaltspunkte. Ein besondrer Abschnitt verbreitet sich über die alljährlich vorzunehmende Anatomie, über die Auswahl der Zuschauer, die Kosten und Anderes. Ein Zusatz vom Jahre 1442 regelt die Lieferung der Leichen zwischen städtischer Behörde und Universität. Jährlich sollen zwei Leichen, eine männliche und eine weibliche für die Schulzergliederung verwendet, in Ermangelung eines Weibes darf ein zweites männliches Kadaver beansprucht werden. Angesichts so eingehender Bestimmungen will der fast gänzliche Mangel an thatsächlichen Belegen wenig sagen.[1] Seine höchste Entwicklung erreichte Bologna im Beginn des sechzehnten Jahrhunderts als Alexander Achillinus[2] daselbst lehrte und Jacobus Berengarius die öffentliche Anatomie verrichtete. Von ihnen später.

Padua hat wie Bologna schon im vierzehnten Jahrhundert Anatomie gehabt. Es lässt sich eine Zergliederung vom Jahr 1341 anführen, bei der Gentilis den Fund eines Gallensteines machte.[3]

[1] Die Einbalsamirung des Papstes Alexander V (1410) wurde nicht wissenschaftlich verwerthet. Der betreffende Abschnitt aus Argelata Chirurgia V, 12, 3 bei Medici Compendio della Scuola anat. di Bologna p. 40. — Ich kenne nur den Beleg für die Anatomie von 1499 ostensore Mgro petro Morsiano de Imola. Is huic Labori multum temporis accomodavit die noctisque [noctuque?]: eumque triduo exquisite et cum sua [summa?] Laude absolvit Anno xpi. 1499 no die vero octobris trigesima: Handschriftliche Notiz im Fasciculus medicinae (Univ. bibl. Leipzig) bei Choulant Bücherkunde 1841 S. 403. Morsianus war, wie aus seiner Ausgabe des Mundinus (Bologna 1482: Choulant Graphische Incunabeln 1858 S. 129) hervorgeht, schon 1482 artium et medicinae doctor und Lector der Chirurgie in Bologna. Im gleichen Jahre gab er die Chirurgie des Avicenna heraus (Choulant Bücherkunde 367). Zweifelhaft ist eine mit Abbildungen ausgestattete Ausgabe des Mundinus vom J. 1498. Petrus Morsianus de Imola scheint den Historikern entgangen zu sein.

[2] Al. Achillinus nennt 1502, 1503, 1506 als Anatomiejahre (Annotatt. anat. 1520 p. V^{b}. XVI^{b}. XIIII^{a}. XII^{b}). Man darf wohl annehmen, dass diese Anatomieen auf Bologna fallen (Seraf. Mazzetti Repertorio di tutti i professori . . di Bologna 1848 p. 11 lässt ihn 1506 nach Padua übersiedeln und 1508 nach Bologna zurückkehren).

[3] Gentilis sah in cisti felis lapillum viridem in anatomizato anno 1341: Valentinelli Bibliotheca manuscripta ad S. Marci Venetiarum. Codd. mss. latini V, 1872, 117s. Wohl derselbe Fall, dessen Marc. Donatus De medica historia mirabili Lib. IV 1588 p. 269^{b} gedenkt: . . attestante Gentili se in quadam cui viscera extracta fuere, ut corpus aromatizaretur, in poro vesicae fellis seu meatu adinvenisse lapidem ad viriditatem declivem . .

Weit mehr ist aus dem fünfzehnten Jahrhundert bekannt, in dessen Beginn (1405) Padua venezianisch geworden war. Eine Einschiebung in der Chirurgie Bertapalias besagt dass am 8. Februar 1429 die Anatomie eines Verbrechers unter der Leitung von Magister Ugo de Senis vorgenommen wurde, und dass am 4. April 1430 die Sektion eines Weibes stattfand.[1] Im J. 1444 spricht der Professor Bartholomaeus Montagnana von vierzehn Zergliederungen, denen er beigewohnt habe.[2] Eine öffentliche Anatomie ist für das Jahr 1465 bezeugt.[3] Nach den im J. 1495 neu veröffentlichten Statuten der Artisten besteht ein geordnetes Verfahren der Leichenablieferung. Wenn möglich, sollen zu der jährlichen Anatomie zwei Kadaver, ein männliches und ein weibliches, zur Verfügung gestellt werden.[4] Erwägt man endlich, dass die erste Anatomie in Wien (1404) von einem aus Padua stammenden Professor geleitet wurde und um 1483 der berühmte Alexander Benedictus in Padua lehrte, so gewinnt man den Eindruck Padua habe im fünfzehnten Jahrhundert die Höhe von Bologna mindestens erreicht, wenn nicht überschritten. Durch den unglücklichen Venezianischen Krieg (1509) wurde die Universität hart betroffen; sie war auf Jahre hinaus geschlossen oder doch sehr eingeschränkt,[5] nahm aber seit der Wiederherstellung im J. 1517 einen neuen Aufschwung. Oef-

[1] Leon. Bertapalia Recollectae super quarto Avicennae in Cyrurgia Guidonis . . Venet. 1519 p. 265 b.

[2] Barth. Montagnanae Consilia 1497 Consil. 134: . . Et in intestino jejuno nunquam invenitur fex propter acuitatem colerae . . propter quam etiam hoc intestinum jejunum et vacuum semper apparet: ut in XIIII corporibus humanis anothomice sectis oculus meus testificatus est . .

[3] Hartmann Schedel bei W. Wattenbach Forschungen zur Deutschen Geschichte XI, Göttingen 1871, 367: A. d. 1465 die XX. Marcii Datum fuit corpus pulcerrimum cuiusdam Vicentini a parente tamen Thetonici: Rectori Odomatheo Padue Celebravimusque anothomiam eius a die XX. ad XVIIII. [lies XXIIII?] diem eiusdem mensis cum summa vigilantia in presentia omnium doctorum legentium nec non filii potestatis Anthonii Bernardi utriusque iuris doctoris. Omniaque dubiola circa corpus humanum orientia per doctores fuerunt discussa atque tandem corpus cum maxima festivitate humatum.

[4] Statut. Lib. II, XXVIII De anathomia singulis annis fienda bei Favaro Die Hochschule Padua zur Zeit des Coppernicus, deutsch von Curtze. Thorn 1881 S. 58 f.

[5] vgl. Favaro l. c. S. 39, 1.

fentliche Anatomie ist bestimmt in den Jahren, 1520,[1] 1532[2] und 1536/37[3] abgehalten worden.

Die dritte Stadt Italiens, welche noch im vierzehnten Jahrhundert Eifer für Anatomie bekundet, ist das mächtige und im Sanitätswesen weit vorgeschrittene Venedig. Am 27. Mai 1368 wird verfügt, dass alljährlich vor den Medici phisici et cirugici eine menschliche Leiche zergliedert werden soll.[4] Und als die Aerzte einen Beitrag an die Kosten der Anatomie verweigerten, weil die Verrichtung der Sektion einzig den Chirurgen zukomme, so wird am 8. August 1370 entschieden, dass Aerzte und Chirurgen gemeinschaftlich die Kosten zu tragen hätten, da die Sache für beide Theile gleich nützlich sei.[5] Beweise thatsächlich verrichteter Ana-

[1] Handschriftl. Notiz in J. Berengar. Comment. nach Caldani (bei Henle Handb. der systemat. Anatomie III, 2 (1871), 348): De anno 1520 Paduae fecimus anatomiam, quam legit D. Nicolaus de Janua, ubi vidimus omnes, qui ibi aderant, et praecipue doctores sacratissimi Collegii Patavini, inter quos ego Ludovicus Pasinus, vidimus, inquam, nervos opticos notabiliter separatos, ut dexter tendebat ad oculum dextrum, sinister vero ad sinistrum, unde quod vidimus testamur, nec veritas habet angulos. (L. Pasinus kommt im Anhang III, Urkunde I vor.)

[2] Facciolati Fasti gymnas. Patavini 3 (1757), 385. Ob auch 1530? Tosoni Della Anatomia degli Antichi e della Scuola anatomica Padovana 1844 p. 68s.

[3] In dem noch öfter anzuführenden Wiener Manuskript des Vitus Tritonius Athesinus findet sich ein Heft über die von Jo. Ant. Leonicus verrichtete Anatomie des J. 1536/37. — Leonicus (auch Platus genannt) war nach Scardeonius (Hist. de urbis Patavii antiquitate in Graevius Thesaur. antiq. VI, III, 248) Schüler des im J. 1531 verstorbenen Chirurgen Dominicus Sennus und soll von diesem gewisse Heilmittel [Geheimmittel?] übernommen haben, welche statt chirurgischer Eingriffe dienten. Realdus Columbus (De re anat. 1559 I, 19 p. 60) bezeichnet sich als Schüler des J. A. Leonicus.

[4] 27. Mai 1368.. Et similiter in omnibus et per omnia teneantur observare prior et medici cirugiae et tanto plus quod omni anno semel teneantur facere notomiam de aliquo humano de recenter defuncto, possendo illud habere ab officialib. nostris de nocte et illud sibi facere dari teneantur cum quidem notomiae intersint priores et medici phisici et cirugici tam de collegio quam per gratiam.. bei Alvisi in Giornale Veneto di Scienze mediche Serie II. XI, 1858, 475s.

[5] 8. August 1370.. Medici Phys. dicebant quod non debebant contribuere in dictis expensis, quia factum Notomiae commissum erat solum Medicis Chirurgis, et ideo ipsi soli Chirurgici subire debebant omnes ipsas expensas; D. Dux et Consiliarii declaraverunt, quod dictae expensae omni anno pro dicta Anatomia communiter fiant per Med. Phys. et Chir., intantum quod Physici, et Chirurgici videndo ipsam Notomiam comuniter informari possunt de statu,

tomie finde ich weder für das vierzehnte[1] noch für das fünfzehnte Jahrhundert.[2] Die Streitigkeiten zwischen Aerzten und Chirurgen sind der Sache jedenfalls nicht förderlich gewesen; und von 1405 an konnte Padua (S. 8) dem anatomischen Bedürfnisse Venedigs Genüge leisten. Im Anfang des sechzehnten Jahrhunderts dagegen ist eine Reihe von Sektionen ausgeführt worden. Nicolaus Massa erwähnt deren neun; sieben davon treffen auf die Zeit von 1524 bis 1536.[3]

Mehr als Venedig hat Florenz für Anatomie gethan. Schon aus dem Jahr 1388 liegt eine Bestimmung über Leichenlieferung vor.[4] Auf dieselbe Zeit dürfte eine Zergliederung fallen, deren Nicolaus Nicolus gedenkt.[5] In der zweiten Hälfte des fünfzehnten Jahrhunderts sammelte hier Antonius Benivenius seine weiterhin zu erwähnenden Beobachtungen; er erzählt, dass ihm nur einmal die Vornahme einer Privat-Autopsie verweigert worden sei. Um 1495 machte Michelangelo anatomische Studien, als er ein Kruzifix

et conditionibus humani corporis: bei Franc. Bernardi Prospetto storico-critico dell' origine . . del Collegio medico-chirurgico, e dell' Arte chirurgica in Venezia. 1797 p. 53, n. 2.

[1] Für die Berufung des Mundinus nach Venedig vermisse ich den Beweis.

[2] 1453 10 maggio. Quod omnes medici et Barbitonsores habentes licentiam a Priori Collegii possint, et debeant venire ad locum Anatomiae bei Bernardi l. c. p. 53, n. 3. Auch darin liegt kein Beweis für das Zustandekommen einer Anatomie. — Dass Alex. Benedictus in Venedig gelehrt habe, ist eine blosse Vermuthung.

[3] Erste Spur im 16. Jahrh. (bei Bernardi l. c. p. 58 aus den Statuten 1507): De Anatomia fienda singulis annis per Priorem Chirurgicorum etc. Eligat autem Coll. Physic. unum de Suis, qui legat Mundini Anatomiam etc. sub poena pro expensis, quae fiunt etc.. Unus de Collegio Chirurgicorum teneatur incidere, si nullus de Collegio physicorum voluerit. — N. Massas Sektionen: 1524 (Syphilis) in Luisinus Aphrodisiacus (1566) I, 39; 1526, 27, 32, 33, 34, 36: N. Massae Lib. introductor. Anatomiae 1536 p. 44a. 7b. 77a. 56b. 56a. 32b. Doppelbildung p. 57b. Apostema pleureticum p. 51a. Massas Demonstrationen p. 2a. 10b. 57b. Ob Massa je öffentliche Anatomie hielt? Nach Bernardi p. 56, n. 6 scheint es so: 1536 .. A Nicolò Massa, che tagliò dita Anatomia lire 12. 8. Aber p. 60, n. 4 sagt: (1537) sunt multi anni elapsi, quod non fuit facta Anat. univ. et publ.

[4] Gherardi-Morelli bei Kaufmann Geschichte der deutschen Universitäten I, 1888, 91.

[5] Marc. Donatus De medica hist. mirabili 1588 p. 269b: Nicolus . . tradit se vidisse in Kisti bilis uxoris Dni Gianozzi de Pandolphinis lapidem generatum. Nicolus S. 2, 1.

für die Kirche des Klosters S. Spirito ausführte. Der Prior des Klosters versah ihn mit Leichen.[1] Im J. 1505 erhielten die Aerzte von S. Maria Nuova eine männliche, im J. 1533 eine weibliche Leiche zur Anatomie.[2]

Sehr viel dürftiger als über die bisher besprochenen Städte lauten die Nachrichten über Siena, Perugia, Genua, Ferrara, Pisa und Pavia.

Am 9. Januar 1427 bewirbt sich Siena um die Leiche eines Gehenkten pro faciendo notomiam.[3] — Perugia, wo schon im vierzehnten Jahrhundert einige berühmte Aerzte gelehrt hatten, kann (im J. 1457?) alljährlich zwei Verbrecherleichen beanspruchen.[4]

Für Genua[5] und Ferrara[6] finden sich Spuren von Anatomie am Ende des fünfzehnten Jahrhunderts. Dass an letztgenanntem Orte mindestens zu Anfang des sechzehnten zergliedert wurde, beweist die Anwesenheit des Nicolaus Leonicenus, von dem später zu handeln sein wird. — In Pisa ist 1501 von der Abhaltung einer Anatomie die Rede.[7] — In Pavia lebte zu Beginn des sechzehnten Jahrhunderts Marcus Antonius Turrianus der unter Beihilfe von Zergliederungen an der Herstellung der Galenischen Anatomie arbeitete, aber vor Vollendung seines Werkes starb.[8]

Ausserhalb Italiens wird Anatomie zuerst in Montpellier gepflegt. Vielleicht schon im dreizehnten Jahrhundert, jedenfalls im Beginn des vierzehnten und vor Einführung der Zergliederung menschlicher Leichen, scheint man daselbst Anatomie an Abbil-

[1] Ascanio Condivi Vita XIII. Zur Zeitbestimmung H. Grimm Leben Michelangelos I, 1860, 126.

[2] Alf. Andreozzi Le leggi penali degli antichi Cinesi. Firenze 1878 p. 42.

[3] Gugl. Romiti in Catalogo ragionato del Museo anatomico della R. Università di Siena 1883 p. 8.

[4] pro noctomia facienda saltem bis in anno.. bei Kaufmann Geschichte der deutschen Universitäten I, 90 (nach Rossi).

[5] Das Collegium der Aerzte in Genua schliesst (1482) gewisse Leichen von der Anatomie aus: Corradi (nach Isnardi) Dello studio l. c. p. 868.

[6] Die wahrscheinlich vom Ende des 15. Jahrhunderts stammenden Statuten der Universität Ferrara bestimmen, dass der Podestà jährlich unum corpus hominis zu liefern hat: Corradi (nach Borsetti) l. c. p. 640.

[7] Fabronius Hist. Acad. Pisanae I, 1791, 359.

[8] Elaborabat is [M. Ant. Turrianus] profitendo simul atque secando damnatorum cadavera anat. volumen ex placitis Galeni sagt sein Schüler Paul. Jovius Elogia doctorum virorum XLIX.

dungen gelehrt zu haben.[1] Der jährlichen Zergliederung eines menschlichen Körpers thun die alten, angeblich aus dem J. 1340 stammenden Statuten Erwähnung.[2] Uebrigens gehen hier die Angaben auseinander. Gewöhnlich wird das erste Privilegium für die jährliche Anatomie auf 1366 oder 1376 gesetzt.[3] Bestätigungen des Privilegs sind von 1377, 1396, 1484, 1496 vorhanden. Beweise für die Ausführung von Sektionen giebt es nur wenige: Johannes de Tornamira berichtet über einen Fall von Blasensteinen.[4] Dass bei der öffentlichen Anatomie der Text des Guido de Cauliaco verlesen wurde, bezeugt Berengar von Carpi.[5] Ohne Zweifel würde aus den Akten der Universität Manches zu gewinnen sein.[6]

Sehr wenig ist über die Anatomie in Paris bekannt. Die Kommentare der medizinischen Fakultät sollen nur vier öffentliche Sektionen namhaft machen[7] und zwar aus den Jahren 1478, 1493, 1505

[1] Von Henricus de Hermondavila sagt Guido de Cauliaco Chirurgia I, 1, 1: cum tredecim picturis visus est anatomiam demonstrare.

[2] De anathomia. Quia experientia obtima rerum magistra dicitur, statuimus quod semel in anno ad minus, tempore congruo, licentia a domino Magalonensi obtenta, procuratores magistrorum provideant ut fiat anathomia corporalis: Dubouchet in Gazette hebdom. des sciences médicales de Montpellier 1887 N. 6. Honorar des Pedellen: ebenda N. 10. Zusätze zur Ordnung der Anatomie vom J. 1534: ebenda N. 17.

[3] 1376 sagt Astruc Memoires pour servir à l'histoire de la Faculté de Medecine de Montpellier Paris 1767 p. 32; 1366 schreibt Astruc Traité des maladies des femmes V, 1765, 215 (laut Denifle Die Universitäten des Mittelalters I, 1885, 507).

[4] Marc. Donatus De medica hist. mirab. 1588 p. 267a: Narrat Jo. de Tornamira in sua praxi capitul. 75 quod quidam Cardinalis qui pluries in anno dolore renali ex calculo corripiebatur, dum fuit post mortem evisceratus ut moris est [behufs Einbalsamirung?] reperti fuerunt in eius vesica quatuordecim lapilli qui omnes erant rubicundi in centro, et omnes venerant a renibus, quorum quidam erant in propria forma, quidam vero superinduerant tunicam, quidam duas, et qui vidit testimonium perhibuit (Tornamira war Kanzler der Fakultät von Montpellier seit 1401: Biogr. médic. 7, 349).

[5] Carpus Comment. 1521 p. CLXXIa.

[6] Eine öffentliche Anatomie (1530) aus den Akten bei Tollin Virchow Archiv f. pathol. Anat. 80, 75.

[7] Ach. Chereau Notice sur les anciennes Ecoles de médecine de la Rue de la Bûcherie Paris 1866 p. 15s. Daselbst die Notiz zum J. 1483, dass sich die Bacheliers über ihre anatomischen Kenntnisse auszuweisen haben. — Die Akten müssen sehr unvollständig sein: es fehlen z. B. die vier Anatomieen aus Vesals Studienzeit.

und 1526. Man hat dabei zu berücksichtigen, dass seit Alters jährlich mindestens vier Zergliederungen bei den Chirurgen stattfanden.[1]

Spanien nimmt frühzeitig einen Anlauf zur praktischen Anatomie. Im J. 1391 stellte König Johann I von Aragonien der Universität Lérida das Privilegium aus alle drei Jahre eine Verbrecherleiche zergliedern zu dürfen.[2] Und 1488 gestattete Ferdinand der Katholische der Bruderschaft von S. Cosmas und Damian zu Saragossa Sektionen im Spitale zu verrichten. Beweise für Ausübung menschlicher Anatomie in Spanien sind nicht beigebracht.[3]

Auf deutschem Gebiete geht Wien an der Spitze. In Anfang der Fasten des Jahres 1404 wurde im städtischen Krankenhause durch einen aus Padua berufenen Professor, Magister Galeatus de Sancta Sophia die erste öffentliche Anatomie vorgenommen; sie dauerte eine Woche; Aerzten und Laien war der Zutritt gestattet.[4] Weitere Anatomieen werden für die Jahre 1416, 1418, 1440, 1452, 1459, 1484, 1492, 1498 berichtet. Doch fiel die des Jahres 1440 aus, weil der vom Galgen Entnommene sich erholte und in Freiheit gesetzt wurde.[5] Im gleichen Jahre beschloss die Fakultät ein

[1] Ren. Moreau (vor J. Sylvii Opera medica) unter Berufung auf Jacob Sylvius' Angabe vom J. 1531: quibus [Chirurgis] ab omni patrum memoria soliti sunt doctores Medici Parisienses quatuor ad hoc officium a facultate designati singulis annis in quatuor saltem humanis cadaveribus dissecandi artificium demonstrare. Nach einer Andeutung bei Haeser Lehrbuch der Geschichte der Medicin II[3], 299 wären von den Chirurgen schon im 14. Jahrh. Sektionen vorgenommen worden.

[2] Privilegium vom 3. Juni 1391: Gazette des Hôpitaux 1881 N. 54 p. 430.

[3] Trotz Morejon (bei Corradi p. 637). — Valverde sagt 1559: per esser cosa brutta tra Spagnuoli tagliare i corpi morti .. per non esser usi a veder simili spettacoli .. essendo a suoi tempi [zu Galens Zeit] non meno brutto tagliar li corpi morti, che hora sia in Ispagna. — Und Vesal. Obs. Fall. Ex. 1564 p. 171 (geschrieben in Madrid): nulla hic (ubi ne calvariam quidem commode nancisci possim) ad dissectionem aggrediendam incidere potest occasio..

[4] Ueber diese und die folgenden Zergliederungen vgl. Aschbach Gesch. der Wiener Universität I, 1865, 324 ff. Hyrtl Vergangenheit und Gegenwart des Museums für menschliche Anatomie 1869 p. VI ss. — Magister Galeatus, ein Glied der Aerztefamilie Santa Sofia. Er lehrte viele Jahre in Wien und war Leibarzt der Herzöge von Oesterreich. Später kehrte er nach Padua zurück: Mich. Savonarola De laudibus Patavii (c. 1445) in Muratori Rer. Ital. script. XXIV p. 1165.

[5] Aschbach I, 325. Hyrtl p. IX—XI. Der ähnliche vom J. 1492 erzählte Vorgang ist nach Hyrtl identisch mit dem vom 17. Merz 1440; Aschbach setzt ihn in das J. 1491.

Schwein zergliedern zu lassen.[1] Dem verhältnissmässig hohen Stande der Anatomie des fünfzehnten Jahrhunderts folgt völlige Vernachlässigung derselben im sechzehnten. Bis zum J. 1536 finde ich keine öffentliche Zergliederung bezeugt. Eine pathologische von zehn Aerzten und zwei Chirurgen vorgenommene Privatsektion fällt auf den Dezember 1522.[2]

Alles was sich von menschlicher Anatomie im übrigen Deutschland und in den Niederlanden ermitteln lässt, gehört dem sechszehnten Jahrhundert an.[3] Die spätestens aus dem J. 1485 stammenden Statuten der Universität Tübingen bestimmen, dass alle drei oder vier Jahre eine Leiche nach dem Texte des Mundinus zergliedert werde.[4] — Thatsächlich hat zuerst Strassburg menschliche Anatomie gesehen. Im Jahre 1517 kamen Aerzte und Scherer bei dem Rathe um Erlaubniss ein, an den hingerichteten Verbrechern anatomische Untersuchungen anstellen zu dürfen. Sie erhielten dieselbe unter der Bedingung, dass sie Jeden sollten zuschauen lassen, der diess begehren würde.[5] Die Erklärung der Anatomie gab Wendelin Hock von Brackenau, der den Doktorgrad in Bologna erworben hatte.[6] Und im folgenden Jahre, 1518 wurde den Hebammen bewilligt, eine in den Wochen verstorbene Frau zergliedern zu lassen.[7] — Auf die gleiche Zeit fällt eine Anatomie

[1] . . ut porcus anatomizetur, et perinde cirurgici abiliores redderuntur pro corpore humano: Hyrtl p. XII.

[2] Matth. Cornax bei Marc. Donatus De historia medica mirabili L. V c. 4.

[3] Haesers Angabe I³, 746, dass in Prag sofort nach Gründung der Universität (1348) Leichen zergliedert worden seien, stimmt nicht mit Hyrtl, nach welchem die erste beglaubigte Anatomie auf das J. 1600 fällt (Oesterr. med. Jahrb. 42, 86 f.).

[4] L. F. von Froriep Ueber die anatomischen Anstalten zu Tübingen 1815 S. 15. — S. 3 Notiz aus dem Fakultätsrechnungsbuch zum J. 1536: Notario pro labore quem impendit scribendo supplicem libellum ad principem pro mittendo nobis reo aliquo dissecando — 6 crucigeros. — Auch für Leipzig ist meines Wissens keine Sektion der vorvesalischen Periode erwiesen. Im Lehrplan der medizinischen Fakultät vom J. 1519 steht: Anatomia seu corporis insectio singulis annis, corpore exanimi oblato, habebitur (Zarncke Die Statutenbücher der Universität Leipzig 1861 S. 39).

[5] Ad. W. Strobel Vaterländische Geschichte des Elsasses IV, 1844, 149.

[6] Hans von Gerssdorffs Feldtbuoch der Wundartzney Strassburg 1517 p. XIII b.

[7] Strobel a. a. O. nach den Annalen von Sebastian Brandt.

der niederländischen Universität Löwen.[1] — Dann folgen einige deutsche Universitäten: Wittenberg, wo Augustin Schurf im Juli 1526 eine öffentliche Anatomie abhielt, die jedoch wegen ungünstiger Witterung auf die Kopfhöhle sich beschränkte;[2] Basel, wo Oswaldus Berus am 9. Januar 1531 eine Zergliederung vor Aerzten und Scherern verrichtete;[3] Marburg mit je einer Sektion in den Jahren 1535 und 1536.[4] Nach Allem war die Anatomie in Deutschland vor Vesal sehr selten.[5]

Betrieb der Schulanatomie.

Wir fassen nunmehr den Betrieb der Schulanatomie ins Auge.

Erste Bedingung des anatomischen Unterrichtes ist Vorhandensein von geeignetem Material. Bei keiner Wissenschaft fällt noch heute eine rein äusserliche Sache dermassen ins Gewicht wie bei der Anatomie. Seit Alters waren von den Behörden für die öffentliche Anatomie Körper hingerichteter Verbrecher bewilligt worden.[6] Bei der Häufigkeit des Todesurtheiles in früherer Zeit würde man nicht glauben, dass die vorvesalische Anatomie mit Leichenmangel zu kämpfen hatte. Und doch ist dem also. Schon Mundinus gedenkt der Zergliederung eines Schweines; vermuthlich musste

[1] . . illic [Lovanii] decem et octo annis de Anatome ne somniaverant quidem medici: Vesal. Fabr. 1543 praef. bei Erwähnung seiner zu Löwen 1536 oder Anfang 1537 verrichteten Sektion.

[2] [Schurfius] anatomen capitis humani publicam instituit, cum per temporis incommoditatem ulterius progredi non liceret: M. Adam Vitae Germanorum Medicorum 1620 p. 53.

[3] M. Roth Beiträge zur vaterländ. Geschichte. Neue Folge II, Basel 1886, 171.

[4] Vorrede des Rectors in J. Dryanders Anatomiae . . pars prior Marpurgi 1537: binas anatomias alteram calendis iunii anno 35, alteram Martii calen. anni 36 . . Joannes Dryander, Medicinae apud nos Professor ordinarius, non infeliciter hic publice celebravit.

[5] Vgl. Jo. Caesarius vor Alex. Benedictus Colon. 1527: . . quod ea [corporum dissectio] rarissime apud nos obtutibus hominum exhibeatur . . Man nehme noch hinzu die wahrscheinlich bei der Einbalsamirung des Markgrafen Kasimir von Culmbach gemachte Beobachtung [cor exemptum] aiunt simile fuisse pyro tosto (bei Melanchthon De anima). Kasimir starb 1527 auf einem ungarischen Feldzuge.

[6] Aeltestes Zeugniss bei Mundinus: situato itaque corpore, vel homine mortuo per decollationem vel suspensionem supino . .

dasselbe einen menschlichen Körper vertreten.[1] Und im J. 1319 wurde die Eröffnung eines Grabes Gegenstand gerichtlicher Untersuchung (S. 6). Die Verabfolgung von Leichen war nämlich durch allerlei Bestimmungen erschwert: nach den Statuten von Bologna (1442) durfte der Verbrecher weder aus der Stadt selbst noch aus einem Umkreise von dreissig Miglien stammen; die Statuten von Padua (1495) nehmen die im Bezirke Padua Gebürtigen und die Bürger von Venedig aus; sie sehen die Zufuhr auswärtiger Leichen vor.[2] Man wird annehmen dürfen, dass in Bologna und Padua nur selten die zwei zugestandenen Leichen zur Sektion gelangten:[3] Berengar, der eifrigste vorvesalische Zergliederer, stellt die Demonstration eines einzigen Kadavers als Regel hin.[4] — Aus den Spitälern kam der öffentlichen Anatomie schwerlich Etwas zu Gute.[5]

Von frühe an wurde in Italien die Schulanatomie mit Rücksicht auf die Haltbarkeit der Leiche während der kalten Jahreszeit verrichtet, meist um Weihnachten oder in den Fasten wo zugleich Ferien waren. Dasselbe gilt für Wien im fünfzehnten Jahrhundert. — Gewöhnlich scheint die Anatomie drei oder vier Tage gedauert zu haben.[6] Zuweilen wurde die Nacht zu Hilfe

[1] Vgl. Wien 1440 S. 13f.

[2] Si vero neque hic neque in Paduano districtu cadaver pro anothomia occurrat teneatur rector cum consiliariis procurare, ut ex Venetiis, vel alio loco habeatur. — Vgl. Alex. Benedictus I, 1: Ad resectionem igitur ignobiles, ignoti, ex longinquis regionibus, sine vicinitatis iniuria propinquorumque nota, iure duntaxat peti possunt..

[3] Unter unsern Nachweisen fallen zwei Leichen auf das Jahr 1315 (S. 6) und vielleicht auf 1430, wenn nämlich die Sektion vom 8. Februar 1429 nach venetianischem Stil datirt ist (S. 8).

[4] Carpus Comment. p. CCCCXXXVIII[a]: in una ostensione anatomica unius solius individui quam sequitur multitudinis usus in gimnasiis monstrando anatomias scolaribus non potest comprehendi omnium membrorum distincta anatomia..

[5] Selbst die Privatsektion stiess im Spitale auf Hindernisse. Eine Sektion in cenobio divorum Joannis et Pauli zu Venedig 1533 wurde von den Vorgesetzten erlaubt weil es sich um einen Fremden handelte: Nic. Massa Liber introductor. 1536 p. 56[b].

[6] Bologna 1499 S. 7,1; Padua 1465 S. 8. Die erste Anatomie in Wien dauerte acht Tage; allein es wird nicht gesagt, ob man täglich zusammenkam. Die vom 22. Februar bis 12. Merz 1459 dauernde Anatomie bestand sicher nur aus vier Demonstrationen: Aschbach I, 324f. (vgl. Guido de Cauliaco

genommen.[1] — Je nach den Umständen wählte man als Schauplatz einen Hörsaal, eine unbenützt stehende Kapelle oder sezirte auch wohl unter freiem Himmel. Doch ist schon im fünfzehnten Jahrhundert von besondern, ausschliesslich der Anatomie gewidmeten Baulichkeiten die Rede. Wenigstens gedenken zum J. 1446 die Akten von Padua eines über die Bezahlung des Theaters und der sonstigen Kosten ausgebrochenen Streites.[2] Gegen Ende des Jahrhunderts spricht Alexander Benedictus von einem abbrechbaren Theater, das genügenden Raum für Zuschauer und Lehrer darbietet.[3]

Die Schulanatomie ist wie erwähnt ursprünglich für die Studirenden der Medizin und die Chirurgenlehrlinge bestimmt.[4] Nach den alten Statuten von Bologna (1405) haben bloss die im dritten Studienjahre stehenden Mediziner darauf Anspruch; und auch von diesen sollen bloss zwanzig bei der Sektion einer männlichen Leiche

S. 6,3). Die Anatomie des J. A. Leonicus dauerte vom 24. Dezember 1536 bis zum 24. Januar 1537. Jedoch merkt Vitus Tritonius (S. 9,3) p. 180b, 181b zwei mehrtägige Unterbrechungen an. Auch beachte man, dass bereits die Institutionen des Guinterius zur Verfügung standen.

[1] Al. Benedictus Anatomice I, 1; V, 1; Bologna 1499 S. 7,1.

[2] Tosoni Della Anatomia degli Antichi p. 101.

[3] Al. Benedictus Anatomice I, 1: temporarium theatrum constituendum est, circum caveatis sedilibus, quale Romae ac Veronae cernitur .. C. Stephanus in Paris (De dissect. 1545 III, 40) giebt ausführliche Vorschriften für einen Holzbau mit hemizyklischem Zuschauerraum. — Bleibende, nur der Anatomie dienende Räumlichkeiten gehören spätrer Zeit an. Als erstes bleibendes Theater wird das von Pisa, als zweites das von Pavia betrachtet. Man folgert diess aus einem dem Prof. Gabr. Cuneus in Pavia gewordenen Auftrag (21. Nov. 1552) ein anatomisches Theater nach Muster des pisanischen herstellen zu lassen: (A. Corradi) Memorie e documenti per la storia dell' Università di Pavia I, 127. Das Amphitheater in Pisa war ein achteckiger Bau: Vidus Vidius De anatome Lib. I c. 8. — Montpellier folgt im J. 1556, Basel 1589, Padua 1594, Bologna 1595, Leyden um 1617 (?), Paris 1620. Doch besass Montpellier schon früher ein Theater. Fel. Plater (Autobiogr. Notizen Mskr.) sagt darüber: alss das alt Theatrum Anatomicum ins Collegii garten in die firung gebuwen nit so kumlich zůzusehen buwt man bas unden im garten eins nüws in dründe. Wie ein klein Amphitheatrum ..

[4] Letztre werden in den Statuten von Bologna und Padua mit Stillschweigen übergangen. C. Stephanus in Paris weist ihnen mit den jüngern Studenten (qui medicinae dant operam) und dem grossen Publikum die entferntern Plätze zu; vorn sollen die Professoren sitzen, in der zweiten Reihe die candidati: De Dissect. 1545. III, 40 p. 347, 28.

und dreissig, wenn es eine weibliche betrifft, zugelassen werden. Sie wählen den Lehrer, welcher die Anatomie zu leiten hat und tragen die Kosten; freien Eintritt geniesst bloss der Rektor und ein Begleiter. Wenn man aus der ersten Wiener Anatomie auf Padua zurückschliessen darf, so ist daselbst seit alter Zeit die Schaustellung von allerlei Publikum besucht worden. Die Statuten von 1495 gestatten den Zutritt nur solchen Studirenden, welche das erste Jahr zurückgelegt haben. Diesen liegt die Bestreitung der Kosten ob. Dozenten und Mitglieder des Doktorenkollegiums, der Rektor nebst einem Begleiter, zwei arme Studenten und die zwei Massarii oder Geschäftsführer dürfen dem Akte unentgeltlich beiwohnen; sonst soll Niemand zugelassen werden.[1] Doch sah man den Besuch von Standespersonen und Gelehrten gerne; ja man lud sie ein uud stellte ihnen die besten Plätze zur Verfügung.[2] Besonders häufig erschienen Mitglieder der philosophischen Fakultät und betheiligten sich an den noch zu erwähnenden Redetournieren. — Im sechzehnten Jahrhundert war der Zutritt unbeschränkt. Besondere Erwähnung verdient dass die Mediziner des ersten Jahres kaum irgendwo noch zurückgewiesen wurden. Bei einer Zergliederung in Bologna waren nach der Angabe Berengars ungefähr fünfhundert Studenten und ausserdem viele Bürger anwesend.[3] In Paris bemerkte man (um 1535) bei einer Anatomie Mönche.[4] — Unter dem Publikum scheint eine stete Unruhe, ein fortwährendes Ab- und Zugehen geherrscht zu haben.[5] Gegen Ende der Anato-

[1] Das Verbot hat wohl nicht viel geholfen. Alex. Benedictus: Custodes dandi sunt qui ingredientem plebem arceant.

[2] 1465 der Sohn des Podestà S. 8,3. — Alex. Benedictus: sedendi ordo pro dignitate distribuendus est. Die Einladungen, welche Benedictus im Eingang der Bücher seiner Anatomice an Vornehme und Gelehrte erlässt, beziehen sich zwar zunächst auf die Theilnahme an seinem Buch (z. B. Lib. III: ad has partes hac nocte in hoc ipso theatro praesentes esse volo senatores meos..). Doch hatten gewiss manche der Aufgeforderten seinen öffentlichen Anatomieen beigewohnt. Aus einer Stelle in der Widmung an Kaiser Maximilian I ist — wie mir scheint mit Unrecht — gefolgert worden, der Kaiser habe Benedettis anatomische Demonstrationen besucht.

[3] Carpus Commentar. 1521 p. CCXXII b.

[4] Jo. Guinterius De medic. veteri ac nova I, 159; Mönche bei den italienischen Anatomieen Vesal. Fab. 1543 V, 15 p. 531; Weiber bei der Anatomie in Montpellier: Felix Plater (Ausgabe von Fechter S. 153).

[5] C. Stephanus De dissect. III, 40: liberumque est singulis spectatoribus ob fastidium vel negotium aliquod quando volent abscedere..

mie, wenn die sogenannten Extrema an die Reihe kamen, erlahmte wohl der Eifer der Studirenden.[1] Uebermüthige Zuhörer verübten allerlei Rohheit und Schabernack.[2] Dass Manche etwas Tüchtiges lernen wollten, erleidet keinen Zweifel.[3]

Vor den aus Fachmännern, Studenten und Laien bestehenden Zuschauern wurde die Leiche zergliedert, das Einzelne vorgezeigt und erläutert. Jedoch nicht wie heute von dem Anatomen, der Wissen und Können, Vortrag und Handarbeit vereinigt. Vielmehr bestand in der vorvesalischen Periode ein durchaus abweichender, verkehrter Gebrauch. Die Anatomie zerfiel in zwei völlig getrennte Hälften, den wissenschaftlichen und den handwerksmässigen Theil: erstern versah der Medicus, letztern der vom Medicus beaufsichtigte Chirurgus. Vesal, der diesen Grundfehler des anatomischen Unterrichtes zuerst, schon als Student erkannt hatte, äussert sich ungefähr folgendermassen. Demonstration und Vortrag werden von Professoren der Medizin übernommen, nach deren Anweisung Barbiere die Sektion verrichten. Jene befassen sich überhaupt nicht

[1] Al. Benedictus V, 1: quia magna ex parte theatri nostri turba continuis diebus ac noctibus defatigata sedilia complura vacua ac gradus reliquerit . . nec ut in caeteris prioribus spectaculis nos opprimet importuna iuventus, cum paucis quae contueri alii non concupiscunt, inquisitius considerabimus.

[2] Al. Benedictus V, 23: Quidam medicus inter has resectiones [Abkochung des Skeletts] humanam carnem coctam nobis praesentibus commanducavit ac exinde mansam expuit, ut caeteris de sapore indicaret. interrogantibus qualis saporis esset, bubulae respondit. — Auf Entwendung anatomischer Präparate beruht das Gedicht des Parthenius (abgedruckt in Virchows Archiv für pathologische Anatomie 117, 192 ss.). — Vitus Tritonius Athesinus Manuskr. über die Anatomie des J. A. Leonicus 1536/37 (S. 9,3) p. 181b: brachio furto sublato quod tamen post aliquot dies rediit, transitum est ad pedem magnum.

[3] Vitus Tritonius Athesinus fällt kein günstiges Urtheil über die Anatomie des J. A. Leonicus (Anm. 2 und S. 16,6) p. 180b: Erant adhuc quamplurima demonstranda, videlicet nervi orti tum a cerebro tum a nucha, partes colli, gulae, et isophagus, praeterea spina et spondyles, lingua et alia pleraque, Haec autem ob scelera praefectorum anatomes in carcerem coniectorum, et Doctorum negligentiam qua omnia sua intereunt, nisi quod a principio splendida videntur potius quam sunt, sunt intercepta . . . Aggressi sunt post dies aliquot anatomen musculorum, nervorum et ossium denique brachii unius et cranei, Horum ego lectiones has antequam id rescirem quae praeceptorum nostrorum Italorum in nos est fides, magno dolore meo neglexi, nescio igitur quod tum sit actum, neque enim scientes praeceptorum Italorum discipulos suos recte Germanos docendi fastidium, eos compellere ut neglecta resarciant sumus ausi.

mit Ausübung der Anatomie, sie sprechen über Dinge, die sie nicht aus eigner Arbeit kennen, bringen blosse Buchgelehrsamkeit vor. Hinwiederum sind die zergliedernden Barbiere so ungebildet, dass sie die anatomischen Bücher nicht verstehen, keinen Begriff von der Schwierigkeit ihrer Aufgabe besitzen und den Leichnam mehr zerfleischen als kunstgerecht zerlegen.[1] Allerdings schildert Vesal zunächst Paris, aber in Montpellier war es nicht anders,[2] und in Italien bestand kein wesentlich verschiedenes Verhältniss.[3] Ueberall finden wir zwei Persönlichkeiten mit der Anatomie betraut. Die Spaltung des Unterrichtes lässt sich in Italien schon für das vierzehnte Jahrhundert nachweisen,[4] reicht aber sehr viel weiter zurück und hängt mit der Zerrissenheit der ältern Medizin, mit der Theilung des ärztlichen Standes in die Medici Physici und die Chirurgi zusammen.[5]

Den vorvesalischen Aerzten galt die Ausübung der Zergliederung als entehrend.[6] Man muss ältere Schriftsteller wo sie von Anatomie reden, auf das Sorgfältigste prüfen ob sie mit eigener Hand das Messer geführt haben, und man gelangt zur Ueberzeugung, dass Ausdrücke wie anatomizavi, ego incidi fast nie Andres bedeuten als: ich gebot zu zergliedern oder ich war bei der Zergliederung zugegen.[7]

Freilich macht sich in Italien während des fünfzehnten Jahr-

[1] Vesal. Fabr. 1543 praef.

[2] Montpellier 1530: Virchow Archiv für pathol. Anatomie 80, 75.

[3] Statuten von Bologna und Padua; Abbildung der öffentlichen Anatomie im Fasciculus medicinae, auf dem Titelblatt von Carpus Comment. 1521. Weitere Belege später. In Wien trug 1459 Prof. Dr. Pancr. Kreuzer vor, Dr. Chir. (?) Joh. Kirchham war Dissector: Aschbach I, 326.

[4] vgl. Dokument aus Venedig vom 8. August 1370 oben S. 9,5.

[5] Mit den zwei Ständen der Aerzte und Chirurgen rechnet Friedrichs II Gesetz oben S. 3,2.

[6] Carpus Isag. (1522) Dedic.: foeda ac multis stomacosa membrorum sectio..

[7] Lehrreich sind die wechselnden Ausdrücke Argelatas bei der Einbalsamirung Alexanders V 1410 (S. 7,1): Ego praecepi ministris primo ut scinderent ventrem.. ego inveni intestinum rectum et ligavi ipsum.. aliqui voluerunt extrahere linguam, et non sciverunt. Ego incidi ipsam sub mento.. Hoc completo, succurrimus eum [Pontificem] cum spongiis.. Hoc facto removi aquam vitis cum spongia, et iterum aliam posuimus. — Vgl. weiterhin Benedictus, Benivenius. — Mundinus hat gewiss auch nicht sezirt; was aber von seinem Prosektor Otto Augenius Lustrulanus erzählt wird (Medici Compendio della Scuola anatomica di Bologna p. 5. 6. 28—30) scheint Fabelwerk zu sein.

hunderts etwelche Hebung der Chirurgie und des anatomischen Unterrichtes bemerkbar. Bologna[1] verlangt 1442, Padua[2] 1495 vom Lehrer der Chirurgie, der zur Ausführung der Obduktion verpflichtet war, die Erwerbung des Doktortitels, also Gewähr einer ausreichenden Schulung. Indess dem Hauptfehler, der Theilung des Unterrichtes war damit nicht abgeholfen: der Chirurge lieferte die Handarbeit, wogegen einem Professor ordinarius practicae oder theoricae die Pflicht oblag den von einem Extraordinarius vorgelesenen Text des Mundinus zu erklären, an der Leiche genau nachzuweisen und zu erhärten. Trotz erhöhter Anforderung scheint die Leistung der Chirurgen nicht immer genügt zu haben. Wenigstens rechnen die Statuten von Padua mit deren Unfähigkeit und sehen passenden Ersatz vor.[3] Thatsächlich findet in Padua von 1518 bis 1537 auffallend häufiger Wechsel der Chirurgen statt;[4] während Bologna gegen Ende der vorvesalischen Periode stetigere Verhältnisse zeigt. Sowohl Petrus Morsianus de Imola[5] als

[1] Bologna Statut. 1405 Rub. 42 .. quod nullus possit legere in Civitate Bononie in aliqua scientia ordinarie, nisi fuerit conventuatus .. salvo quod legentes in gramatica vel Cyrugia non teneantur ad predicta, nisi esset pro utilitate Universitatis scolarium .. In den Zusätzen von 1442 heisst es dagegen: statuerunt quod quilibet non conventuatus et electus ad aliquam dictarum lecturarum, teneatur conventuari Bononie infra sex menses .. excepto eo qui electus fuerit ad lecturam retorice, qui non teneatur conventuari.

[2] Padua Statut. II, 5 (Favaro S. 55 f.). Ad nullam de nostris lecturis quispiam proponatur .. nisi habuerit publicam et privatam in facultate in qua lecturus est, Doctoratus licentiam: Praeterquam in rhetorica et poesi et lectura universitatis .. 1530 wurde der an die zweite Stelle der Chirurgie gewählte Jo. Bapt. de Lombardis entlassen, weil er den Doktortitel nicht besass: Facciolati Fasti Gymn. Patav. III. 1757, 385.

[3] Statut. Pad. (1495) Lib. II, 28 (Favaro S. 59): per rectorem, et consiliarios deputetur unus ex doctoribus extraordinariis qui recitet, et legat textum anothomiae Mondini, et unus alter ex doctoribus ordinariis sive practicae, sive theoricae, qui declaret sententialiter dictum textum, et quod declaraverit iuxta textum et literam oculata fide monstret, et verificet in ipso cadavere. Nec ad aliam unquam particulam legendam, vel monstrandam procedatur nisi prior fuerit declarata et monstrata. Legentes cyrugiam ad incidendum et secandum teneantur. Quod si ad hoc habiles et periti rectori, et consiliariis non videantur, alium expensis eorum idoneum ad tale officium conducant.

[4] Facciolati und Tosoni zählen je neun, theilweise vorschieden lautende Namen auf (wegen J. B. de Lombardis vgl. Anm. 2); hiezu kommt der fast ganz unbekannt gebliebene Jo. Ant. Leonicus (S. 9,3).

[5] vgl. oben S. 7,1.

Berengar von Carpi blieben viele Jahre auf ihrer Stelle; beide waren Doktoren der Medizin und besassen so viel Bildung um als Schriftsteller auftreten zu können.

Wenn der Sekant manchmal zu wünschen übrig liess, wie mag es erst um die Demonstrationen der gelehrten Professoren bestellt gewesen sein? Berengar von Carpi giebt an, in Bologna hätten gewisse Doktoren bei der Anatomie versichert, das Kreuzbein liege vorn in der Schambeingegend, und die armen von Blinden geführten Studenten seien mit in die Grube gefallen.[1] Warum aber berichtigte Berengar den Irrthum nicht durch einen Hinweis auf das Präparat? Die Antwort wird aus der später vorzunehmenden Untersuchung der Berengarschen Anatomie erfliessen.

Zu den Hilfsmitteln der Zergliederung gehören Tisch und Instrumente. Den Italienern dient ein einfacher feststehender Tisch;[2] wenn nöthig unterlegen sie die Leiche mit einem Holz oder Stein; Charles Etienne in Paris verlangt dagegen einen Tisch mit drehbarer Platte,[3] er erhöht das Kadaver mit einem Spreukissen und empfiehlt zum Aufrichten oder Aufhängen desselben ein hölzernes Kreuz. — Ueber Instrumente und deren Gebrauch finden sich spärliche und schwankende Angaben. Unter den Messern steht das Rasorium obenan; von Anfang an werden Sonde, Tubulus, Säge verwendet; zum Befestigen dienen Hacken.[4] Berengar bedient sich der Säge oder des Meissels (scalprum) zum Zerlegen von Knochen;

[1] Carpus Comment. 1521 p. CCCCXCII[b]: et Bononiae sunt et diu fuere aliqui et non diminuti doctores qui semper dixere sacrum os esse in pectine: et in anatomiis publicis illud asserebant: et pauperes scholares a cecis ducti cadebant secum ad foveam ..; zur Sache vgl. man das Nürnberger Xylographon von 1493 bei Wieger Geschichte der Medicin und ihrer Lehranstalten in Strassburg 1885.

[2] Man vergl. die Abbildung der Anatomie im Fascicul. medicin. und bei Carpus.

[3] C. Stephanus De dissectione 1545 III, 41: sit quoque tabula versatilis: per medium rotundo cardini ligneo infixa. Aehnlich Ambr. Paré Briefve Collection 1550 in Malgaignes Ausgabe I, 114; Vidus Vidius De anatome Lib. I c. 8. Von Deutschen verlangt wohl Volcher Koiter (Tabulae 1573 Introd.) zuerst ein Scamnum volubile. Des Leichentisches auf Rädern, mensae anatomicae rotis instructae ac facile undequaque traductilis, geschieht zuerst 1588 (für Venedig) Erwähnung: Bernardi Prospetto 1797 p. 54, 2.

[4] Al. Benedictus I, 1: novaculis opus est, cultellis, uncis, terebris, modiolis .. spongiis .. recisoriis ac catinis.

er präparirt Trommelfell und Gehörknöchelchen mit Hammer, Säge[1] und Kornzange;[2] mit Hilfe einer Siringa[3] spritzt er Wasser in die Nierenvene. Den Blasebalg zur Ausdehnung des Magens[4] und selbst des Uterus empfiehlt Nic. Massa (S. 10). Bei Dryander[5] finden sich Abbildungen des gestielten Hamulus, des Raspatorium und einiger abenteuerlicher Instrumente. Scheere und Pincette werden in der vorvesalischen Zeit nur nebenbei erwähnt und gebraucht. — Bei der italienischen Anatomie stehen der Professor mit seinem Stäbchen und der Incisor neben der Leiche; in Paris sitzt der Professor zwischen zwei Barbieren, die sitzend oder knieend ihre Arbeit verrichten. Einzelne Organe wie Gehirn oder Herz werden auch wohl durch die Scherer herumgeboten.[6]

Im Gange der Sektion richtete man sich nach dem Lehrbuch des Mundinus.[7] Die Zergliederung begann im Hinblick auf das Eintreten der Fäulniss mit der Bauchhöhle oder dem Venter inferior, wobei erst die Schichten der Bauchwand, dann die Organe des Abdomen besprochen, freigelegt und gezeigt wurden. Hierauf folgte die Anatomie des Venter medius oder der Brust, weiter die des Venter supremus oder Kopfes, indem jeweilen von aussen nach innen vorgeschritten wurde. Den Schluss machten die Extrema, worunter alle Muskeln, Gefässe, Nerven, Knochen begriffen waren die bei den Höhlen keine Berücksichtigung gefunden hatten. Auch das Rückenmark gehörte hieher. So schreibt Mundinus vor; allein in Paris ging man über die Extrema ganz weg;[8] in Italien waren sie bei den Schülern nicht beliebt (S. 19), aber auch nicht bei den Lehrern. Die Mehrzahl der Muskeln liess Berengar eingestan-

[1] Falx Serra (Bogensäge?), falx; serrae parvae (Stichsäge?).

[2] Tenacula (vgl. Abbildung der tenalia bei Berengar. De fractura cranei ed. 1535 p. XCVIII[a]).

[3] Siringa im Sinn von Tubulus bei Nic. Massa Lib. introduct. p. 35[a].

[4] Vgl. Parthenius: Folle dehinc stomachus magnum turgescit in orbem. — Mundinus verrichtet diess mit der Cannula.

[5] oben S. 15,4.

[6] C. Stephanus III, 40. 41.

[7] Vgl. Guido S. 6,3; Carpus Isag. In Montpellier war Guidos Text massgebend (S. 12); ob auch dessen Anordnung? Guido ordnet so: Kopf, Hals, Rücken, Arm, Brust, Bauch, Bein. Die Wittenberger Sektion (S. 15) begann mit dem Kopfe. Später, gegen 1600, hielt man sich in Montpellier an Mundinus: vgl. A. Laurentius Hist. anat. humani corporis Francof. s. a. Lib. I c. 9.

[8] Die Zeugnisse von Guinterius und Vesal später.

denermassen bei Seite.[1] Er[2] sowohl als Guido[3] und Mundin[4] deuten an, dass Muskeln, Nerven, Gefässe und Andres nur an lange gewässerten oder gekochten oder an der Sonne gedörrten Leichen gesehen werden könnten. Ich finde aber keinen Beweis, dass Präparate dieser Art irgendwo vorgezeigt wurden. Die Wahrheit ist dass man die Extrema — mit Ausnahme etwa der Aderlassvenen — in wenigen Worten abthat.[5] Aehnlich verfuhr man mit der Osteologie, ohne dass Skelette, die ja allerdings zuweilen errichtet worden sind,[6] bei der öffentlichen Anatomie Verwendung gefunden hätten.[7] — Ob je von Abbildungen Gebrauch gemacht wurde? man scheint sie mehr als Ersatz denn als Ergänzung der Zergliederung gebraucht zu haben.[8]

Wir müssen zum Schlusse der Disputationen gedenken, welche eine grosse Rolle bei der öffentlichen Anatomie spielten. Auch

[1] Carpus Comment. 1521 p. CCCCCXVI[a]: in ostensione communi anatomica quae fit in gimnasiis pro scolaribus maior pars musculorum non potest monstrari: sed requiritur ad eam perfecte videndam extremus labor. Wegen der Halsmuskeln Carpus Isag. de anat. aliq. partium colli; vgl. folgende Anmerkung.

[2] Carpus Comment. 1521 p. CCCCC[a]: licet non possit horum nervorum haberi vera colligantia ad sensum [Zusammenhang der Nerven mit dem Rückenmark] nisi in corporibus eliquatis in aqua: et etiam cum magna difficultate credo quod videatur in talibus corporibus eorum colligantia: et ego nunquam vidi suam colligantiam nisi per scripturam. — ibid. p. CCCCCXVI[a]: et anatomia omnium musculorum non potest videri nisi in corpore decocto: vel in longo tempore dissoluto in aquis currentibus. — Vgl. Carpus Isagog. de anat. pedum.

[3] Guido de Cauliaco I, 1, 1: Experimur etiam in corporibus exsiccatis ad solem, aut consumptis in terra, aut eliquatis in aqua currente aut bulliente, anatomiam saltem ossium, cartilaginum, iuncturarum, nervorum grandiorum, tendinum, et colligationum.

[4] Mundinus de anat. ventris inf. und de anat. spondilium. — Alle diese Angaben scheinen aus einer alten Quelle abgeschrieben zu sein.

[5] Vgl. noch die allgemeinere Bemerkung Carpus p. CCCCXXXVIII[a] oben S. 16,4.

[6] s. Anhang X.

[7] Wie die aus einer öffentlichen Anatomie gewonnenen und von einem Studenten mitgenommenen Knochen als Reliquien verehrt wurden, erzählt Alex. Benedictus V, 23.

[8] Die Bilder des Henricus de Hermondavila S. 11f.; die Bilder der Margarita philos. in Vesals Jugendzeit: s. später. — Nebenbei die Bemerkung, dass Berengar die Anfertigung eines umstülpbaren Uterusmodells empfiehlt: Comment. p. CCXI[a].

diesen Fehler der alten Anatomie hat Vesal zuerst erkannt und gerügt. 'Mit lächerlichen Fragen, sagt er, gehen einige Tage verloren.'[1] Ueber die Zeugung allein beständen zwischen Aristoteles und Galen so viele Differenzen, dass deren Aufzählung mehrere Seiten erfordern würde: und darüber entbrenne zwischen Medicis und Philosophis Streit, der ohne Zergliederung bloss mit oberflächlichen Gründen und mit Autoritäten ausgefochten werde.[2] Bei solchen Gelegenheiten konnten sich die Dialektiker zeigen. Hugo Senensis (S. 8) wiederlegte je nach Bedarf den Plato oder den Aristoteles;[3] Alexander Achillinus (S. 7) war so gewandt im Disputiren dass man von ihm sagte: aut diabolus aut magnus Achillinus.[4] Die oft erwähnten Statuten von Padua (1495) suchen Ordnung in die Sache zu bringen, indem sie bestimmen dass kein Doktor sprechen dürfe ehe die Zuhörer das betreffende Präparat gesehen hätten. Dagegen könne jeder Doktor nachher, so lange an der Leiche präparirt werde, über das Gesehene sprechen und zum Nutzen der Schüler vorbringen was ihm gut scheine. Das klingt sehr harmlos. Es trifft sich glücklich dass uns eine solche Disputation, allerdings aus etwas späterer Zeit (1544) aufbewahrt worden ist.[5] Sie trug sich in Bologna zu, nachdem Vesal Tages zuvor die Venen der Brust und ihre Beziehung zur Leber und zum Herzen vorgezeigt und beleuchtet hatte. Mag auch Manches von dem Berichterstatter hinzugethan oder abgeändert sein, das Schriftstück ist für Zeitgenossen berechnet und besitzt somit allgemeine Wahrheit. Es traten damals sieben angesehene Gelehrte auf, welche von den Studirenden um Kundgebung ihrer Ansicht gebeten worden waren. Ihre Reden sind sorgfältig stilisirt,[6] zum

[1] Ridiculis quaestionibus dies aliquot abeunt: Fab. 1543 praef.

[2] Fab. 1543 V, 17 p. 540. Zur Sache vgl. Hen. Cornelii Agrippae ab Nettesheym De incertitudine et vanitate scientiarum 1531 cap. 82: hae autem medicorum factiones licet paucae sint, non tamen minor inter eos contentio est et opinionum pugna, quam inter philosophos: Nam de spermate, quod genitale semen est, audite quis anilibus ratiunculis certant u. s. w.

[3] G. Voigt Die Wiederbelebung des klassischen Alterthums II², 122.

[4] Die Scholastiker haben das Disputiren von den alten Aristotelikern übernommen. Quintilian: Peripatetici studio quoque se quodam oratorio iactant. Nam theses dicere exercitationis gratia fere est ab his institutum. S. dieses und weitere Zeugnisse in Schneiders Aristoteles De animalibus I, LXXXVIII s.

[5] Franc. Puteus Apologia in anatome pro Galeno 1562 p. 117b—136b.

[6] Das Phrasenwesen der Disputationen verräth sich auch bei Berengar

Theil reich mit Zitaten verbrämt; aber keiner von den Sieben spricht über den thatsächlichen Befund. Die meisten ergreifen Partei für Galen, während Buccaferreus, der Professor der Philosophie sich auf die Seite des Aristoteles stellt. Buccaferreus wird von den Studenten ausgezischt. Ueber dem Wortgefechte war die zur Anatomie bestimmte Zeit verstrichen.

Unsre Beobachtungen ergeben, dass sich der anatomische Unterricht gegen Ende der vorvesalischen Periode einigermassen gehoben hat. Es werden erhöhte Anforderungen an den Sekanten gestellt, und die Studenten dürfen ohne Ausnahme der öffentlichen Anatomie beiwohnen. Trotzdem sind die Gebrechen bis zum Schluss der Epoche ganz überwiegend: die jährliche Zergliederung beschränkt sich gewöhnlich auf Einen Leichnam, sie wird in sehr kurzer Zeit und höchst unvollständig ausgeführt; ergänzende Präparate und Abbildungen kommen nicht zur Verwendung. Der Unterricht ist in Theorie und Praxis geschieden; der Büchergelehrte führt das Wort. Die knappe Beobachtungszeit wird durch spitzfindige Disputationen noch mehr geschmälert. Mit Einem Worte: die vorvesalische Unterrichtsmethode blieb bis zuletzt eine von Grund aus verkehrte.

Litteratur. Scholastiker des vierzehnten Jahrhunderts; Humanismus, Galenismus.

Es könnte voreilig scheinen, wenn aus dem mangelhaften Wesen der Schule ohne Weitres auf den Zustand der Wissenschaft geschlossen würde. Man könnte sich vorstellen, dass privater Fleiss zu grössrer Vertiefung und zu Ergebnissen führte, die bei dem äusserlichen, theatralischen Wesen der Schulanatomie nicht zum Ausdruck gelangten. Diesen Zweifel wird eine Betrachtung der vorvesalischen Litteratur beseitigen. Wir greifen diejenigen Schriftsteller heraus, welche des grössten Ansehens theilhaftig waren, zunächst Mundinus und Guido de Cauliaco. Auf Mundinus fusste die

anlässlich seiner 'Nova opinio' über die Gehirnkammern: Conabor tamen aliquibus rationibus etiam non debilibus: toraces fereos undequaque densos opinioni meae circumponere, ne tela acutissima leviter illam exterminent interimantque (Comment. 1521 p. CCCCXLIIII a).

öffentliche Anatomie in Italien, auf Guido die der Schule von Montpellier.

Das Lehrbuch des Mundinus ist kurz, verhältnissmässig gut geordnet und reich an positiver Anatomie. Ob letztre aus dem menschlichen Körper geschöpft ist, ob sie höher steht als die Anatomia parva Galeni (S. 2), werden einige Proben lehren. Jener verkehrte Eingang der Anatomia parva, welcher die Zergliederung von Thieren auf Galenus zurückführt, sowie die Angabe dass die Einrichtung des Schweins der des Menschen sehr ähnlich sei, findet sich bei Mundinus nicht vor. Wo dieser auf die Zergliederung des Schweines zu reden kommt (S. 15), betont er vielmehr die Verschiedenheit, welche in der Grösse des Uterus des Schweines und des Menschen besteht. Und die in der Anatomia parva missverstandenen Bewegungsnerven der Zunge trennt Mundinus von den rückläufigen Stimmnerven ab. Allein nicht überall besitzt er eine so glückliche Hand. Denn er schreibt der Gebärmutter sieben Zellen zu gerade wie die Anatomia parva, obschon ihm dieses Organ aus menschlichen Leichen bekannt ist (S. 16). Wohl scheidet er die Zungennerven von den rückläufigen Aesten des Nervus Vagus, allein letztre lässt er zur Epiglottis treten. Unter diesem Ausdruck versteht Mundinus den Kehlkopf; die eigentliche Epiglottis, den Kehldeckel kennt er nicht. Dem Herzen schreibt Mundinus drei Ventrikel zu. Man sieht wie fehlerhaft seine Anatomie ist. Er hat sie nicht aus dem menschlichen Körper, sondern aus Büchern und zwar, wie sich zeigen lässt, aus sehr verderbten Büchern geschöpft. Mundinus zitirt keinen Autor häufiger als den Galenus; allein dieser enthält die gerügten Irrthümer nicht. Die Schrift, auf welche sich Mundinus vorzugsweise beruft, De Juvamentis membrorum stammt keineswegs wie er glaubt von Galenus, sondern ist ein höchst unvollständiger, aus dem Arabischen übersetzter Auszug aus Galens Werk De usu partium. So viel ich sehe, hat Mundinus nicht eine einzige der echten anatomischen Schriften Galens vor sich gehabt. Seine Arbeit ist eine Kompilation aus verschiedenen, durchweg unreinen litterarischen Quellen. Wenn er das Richtige trifft, verdankt er es dem blossen Zufall.

Betrachten wir nun wie sich Guido de Cauliaco benimmt, der über eine echte litterarische Quelle verfügte. Guido, Arzt am päpstlichen Hofe zu Avignon, leitet mit einem Abrisse der Anatomie seine im Jahre 1363 verfasste Chirurgie ein. Guidos Anatomie ist noch reicher an Thatsachen als die des Mundinus. Dem Verfasser standen nicht nur die landläufigen Uebertragungen Galens aus dem Arabischen zu Gebote, sondern auch die Uebersetzungen aus dem griechischen Originale, welche Nicolaus von Reggio vor Kurzem angefertigt hatte. Unter letztern befand sich Galens wichtiges anatomisch-physiologisches Werk De usu partium (De utilitate particularum). Guido de Cauliaco giebt an dass er die alten und neuen Uebersetzungen Galens sorgfältig studirt habe.[1] Aber man muss staunen über die Frucht dieses Studiums. Allerdings macht Guido bei der Darstellung des Kehlkopfes einen Fortschritt über Mundinus, indem er den Kehldeckel (additio linguiformis) anführt. Aber gleichzeitig begeht er einen schweren Irrthum der nicht in Mundin, geschweige in Galens Werk De usu partium vorkommt: er bezeichnet den Kehlkopf als gemeinsamen Anfang der Luftröhre und der Speiseröhre. Am dritten Herzventrikel Mundins hält er unter Berufung auf Galenus fest. Jedoch nicht das Buch De usu partium schreibt so, sondern die pseudogalenische Schrift De anatomia vivorum.[2] Der dritte Herzventrikel gehört ursprünglich dem Aristoteles an. Für den Uterus benutzt Guido die neue Quelle, indem er ihr die galenische Homologie des männlichen und weiblichen Genitalapparates entlehnt und dem Uterus zwei Fächer zutheilt. Aber keineswegs wird damit auf die sieben Uteruszellen Mundins verzichtet, sondern jedes der zwei Galenischen Fächer wird mit drei und das Mittelstück mit der siebenten Zelle Mundins ausgestattet. Daran knüpft sich noch die Variante, der Uterus sei rund und besitze zwei in Zellen getheilte Hörner oder Arme.

Aus diesen Beispielen lässt sich entnehmen wie Guido den Galenus 'die Leuchte der Aerzte' versteht. Die neue Galenübersetzung gilt ihm genau so viel als die bisherigen widerspruchsvollen Quellen. Die Thatsachen seiner Anatomie sind blosser Schein; er hat sie aus Büchern aller Art willkürlich zusammengetragen. Guido ist Kompilator wie Mundinus.

Mit einigen wenigen Uebersetzungen klassischer Schriften war die mittelalterliche Behandlung der Wissenschaft nicht zu über-

[1] Guido (Ausg. v. Joubert) Capitul. singulare: quia quòt reperiebantur libri in utraque translatione habui, et iis diligentia qua potui adhibita incubui.

[2] Guido I, 2, 5: Cordis substantia .. in se habens duos ventriculos, dextrum et sinistrum, et in medio foveam, ut dixit Galen. — Hiezu Pseudogalen De anat. vivorum: de anatomia cordis.

winden. Hier trat der Humanismus vermittelnd ein. Schon im Beginne des fünfzehnten Jahrhunderts mehrten sich die Entdeckungen klassischer Werke, und um die Mitte desselben ergoss sich die alte Litteratur in mächtigem Strome über Italien. Durch die Buchdruckerkunst wurde die Verbreitung der gewonnenen Schätze gefördert. Gelehrte und Verleger bemühten sich wetteifernd die Alten im Original, in Uebersetzungen, durch Erläuterungen zugänglich zu machen. Es galt als Verdienst an dieser Aufgabe sich zu betheiligen. Manche widmeten derselben ihr Vermögen, ihr ganzes Leben.

Auch die Aerzte wurden in die humanistische Bewegung gezogen: sie gewannen reinre Sprache, Gelehrsamkeit, Antrieb zur Untersuchung der Natur und freieres Denken.[1] Den Humanismus trägt des Alexander Benedictus Historia corporis humani[2] zur Schau, ein Büchlein mit dessen Abfassung der Paduanische Professor schon im J. 1483 und noch um 1495 beschäftigt war.[3] Benedetti ermuntert darin Anfänger wie Aerzte und Chirurgen zu häufigem Besuche der öffentlichen Zergliederung. Da, wo die Natur gleichsam lebendig vor das Auge trete, sei Wahrheit zu finden; während aus Büchern, wie Plato sage, leicht falsche Meinungen entständen.[4] Er erinnert daran, dass die alten Aerzte durch Sektionen unbekannte Krankheiten zu ergründen suchten.[5] Benedetti hatte selbst Schulanatomie gehalten[6] und einzelne pathologische Sektionen vorgenommen,[7] auch Thierpräparate studirt.[8] Was seinem Lehrbuche grossen Erfolg verschaffte, ist der in Sprache, Benennungen und Inhalt hervortretende Klassizismus. Die Darstellung ist kurz und präzis. Das Autorenverzeichniss macht keinen Araber und Arabisten namhaft, ausschliesslich Alte, darunter auch Philosophen und Dichter wie Plato, Lukrez und Cicero. Im All-

[1] Ohne Zweifel hängen die Aenderungen am anatomischen Unterrichte (S. 21) mit dem Humanismus zusammen.

[2] Historia corporis humani sive anatomice Venet. 1502. Aeltre Ausgaben scheinen sehr selten zu sein. Die Widmung ist von 1497. Sämmtliche medizinische Werke Basil. 1549. Benedetti war auch Philologe und Historiker.

[3] Benedictus Lib. III c. 18; II c. 21.

[4] Benedictus Lib. V c. 35.

[5] Benedictus I, 1.

[6] Benedictus IV, 7; V, 23; oben S. 8. 17. 18,2; vgl. S. 10,2.

[7] l. c. I, 6 morbus gallicus; III, 10 Stichverletzung des Herzens.

[8] Uterus einer Hirschkuh II, 23.

gemeinen folgt Benedictus dem Galen; so, wenn er dem Uterus nicht sieben, sondern zwei Fächer zutheilt. Mitunter wird er indess seinem Führer untreu; er greift ihn sogar zu Gunsten der drei Herzkammern des Aristoteles nicht ohne Heftigkeit und unter Berufung auf die Ergebnisse der Zergliederung an.[1] Ein andres Mal geht Benedetti mit Plinius zusammen und verlegt mit diesem die Luftröhre hinter die Speiseröhre.[2] Benedetti verwirft nicht nur die arabischen Aerzte und ihre Nachfolger, sondern versucht sich auch in der Kritik der Alten: dem Galen zieht er zuweilen Aristoteles oder Plinius vor. Er will klassisch sein und wiederholt grobe Irrthümer der von ihm verpönten Barbaren.

Genauere Prüfung klärt sofort über sein Schwanken auf. Er ist gelehrt und zeigt Theilnahme für Anatomie, aber er zergliedert doch nicht mit eigner Hand. Bei Alexander Benedictus führen die Chirurgen das Messer, da er das Seziren für ein horridum officium hält.[3]

Durchgreifender als Benedetti verfuhr im Jahre 1509 Nicolaus Leonicenus, Professor zu Ferrara. Was die Aerzte von jeher glaubten, jedoch oft über den verworrenen Büchern und der dialektischen Behandlung der Wissenschaft bei Seite setzten, scheint in Leonicenus' Schrift über die Irrthümer des Plinius und mehrerer Aerzte[4] das Ergebniss sorgsamer Forschung, gleichsam handgreiflich bewiesen zu sein: die Unfehlbarkeit der Galenischen Anatomie. Leonicenus' ganzes Streben war auf Reinigung der medizinischen Litteratur, auf Vertilgung des Chaos falscher Meinungen eines Avicenna und seiner Erklärer gerichtet. Um seinen Zeitgenossen, wie er sagt, Etwas vom Lichte der Wahrheit zu bringen, arbeitete er unermüdlich an der Uebersetzung und Erläuterung Galenischer

[1] Bened. III c. 13ss.; c. 15: quod dissectionibus adparet. — Zur Sache vgl. Mundinus S. 27 und Guido S. 28.

[2] Bened. III c. 8.

[3] Al. Benedictus Praef.: Quae si videre volueris (chirurgis horrido resecandi officio, et medicis, materia sua theatrali digna spectaculo, relicta)..; dann I, 1: vulnerum magistri qui resectores sunt. (Gewöhnlich braucht er unbestimmte Ausdrücke: II, 2 resectores in secando caveant; I, 6 dum mulierem resecaremus; vgl. II, 23; III, 17). — Danach ist Haller Bibl. anat. I, 166 zu berichtigen.

[4] Nic. Leoniceni Vicentini de Plinii, et plurium aliorum medicorum erroribus, Ad praestantem medicum Franciscum Tottum Lucensem Novum opus mit ältern Schriften desselben Verfassers Ferrar. 1509. Basil. 1529.

Werke.[1] Leonicenus war der Erste, welcher die barbarischen Handbücher aus dem medizinischen Unterrichte verbannte und nach Galenischen Texten vortrug.[2] In jener kritischen Schrift werden die Araber und ihre Nachfolger nicht schlechthin verworfen, sondern es geschieht jeweilen unter Angabe der Gründe. An Beispielen werden die Widersprüche und Missverständnisse aufgedeckt, in welche Avicenna, Mundinus, Gentilis gerathen sind. Mit feiner Satire geisselt er den Alexander Benedictus für die Oberflächlichkeit seines Klassizismus und weist ihm falsche Auslegung des Celsus, unbesonnenes Abschreiben des Plinius und der Arabisten nach. Wie mit den Neuern geht Leonicenus mit Plinius ins Gericht. Er zeigt dass die anatomischen Kenntnisse dieses Naturforschers den Vergleich mit Aristoteles und den übrigen klassischen Aerzten nicht aushalten. Plinius spreche von einem doppelten, Aristoteles genauer von einem vierfachen Magen der Wiederkäuer. Während Plinius das Zwerchfell für fleischlos erkläre, werde es von Galen und Aristoteles als muskulös bezeichnet, und so zeige es sich bei der anatomischen Untersuchung.[3] Auch den Celsus greift Leonicenus an, allerdings ungerne und nur da wo jener über ein blosses Wort, die Bedeutung von pylorus, anders als Galenus denkt. Sobald es sich aber um eine tiefere Differenz, um verschiedene Darstellung einer Thatsache handelt — nach Celsus ist das Ileum, nach Galen das Jejunum stärker gewunden —, da wagt Leonicenus keine Entscheidung, sondern erwartet sie von der Autopsie.[4]

Hier findet seine Kritik eine unübersteigbare Schranke. Er musste zeigen dass der Dünndarm gleichmässig gewunden ist, dass folglich nicht bloss Celsus, sondern auch Galen Irrthümliches berichtet. Gerade den Schritt der so leicht scheint und auf den Alles ankam,

[1] Leonicenus, ed. Basil. p. 187 s. Quare diligentius considerantibus doctrina Avicennae cum tot expositoribus, qui partim alii ab aliis, partim iidem a se ipsis in variis locis discordant, chaos quoddam videri possit: qua confusionis obscuritate nihil possit esse humanae vitae periculosius. Nos sane ad hanc amovendam atque extirpandam, et nostrae aetatis hominibus lucem aliquam veritatis aperiendam, partim librorum Galeni, medicorum principis, translationibus, partim in eosdem commentationibus die noctuque laboramus.

[2] Paul. Jovius Elogia doctorum virorum LX.

[3] Leonicenus ed. Basil. p. 156: quod etiam exsectionibus patet.

[4] Leonicenus ed. Basil. p. 199: non ausim decernere, sed exsectionibus videndum relinquo.

thut Leonicenus nicht. Die Sache liegt klar: Leonicenus' Anatomie ist durchaus oberflächlich und blosses Beiwerk. Ihm ist Galenus der Fürst aller Aerzte.[1] Seine Herzensmeinung von der Galenischen Anatomie sagt er zwar nicht selbst, sondern legt sie dem Averroes in den Mund. Averroes ertheile, so schreibt Leonicenus, trotz unbedingter Verehrung für Aristoteles, den Preis in der Anatomie wahrheitgemäss dem Galen zu.[2] Als ob ein Araber, der nie zergliederte, über den Werth Aristotelischer und Galenischer Anatomie entscheiden könnte! Wir sehen, Leonicenus steckt voll von Autoritätsglauben; seine Kritik ist nicht die echte.

Nachweislich steht der in den nächsten Jahrzehnten aufblühende Galenkultus in engem Zusammenhange mit den Anregungen des Leonicenus. Alsbald gieng das tonangebende Paris mit Entschiedenheit vor. In Paris wo unter der Führung von Guil. Budaeus der Humanismus rasch emporkam, hatte Petrus Brissotus[3] im J. 1514 den Doktorhut erworben und legte seinen Vorlesungen statt arabischer Lehrbücher Galenische Werke zu Grunde. Er liess des Leonicenus Uebersetzung von Galens Ars curativa ad Glauconem auf eigne Kosten drucken und bewies seinen Zuhörern am gereinigten Texte die Fälschung der ältern aus dem Arabischen stammenden Version. Von grosser Bedeutung wurden seine litterarischen Studien über die Anwendung des Aderlasses bei Brustfellentzündung. Er suchte Schüler und Kollegen zu überzeugen, dass die Araber in dieser Frage den Hippocrates und Galenus missverstanden hätten. Während letztre das Blut an dem der Entzündung benachbarten Arme entzögen, werde von den Arabern und Neuern die Ader am Arm der gesunden Seite geschlagen.

Eine in den Jahren 1515 und 1516 herrschende Epidemie gab Gelegenheit die Ansicht Brissots praktisch zu prüfen. Der Erfolg sprach so zu ihren Gunsten, dass viele Aerzte, darunter ältere Kol-

[1] Leonicenus ed. Basil. p. 161: Galenus omnium princeps medicorum.

[2] Leonicenus ed. Basil. p. 172s.: ego tamen in hiis quae ad anatomicen attinent, maiorum praesto Galeno, autori in hac parte medicinae peritissimo quam Arabibus autoribus fidem, cum Averrois in eadem gente autor eximius ingenue fateatur, hanc ipsam medicinae partem suo tempore fuisse ignoratam, et alioquin Galeni acerrimus aemulus, ipsa tamen cogente veritate concedat, ipsum vel Aristoteli in anatomia esse praeferendum. Vgl. oben S. 2,1.

[3] Das Folgende nach Brissots Apologie und der vita Brissoti von R. Moreau Paris. 1630.

legen der Fakultät, Petrus Villemorus, Joannes Guiscardus, Ricardus Helinus auf Brissots Seite traten. Im Jahre 1518 begab sich Brissot nach Portugal und führte dort die neue Ansicht in einer Streitschrift aus, welche nach seinem Tode zu Paris 1525 erschien. Dieselbe veranlasste einen heftigen Kampf zwischen den Arabisten und den aufstrebenden Anhängern Galens. — In der Abhandlung Brissots herrscht fast ausschliesslich Buchgelehrsamkeit und Dialektik; die Schrift interessirt nur durch ihre Behandlungsweise der Anatomie. Brissot geht nämlich in seiner Beweisführung von einem anatomischen Lehrsatze aus; er baut auf Galens Darstellung der thorazischen Venen und giebt an, Galen an der Leiche bestätigt zu haben.[1]

Abermals tritt uns, wie dort bei Leonicenus, das Ansehen der Galenischen Anatomie entgegen; und doch befindet sich, wie später Vesal zeigte, Galen beide Male im Irrthume.

Neben und nach Brissot wirkte zu Paris Guil. Copus als unermüdlicher Erklärer der Alten. Bald traten Joannes Guinterius und Jacobus Sylvius auf. Jakob Sylvius verfocht sein Leben lang die Unfehlbarkeit der Galenischen Anatomie. Er und Guinterius waren Lehrer und später Gegner Vesals. Bis zur Mitte des siebenzehnten Jahrhunderts blieb Paris eine feste Burg des Galenismus.

In Deutschland, dessen Bildung im fünfzehnten Jahrhundert weit hinter der Italiens zurückgestanden hatte, nimmt der Humanismus mit dem Beginne des sechzehnten einen mächtigen Aufschwung. Es genügt an die Namen Johannes Reuchlin und Erasmus von Rotterdam zu erinnern. Dazu kam auf religiösem Gebiete die befreiende That Luthers. Es verdient Hervorhebung dass die wenigen öffentlichen Anatomieen der Jahre 1517 bis 1536 auf Städte fallen, welche der Reformation zugeneigt waren oder sie bereits angenommen hatten. Die Mehrzahl der humanistischen Aerzte jenes Zeitraumes bekannte sich zum Protestantismus, unter ihnen die bedeutendsten Vorkämpfer Galens, Janus Cornarius und Leonhard Fuchs.

Vom Ende der zwanziger Jahre ab sprach Janus Cornarius

[1] Brissoti Disceptatio apologetica ed. Moreau p. 12: Sed ab ipsa vena cava dum simplex est, oritur utraque vena quae costas nutrit, nam quae nutrit costas inferiores, infra cor oritur, quae vero alit quatuor costas superiores, supra cor, et paulo ante divisionem venae cavae, ut aperte videtur in dissectionibus, et Galenus explicat...

in Reden und Vorreden über den Jammer der arabischen und die Herrlichkeit der klassischen Medizin, und förderte, mit Fleiss und Sprachkenntnissen ausgerüstet, zahlreiche Werke der Alten zu Tage. Unter den Klassikern selbst hielt er scharfe Umschau: im J. 1535 äussert er sich dahin, dass Celsus im Ganzen und Einzelnen auf Hippocrates beruht, dass Oribasius, Aetius, Paulus fast Alles aus Galen haben. Schon damals — wir werden Cornarius später wieder begegnen — bezeichnet er seinen Standpunkt klar und bestimmt: ihm ist die Wissenschaft mit Galenus erschöpft. Galen baue seine Schriften auf die unerschütterliche Grundlage des Hippocrates, aber dieser ohne jenen würde wenig beachtet sein. Zusammen seien sie Ein Leib, enthielten die ganze und wahre Medizin und machten alle andern Werke überflüssig.[1] Zum dritten Male unter den Humanisten begegnet uns die Unfehlbarkeit Galens, nur hier nicht mehr begründet mit dessen Anatomie, sondern mit einer zweiten unfehlbaren Autorität, mit Hippocrates. Leonicenus und Brissot hatten ihren Schluss mit einem Scheine von Naturbeobachtung gestützt; bei Cornarius tritt der Galenismus unbemäntelt zu Tage. Cornarius blieb zeitlebens Buchgelehrter; ich finde keine Andeutung dass er sich je mit Naturstudien abgegeben hätte. Seine Bestrebungen waren, wie er selbst erzählt, aus dem Widerwillen erwachsen, den er gegen die barbarischen Autoren und ihre Erklärer als Student zu Wittenberg um das Jahr 1520 gefasst hatte.[2]

Eine weniger ursprüngliche, aber beweglichere Art besass Leonhard Fuchs. Unverkennbar ist Fuchs durch die auswärtigen Galeniker angeregt worden. Wie Cornarius führt Fuchs mit der hergebrachten Medizin Krieg, aber er thut es mit geringerer Mühe und packender als Cornarius. Seine Erstlingsschrift aus dem Jahre 1530, betitelt Errata recentiorum medicorum, ist im Wesentlichen und ohne dass er daraus ein Hehl macht, eine Kompilation aus Leonicenus. Wir

[1] Marcelli De medicamentis empiricis. Per Ianum Cornarium Medicum, Physicum Northusensem. Basil. 1536 Epist. nuncupat. (1535): super cuius [Hippocratis] scripta velut firmissimam basin et solidum fundamentum omnia Galeni opera sunt extructa . . nisi Galenus scripsisset, longe vilior Hippocratis gloria apud omnes esset . . Manetque hoc modo, quasi unum coniunctum corpus, Hippocratis et Galeni scriptorum acervus, in quo videlicet vera medendi ars et ratio, eaque tota comprehensa est, ut praeter hos nullis aliis scriptis sit opus.

[2] J. Cornarius Uebers. des Paulus Aegineta Basil. 1556 Dedic. Hienach M. Adam Vitae Germanor. Medicor. 1620 p. 86.

finden die alten Bekannten, Angriffe auf die Anatomie des Plinius, Mundinus, Benedetti. Nur dass Fuchs bei jener Divergenz des Celsus und Galen sich nicht aufhält: er lässt den betreffenden Absatz einfach weg.[1] Von eigenen Beobachtungen ist in dieser Abhandlung nicht die Rede. Man würde aus ihr nicht entnehmen können dass der Verfasser sich später ernstlicher mit Naturforschung befasste.[2] Einstweilen gilt ihm Galen kurzweg als vornehmster und in der Zergliederung erfahrenster Arzt.[3] — Bald darauf wirft sich Fuchs mit frischem Muthe in den Aderlassstreit, indem er sich der Sache Brissots und der Alten annimmt.[4] Mit beiden Büchern führte er die deutschen Leser in die medizinischen Tagesfragen ein und erwarb sich damit einen geachteten und gefürchteten Namen.

Durch Cornarius, Fuchs und einige geistesverwandte Männer vollzog sich die Wandlung in Deutschland wunderbar rasch. War man bisher auf die Lehrbücher der Araber und ihre italienischen und französischen Erklärer beschränkt gewesen, wussten die Studenten von den Koryphäen der Medizin kaum mehr als die Namen Hypocras, Galienus und Dioscorides,[5] so stand man um das Ende des vorvesalischen Zeitraumes nicht wesentlich hinter Paris, der fortgeschrittensten Fakultät der Welt zurück. Einzelne deutsche Schulen mögen noch in den zwanziger Jahren den neuen Weg betreten haben; für Basel liegt ein Gutachten der medizinischen Fakultät vom J. 1536 vor,[6] worin ausschliesslich klassische Bücher: Hippocrates, Galen, Dioscorides, Paulus Aegineta für den Unter-

[1] L. Fuchs Errata recentiorum medicorum 1530 Error LV. — vgl. S. 31.

[2] Hievon weiterhin. Fuchs war 1530 praktischer Arzt, wurde 1535 Professor in Tübingen (ein Versuch zur öffentlichen Anatomie daselbst 1536 oben S. 14,4).

[3] L. Fuchs Errata Error LVIII: Secundus error priori multo maior est, quod Diaphragmati nullam inesse carnem scribunt, hoc enim cum Galeni nobilissimi Medici, et in Dissectionibus membrorum peritissimi placitis pugnat. — Im J. 1535 liess Fuchs das gleiche Buch, etwas vermehrt, unter neuem Titel erscheinen: Paradoxorum . . libri III. Basil. 1535. Sein Gegner Cornarius (Vulpecula excoriata 1545) bezeichnet dieses Verfahren als Betrug.

[4] Ich kenne die Schrift nicht aus eigener Anschauung. Schon in den Errata von 1530 Error XXXVII behandelte Fuchs die Aderlassfrage und bis znm J. 1538 überhaupt vier oder fünf Male (nach Vesal. VS. 1539 p. 14).

[5] Janus Cornarius im Paulus Aegineta.

[6] F. Miescher Die medizinische Fakultät in Basel 1860 S. 31; R. Thommen Gesch. d. Univ. Basel 1532—1632 S. 322—324. Das Gutachten der Mediziner ist undatirt, das der Juristen trägt die Jahreszahl 1536.

richt empfohlen werden. Und Galen wenigstens wurde alsbald eingeführt.[1]

Um diese Zeit (1535) geht auch in Italien (durch Rückwirkung von Paris?) der Galenismus in die Höhe. Die medizinische Fakultät in Florenz schüttelt das Joch der Barbaren ab und nennt sich die Galenische Akademie; ihre Mitglieder geloben dem Galen unverbrüchliche Treue.[2]

So war der Humanismus binnen wenigen Jahrzehnten in den Galenismus ausgemündet; mit unwiderstehlicher Gewalt zog letztrer die begabtesten Franzosen, Deutschen und manche Italiener an sich. Bald gehört es zum guten Tone Galeniker zu heissen.[3] Der Galeniker versteht Griechisch und bemüht sich um reines Latein. Wer schlechtes Latein schreibt, gilt ihm als Barbare; wer nicht die Aussprüche Galens bedingungslos annimmt, wird angegriffen und verhöhnt.

Wie nichtig erscheint bei erster Betrachtung das Ergebniss der humanistischen Bewegung: immer noch herrscht Autorität, Bücherglaube; Galen, dem die Aerzte von jeher gehuldigt, geniesst jetzt die ausschliessliche Verehrung der Gebildeten. Dabei verstehen und achten die Galeniker ihren Meister so wenig, dass sie sein Lieblingsfach, die Anatomie vernachlässigen.

Und trotzdem war Vieles erreicht worden: man hatte ein Ideal gefunden, für das man sich begeisterte; litterarische Arbeit wurde mehr geschätzt; Kritik soweit sie aus Büchern möglich, hatte sich eingestellt. Durch die Erschliessung der wichtigsten klassischen Werke — Galens Schrift De ossibus kam erst im Jahre 1535 ans Tageslicht[4] — gelangte der wahre Forscher zur Kenntniss der alten Anatomie. Vielleicht hätte er dem Chaos von Autoritäten gegen-

[1] C. Gesner bezeugt im Galen. ed. Froben. III. Basil. 1562 praef. für seine Studienzeit (um 1538): iuvenis postea artem medicam ex Galeni maxime libris praeceptores qui tum docebant (Albanum Torinum et Sebastianum Sinkelerum) enarrantes audivi.

[2] Janus Cornarius Vorrede zu Marcellus De medicamentis empiricis Basil. 1536: nuper . . una Florentina academia . . excusso Arabicae et barbarae servitutis medicae iugo, ex professo sę Galenicam appellavit, et . . unum totum el solum Galenum, ut optimum artis medicae autorem, in omnibus se sequuturum pollicita est: quod quum fecit non exclusit utique Hippocratem . . Genaueres über diesen Galenbund ist mir nicht bekannt.

[3] Vesal. Fab. 1543 II, 22 p. 261: qui hodie sese Galenicos profitentur.

[4] Zuerst Romae 1535 in lateinischer Uebersetzung des Ferdin. Balamius (Ich kenne Ed. Paris. 1535. 4).

über seine Kräfte zersplittert; jetzt konnte er die Wucht des Angriffes gegen den einzigen, vergötterten Galen richten.

Litteratur. Gegner des Galenismus.

Immerhin darf man es eine glückliche Fügung nennen, dass der Galenismus am Schlusse der vorvesalischen Periode weit von Alleinherrschaft entfernt war. Die grosse Masse der Durchschnittsärzte und der Barbiere hatte mit dem Humanismus keine Gemeinschaft. Letztere waren zu unwissend und roh um die aufgedeckten Werke lesen zu können, erstre zu gleichgiltig und träge um sie sich durch Studium anzueignen. Doch will der grosse Haufe wenig sagen. Vielmehr bekannten sich zahlreiche und selbst hochgebildete Universitätslehrer besonders in Italien nicht einmal zu jenem Eklektizismus wie ihn Alexander Benedictus vertrat; noch viel weniger verstanden sie sich zu ausschliesslicher Galenverehrung. Ganz zu geschweigen der Philosophen, die zu den Besuchern der öffentlichen Anatomie gehörten: ihnen stand Aristoteles mit seinem arabischen Gefolge nach wie vor am Höchsten. Mag auch bei den Philosophen und bei vielen Aerzten Herkommen, Lust am Disputiren und Autoritätenschacher massgebend gewesen sein; bei der Mehrzahl der Aerzte entschieden ohne Zweifel die Bedürfnisse des täglichen Lebens. Galen hatte keine zusammenfassenden Werke über Anatomie, Medizin und Chirurgie hinterlassen. Ueberdiess waren viele Arzneimittel und Arzneivorschriften weder bei Galen noch bei den übrigen Klassikern zu finden. Und die bisherigen Handbücher durch wesentlich bessre zu ersetzen fiel nicht so leicht als es auf den ersten Blick scheint. Die Galenische Anatomie zum Beispiel war selbst am Ende des vorvesalischen Zeitraumes von Niemand in zureichender Weise wiedergegeben worden.[1] So konnte man schlechterdings der Araber und Arabisten für Studium und Unterricht nicht entrathen. Auf manchen Arzt endlich mag bewusst oder unbewusst ein idealer Grund bestimmend gewirkt haben: jener Drang nach Wahrheit, aus dem im dreizehnten Jahrhundert die Zergliederung des menschlichen Körpers hervorgegangen war, wollte

[1] Die Anatomie des Andreas Lacuna von 1535 war mir leider nicht zugänglich (Auszug bei Portal Histoire I). — J. Paulus Crassus meinte 1536 mit der Kompilation des Theophilus Protospatharius ein richtiges Bild der galenischen Anatomie bieten zu können.

sich dreihundert Jahre später nicht mehr in Fesseln schlagen lassen. Und wo in aller Welt reden die Klassiker von einem Abschlusse des Wissens? Fordern sie nicht immer wieder zum Denken, zur Beobachtung auf? Eine verständige Ansicht des Alterthumes musste nothwendig zum Widerstande gegen Klassizismus und Galenismus führen. Doch die Motive bei Seite: die Gegner existirten und bildeten eine grosse, buntgemischte Partei.

Für uns erhebt sich die Frage wie weit es die antigalenische Partei in der Anatomie gebracht hat. Wir besitzen ein Büchlein des berühmten Philosophen und Arztes Alexander Achillinus (S. 25) welches dessen Bruder Philotheus unter dem Titel Annotationes anatomiae im Jahre 1520 herausgab. Stil, Nomenklatur und Berufungen auf Avicenna, Albertus Magnus, Mundinus verrathen den Anhänger des Alten; den Aristoteliker erkennt man an der Anatomie des Herzens, welchem er gegen die Autorität eines Galenus, Rhazes und Averroes drei Kammern zuschreibt. Achillinus glaubte etwas Neues gefunden zu haben darin dass er die Hornhaut des Auges durch Kochen in vier Häute zerlegen konnte, überzeugte sich jedoch nachträglich dass diess Galen bereits wisse.[1] Er sah ferner mehrere Nerven durch Ein Zwischenwirbelloch zum Arme treten;[2] ein andres Mal fand er zwei Harnleiter links und nur einen rechterseits.[3] Ein drittes Mal vermisste er die Riechnerven.[4] Die zwei letztgenannten Beobachtungen erklärt er für Monstrositäten. Diess seine Befunde, welche sämmtlich nur angedeutet, nicht genügend beschrieben werden und zum Theil höchst zweifelhafter Art sind. Wir werden bei dem folgenden Schriftsteller darauf zurückkommen. Hier nur die Bemerkung dass Achillini selbst auf seine Nova keinen besondern Werth legt.

Mit grössern Erwartungen tritt man an die anatomischen Schriften des Jakob Berengar von Carpi. Ohne Frage ist Carpus, so nannten ihn seine Zeitgenossen, der bedeutendste vor-

[1] Annotatt. anat. 1520 p. XIV: experientia novi: deinde hoc inveni in libro de anatomia vivorum. — Man vergleiche das genannte pseudogalenische Werk im Cap. de anat. oculorum.

[2] Annot. anat. p. XVb.

[3] Annot. anat p. Vb: 1503 vidi monstrum habens duos poros uritides in sinistra et unum tantum in dextra.

[4] Annot. anat. p. XIIb: sepe ego ostendi hoc par. sed anno 1506 non inveni ipsum: sed nec mirum quia monstruosum erat corpus: imo in illo non erant caruncula mammillares.

vesalische Zergliederer. Man besitzt von ihm die grossen, über tausend Quartseiten umfassenden Kommentare zu Mundinus vom J. 1521 und den Grundriss der Anatomie, die Isagogae breves von 1522 und 1523.[1] Berengar gehörte einer Chirurgenfamilie an: Ahnen, Vater und Neffe übten das Handwerk aus.[2] Mit dem Handwerke vererbte sich in der Familie ein Geheimmittel, eine Kopfsalbe, welche angeblich Menschenfleisch enthielt.[3] Berengar durfte an dem Unterrichte theilnehmen, den die jungen Fürsten von Carpi durch Aldus Manutius,[4] den spätern grossen Buchdrucker erhielten. In der Widmung der Isagogae erinnert er den Fürsten Albertus Pius daran, wie sie sich eines Tages mit der Zergliederung eines Schweines belustigt hätten. Von da an habe ihn die Liebe zur Anatomie erfasst und nicht mehr freigegeben. Thatsächlich versah er schon zur Zeit des Alex. Achillinus (S. 7) und noch im Jahre 1526 die Professur der Chirurgie zu Bologna.[5] Er habe, so schreibt Berengar, zahlreiche Werke über Anatomie gelesen, welche ungeordnet und zusammengeschrieben seien und mehr Fabeln als Wahrheit gäben. Heutzutage wisse fast Niemand die Nothwendigkeit und Kostbarkeit des Faches zu würdigen; Vielen

[1] Beide Werke zu Bologna erschienen. Die Isagogae von 1522 kenne ich nicht, ich zitire nach Ed. Veneta 1535 welche nach dieser ersten Ausgabe gemacht ist. — Einer von Berengar besorgten Ausgabe des Mundinus aus dem Jahre 1514 gedenkt Mondini Nov. Comment. Acad. Sc. Inst. Bonon. VIII (1844), 494.

[2] Isag. Dedic. und De matrice non praegnante.

[3] Jac. Berengar. Carpensis Tractatus .. de fractura cranei Ed. 1535 p. XCII: hoc ceratum debet esse de parte capitis hominis et illa mumia de qua loquor est caro humana sicca u. s. w.

[4] Aldus Manutius kam um 1484 als Hauslehrer zu den Söhnen der Fürstin von Carpi und arbeitete kleine grammatikalische Schriften für dieselben aus. Um 1490 siedelte Aldus nach Venedig über um seine Druckerei zu errichten: Ed. Frommann Aufsätze zur Geschichte des Buchhandels im 16. Jh. Heft 2 (1881), S. 16. — Um 1490 scheint Berengar noch in Carpi gewesen zu sein: vidi Carpi unam mulierem quae adhuc vivit Eufemia dicta et iam sunt triginta anni quod pater meus curavit eam et ego eram praesens, cum eo: Comment. 1521 p. CCXV a.

[5] 1507: Comment. p. CCXXV a. — 10. Juni 1523: Isag. ed. 1523 De matrice non praegnante. — Eine öffentliche Anatomie Berengars von Ende Februar 1526 bezeugt eine handschriftliche Notiz bei Franc. Mondini Novi Comment. Ac. Sc. Inst. Bonon. VIII, 486. — Gewöhnlich lässt man Berengars Professur von 1502 bis 1527 oder 1528 dauern.

gelte die Zergliederung als entehrend und widerwärtig (S. 20). Und da er selbst viele hundert Leichen sezirt habe und die Unwissenheit der Aerzte in der Anatomie kenne, sei er zum Entschlusse gekommen das Beste aus den alten medizinischen und philosophischen Schriften in seinen Kommentaren zu sammeln, und biete jetzt den Studirenden ein kurzes Lehrbuch, die Isagogae.

Berengars Werke[1] sind in barbarischem Latein geschrieben; der Verfasser erweist sich als leichtgläubig,[2] abergläubisch[3] und eitel.[4] Von seiner Kritik der Litteratur mögen folgende Proben zeugen. In Mundinus (S. 27) erblickt Berengar seinen Lehrer und spricht ihm göttlichen Geist zu;[5] wegen der Kürze und des Gehaltes möchte er ihn dem Aristoteles, Galen, Avicenna und einigen Neuern vorziehen. Er nimmt sich vor die Aussprüche Mundins zu schützen;[6] doch bezeichnet er eine von dessen Angaben als Lüge.[7] — Den Avicenna stellt er hoch, nennt ihn indess gelegentlich den grössten Plagiator, weil er das Meiste dem Haly Abbas nachgeschrieben habe. An einer andern Stelle wird auch Haly als Abschreiber bezeichnet.[8] — Von Aristoteles redet Berengar mit Ver-

[1] Man beginne das Studium Berengars mit den breit angelegten Commentaria super anatomia Mundini 1521; dann wird man auch seine Isagogae richtig auffassen.

[2] Der Bischof von Ventimiglia versicherte ihm auf Amtseid dass eine Frau sechzehn menschliche Früchte und ein pferdeartiges Wesen auf einmal gebar: hoc tamen est monstruosum et de partubus monstruosis omnia sunt credenda quia historiographi multa dicunt miranda de monstris: Comment. 1521 p. CCXXI[a]. (An der gleichen Stelle erwähnt Carpus eine von ihm selbst beobachtete Fünflingsgeburt.)

[3] Lob der Chiromantie Comment. p. XXXI. — vgl. Kopfsalbe S. 39.

[4] Von seinen Kommentaren sagt Berengar (Isagog. De musculis latis): de quorum labore post mortem me amabit invidia.

[5] Comment. p. IV Hic [Mundinus] certe fuit divini ingenii .. sublimitate sui ingenii hunc brevem, maturum edidit libellum. Nec mea est intentio praeponere Mundinum Aristoteli, nec Galeno, nec Avicennae, nec forte aliquibus iunioribus, nisi de eius brevi ac copioso ordine.

[6] Z. B. Comm. p. CLXXXIV s. et quamvis ego sim ille qui ut promisi habeam tueri sua [Mundini] dicta: tamen amore veritatis teneor concordari cum sensu, et cum aliis non deviantibus ..

[7] Comm. p. CCVI[b]: die Versorgung der Mammilla durch eine Vena a profundo pectoris .. est purum mendatium.

[8] Comm. p. CLXVIII[b] omnes fere moderni non habentes opera Hali acceperunt Avic. optimum furem pro principe, eum diversimode interpretando .. Comm. p. CCV[b] eandem sententiam sequitur Hali. Avi. Rasis Averrois et alii

ehrung, und wo er von ihm abweicht geschieht es auf vorsichtige und gewundene Art. Man höre was er bei der alten Streitfrage vom Ursprung der Venen (S. 25) vorbringt. Unter den Philosophen, urtheilt Carpus, ständen die Peripatetiker der Wahrheit am Nächsten, indem sie mit Aristoteles die Venen vom Herzen ausgehen lassen; nach Galenus entsprängen die Venen von der Leber. In Wirklichkeit jedoch kämen die Venen weder vom Herzen noch von der Leber, sondern bloss uneigentlich, in letzterm Sinne allerdings eher von der Leber als vom Herzen: desshalb halte er es hierin mehr mit den Aerzten als mit Aristoteles.[1] — Wie in dieser Frage, so folgt unser Schriftsteller in vielem Andern den Spuren Galens. Derselbe verdiene unter allen Autoren das grösste Vertrauen; gelte doch seine Anatomie allgemein als fehlerlos.[2] Aber auch Galen habe in Einigem geirrt und ausdrücklich den Irrthum als möglich zugegeben. Freilich könnten sich Galens Irrthümer daraus erklären dass er zu verschiedenen Zeiten Verschiedenes gedacht habe oder dass seine fehlerlosen Werke noch nicht aufgefunden oder seine Texte verdorben seien.[3] — Lehrreich ist auch wie Berengar über einzelne Schriften Galens denkt. Galens Geist und Lehre, sagt er, entnehme man am Besten den Schriften De utilitate particularum, De iuvamentis membrorum, De anatomia vivorum, De dissonantia anatomicorum, De virtutibus naturalibus und De motibus liquidis.[4] Berengar weiss also nicht dass De iuvamentis membrorum nur eine kümmerliche Bearbeitung des Wer-

multi, quibus est respondendum quod in anatomia praefatis autoribus non creditur: quia ipsi omnes scripsere anatomiam per scripturam alienam..

[1] Comm. p. CLXI.. dico tamen.. quod venae non oriuntur nec a corde nec ab hepate, nisi improprie et metaphorice, et dico eas ita metaphorice oriri magis ab hepate quam a corde, et in hoc magis teneo cum medicis: quam cum Ari.. Man vergl. zur Streitfrage die pseudogalenische Schrift De anatomia vivorum im letzten Kapitel.

[2] Comm. p. VI[b] communis tenet opinio errorem aliquem adhuc non inveniri in sua [Galeni] Anatomia. Eiusque opiniones firme et inviolate adhuc permanent.. vgl. S. 2,1.

[3] Comm. p. CCV[b].

[4] Comm. p. VI[b] s. — An andern Stellen liest man dass De utilitate part. und De iuvamentis sich nur durch Titel und Stil unterscheiden, oder wiederum dass De iuvamentis weniger genau übersetzt sei: Comm. p. CLIII[b]. CCCLXXXVIII[b]. LXXXIX[b]. — De anatomia vivorum wird einmal als unecht oder als Arbeit eines zweiten Galen bezeichnet: Comm. p. CCXVI[b]. CCXIX[b].

kes De utilitate particularum ist (S. 27); er weiss nicht dass die Schriften De anatomia vivorum und De motibus liquidis pseudogalenisch sind. De dissonantia anatomicorum existirt überhaupt nicht.[1]

Wie man sieht ist Berengar Dialektiker und Kompilator. Dass er dem Uterus gegen Mundin und mit Galen zwei Fächer zuerkennt,[2] dass er mit Mundin den dritten Herzventrikel des Aristoteles aufrecht hält, den Kehldeckel unter Berufung auf Galen als glotida und principalissimum vocis organum bezeichnet,[3] mag einen vorläufigen Begriff von seinem anatomischen Wissen geben.

Diesen Mann hat Gabriel Falloppio, Vesals Nachfolger in Padua, als den Erneuerer der Anatomie gepriesen, eine Behauptung die bis auf den heutigen Tag nachgeschrieben und mit den anatomischen Entdeckungen Berengars begründet wird. Die Angelegenheit ist von grösster Wichtigkeit und verlangt sorgfältige Prüfung.[4]

Zuweilen kündigt Berengar ausdrücklich eine Neuerung an, beispielsweise die Inventio nova gewisser Nasenmuskeln. Indessen bringt er im Texte nicht nur keinerlei Beobachtung für innere zwischen Schleimhaut und Knochen gelegene Muskeln, sondern stellt schliesslich die ganze Sache als blosse Meinung oder Vermuthung dem Urtheile der Gelehrten anheim. Er wolle nicht mit einem Funde prahlen, von welchem zahlreiche erfahrene Medici und Philosophi

[1] Galen. Anatt. administr. I, c. 4 erwähnt das erste Buch Anatomicorum dissensionis; aber die Schrift ist verloren.

[2] Comm. p. CCXVI b.

[3] Isag. De capite gutturis (vgl. die Missverständnisse von glottis S. 3 und epiglottis S. 27).

[4] Ausser Betracht fallen alle diejenigen Thatsachen, welche fälschlich Berengar zugeschrieben werden: so Hammer und Amboss im Gehörorgane, auf die er selber nicht den geringsten Anspruch erhebt Comm. p. CCCCLXXVI b, Isagog. De auribus; die Nierenpapillen Comm. p. CLXXIX a, vgl. Isagog. De renibus; die Thränenpunkte Comm. p. CCCCLXVII b (schon bei Galen. De usu part. X, 11); die Fettigkeit der Lidränder Comm. p. CCCCLXXV a (vgl. Galen. l. c.) — Bei den Höhlen der Schädelbasis kommt Berengar nicht über Galen hinaus: vgl. Comm. p. CCCCXV b, Isagog. De medulla cerebri, de anfractibus supra palatum und Galen. De usu part. IX, 3. — Für die Hebung des Kehlkopfes beim Schlingakte verweist er auf Leonicenus: Comm. p. CCCLXXVII b, vgl. Isagog. De capite gutturis quod epyglottis dicitur.

Nichts sagen.[1] — Nicht anders die Opinio nova über die Kammern des Gehirnes. Nachdem Berengar den Himmel um Begünstigung seines Vorhabens angefleht, theilt er das Landläufige mit. Worin er von andern Schriftstellern abzuweichen vorgiebt, betrifft eine Subtilität wegen des Sitzes der animalischen Fähigkeiten. Wenige Seiten nachher bezeichnet er selbst die neue Meinung als eine alte, legt überhaupt der Sache keine Bedeutung bei; er wollte bloss seinen Schülern ein Muster scharfsinnigen Disputes vorführen.[2]

Wie steht es aber mit dem heftigen Angriffe auf Galenus bei der Opinio nova de loco rhetis mirabilis? Berengar sagt, eine von der Schädelbasis in die Arteria carotis eingeschobene Sonde stosse auf kein Hinderniss, was doch der Fall sein müsste, wenn die Arterie, wie Galen angebe, unter der harten Hirnhaut in ein feines Netzwerk übergienge. Sogleich aber lenkt Carpus ein: er findet häufig an den Seiten der Glandula (d. h. Hypophysis) eine Verwicklung welche für jenes Netz genommen werden könne; eine ähnliche findet er auf der Hinterhauptschuppe. Und dann hält er dafür, das Netz sei mehr eine Vorstellung als eine wirkliche Beobachtung Galens gewesen. Weitre Belehrung über das Wundernetz erhalte man bei Galen, Avicenna und Andern.[3] — Auch diessmal treibt Berengar Dialektik, allerdings auf Grundlage einer halben Beobachtung. Zum Schlusse verzichtet er auf die Opinio nova indem er vermittelnde Beobachtungen anführt und sich mit einer übersinnlichen, vorstellbaren Anatomie hilft. Berengar lässt nämlich neben der Anatomia sensibilis eine Anatomia imaginabilis zu, neben der sichtbaren eine

[1] Comm. p. CCCCCXXV[a] .. ubi traditur inventio nova certorum musculorum naso servientium. p. CCCCLXVI[a] .. istam tamen meam opinionem remitto examinandam doctis: et illis me submitto: quia ego nolo vane gloriari de inventione alicuius membri, de quo tanti ac tanti periti et medici et philosophi non fecere mentionem.

[2] Comm. p. CCCCCXXIV[b] .. Et de ventribus eius [cerebri] habetur opinio nova. p. CCCCXXIX[b] In dictis nostris tamen auxilium imploramus a Domino, quia speramus de cerebro aliqua in lucem ponere posteris nostris non inutilia .. p. CCCCXLVI[a] ista tamen mea opinio non est totaliter nova, sed est antiqua .. p. CCCCXLIV[a] istam tamen meam novam opinionem credo aliis praevalere, quam audacter ego ponam tanquam praeludium scolaribus, ut exerceant se utilissimo exercitio quod est per intellectum. — Man vgl. das Disputiren S. 25 und wegen Berengars S. 25 Anm. 6.

[3] Comm. p. CCCCCXXV[a] und p. CCCCLIX[a].

mögliche, denkbare, spekulative Anatomie.[1] An einer andern Stelle freilich verwirft er die Anatomia insensibilis.[2]

Nehmen wir eine weitre Polemik gegen Galen. Die Nervi optici, sagt Berengar, habe er niemals hohl gefunden; doch einmal habe er beim Schweine eine Höhle darin gesehen ähnlich wie in einer Vene oder Arterie; selbst beim Menschen fand er zuweilen an der Kreuzungsstelle der Nerven eine Art von Höhle. Nachdem dann die sinnliche Wahrnehmung als oberster Richter bezeichnet worden, heisst es: vielleicht sehe man die Höhle bloss desshalb nicht, weil sie nach dem Tode sich schliesse.[3] Abermals zerstört Berengar seine Behauptung; nur nimmt er hier nicht Zuflucht zur Anatomia imaginabilis, sondern zum Gebiete der Leichenveränderungen.

Die Scheitelbeine sollen sich nicht bis zur Schläfenbeinschuppe erstrecken, sondern durch eine sehr feine, längsverlaufende falsche Naht derart getheilt sein, dass der obre Knochen (os bregmatis) die Breite von vier, der untre (os laterale) eine Breite von drei Fingern besitze. (Berengar scheint die Linea semicircularis im Auge gehabt zu haben.) Es komme übrigens, so schliesst er die Auseinandersetzung, für den Arzt nicht viel auf die Frage an (non multum confert medico esse sic vel sic). Wer es wissen wolle, gehe auf die Kirchhöfe oder koche eben zergliederte Köpfe (vadat ad cimiteria et coquat interdum capita de recenti anatomizata). Berengar bricht endlich ab, weil er mit der Annahme von zwei überzähligen Knochen allein zu stehen scheine; im Andern, so fügt er bei, stimme er mit Galen und seinen Nachfolgern überein. — In den Isagogae bezeichnet er jene Knochennaht als selten.[4] — Auch hier wird eine Behauptung auf Grundlage einer halben Beobachtung aufgestellt, dann die Sache als ziemlich gleichgiltig bezeichnet und abgebrochen.

[1] Man vergl. z. B. Comm. p. CCV b. aliqui cotilidones sunt tamen sensu inperceptibiles: sed sunt magis imaginabiles .. sicut possunt imaginari illi cotiledones de quibus memoratur G. [Galenus] et alii auctores praedicti.. — Und oben bei Aristoteles S. 41.

[2] Comm. p. CCCCXXXVII b: Anatomia non notat insensibilia sed sensibilia.

[3] Comm. p. CCCCLII s.

[4] Comm. p. CCCCXIII a. — Isagog. am Schluss des Kapitels De anat. ventris supremi: quae [iunctura] non videtur nisi raro in capitibus..; vgl. übrigens weiterhin die Berengarischen Abbildungen.

Nun stossen wir aber auf einen Fall wo Berengar fest bleibt. Es handelt sich um die Giessbeckenknorpel, von welchen Galenus im Singular spricht, während Berengar zuerst ihre Paarigkeit erkannt hat.[1] Jedenfalls hat er diese Knorpel aus den Weichtheilen befreit und vergleicht ihre Form mit den Gabeln auf welche die Schiffsruder aufgelegt werden. 'Was ich gegen Avicenna und andre Autoren sagte geschah im Vertrauen auf die Beobachtung, wenn auch unter Furcht.'[2] — Hier beruht die Behauptung, so scheint es, auf genügender Beobachtung und bleibt ohne Widerruf. Aber warum benutzt Berengar die Thatsache nicht um die Unzulänglichkeit der bisherigen Anatomie daraus zu folgern? warum ist er furchtsam und thut nicht mit Hilfe dieser Beobachtung den entscheidenden Schritt? Weil wiederum Hintergedanken im Spiele sind. Das offenbart sich beim Processus vermiformis.

Es scheint als sei Berengar zuerst auf die Kleinheit des menschlichen Wurmfortsatzes aufmerksam geworden, während die traditionelle Anatomie einen sehr grossen Blinddarm verlangt.[3] Er hebt die Kleinheit des Organes geflissentlich hervor, aber auch hier sieht er keineswegs einen unversöhnlichen Gegensatz zur alten Anatomie; er bemerkt auch nicht dass Galen hier auf Thierpräparaten fusst. Er nimmt an das Organ sei erst neuerlich in Folge zunehmender Gefrässigkeit geschrumpft (nunc temporis propter ingluviem sic reperitur). Bei mässigem Leben, meint Carpus, möchte der Blinddarm wohl noch jetzt ebenso entwickelt gefunden werden als zur Zeit Avicennas.[4]

[1] Comm. p. CCCXCVII[b], Isagog. De capite gutturis quod Epyglottis dicitur. — Galen kennt zwei Gelenke zwischen Cartil. arytaen. und Cart. cricoides, auch die Oeffnung und den Schluss des Giessbeckenknorpels: De usu part. VII, 11. 12. De vocal. instrum. diss. c. 4. 5. Dazu die pseudogalenische Schrift De anatomia vivorum (de anat. pulmonis).

[2] Haec tamen quae dixi hic et alibi tam contra Avi. quam contra alios auctores: dixi cum fiducia sensus: cum timore tamen: et hoc facio ut irritem iuvenes ad perquirendum virtutem se exercendo in libris auctorum: et in secando vivorum et mortuorum cadavera ut inveniatur veritas anatomiae.

[3] Doch war die Aufmerksamkeit schon früher darauf gelenkt. Haller Biblioth. med. pr. I, 461 führt von Michael Savonarola an: hominem incisum vidit cui adeo parvum erat caecum intestinum, ut a colo non distingueres.

[4] Comm. p. CXV[a] .. reperitur hoc intestinum in pluribus frustratum ab operatione: quod est tunc simul compactum, taliter quod apparet quoddam additamentum, quasi grossitudinis unius digiti .. et ad hoc bene advertant

Berengar ordnet seine Beobachtung dem Dogma von der Veränderlichkeit des menschlichen Typus unter. — Ebenso wenig legt er seiner Beobachtung am Rückenmark Gewicht bei: während dasselbe nach Galen bis zum Ende des Wirbelkanals reicht, überschreitet es nach Carpus nicht den zweiten Lendenwirbel und endet zuweilen schon am zwölften Rückenwirbel. Alex. Achillini und er hätten dieses Verhalten mehrfach zusammen beobachtet; doch habe zur Zeit Achillinis (S. 39) das Rückenmark überhaupt nie den zwölften Dorsalwirbel überschritten.[1] Es ergiebt die Stelle, dass man rasche, im Laufe weniger Jahre sich vollziehende Umwandlungen des menschlichen Körpers voraussetzte.

Nunmehr gewinnen jene Nova und Monstrosa des Alessandro Achillini und die Gleichgiltigkeit Berengars gegen seinen Fund an der Cartilago arytaenoides ihre wahre Beleuchtung. Achillini und Berengar haben Weniges richtig gesehen, aber falsch gedeutet. Ihnen wie allen Andern gilt die Anatomie der Alten als vollkommen, als erschöpfend. Was sich damit nicht vereinigen lässt, wird von ihnen als spätre, inkonstante, unwesentliche Abweichung betrachtet. Neu heisst bei ihnen nicht, was man früher nicht wusste, sondern was man früher nicht wissen konnte (weil es noch nicht vorhanden war). Sie glauben an das Dogma von der Veränderlichkeit des menschlichen Körpers.[2] Regelmässige, normale Bildungen: die Paarigkeit der Giessbeckenknorpel, den Processus vermiformis, die wirkliche Länge des Rückenmarkes halten sie, da die Alten Nichts davon berichten, für zufällige Dinge und werfen sie mit den Missbildungen und Krankheiten zusammen.

So erklärt sich warum Niemand in vorvesalischer Zeit nach dem Finder des Hammers und Ambosses fragte: die Gehörknöchelchen gehörten eben auch zu den nachträglich entstandenen, zu-

anatomistae: quia saepissime sic invenirent, immo ut in pluribus nunc temporis propter ingluviem sic reperitur.. In corporibus vero quae moderate accipiunt cibum quae rara sunt forte apparet hoc intestinum, sicut est dictum ab Avi. et haec est summa veritas. — Vgl. Isagog. De sacco intestino.

[1] Comm. p. CCCCXCVI[b] nucha non transit decimum quartum sphondylum a sphondyli ultimo colli inferius.. et interdum non transit duodecimum sphondylum metaphreni.. et Alexander Achillinus pluries et ego simul notavimus hoc: sed tempore suo non transivit duodecimum sphondylum costarum..

[2] Das Dogma findet sich auch bei Petrarca: s. die Auszüge im Janus I, 1846, S. 199. 205. Vgl. weiterhin Ant. Benivenius, Nic. Massa, Jac. Sylvius, Riolan.

fälligen, gleichgiltigen Dingen. Berengar ist nicht nur von Büchern abhängig, sondern von Vorurtheilen aller Art umstrickt. Während er gegen Galen einen blossen Scheinkrieg führt, verkennt er die Tragweite anatomischer Thatsachen und lässt sie unbenutzt.

Der Grund von Berengars Schwäche liegt in der Art seiner anatomischen Arbeit. Von Arbeit darf man insofern bei ihm reden, als er getreu dem chirurgischen Brauche mit eigenen Händen, mit dem Messer den menschlichen Körper untersuchte. Wenn auch kaum viele Hunderte,[1] so hat er doch gewiss eine für seine Zeit ansehnliche Zahl von menschlichen Leichen öffentlich[2] und privatim[3] zergliedert. Gewisse Dinge greift er gar nicht übel an. Um zu erfahren, ob der Herzbeutel des Lebenden Flüssigkeit enthalte, nimmt er die Vivisektion zu Hilfe. Und da er noch während der Dauer des Herzschlages viel Wasser im Herzbeutel vorfand, schliesst er dass solches im gesunden Thiere stets vorhanden sei.[4] Aber Berengar redet hier sehr unbestimmt; er sagt nicht einmal an welchem Thiere er beobachtet hat.[5]

Wo er die widersprechenden Angaben über die Absonderung des Harnes zum Austrage bringen will, wählt er ebenfalls das Experiment. Berengar berichtet dass er mit einer Spritze (S. 23) warmes Wasser in die Vena renalis injizirt und dadurch Vergrösserung der Niere, aber keinen Uebergang des Wassers in den Harnleiter bewirkt habe. Nach Anbringung eines oberflächlichen Schnittes sei das Wasser durch letztern abgeflossen, und nach völliger Durchschneidung der Niere sei es auch in das Nierenbecken gelangt. Den Durchtritt durch die Papillen habe er nicht beobachtet.

[1] S. 40 (quam plurima centena cadaverum Isag. dedic.). Centies braucht Berengar Comm. p. CCCCLIX[a] synonym mit pluries: plus quam centies anatomizavi capita humana .. und hernach: pluries etiam anatomizavi capita ut praedixi.

[2] Alljährlich eine Leiche S. 16,4.

[3] Eine Privatsektion wird Comm. p. CCXI[b] erwähnt. — Dazu kommen Thierzergliederungen (z. B. Venen der Mamma p. CCVII[a], Nervus opticus p. CCCCLII[b]).

[4] Comm. p. CCCCXXXIX[a] (bei der Hirnflüssigkeit): et ego anatomizavi animalia viva: et statim in primo occursu dum adhuc staret vita volui videre pericardiam, et vidi multam aquam in ipsa adhuc stante forti motu cordis: ob quod infero quod aqua illa sit semper in animali sano in pericardia .. (Beim Herzbeutel p. CCCXXXVI steht Nichts hievon.)

[5] Zur Sache Vesal Fab. 1543 VI, 8 der hierüber grosse Erfahrung besitzt.

Er erzähle die Sache, obschon sie ihm unklar geblieben sei; vielleicht gelinge ihm die Entscheidung später.[1]

Bei Gelegenheit der Wirbelsäule berichtet Berengar, dass er seine Beschreibung nach dem vorliegenden Präparate entwerfe und überhaupt öfter so thue.[2] Allein vergeblich sucht der Leser nach einer zutreffenden Beschreibung.[3] Berengar ist weitläufig in der Physiologie oder Spekulation, dürftig und oberflächlich in den Thatsachen; man erfährt oft nicht mehr als die Namen der Theile. Vom Os sacrum sagt er, dass die obern Stücke jeweilen breiter seien als die untern; genau lasse sich der Knochen nicht schildern. Wer Mehreres wissen wolle, möge das Kreuzbein auf dem Friedhofe suchen und betrachten.[4]

Man erkennt leicht warum Berengar gescheitert ist. Er fängt die Sache selten richtig an, und wenn es je geschieht, so führt er sie nicht durch. Keine seiner Beobachtungen verdient diesen Namen, keine ist vollständig, keine bringt den Gegenstand ganz zur Klarheit. Zuweilen gesteht er den Mangel anatomischer Untersuchung ein: die Verbindung des Rückenmarkes mit den Nerven kennt er nur aus Büchern.[5]

[1] Comm. p. CLXXVIII b.

[2] Comm. p. CCCCLXXXIV b Nota tamen lector quod ego dum scriberem haec habebam ante oculos omnes sphondylos dorsi exsiccatos: quos frequenter aspiciebam ut scriberem verius ea quae videntur ad sensum: et sic pluries dum scriberem alias partes anatomiae corporis humani habebam semper ante oculos illa membra, de qnibus notabam anatomiam..

[3] Verhältnissmässig sehr ausführlich, aber ungenau und theilweise unverständlich ist die Notirung einer Hufeisenniere Isag. De renibus: Ego ipse etiam vidi anno 1521 in studio nostro Bon. in Anatomizato publice Arteriam unam ex emulgentibus facere unum porum in parte dextra extra renem, qui in notabili distantia infra renem ingrediebatur porum uritidem a praedicto rene ortum: et ambo per unum canalem tendebant ad vesicam: Haec tamen etiam arteria emulgens ingrediebatur renem in loco solito: et in isto individuo renes erant continui ac si esset unus ren: et habebat duas venas: et duas arterias emulgentes: et duos poros uritides cum uno solo panniculo involvente, qui occupabat loca solita renum: et etiam medium dorsi: quod est in loco inter splenem et hepar parum infra ea.

[4] Comm. p. CCCCXCIIII a: et primum os eius [ossis sacri] superius est latius secundo: et secundum tertio: et ita continue alia spina ossa usque ad ultimum os semper minorantur: haec tamen non possunt integre scribi: sed requiritur visus et tactus: et ideo faciant anatomias sua manu: et ad cimiteria vadant: sicut ego feci et faciam qui talia cupiunt intelligere. — Vgl. Scheitelbeine S. 44.

[5] Comm. p. CCCCC a oben S. 24,2. — Die Unkenntniss der Rückenmarksnerven erinnert an die sonderbare Beobachtung seines Kollegen Achillinus über die Armnerven (S. 38).

Anatomische Abbildung.

Ausser den Schriften der Autoren besitzen wir eine weitre Quelle zum Studium der vorvesalischen Wissenschaft, es ist die anatomische Abbildung. Was aus den Texten nur mühsam, aus dogmatisch verschleierten und dialektisch spielenden Worten zuweilen recht schwierig sich feststellen lässt, tritt aus den Bildern sofort und unverkennbar dem Auge entgegen. Sie sind stumme und doch beredte, immer unparteiische Zeugen des anatomischen Wissens; jeden Irrthum, jedes Schwanken, jede Gleichgiltigkeit bringen sie an den Tag. Allerdings ist die Geschichte der vorvesalischen Abbildung noch lange nicht genügend aufgehellt.[1] Indessen ergiebt sich aus dem vorliegenden Material zunächst die bemerkenswerthe Thatsache, dass kein hervorragender Klassizist oder Galeniker anatomische Tafeln herausgegeben hat. Wir schliessen daraus dass die humanistische Gruppe der Aerzte der bildlichen Darstellung geringen Werth beimass.[2] Dagegen hat gerade der bedeutendste vorvesalische Zergliederer, Berengar, seine Werke mit Tafeln ausgestattet.[3] Diese verschaffen uns Gelegenheit, jenen Autor und mit ihm den Höhepunkt der vorvesalischen Anatomie einer nochmaligen und entscheidenden Prüfung zu unterziehen.

Wer gewohnt ist, den Werth anatomischer Zeichnungen an der Natur abzuschätzen, wird sein Urtheil bald fertig haben: er wird Berengars Figuren kurzweg für naturwidrig erklären.[4] Indessen

[1] Das Meiste ist von Choulant Gesch. d. anat. Abbildung 1852 und Graphische Incunabeln 1858 gesammelt worden, Einiges von E. Turner Gaz. hebdom. de médec. et de chirurgie 1877 N. 50 (Dryander ed. I. 1536) und von Wieger Geschichte der Medicin und ihrer Lehranstalten in Strassburg 1885.

[2] Mit Ausnahme von Marc. Ant. Turrianus (S. 11) der nach Vasari mit Leonardo da Vinci zusammen arbeitete. Leider sind mir die von Haeser II³, 28 erwähnten zweihundert Photographieen nach Leonardo nicht zugänglich gewesen. Ich kenne nur wenige Blätter und enthalte mich desshalb eines Urtheiles. — Wie J. Sylvius die Missachtung bildlicher Darstellung begründet, davon später.

[3] Berengar. Comment. 1521; Isagog. 1522 (danach Ed. Venet. 1535; S. 39, 1) und Isagog. 1523 (Choulant bezweifelt mit Unrecht diese seltene und lehrreiche Ausgabe: s. Virchows Archiv f. pathol. Anat. 117, 194 Anm. 1).

[4] Vgl. Taf. 1, welche Berengars erste Skelettfigur in Originalgrösse reproduzirt. Die erklärende Randbemerkung lautet (Comment. 1521 p. CCCCCXXIª): In ista figura sexta in ordine videntur forme et situs et etiam numerus verus omnium ossium corporis humani: exceptis ossibus capitis et etiam ossibus dorsi: quorum iuncturae omnes non possunt videri nisi in corporibus decoctis vel exsiccatis in cimiteriis.

verlangt die Achtung vor Berengars Streben eine einlässliche Untersuchung seiner Bilder. Sie sind nicht ohne lobenswerthe Eigenschaften. Vorerst verfolgen sie einen bestimmten Zweck: wenigstens die Tafeln der oberflächlichen Muskeln wollen ausgesprochenermassen den Aerzten und zugleich den Malern nützlich sein.[1] Sodann unterscheidet Berengar einzelne Figuren als schematische, beispielsweise eine Darstellung der Bauchmuskeln.[2] Er giebt ferner kleine Reihen sich ergänzender Bilder: das Skelett wird von der Vorder- und Rückseite dargestellt. Zuweilen fügt er den sehr klein gerathenen Mannesfiguren grössre Theilbilder bei: so folgt auf die ganzen Skelette eine grössere Zeichnung der Hand und des Fusses. Und was am Meisten für Berengar zu sprechen scheint, er nimmt im Laufe der Jahre allerlei Veränderungen an den Tafeln vor, so dass aus den sechzehn Mannesfiguren und fünf Theilbildern von 1521 im Jahr 1523 zehn Mannes- und dreizehn Theilfiguren geworden sind.[3]

[1] .. per quam [figuram] iuvantur medici in cognoscendis capitibus et etiam partibus mediis musculorum: ut inde melius possint prognosticari vulnera ulcera et apostemata: et ut etiam sciant facere sectiones ulcerum et vulnerum et alias chirurgicales operationes absque laesione cordarum: quae sunt in capitibus dictorum musculorum. Und auf einer andern Tafel: et istae figurae etiam iuvant pictores in lineandis membris.

[2] habes in dextra parte duos musculos, qui non sunt tegentes totam partem dextram sicut faciunt naturaliter .. et sic in hoc loco facti sunt, ut melius videatur eorum incruciatio ..

[3] Die von 1521 bis 1523 vorgenommenen Aenderungen ergeben sich aus folgender Uebersicht:

	Comment. 1521.	Isagogae 1522.	Isagogae 1523.
Bauchmuskeln	6	6	6
Venen der Extremit.	3	3	3
Weibl. Genital.	3	3	—
		1	—
			2
Wirbelsäule	1	—	—
		1	1
Muskelmänner	5	2	2
		1	—
			1
Skelette	2	2	2
Hand und Fuss	1	1	1
Herz	—	—	3
Gehirn	—	—	1
Wirbelsäule, Becken	—	—	1
Gesammtzahl der Tafeln	21 (16 Mannes- und 5 Theilfiguren.)	20 (3 neu; 15 Mannes- und 5 Theilfiguren.)	23 (8 neu; 10 Mannes- und 13 Theilfiguren.)

Daneben freilich zeigen die Berengarschen Tafeln sehr erhebliche Mängel und Fehler. Es wird ausreichen auf folgende Punkte die Aufmerksamkeit zu lenken. Dreiundzwanzig Quartseiten die den Abbildungen im Jahre 1523 eingeräumt wurden, hätten bei weiser Eintheilung genügt um ein beträchtliches Stück Anatomie zu verdeutlichen. Aber Berengar verschwendet den Raum, wenn er die ganze menschliche Gestalt giebt, um doch nur die Anatomie eines kleinen Theiles, etwa die der weiblichen Genitalien anzubringen. Für die Bauchmuskeln allein verbraucht er sechs Tafeln. — Daneben bestehen die grössten Lücken: es fehlen die tiefen Muskeln, die Arterien mit Ausnahme der Aorta, die Venen ausser den oberflächlichen Gefässen der Extremitäten, das peripherische Nervensystem mit Ausnahme der Schlinge des N. vagus; es fehlen Athmungs-, Verdauungs- und Harnapparat, die männlichen Geschlechtstheile und die Sinnesorgane. Der Atlas erweist sich demnach als höchst unvollständig. — Sodann sind schematische Bilder keineswegs immer als solche gekennzeichnet. Den Anfänger hätte Berengar, wenn er der äussern Ansicht des Uterus das Septum des Fundus und das Os uteri einfügt, benachrichtigen sollen, dass man das Organ durchsichtig zu denken habe. Von der Wirbelsäule findet sich eine schematische und eine scheinbar nach der Natur gefertigte Darstellung; und doch wünscht Berengar dass man die wahre Gestalt der Wirbel auf dem Friedhofe in Augenschein nehme. — Auch vermisst man fast überall eine nähere Beziehung zwischen Text und Abbildung. Nirgend wird in ersterm auf letztre hingewiesen. Die den Tafeln aufgedruckten Bemerkungen ersetzen diesen Mangel nicht. Wort und Bild stehen in Widerspruch bei den Rippen: der Text nimmt vierundzwanzig an, auf der Figur zählt man sechsundzwanzig. — Ja die Figuren selbst widersprechen sich: während das Schema der Wirbelsäule vierundzwanzig echte Wirbel zeigt, lässt das zweite Bild deren sechsundzwanzig erkennen. Das Becken besitzt auf den zwei Ansichten des Skelettes ganz verschiedene Gestalt und Neigung: hier findet man ein nach oben ausgeweitetes, übermässig geneigtes Becken mit ziemlich richtig gezeichnetem Kreuz- und Steissbein, dort ein steiles, horizontales, mit sehr langem Kreuzbein ausgestattetes Becken. Die Kreuzbeinlöcher werden auf drei Arten abgebildet: vier Paare zählt man an den Skeletten, fünf auf der schematischen Zeichnung, auf der grossen Figur des Beckens vom Jahr 1523 nur drei. — Endlich ist die künstlerische

Behandlung eine sehr ungleichartige. Die Figuren werden in den verschiedensten Stellungen, aufrecht oder sitzend[1] gegeben; die Figur mit weit gespreizten Beinen kommt auf sämmtlichen Bauchmuskeltafeln vor. Im Beiwerk zeigt sich grosse Willkürlichkeit: einer der Bauchmuskelmänner erscheint in einem Strahlenkranze.

Hätte uns Berengar nur mitgetheilt wie er zu seinen Bildern gelangt ist. So müssen wir uns selbst Auskunft zu verschaffen suchen. Ein bedeutender Künstler — und deren lebte damals eine Menge — kann dabei nicht mitgewirkt haben; ein solcher würde nicht so stillose Bilder und würde die Knochen ohne Zweifel genauer gezeichnet haben. Vergleicht man Berengars Tafeln mit ältern anatomischen Darstellungen, so ergeben sich allerlei auffallende Beziehungen: die gespreizte Stellung der Bauchmuskelmänner erinnert an eine Figur der Margarita philosophica.[2] Dem Berengarschen Schema der Bauchmuskeln sehr ähnlich ist ein Blatt im Conciliator differentiarum von 1504;[3] nur dass hier die Muskeln auf zwei Mannesfiguren vertheilt und die Musculi obliqui in verkehrter Lage abgebildet sind. Mit derselben Harmlosigkeit wie von Berengar wird der Uterus als durchsichtig behandelt im Fasciculus Medicinae.[4] Wie Berengar verlegt die Margarita philosophica den vierten Hirnventrikel in das Grosshirn[5] (im Uebrigen ist die Zeichnung bei Berengar ungleich richtiger als dort). Die Rückenmarksnerven deutet Berengar wie das Anthropologium von Magnus Hundt (1501) durch Querstriche an. Mit dem steilen horizontalgelagerten Becken der einen Skelettansicht zeigt das Becken auf dem Nürnberger Xylographon (1493)[6] Aehnlichkeit. Die dreizehn Rippenpaare des Berengar haben ihr Vorbild in einer Skelettfigur einer provenzalischen Handschrift des dreizehnten Jahrhun-

[1] Der Gekreuzigte von 1521 fehlt 1522 und 23.

[2] ed. 1504 Lib. VII.

[3] Choulant Graphische Incunabeln 134 meint die Figur des Conciliator sei aus Berengar entnommen. Die Sache ist vielmehr umgekehrt, wenn nicht beide — was auch für die andern Verwandtschaften gilt — aus weitern unbekannten Quellen schöpfen. — Ich kenne die in Frage stehende Figur aus dem Concil. diff. Venet. Junta 1520.

[4] Fasciculus Medicinae von 1493 bei Wieger a. a. O.

[5] Margar. philos. ed. 1504 Lib. X.

[6] Reproduzirt bei Wieger a. a. O.

derts.[1] Selbst die Darstellung der öffentlichen Anatomie auf dem Titelblatte ist unselbständig; ein verwandtes Bild, das drei Zuschauer, den Lehrer und den Sekanten mit dem Messer in der Linken zeigt, findet sich in einer Ausgabe des Bartholomaeus Anglicus vom Jahre 1485.[2]

Wer diese Nachweise in Erwägung zieht, bleibt nicht mehr im Zweifel über die Berengarischen Figuren. Bei ihrer Anfertigung sind die verschiedensten ältern Blätter benutzt worden. Berengars Atlas ist eine Kompilation.

Man könnte sich mit der Vermuthung helfen, die Bilder seien von fremder Hand, etwa vom Verleger, ohne Wissen und gegen den Willen des Verfassers beigefügt worden: auf dem Titelbilde würde Berengar seinen Namen doch gewiss nicht unter dem Dozenten, sondern unter dem Sekanten angebracht haben.[3] Indess der Beweis für Berengars Mitarbeit liegt darin dass er in einer Randbemerkung der zweiten Skelettfigur auf die im Texte behauptete Theilung des Scheitelbeines (S. 44) zurückkommt.[4] Unglücklicherweise gerade da wo eine falsche Beobachtung angenommen werden muss und bei einer Figur die auf alter Vorlage beruht (S. 52). Er argumentirt mit einem Bilde, dessen Anfänge in die vormundinische Zeit reichen.

Vielleicht wird man zu Gunsten Berengars hervorheben dass gewisse Darstellungen, wie die des Herzens vom Jahre 1523, zuerst bei ihm vorkommen. Möglicherweise ist dieser Einwurf berechtigt. Jedoch übersehe man nicht wie dürftig unsre Kenntnisse von der vorvesalischen Abbildung sind. Nichts charakterisirt Berengars Anatomie besser, als dass er — mit Ausnahme jener Theilung der

[1] Manuskr. der Basler Univ.-Bibl.

[2] Barthol. Anglicus De proprietatibus rerum (auf das Bild machte mich Herr Oberbibliothekar Dr. Sieber — gest. 21. Oktober 1891 — aufmerksam). Man vergl. Choulant Graphische Incunabeln S. 3. — Der Sekant mit dem Messer in der Linken ist übrigens noch ältern Ursprungs: er figurirt bereits in einer zu Montpellier befindlichen Handschrift des 14. Jahrh. (Darstellung der öffentlichen Anatomie, reproduzirt von E. Nicaise in seiner Ausgabe des Guy de Chauliac Paris 1890 Pl. III p. 25.)

[3] Der Name Carpus auf dem Titelbilde der Isagogae von 1523; auf demselben Bilde der Comment. 1521 fehlt die Unterschrift.

[4] Comment. p. CCCCCXXI b; Isagog. 1523 p. 72 a (ed. 1535 p. 62 b): a lateribus etiam videntur duae commissure a me supra nominate in anatomia cranei quae sunt supra commissuras squamosas existentes prope aures: scilicet iste sunt fere insensibiles..

Scheitelbeine — keinen der mit Galen nicht vereinbaren Befunde durch Zeichnung festzuhalten versuchte, weder die Giessbeckenknorpel, noch den Blinddarm, noch das wahre Ende des Rückenmarkes, auch nicht Hammer und Amboss des Gehörorganes. Zugleich erblicken wir hierin einen weitern Beweis dafür dass Berengar diese Thatsachen für bedeutungslos hielt.

Fassen wir zusammen. Berengars Tafeln zeigen Ansätze zum Guten, aber keine zielbewusste Durchführung. Der Autor ist nicht durchdrungen vom Werthe der anatomischen Abbildung; er behandelt sie in sorglosester Weise, er legt sie dem Texte bei gleichsam als Verzierung, als Augenweide,[1] nicht anders als er seinen Isagogae vom Jahre 1523 einen Ohrenschmaus mitgiebt in dem scherzhaften Gedichte des Parthenius.[2]

In Text und Bild Berengars herrscht völlige Uebereinstimmung: beide sind ungenau, lückenhaft, widersprechend, kompilirt. Berengar wusste Nichts gründlich; es fehlte ihm die methodische Arbeit. So ist er aus Vorurtheil und Bücherglauben nicht herausgekommen.

Berengar von Carpi ist nicht Reformator der Anatomie: seine Bücher und Bilder und seine Art zu arbeiten beweisen es. Und doch hat er und haben seine antigalenischen Genossen eine wichtige Aufgabe erfüllt. Der Kern ihrer Sache war gut. Während viele Gebildete dem Klassizismus und bald einem sklavischen Galendienste sich überliessen, hielten die italienischen Barbaren und Aristoteliker an der Zergliederung fest und zogen die Autorität in Zweifel. Dadurch haben sie in nicht geringerm Masse als die Humanisten (S. 36) der Gründung der menschlichen Anatomie Vorschub geleistet. Dieser italienischen Schule verdankte Vesal nicht nur Gelegenheit zur Zergliederung, sondern vor Allem dass er Menschen fand, welche die Wahrheit hören konnten.

[1] Vgl. Hier. Brunschwig Liber de arte destillandi Strassburg 1500 (bei Choulant Graphische Incunabeln S. 82): darum ist nit zu achten allein uff die figuren, sunder uff die geschrifft und dz erkennen durch die gesicht, und nit durch die figuren, wan die figuren nit anders synd, dann ein ougenweid vnd ein anzeigung geben ist die weder schriben noch lesen kündent ..

[2] Plutonis et Harpagi dissecti dialogus verfasst von Parthenius, abgedruckt in Virchows Archiv für patholog. Anatomie 117, 196.

Schluss.

Beide Parteien, so sagten wir, haben die Gründung der modernen Anatomie vorbereitet, aber keine von beiden hat an ihrer Gründung Theil gehabt. Niemand vor Vesal, weder Berengar noch ein Andrer, hat Anatomie wirklich studirt, Niemand aus einer reinlichen Beobachtung die Unzulänglichkeit der Galenischen Anatomie gefolgert. Keiner hat geahnt, noch viel weniger gewusst dass Galen nicht menschliche Anatomie trieb.[1] Seine Anatomie galt stets als das Höchste.[2]

Damit wäre denn ein früher geäusserter Zweifel (S. 26) beseitigt. Was die Statuten von Padua in dürren Worten für den Unterricht vorschreiben (S. 21), dass Mundins Buch vorgelesen, erklärt, an der Leiche nachgewiesen und erhärtet werde, oder anders ausgedrückt dass der menschliche Körper Nichts, die Tradition Alles gilt, — dieselbe Auffassung bildet den Grundzug der vorvesalischen Wissenschaft. Anhänger und Gegner Galens, beide gleicherweise, beugen sich, weichen zurück vor der Autorität. Die vorvesalische Wissenschaft stand nicht höher als der vorvesalische Unterricht. So verkehrt trieb man Anatomie dass deren wahre Quelle gänzlich verkannt war. Es konnte vor Vesal keinen Fortschritt geben; Wissenschaft und Unterricht blieben unfruchtbar, todt.

Will man sich wundern dass ein Mann wie Paracelsus von derlei Anatomie abgestossen wurde? Durch Alchymie, durch Beschäftigung mit den Kräutern waren ihm Dinge aufgegangen von denen kein Lehrbuch redete. Paracelsus dachte gross von der Medizin und wollte sie reformiren. In demselben Jahre als Vesal in die Litteratur trat (1536), griff Paracelsus die Humoralpathologie Galens und das Bücherwissen an.[3] Paracelsus war Arzt

[1] Beispielsweise Ferd. Balamius (Galenus De ossibus Paris. 1535. Widmung an Paul III) sagt ausdrücklich Galen habe nicht nur Menschen sondern auch Thiere zergliedert: dissectis non hominum modo, sed simiarum quoque et earum animantium corporibus, quae aliquam nobiscum similitudinem habent.

[2] Ein Beispiel für 1536 J. Paulus Crassus im Vorwort zu Theophilus (S. 37, 1): Galenus .. plura ad hanc rem pertinentia volumina luculentissime conscripsit, totamque de dissectione rationem absolvit..

[3] Wundartzney 1536 (in der Ausgabe von Huser 1591).

und scheute als solcher die Handarbeit, das Messer. Nach philosophischer Weise legte er sich den menschlichen Körper zurecht; er gewahrte darin ein Bild, eine Wiederholung des Weltalls; er schuf eine Anatomia imaginabilis. Trotz schönen und wahren Ideen hatte Paracelsus den richtigen Weg verfehlt. Anatomie konnte nicht aus dem Kopfe entspringen, sie musste mit der Hand erarbeitet, mit dem Kopfe durchgeistigt, belebt werden. Sie ist die Schöpfung des höchsten Idealismus und Realismus, das Werk eines vollendet harmonischen Menschen.

Vesal bis zum Jahre 1537.

Brüssel und Löwen (1514/15—1533?).

Andreas Vesalius oder wie er sich in früherer Zeit schrieb Wesalius,[1] ist in Brüssel,[2] der Hauptstadt von Brabant geboren.

[1] Wesalius: Paraphr. 1537, Tabb. anatt. und Guint. Inst. 1538, VS. 1539. Wesalius neben Vesalius: Galen. Venet. 1541 und Basil. 1542. Wesalius im Consil. W. Herwart dat. 3. cal. maii 1542. Von 1543 an, genauer von der Cal. Aug. 1542 datirten Vorrede der Fabrica an schreibt er ausschliesslich Vesalius. — Die Mehrzahl der Zeitgenossen, vorzüglich die Deutschen halten wo sie sich der lateinischen Sprache bedienen, die vom Autor befolgte Schreibweise inne: Guinterius hat 1536 und 1539 (Inst. anatt.) Wesalius, 1571 Vesalius; bei C. Gesner 1545, Sleidanus 1555, Pantaleon 1566 liest man Vesalius. Manche führen noch lange die ältre Orthographie fort: Melanchthon 1552, Oporinus 1555, C. Clusius 1607. Vesalius kommt zum ersten Mal vor im Protokoll der Doktorpromotion zu Padua 1537. — Ausserdem begegnet man zahlreichen Verunstaltungen des Namens: Wesaliensis bei Jo. Dryander 1541; Vessalius sehr häufig bei Autoren romanischer Abkunft: bei Columbus, Puteus, Botallus, Borgarutius, Piccolhominus, Imperialis, bei Th. Beza, seltener bei Deutschen wie Hier. Gemusaeus, Adam Henricpetri; Vesallius im Galen. Venet. 1565; Vessallius bei Hier. Cardanus Opp. omnia 1663 I, 80. Vezalius schreiben einzelne Niederländer: Tisnacq 1562, Castellanus 1618. — Italienisch (16. Jh.): Vesalio, Vessalio, Vensalio, Vesaglia, Vasalio, Vassalio, Vossalio. — Französisch (16. Jh.): Wesal, Vesale, Vesal, Vessali, Vezalius (bei Brantôme). — Spanisch (16. Jh.): Vesalio, Besalio. — Deutsch ganz allgemein Vesalius (Wessalius im Augsburger Nachdruck der Tabb. anatt. 1539); die verstümmelte Form Vesal tritt erst im 18. Jahrh. auf.

[2] Bruxellensis heisst Vesal auf sämmtlichen bis 1555 erschienenen Werken; Fall. Ex. sowie Konsilien und Briefe haben den Zusatz nicht. Er spricht von Bruxellensi nostro idiomate Fab. V, 4 1543 p. 497, 47; Antonius Succha, nostrae communis Bruxellae .. magna et rara spes Fab. II, 22 1543 p. 260.

Seine Geburt fällt auf das Jahr 1514 oder 1515; man pflegt dieselbe auf den 31. Dezember 1514 anzusetzen.[1] Nach einer zeitgenössischen Quelle fand dieselbe morgens ein Viertel vor sechs Uhr statt: eine Angabe die darauf hindeutet dass bei Vesals Geburt der Stand der Sterne zu Rathe gezogen wurde; astrologischer Wahn war damals allverbreitet.[2] Auch anderweitiger Aberglaube zeigte sich bei dem Anlasse: die Eihäute, denen das Volk mancherlei Kräfte zuschreibt, zumal wenn sie das Kind als Glückshaube mitbringt, bewahrte die Mutter sorgfältig auf.[3]

Die Familie Vesals hiess ursprünglich Witing und war zu Wesel im Cleveschen ansässig gewesen; später siedelte sie nach Nymwegen über und änderte den Geschlechtsnamen mit Bezug auf

[1] Unter Vesals Originalporträt steht An. aetat. 28. 1542. Massgebend ist dass er laut Vorrede zur Fabrica am 1. August 1542 das acht und zwanzigste Lebensjahr noch nicht überschritten hatte: Fab. 1543 p.*4a, 35. — Offenbar danach haben Boerhaave und Albinus unter den vier Varianten bei M. Adam p. 130 den 31. Dezember 1514 als allein passend herausgegriffen. — Der älteste Gewährsmann P. Eber Calendar. histor. Witeb. 1550 p. 50 setzt Vesals Geburt auf 1. Januar 1514 morgens ein Viertel vor sechs Uhr: Natalis Andreae Vesalii Medici praestantis et Anatomes illustratoris, editi 45. minutis post quintam matutinam horam. 1514. (Dasselbe im Calendar. historic. Witeb. 1566) und hienach Hizler, Pantaleon, M. Adam. Nun ist freilich 1. Januar 1514 gegenüber Vesals Aussage unhaltbar; wie aber wenn P. Eber eine nach altem Stile rechnende Quelle vor sich hatte? (Nach altem Stil welcher in den Niederlanden erst 1576 offiziell aufgehoben wurde — van Meerbeeck Recherches histor. et crit. sur Remb. Dodoens p. 4, 4 — fiel der Jahresanfang auf den 1. Merz.) Dann würde Vesals Geburt mit grösserm Rechte auf den 1. Januar 1515 zu setzen sein.

[2] Für die Notirung der Geburtsstunde und der Konstellation bloss zwei Beispiele: Hier. Cardanus geb. 1500 De vita propria c. 2; Joannes Moibanus geb. 1523 bei M. Adam Vitae German. medic. p. 120.

[3] Fab. 1543 V, 17 p. 543: idque [intimum involucrum, die Glückshaube] tunc mulieres religiose, et magna superstitione asservant, neque ab his modo, verum et ab occultis philosophis summopere expetitur. Quum interim pariter et intimum et secundum possent semper matres aeque puerorum nomine (uti charissimam meam matrem fecisse video) reponere, si extimum involucrum.. a secundo involucro deradi mox curarent, et ablutas postmodum membranas foeno leviter opplerent, vesicarumque modo exsiccarent. Putaverim enim elegantius fore, si grandi iam puero mater illius offerret involucra, quam quod ea simul cum foetus urina.. in cloacas reiici, aut in terram fodi curant. — Vgl. zu dem Aberglauben Bruno Seidel Comment. didascalicus 1594 p. 131; Adr. Spigel De formato foetu 1626 lib. I c. 6; J. Grimm Deutsche Mythologie 3. Aufl. 1854 S. 828.

die Heimath in Wesalius um.[1] Die drei Wiesel (vlämisch Wesel) in Vesals Wappen spielen auf diesen Ursprung an.[2]

Generationen hindurch war die Wissenschaft, Medizin und Mathematik, in der Vesalischen Familie geschätzt und gepflegt. Der Ururgrossvater Petrus hatte eine Abhandlung zur vierten Fen Avicennas[3] verfasst und mit grossen Kosten Abschriften aller damals gebräuchlichen medizinischen Werke herstellen lassen. Dessen Sohn Johannes bekleidete die Stelle eines Leibarztes bei Maria von Burgund, Gemahlin Kaiser Maximilians des Ersten, und wirkte später bis ins höchste Alter als Lehrer der Medizin in Löwen. Von da an blieben die Vesale in Verbindung mit dem burgundisch-österreichischen Regentenhause. Eberhard hatte eine Zeit lang seinen Vater Johannes bei Maria von Burgund zu vertreten, starb aber jung, noch nicht sechsunddreissig Jahre alt, lange vor dem Vater. Dieser Eberhard, Vesals Grossvater, schrieb Kommentare zu Rhazes und zu den vier ersten Sektionen von Hippocrates' Aphorismen, auch einige ausgezeichnete Abhandlungen mathematischen Inhaltes. So berichtet Vesal von seinen Ahnen.[4]

[1] Ep. Ch. 197.. Noveomagi ac in antiquissima et celeberrima Cliviae Wesalia, unde sunt oriundi, Witingorum familiae monumenta observare licuit.. Den ursprünglichen Namen schreibt Iselin 1727; nach Burggraeve Etudes 16 hiess die Familie Wittings, nach Haeser II^3, 30 Wytinck oder Wytings, nach Vanderhaeghen Biblioth. belg. V 106, 5 Witing, Witting oder Wittings. — Für Wesalius giebt Burggraeve die Formen Wesele, Wessale; Haeser II^3, 30 Wessele, Vesale, de Wessalia; vgl. weiterhin Anm. 4 und S. 60, 2.

[2] Titelbild der Fabrica und Epitome. Insignia . . gentilitia gerunt tres mustelas, quod animalis genus Belgis Wesel appellatur: so erklären Boerhaave und Albinus (1725) richtig das Wappen. Vgl. Vesals scherzhafte Anspielung Ep. Ch. 107: meae mustelae. — Nach Fürer von Haimendorff Reis-Beschreibung Nürnb. 1646 S. 8 waren auf Vesals Epitaph zu sehen 'drey gelbe Windspiel in einem rohten Feld, und auff dem Helm ein gelber Adler mit zweyen Köpffen und Cronen.' — E. Turner Gaz. hebdom. de méd. et de chir. 1877 N. 30 glaubt das eigentliche Wappen Vesals habe drei Mohnköpfe geführt: s. Anhang VI.

[3] Wohl Lib. I Fen 4 De univers. ratione medendi.

[4] Ep. Ch. 196. 197. Den von der Hand seines Grossvaters geschriebenen Rhazes hatte Vesal bei der Ausarbeitung der Paraphrasis in nonum librum Rhazae vor sich: Paraphr. ed. Basil. Randbemerkung zu Cap. 69. — Von dem Urgrossvater (Johannes) meldet Val. Andreas Fasti academici studii Lovaniensis Ed. iterata Lovanii 1650 p. 225 dass Johannes de Wesalia im J. 1429 nach Löwen kam. Im Zeitraum von 1430 bis 1440 war er dreimal Rector

Vesals Vater Andreas war Leibapotheker Karls V und begleitete seinen Herrn auf Reisen und Feldzügen. Wir finden ihn 1517 zu Valladolid, 1521 zu Mainz, hier wie dort im Hofstaate des jugendlichen Fürsten; wahrscheinlich hat er den dritten französischen Krieg (1536—38) mitgemacht. Wenigstens legte er um die Zeit des Waffenstillstandes von Nizza (1538) die ersten anatomischen Tafeln seines Sohnes dem Kaiser vor und erregte damit dessen grösstes Wohlgefallen; er ebnete hiedurch seinem Sohne den Weg zum Hofe.[1] Dann scheint der Vater Andreas am französisch-geldrischen Feldzuge (1542—1544) theilgenommen zu haben, war jedenfalls noch 1542 kaiserlicher Apotheker und starb spätestens im Jahre 1546.[2] Seine Gattin Isabella Crabbe dürfte bedeutenden Einfluss auf die geistige Entwicklung des jungen Vesal

trimestris (p. 35 s.). Im J. 1431 war er ersucht worden über Mathematik vorzutragen (p. 249). Er ist Verfasser einer Exhortatio ad Eugenium Papam De calendarii correctione: Val. Andreas Bibliotheca belgica ed. renovata 1643 p. 576. Nach Haeser II³, 30 (leider ohne Beleg) wäre Johannes im J. 1472 gestorben. — Everardus, der Grossvater, wurde 1433 in Löwen zum Doctor medicinae promovirt und wird als Eques bezeichnet: Val. Andreas Fasti 226. — Die Angaben von Vesal und Val. Andreas bieten chronologische Schwierigkeiten. Wie kann Johannes Leibarzt bei Maria von Burgund gewesen sein vor Antritt der Professur in Löwen 1429, da Maria erst 1457 geboren wurde? Wie kann ferner Eberhard dessen Stelle bei Maria versehen haben, wenn er 1433 Doktor wurde und im 36. Lebensjahr starb? Und wie kann endlich Eberhards Sohn, der Apotheker Vesal noch im J. 1542 Hofapotheker sein? Anscheinend berichtet hier Vesal ungenau; er beruft sich dabei (1546) auf seinen verstorbenen Vater.

[1] Fab. 1543 p. *4a, 53 s.; VS. 1539 p. 6. — Th. Zwinger Theatrum Vitae humanae Basil. 1571 p. 3255: Andreas Carolo V imp. a pharmacis, Andreae Vesalii Bruxell. med. excellentissimi pater, qui filio ad aulam patefecit aditum, exhibitis imperatori anatomicis tabulis.

[2] Ein Verzeichniss des Hofhaltes aus Valladolid 1. Dezember 1517 nennt unter Fourrière Andrieu de Weselle, XII s. — Ein Verzeichniss aus Mainz 1. Juni 1521 hat unter Fourrière wiederum Andrieu de Weselle, XII s.: bei Gachard Collection des Voyages des Souverains des Pays-Bas II, 1874, 508. 516. — Die auf 1538 bezüglichen Andeutungen finden sich bei Vesal. VS. p. 52 vgl. p. 3; Fabr. 1543 p. *4a, 54. Dass Vesal Vater zur Zeit des französisch-geldrischen Krieges nicht in Brüssel lebte, glaube ich annehmen zu dürfen, weil nicht er, sondern die Mutter das Druckerprivileg nach Basel zu schicken hatte: Fab. 1543 p. *5b. — In der Vorrede der Fabrica (1. Aug. 1542) ist Andreas noch als Leibapotheker Karls V angeführt; zur Zeit der Abfassung der Ep. Ch. (Juni 1546) lebt er nicht mehr: Ep. Ch. 197.

geübt haben. Sie glaubte ihren Andreas zu grossen Dingen bestimmt; sie war es, welche die hinterlassenen Schriften und Bücher der Vesalischen Ahnen verwahrte. Isabella lebte noch im Jahre 1546, durfte also Zeuge sein der wissenschaftlichen Triumphe ihres Sohnes und seiner Thätigkeit am kaiserlichen Hofe.[1] Vesal hat der Liebe zur Mutter und der Achtung vor dem Vater in seinen Werken Ausdruck verliehen.

Von Vesals Jugend ist nur Weniges bekannt. Neben dem elterlichen Hause mögen Kunst und Gewerbe der Heimath mächtig auf ihn eingewirkt haben. Schon früh wurde sein Interesse für Anatomie rege. Vesal erinnert sich aus der Zeit wo er mit Hilfe von Rindsblasen schwimmen lernte oder die Blase etwa unter Absingen von Zauberliedchen zu allerlei Spiel vorbereitete, dass er mehrfach die fasrige Beschaffenheit dieses Organes wahrgenommen habe. Jene Beobachtung sei ihm später, als er sich mit der Faserung der Venenwand beschäftigte, sehr zu Statten gekommen.[2] — Die Schulbildung empfieng er in dem benachbarten Löwen, welches in den ersten Dezennien des sechzehnten Jahrhunderts nächst Paris für die besuchteste Universität galt.[3] In der Jurisprudenz und Philologie wirkten ausgezeichnete Lehrer. Die Theologen huldigten einer starren Orthodoxie; von Anfang an traten sie der Lutherischen Reformation überaus heftig entgegen. Der Universität Löwen waren vier Pädagogien für Litterae humaniores zugeordnet, nach ihren Abzeichen Paedagogium Castri, Standonck vulgo Porci,

[1] Der Name der Mutter bei Goethals Lectures 2, 113. Vesal erwähnt der Mutter Fab. 1543 p. *5b; V, 17 p. 543 (S. 58,3); Ep. Ch. 197.

[2] Vesal. Fall. Ex. 127: Mihi namque de fibrarum in venae corpore natura solicito, magnum ad harum cognitionem subsidium dedisse aliquando existimavi fibrarum illam speciem quam puer boum vesicas tum ad natationem, tum alios quosdam ludos inflans, non semel in vesicae superficie undique observavi, quum scilicet unguibus vesicam exterius veluti divellens, et laevi scamno aut asseri alicui incutiens, illam interdum nonnihil igni ad opportuniorem distentionem, adhibitis quoque puerilibus, quae ad incrementum solicitabant cantilenis, admoverem. — Vgl. die ähnlichen Stellen Fab. 1543 V, 11 p. 518, 8—13 und Fab. 1555 V, 11 p. 635 B.

[3] Erasmus bei Val. Andreas Fasti acad. Stud. Lovan. 1650 p. 397: Acad. Lovaniensis nulli cedit hodie praeterquam Parisinae. Numerus est plus minus tria millia et affluunt quotidie plures. Ebenda Zeugnisse von Mart. Dorpieus (1513) und Adrianus Barlandus; man vergl. auch Hub. Barlandus vor Medicin. Epist. Jo. Manardi Argentor. 1529.

Lilii und Falconis benannt, sowie das Collegium trilingue Buslidianum welches Hieronymus Busleiden († 1517) für den Unterricht im Griechischen und Hebräischen und zur Fortbildung im Lateinischen gestiftet hatte.[1] Vesal besuchte das Paedagogium Castri und bezeichnet es als die vorzüglichste Schule Löwens.[2] Nehmen wir an, er sei nach vollendetem siebentem Lebensjahre in die Schule getreten, habe neun Jahre auf derselben und einige weitre Jahre im Collegium Buslidianum verbracht, nehmen wir also eilf bis zwölf Jahre Schulzeit an, so würde diese ungefähr auf die Jahre 1522 bis 1532 oder 33 fallen.[3] Die Namen von Vesals Lehrern erfahren wir nicht.[4] Wie vorzüglich sie auch alte Sprachen und Schriftsteller behandeln mochten, Naturwissenschaften wurden auf dem Gymnasium nicht gepflegt. Vesal gedenkt mit Hohn und Entrüstung jenes Lehrers, eines Theologen, welcher bei der Erklärung von Aristoteles De anima die albernsten Dinge über die Ein-

[1] Val. Andreas Fasti p. 242 (Paedagogien); 275 s. (Collegium Buslidianum).

[2] Vesal. Fab. 1543 VII, 1 p. 623.. quum in Castrensi paedagogio, Lovaniensis gymnasii facile praecipuo ac laudatissimo, philosophiae operam navarem.. Vgl. M. Adam p. 130: A teneris liberaliter institutus et Lovanii castrensi in Gymnasio Peripatetica philosophia imbutus, physicis potissimum visus est delectari; eine aus Miraeus 1609 und Castellanus 1618 zusammengesetzte Notiz.

[3] Anhalt für die im Texte gemachte Annahme giebt einmal der wahrscheinliche Beginn von Vesals Studium in Paris um das Jahr 1533 und zweitens die freilich unsichre Analogie mit Jo. Sturms (De literarum ludis recte aperiendis liber Argentor. 1538) Vorschlägen für Strassburg — Sturm war Schüler und Lehrer in Löwen gewesen —. Dieser wünscht neun Schuljahre, etwa vom 7. bis zum 16. Altersjahre; die Universität solle nicht vor dem 21. Jahr verlassen werden; vom fünften Schuljahr ab soll Griechisch, im 7. und 8. Dialektik, im letzten Arithmetik und Astronomie getrieben werden. (Sturm p. 13a: Septem igitur annos matri ad educandum et ludendum cum puero damus, quatuordecim debentur magistris, neque poeniteat ante vigesimum primum non exire e scholis puerum; vgl. ebenda p. 19a. 23a. 24a. 25a.) — Man beachte auch Jakob Bording (1511—1560), welcher mit achtzehn Jahren das Pädagogium Castrense verliess um sich in Paris der Medizin zu widmen: M. Adam Vitae German. medic. p. 101 s.

[4] Nach M. Adam Vitae p. 224 wäre Jo. Guinterius (S. 33) Vesals Lehrer im Griechischen gewesen. Es könnte sich nur um die Anfangsgründe gehandelt haben, da Guinterius sich bereits im Beginn des J. 1527 zu Paris befand: E. Turner Gaz. hebd. de Méd. et de Chir. 1881 Extr. p. 301. — Zur Zeit J. Bordings (s. letzte Anm.) lehrte Conr. Goclenius Latein, Nicol. Cleonardus Griechisch und Hebräisch, Rutgerus Rescius Griechisch. Rescius als Buchdrucker s. weiterhin.

richtung des Gehirns vortrug und mit einer Abbildung der Margarita philosophica erläuterte.[1]

Aber Vesal war damals fest entschlossen Anatomie zu lernen.[2] Schon als er die Anfänge der Dialektik trieb, das heisst im Alter von ungefähr vierzehn Jahren, suchte er in den scholastischen Schriften eines Albertus Magnus und Michael Scotus Aufschluss über den Bau des menschlichen Körpers.[3] Und noch als Knabe entdeckte er den einzig richtigen Weg zur Anatomie, indem er mit eigener Hand zu zergliedern begann. Er zerlegte, wie Theodor Zwinger berichtet, Mäuse, Maulwürfe, Ratten, zuweilen auch Hunde und Katzen.[4] Nicht die Schule, nicht die Mitschüler, von denen einige bedeutende Männer wurden,[5] gaben ihm hiezu Anleitung oder auch nur Anregung: bei Vesal entschied die Wissbegierde, der überwältigende Drang nach Erforschung der Natur.[6]

[1] Fab. 1543 VII, 1 p. 623 (1555 abgeändert). Die Abbildung der Marg. philos. lib. X, tract. 2, c. 21. — Vgl. S. 52.

[2] Fab. 1543 I, 15 p. 63, 23 .. Anatomes discendae a puero, prorsus obfirmato animo ..

[3] Fab. 1543 V, 15 p. 531: Haec memini me admodum puerum prima dialectices rudimenta addiscentem, in Alberti illius magni indoctissimo de virorum mulierumque secretis libro, ac in quodam Michaele Scoto non minus sectionis eiusque, quam profitetur physiognomiae indocto quam barbaro legisse. — Die Zeitbestimmung nach Joh. Sturm S. 62 Anm. 3.

[4] Th. Zwinger Theatrum vitae humanae (1571) I, 1 p. 11: puer etiamnum mures, talpas, glires interdum quoque canes atque feles dissecare et intestina rimari avebat: magno omine eius quae in eo postmodum inclaruit, Anatomicae peritiae quam iam intermortuam ab inferis in lucem revocavit. Hienach M. Adam 1620 p. 130.

[5] Von Löwener Mitschülern sind zwei sicher: Gisbertus Carbo dem Vesal sein erstes selbstverfertigtes Skelett schenkte (Fab. 1543 I, 39 p. 162) und der jüngere Granvella, später Kanzler Karls V (s. Anhang II Vesals Brief an J. Sturm: Pueri enim triennio fere sub iisdem egimus praeceptoribus ..). — Weniger sicher ist Joh. Sturm und Joh. Sleidanus (vgl. M. Adam Vitae Germanor. Philosophorum Haidelb. 1615 p. 342). Mit Sturm, später Schulmann in Strassburg (S. 62 Anm. 3) kann Vesal sowohl in Löwen als in Paris zusammengewesen sein (Sturm gieng 1529 nach Paris, Ende 1536 nach Strassburg). Mit Joh. Sleidanus (geb. 1508? 1506?) könnte Vesal in Löwen (vgl. H. Baumgarten Sleidans Leben und Briefwechsel 1878 S. 47. 48) und in Paris zusammengetroffen sein. Sleidan wurde ein angesehener Geschichtschreiber.

[6] Seinem Drang nach Naturerkenntniss verleiht Vesal mehrmals Worte; z. B. Fab. 1543 VII, 1 p. 623 .. illi [animi] praeceptorum sectis non amplius addicti, et Naturae operum discendi cognoscendique studio flagrantes, pro-

Paris 1533(?)—1536.

Vesal wollte Arzt werden[1] und begab sich zu diesem Zwecke um das Jahr 1533[2] nach Paris, wo die klassische Medizin zuerst Boden gefasst hatte (S. 32f.).[3] Sein väterlicher Freund, der kaiserliche Leibarzt Nicolaus Florenas versah ihn mit einer trefflichen Studienordnung. In Paris wurde die von arabischen Schlacken gereinigte Wissenschaft in glänzender Weise gelehrt,[4] vor Allem von Jakob Sylvius zu dessen Füssen die Jugend aus ganz Europa sass.[5] Seine Vorlesungen waren zuweilen von vierhundert Zuhörern besucht.[6] Hier lehrte auch Johann Guinterius aus Andernach. Beiden Männern schloss sich Vesal auf das Engste an.[7] Wir müssen dieselben genauer betrachten.

priis manibus in homine caeterisque animalibus, quae ipsis fuere tradita, rimari, altiusque expendere aggrediuntur.

[1] Paraph. 1537 Dedic. an Nicol. Florenas: Quod cum tu minime ignorares, meque aliquot ab hinc annis Medicinae studio operam daturum intelligeres..

[2] Nach Cuneus 1564 p. 44 war Vesal drei Jahre lang Schüler des Sylvius; sicher (s. unten) verliess er 1536 Paris.

[3] Fab. 1543 p. *3ª: [Parisiis] ubi primum medicinam prospere renasci vidimus..

[4] VS. 1539 p. 6: elegantissimus doctissimorum Parisiensium medicorum coetus, praeceptorum meorum..; Ep. Ch. 1546 p. 11: magni.. veteris medicinae vindices..

[5] Lod. Vassaei Catalaunensis in anatomen corporis humani tabulae quatuor Parisiis 1541 Dedic.: Js [Sylvius] enim doctrina sua incomparabili ac labore incredibili iacentem medicinam et pene extinctam in vitam revocavit.. Ad eum propterea undique confluunt Germani, Angli, Hispani, Itali, caeteraeque omnes nationes, quem admirabilem et prope divinum, nec parem esse in tota Europa omnes consentiunt..

[6] Nach Sylvius eigener Aussage: s. Vaesani depulsio bei R. Hener p. 81 und Galenus de ossibus praef. (J. Sylvii Opp. medica 1635 p. 54).

[7] Von den übrigen Pariser Gelehrten erwähnt Vesal Joh. Vassaeus, Joh. Fernel und Oliverius; Ep. Ch. 42: quos [Vasseum, Fernellium, Oliverium et alios quosdam] eruditionis nomine plurimum observo..

Vasseus ist ohne Zweifel Jo. Vassaeus Meldensis welcher Gal. De victus ratione Paris 1531 in lateinischer Uebersetzung herausgab; vgl. E. Turner Gazette hebdom. de méd. et de chir. 1882 N. 27.

Joh. Fernel schrieb Vieles, darunter De naturali parte medicinae libri septem (zuerst 1542?); er gilt für einen nicht völlig orthodoxen Galeniker.

Ueber Oliverius habe ich Nichts in Erfahrung gebracht. C. Gesner Biblioth. 1545 p. 526 erwähnt Oliverii Arzignanensis in Valerium Max. Commentarii impressi Parisiis..

Jakob Sylvius von Amiens hatte sich geraume Zeit mit Philologie beschäftigt; er war ein trefflicher Lateiner und Grieche, auch im Hebräischen erfahren und Verfasser einer französischen Grammatik.[1] Als er seine medizinischen Vorlesungen in Paris eröffnete (1531), stand er bereits in den Fünfzigen.[2] Er verfügte über Scharfsinn und grosse Beredsamkeit, vor Allem schätzte man seine methodische Darstellung, die sich in zwei- oder dreijährigen Kursen über die gesammte Medizin erstreckte. Er ertheilte den Unterricht auf Grundlage klassischer Werke und machte ihn anschaulich durch Vorzeigen anatomischer Präparate und offizineller Pflanzen. So ungefähr lauten die Angaben seiner Bewunderer.[3] Sicher ist dass er nicht nach scholastischer Weise lehrte, sondern die Medizin als zusammengehöriges nothwendiges Ganzes betrachtete;[4] aber ebenso sicher ist dass er daneben in mittelalterlicher Verworrenheit befangen war. In dem Plane des Studiums klassischer Schriften vom Jahre 1539[5] erklärt Sylvius Galens Anatomie für unfehlbar, das Werk De usu partium für göttlich, einen Fortschritt des Wissens über Galen hinaus für unmöglich. Wie es thatsächlich mit Sylvius' Unterrichte und Zergliederung sich verhielt, darüber macht Vesal Enthüllungen, nachdem ihm Sylvius sein Eigenthum, die wahre Anatomie angetastet hatte. Sylvius begann, so erzählt Vesal,[6] im Kurse des Jahres 1535 Galens Werk De usu partium

[1] Vita Sylvii von R. Moreau in Sylvii Opera medica 1635 (nicht völlig zuverlässig).

[2] Sylvius ist angeblich 1478 geboren. Er starb 1555.

[3] Vgl. R. Moreau a. a. O. und Alex. Arnaud im Vorwort zu Sylvius' Isagoge anatomica [1555] (Opp. med. p. 80): Primus enim Hippocratis et Galeni libros Lutetiae sincere interpretatus est: primus certam methodum docendi et discendi medicinam tradidit. — Conr. Gesner Galen. ed. Basil. 1562: vir ut doctrina in omni literarum genere, Graece latineque excellens, ita iudicio et eloquentia summus, primus nostra memoria Hippocratis et Galeni libros (folgen Arnauds Worte).. Dann: Solebat Lutetiae intra duos vel tres annos universum rei medicae cursum, ut loquuntur, publicis praelectionibus explicare, delectis ad hoc ipsum aliquot Galeni libris, in quos fere omnes scholia quaedam et marginales annotationes ab eo editae sunt..

[4] Vgl. ausser Gesner (Anm. 3) Vesal Ep. Ch. 43: [Sylvius] medicinam ex suae constitutionis ratione .. docens .. Ich vermuthe dass ihn Vesal gerade desshalb so hoch schätzte.

[5] Ordo et ordinis ratio in legendis Hippocratis et Galeni libris 1539: Opp. medica 1635. Frühere verwendbare Schriften des Sylvius kenne ich nicht.

[6] Ep. Ch. 1546 p. 151. 152.

nach seiner besondern Art vorzulesen. Als er bis zur Mitte des ersten Buches und damit an das Anatomische gelangt war, bezeichnete er das Kommende als zu schwierig; er würde sich und uns umsonst damit plagen.[1] Desshalb gieng er zum vierten Buche über und las die folgenden, vom zehnten noch einen Theil; übersprang wiederum die nächsten Bücher bis zum vierzehnten, um noch die drei letzten zu behandeln.[2] Niemals machte Sylvius auf Widersprüche oder Unrichtigkeiten Galens aufmerksam, doch brachte er zuweilen Organe eines Hundes[3] in die Vorlesung mit. Hiebei bewiesen wir Schüler solchen Eifer dass ihn der Lehrer mehr als einmal nach der Vorlesung zu fühlen bekam. So zeigten wir ihm beispielsweise einst die Klappen der Lungenarterie und der Aorta, die er Tags zuvor nicht hatte finden können.[4] — Vesals Angaben sind wahr, nicht nur weil ihnen Niemand widersprochen hat, sondern weil sie mit der Haltung von Sylvius' Werken im Einklang stehen.

Johannes Guinterius von Andernach[5] verweilte seit dem J. 1527 in Paris und benutzte, noch bevor er eine Professur einnahm, seine Kenntnisse in den alten Sprachen zur Uebersetzung griechischer Schriftsteller. Unter Anderm übertrug er die Anatomicae administrationes (1531), das wichtigste anatomische Werk Galens,

[1] .. illa difficiliora esse proposuit, quam quae nos medicinae candidati possemus assequi: atque ideo fore dixit, ut et se pariter et nos frustra cruciaret.. Mit medicinae candidati (S. 17,4) sind wohl die ältern Studirenden gemeint; dann würde die Vorlesung über Anatomie auf das Schuljahr 1534/35 zu setzen und ein weitrer Anhalt gewonnen sein, dass Vesal 1533 in Paris eintraf (I. Jahr 1533/34 Allgemeines; II. Jahr Anat. u. Physiol.; III. Jahr praktische Fächer?).

[2] Das heisst: Sylvius übersprang Alles was sich auf die Extrema bezieht, also Dasjenige was Galen am Meisten zum Studium empfiehlt: vgl. Administr. anatt. II, 3. III, 1. — Ausser De usu partium behandelte Sylvius noch ein zweites anatomisch-physiologisches Werk Galens, De musculorum motu.

[3] Nicht von menschlichen Leichen wie Moreau sagt.

[4] Ep. Ch. 151.. nullius interim quam canis partibus, interdum in scholam apportatis. In quarum resectionibus nos discipuli adeo eramus seduli, et praeceptoris optimi imitatores, ut is non semel post praelectiones, nostram diligentiam experiretur. uti tum accidit, quum altera die membranas venae arterialis et arteriae magnae orificio praefectas, ipsi ostenderemus, quas pridie a se haud reperiri posse affirmabat.

[5] E. Turner, Jean Guinter d'Andernach 1505—1574: Gazette hebdom. de méd. et de chir. 1881 Sep.-Abdr. — Vgl. S. 62,4.

zum ersten Male ins Lateinische.[1] Guinterius sagt selbst, dass er täglich so viel übersetze als ein Schreiber mit der Feder leisten könne, und ihm nicht immer Zeit bleibe das Geschriebene noch einmal durchzulesen.[2] Da darf man nicht zu viel Genauigkeit erwarten; aber was soll man denken wenn er in den Administrationes anatomicae Os hyoides als Schweineknochen deutet,[3] wo schon Alexander Benedictus[4] das Richtige hat? Liegt Flüchtigkeit oder Unwissenheit zu Grunde? Vesal der diesen Fehler ans Licht zog, nachdem Guinterius die bessere Anatomie seines Schülers verunstaltet hatte, nimmt ohne Weitres das Letztre an.[5] Noch greller beleuchtet er ihn durch die scherzhafte Bemerkung dass er Guinterius nie mit dem Messer habe umgehen sehen als bei Tische.[6] Vesals Scherz war bittrer Ernst, wie sich noch zeigen wird.

Diess die Koryphäen der Pariser Fakultät. Man nehme dazu den jammervollen Zustand, in welchem sich die öffentliche Zergliederung zu Paris befand (S. 19f.). Sie dauerte jeweilen nicht volle drei Tage,[7] und bot dem Zuschauer Nichts ausser einigen von Barbieren oberflächlich gezeigten Eingeweiden[8] und den mangelhaft präparirten Bauchmuskeln. Keinen andern Muskel, keinen einzigen Knochen, noch viel weniger die Nerven, Venen, Arterien bekam Vesal bei solcher Gelegenheit zu Gesichte.[9]

Vesals Vorsatz Anatomie zu lernen (S. 63) konnte durch kei-

[1] Ich kenne die Ausgabe Basil. 1531. Doch ergiebt sich aus Guinterius' Vorwort, dass ihm eine ältere zu Bologna gedruckte Uebersetzung vorlag.

[2] Zitirt bei E. Turner a. a. O. Sep.-Abdr. p. 318.

[3] Galen. Admin. anatt. Lib. IV. ed. Basil. 1531 p. 29: quod[os] a suis similitudine hyoides Graeci appellant.

[4] Al. Benedictus Anatomice III, 19 os quod vocatur hyoides ad similitudinem y literae.

[5] Fab. 1543 I, 13 p. 55: qua voce dissectionum rudes delusi, in Galeno os suem referens verterunt.

[6] Ep. Ch. 1546 p. 177: Verum tot mihi modo sectiones infligi cupio, quot illum aut in homine, aut alio bruto (praeterquam in mensa) tentantem vidi.

[7] Ep. Ch. 141: rudibus, et ante triduum in schola absolutis sectionibus..

[8] Fab. 1543 p. *3a, 28 ab imperitissimis tonsoribus in una atque altera publica sectione visceribus aliquot superficietenus ostensis ..

[9] Ibid. p. *3a, 35 praeter octo enim abdominis musculos turpiter, perversoque ordine laceratos, nullum unquam musculum, ut neque etiam os aliquod, multoque minus adhuc nervorum, venarum, arteriarum exactam seriem, quisquam mihi primum commonstravit.

nen Pariser Professor[1] oder Chirurgen zur That werden. Aber er war von deren Nothwendigkeit für die Medizin durchdrungen.[2] Da fasst er selbst, begeistert durch das Vorbild seiner Ahnen und all der Männer, die an der Herstellung der klassischen Medizin arbeiteten, den kühnen Entschluss sich dieses verwahrlosten Faches anzunehmen. Vesal will — die Stelle klingt feierlich wie ein Schwur — er will mit allen ihm zu Gebote stehenden Kräften und Mitteln der erstorbenen Anatomie aufhelfen. Er will sie von den Todten erwecken und sie besser machen als sie jemals bei den Alten war oder doch so weit bringen, dass man dereinst seine Zergliederungskunst ohne Scheu der klassischen an die Seite stellen und sagen dürfe: Nichts sei so verfallen gewesen und mit Einem Male so vollendet aufgebaut worden als die Anatomie.[3]

'Aber niemals hätte ich meine Absicht verwirklichen können', fährt Vesal an jener Stelle fort, 'wenn ich zu Paris nicht selbst Hand ans Werk gelegt hätte'.[4] Er schritt weiter auf dem schon zu Löwen betretenen Wege. Das Buch der Natur,[5] von dem sein Lehrer Sylvius zwar sprach aber in Wirklichkeit seine Schüler davon abschreckte, durchforschte nunmehr Vesal mit unvergleichlichem Eifer und in planmässiger Weise. Er zergliederte zahlreiche Hunde und studirte vom menschlichen Körper was er reichlich haben konnte, die Knochen. Stundenlang verweilte er auf dem

[1] Wegen der Osteologie vgl. auch Fab. 1543 I, 39 p. 159, 28; wegen der Kopfbewegung ebenda I, 15 p. 63, 22.

[2] Fab. 1543 p. *3a, 18.. nihilque illa [vetus medicina] impensius adhuc desideraret, ac prorsus emortuam humani corporis partium scientiam..

[3] Fab. 1543 p. *3a, 19 ipse tot praestantium virorum exemplo provocatus, huic [prorsus emortuae humani corporis partium scientiae] pro mea virili, ac iis quibus possem rationibus opem ferendam duxi. Ac ne, omnibus aliquid communium studiorum gratia tanto successu attentantibus, solus torpescerem, aut etiam a meis progenitoribus degenerarem, hoc naturalis philosophiae membrum ita ab inferis revocandum putavi, ut si non absolutius apud nos, quam alias unquam apud priscos dissectionum professores versaretur, eo tamen pertingeret, ut aliquando haud puderet asserere, hanc dissectionis rationem cum antiqua illa conferri posse: nostraque hac tempestate nihil simul ita collapsum moxque integritati restitutum, ac Anatomen fuisse.

[4] Fab. 1543 praef. *3a, 26 Verum id studium neutiquam successisset, si quum Parisiis medicinae operam darem, huic negocio manus non admovissem ipse..

[5] Sylvius Ordo in leg. Hipp. et Gal. libr.

Friedhofe S. Innocents wo Haufen von Knochen lagen, und besuchte zu demselben Zwecke den Richtplatz auf Montfaucon. Beinahe wäre er dort einmal sammt einem Gefährten das Opfer von Hunden geworden.[1] Vesal brachte es sehr weit in der Osteologie: zusammen mit dem Studiengenossen Matthaeus Terminus durfte er sich anheischig machen während einer halben Stunde jeden beliebigen Knochen mit verbundenen Augen durch blosse Betastung zu erkennen.[2] Es fiel ihm bereits in Paris auf dass er entgegen Galens Angabe keinen einzigen Unterkiefer in zwei Hälften getheilt fand.[3] — Sein Wissen scheint bald Aufsehen erregt zu haben: denn schon die dritte Anatomie, bei welcher er zugegen war, musste Vesal auf Wunsch der Kommilitonen und Lehrer ausführen; er verrichtete sie besser als Andre vermocht hätten. Und als er die Anatomie ein zweites Mal vollzog, blieben die Barbiere beiseite; Vesal legte genauer als bisher die Eingeweide dar und zeigte sogar die Muskeln des Armes.[4] Wir dürfen wohl diese öffentlichen Zergliederungen auf die Jahre 1535 und 1536 ansetzen.

[1] Ep. Ch. 194: Haudquaquam enim modo Parisiis in Innocentum coemeterio horis multis ossa lubens versarem, aut ossium videndorum gratia ad Falconis montem adirem, ubi semel cum sodali quodam tot interfectorum canum poenas quasi dederam. (S. Innocents früher an der Rue S. Denis; Montfaucon jetzt Buttes-Chaumont).

[2] Fab. 1543 I, 39 p. 159, 22: Ubi [Parisiis in Innocentum coemeterio], si modo alibi, quamplurimos ossium quae e terra fodiuntur, habes acervos: qui mihi quando primum ossa cum Matthaeo Termino . . studiorum sodali doctissimo discerem, adeo nobis uberem suppeditarunt copiam, ut longo indefessoque spectandi usu edocti, etiam obvinctis oculis cum sodalibus interdum deponere ausi fuerimus, unius mediae horae spacio nullum os ex tot acervis porrigi posse, quod, cuiusmodi esset, tactu non diiudicaremus. — Die Thuana (1669) verlegen diesen essay admirable de la science en l'anatomie irrthümlicherweise auf das Jahr 1559 (Thuanus ed. Londin. 1733 VII, XI, p. 200).

[3] Fab. 1543 I, 10: et quanquam cum alibi, tum praecipue Parisiis in Innocentum cemiterio maximam inferiorum maxillarum (uti et caeterorum ossium) frequentiam conspexerim, nullam tamen unquam in duas bipartitam partes adinveni. — Vgl. Galen. De ossibus c. 6.

[4] Fab. 1543 p. *3a, 32: ut ipse .. tertiam cui unquam mihi adesse obtigit sectionem, solito absolutius, et sodalium et praeceptorum hortatu adductus publice administrarem. Quum autem secundo (tonsoribus ab opere iam relegatis) illam aggrederer, musculos manus cum accuratiori viscerum dissectione conatus sum ostendere.

Bereits damals focht er auf Grund einer Thatsache — wegen des Verhaltens der Vena azygos[1] — die Galenische Anatomie an.

Im Jahre 1536 liess Jo. Guinterius einen Abriss der Anatomie, die Institutiones anatomicae[2] erscheinen, worin Galens weitverstreute Angaben zu einem übersichtlichen, knapp und klar geschriebenen Ganzen zusammengefasst sind. Ein solches Buch hatte bisher gefehlt (S. 37); noch immer waren Aerzte und Studirende auf die Werke eines Mundinus, Guido, Alex. Benedictus, Berengar beschränkt gewesen. Guinterius' Büchlein giebt das Thatsächliche der Galenischen Anatomie in bündigster Form: da findet kein Markten mit Aristoteles statt; die Araber und Arabisten sind völlig ausgeschlossen, so völlig dass die Gehörknöchelchen[3] nicht einmal erwähnt werden. Die Darstellung richtet sich nach dem Gange der damaligen Sektion und lässt jeweilen Einiges über die Technik einfliessen. In den drei ersten Büchern werden die Ventres behandelt, während das vierte den bisher allgemein vernachlässigten Extrema gewidmet ist.[4] Die Kenntniss derselben, sagt Guinterius, sei höchst nothwendig, und desshalb füge er diesen Abschnitt bei, obschon er damit über das Bedürfniss der Schule hinausgehe.[5] Er betont dass er sich strenge an Galen halte und Nichts sage was er nicht gesehen habe. Die Widmung schliesst mit einem dunklen Ausspruche: 'Wer nun mein Werk rühmt in der Meinung dass Alles aus Galen stamme, dem sage ich: es ist nicht Galens, sondern mein eigenes Werk. Wer aber das Werk weil es von mir herrührt verachtet, der wisse dass Alles Galen angehört: mit mir wird er also auch Galen verachten.'[6]

[1] VS. 1539 p. 29.

[2] Institutionum Anatomicarum secundum Galeni sententiam, ad candidatos Medicinae, libri quatuor, per Joannem Guinterium Andernacum Medicum Parisiis 1536. 8. — Die Ausgabe Basileae mense Augusto 1536 kenne ich nicht aus eigener Anschauung.

[3] Vgl. S. 42,4. 46.

[4] Vgl. S. 23f. 67. Die Knochen fehlen bei Guinterius. Er schreibt Inst. anatt. 1536 p. 111: ossium structura alibi tractata est. Wo?

[5] Guint. Inst. anatt. 1536 p. 109: quae anatomes pars, ut extreme hodie neglecta est, ita summe necessaria . . p. 111: Ego autem etsi communi scholarum consuetudini abunde esse factum libris superioribus existimem, artuum quoque consectionem adiiciam, ne aliquid tam necessarium operi huic desit.

[6] Guinter. Inst. anatt. 1536 Dedic. Quod ad partes meas attinet: nihil hic scriptum est quod non Galenum redoleat, cuius doctrinam ex professo imitor:

Dieser dunkle Spruch verhüllt die Wahrheit. Nur soweit hatte Guinterius Berührung mit Anatomie, als er eine der öffentlichen Zergliederungen interpretirte, welche Vesal auszuführen hatte.[1] In den Institutionen von 1536 (S. 4) gedenkt er Vesals beiläufig als eines Kenners der Medizin und der alten Sprachen, als eines sehr geschickten Zergliederers, mit dessen Beihilfe ihm der Nachweis des Ursprunges der Arteriae spermaticae gelungen sei.[2] Nun gehört aber die Entdeckung Vesal allein an, nicht nur weil es letztrer sagt,[3] sondern weil Guinterius sich in der Sache unwissend zeigt. Er vergisst nämlich das Verhalten der Arteriae spermaticae zu beschreiben. Vesal musste den Thatbestand in seiner Bearbeitung von Guinterius' Institutionen nachtragen.[4] Erst drei Jahre später, in den Institutionen vom J. 1539 wird Guinterius ehrlicher, indem er in der Vorrede Vesals Hilfsarbeit für die Extrema hervorhebt.[5] Für die Extrema; die Arteriae spermaticae

nihil assertum quod non ipse viderim. Porro si quis hoc nomine opus elevet, quod omnia sint Galeni, et ex eo pene ad verbum descripta: huic dicam non Galeni, sed meum esse opus. Rursus si alius quidam, ut meum ex alto despiciat, is sciat Galeni esse omnia: et si mea contemnenda putet, certe et Galenum contemnet.

[1] Jo. Guinterii Andernaci De medicina veteri et nova Basil. 1571 I, 159.. quod olim Lutetiae Parisiorum accidit, cum cadaveris foeminae incisioni publice in scholis, Andrea Vesalio tunc mihi operam dante, praeessem.

[2] Guinterius, Institt. anatt. Paris. 1536 p. 32s. Hae venae seminariae deorsum membranulis dorso annexae feruntur, quibus iam in ilium regionibus arterias coniunctas reperies, longe aliter orientes, quam venae a cava: quod antea a nullis Anatomicis scriptum reperi, nec animadversum opinor. Nuper autem opera Andreae Wesalii Imperatoris Myropolae filii, me hercules juvenis magnae expectationis, ac praeter singularem medicinae cognitionem, in utraque lingua etiam eruditi, in corporibusque dissecandis dexterrimi, post longam partium disquisitionem invenimus. difficilius autem reperiuntur, eo quod exangues sunt, et albicantes, uti partes vicinae. At neglexerunt Anatomici earum originem disquirere, tali axiomate contenti, paucas admodum, aut nullas in regione inferiori venas citra arteriae consortium deferri.

[3] Vesal. Tabb. anatt. 1538 Arterientafel: Seminales arterias utrasque, postquam primum animadverti, semper ab arteriae magnae corpore, aliter scilicet quam venas seminarias enatas inveni..

[4] Vesal. Guint. Inst. 1538 p. 30b.

[5] Guinterius, Anatt. Inst. 1539 Epist. nuncup. Qua in re, non admodum sane facili, auxiliarios habui primum, Andream Wesalium, iuvenem mehercules in Anatomis diligentissimum, puriorisque medicinae professorem non poeni-

jedoch sind Theile des Venter inferior; beim Venter medius wird ohne Nennung Vesals dessen Beobachtung über die Vena azygos (S. 70) eingeschoben.[1] Und wie kam Guinterius zur Kenntniss der Technik?[2] Es leidet keinen Zweifel: Guinterius war im Jahre 1536 ebenso wenig Anatome als 1531 wo er den Schweineknochen schuf. Alles Brauchbare in Guinterius' Institutionen, so schliessen wir, rührt von Vesal her. Unsre Untersuchung ergiebt ungefähr Das, was Vesal im Jahre 1546 als offenkundiges Geheimniss bezeichnet hat.[3]

Unter dem Namen des Guinterius, der seinen Schüler freilich nicht überall richtig begriff, beschliesst Vesal im J. 1536 die dreihundertjährige Vorgeschichte der menschlichen Anatomie und überschreitet sie, indem er auf Grund von Beobachtungen an der Galenischen Unfehlbarkeit rüttelt.

Dem Studium in Paris setzte der dritte französisch-deutsche Krieg ein Ende. Kaiser Karl V war in der zweiten Hälfte des Jahres 1536 von Italien her nach Frankreich vorgedrungen. Vesal ertheilt sich das Zeugniss höchst fleissig gearbeitet und auf geradestem Wege, wunderbar rasch die Medizin durchlaufen zu haben.[4]

tendum: qui etiam nuper in eodem hoc meo commentario Venetiis excuso, egregiam operam praestitit. Post hunc Michael Villanovanus, familiariter mihi in consectionibus adhibitus est, vir omni literarum genere ornatissimus, in Galeni doctrina vix ulli secundus. Horum duorum, qui tum me Galenum profitentem audire voluerunt, praesidio atque opera, tum artuum tum aliarum partium exteriorum musculos omnes, venas, arterias et nervos, in ipsis corporibus examinavi, studiosisque ostendi.

[1] Guinterius, Institt. Anatt. Paris. 1536 p. 64 quanquam [v. azygon] etiam hodie in hominibus et canibus paulo supra aurem [cordis ad dextrum] invenerimus.

[2] Guinterius, Inst. anatt. 1536 p. 109 betont dass von Rechtswegen die Anatomie systematisch behandelt werden sollte: auch diese Idee stammt ohne Zweifel von Vesal; jedenfalls führte sie Vesal später (vgl. Tabb. anatt., Fabrica, Epitome) aus.

[3] Ep. Ch. 1546 p. 177 neque arbitror Guinterium id aegre ferre, quum ipsi cum non paucis aliis constet, num mihi aliquid in hac nostrae artis parte debeat, si quid modo in dissectionis ratione extra communes Galeni libros, sibi vendicet. — Vgl. weiterhin die Bearbeitung der Institutionen durch Vesal 1538.

[4] Cui [der Studienordnung des Nicol. Florenas oben S. 64] quidem summa, qua potui, diligentia semper insistens mirum dictu, quanto meo com-

Voll Dankes gegen seine Lehrer[1] kehrte er nach der Universität Löwen zurück.[2]

Löwen, Brüssel, Venedig, Padua 1536. 1537.

In der Heimath arbeitete Vesal weiter. Eben von Paris kommend wurde er von einem Arzte gebeten einer schwierigen Privatsektion beizuwohnen.[3] Es handelte sich um ein achtzehnjähriges Mädchen dessen Tod auf Vergiftung bezogen wurde. Da ein unerfahrener Barbier die Zergliederung verrichten sollte, übernahm Vesal selbst die Aufgabe. In Löwen gewann er auf abenteuerliche Weise ein menschliches Skelett.[4] Als er mit seinem Freunde Reinerus Gemma Frisius, dem nachmals berühmt gewordenen Arzte und Mathematiker, den Richtplatz ausserhalb der Stadt besuchte um Knochen zu sehen, erblickte er ein fast ganz reines Skelett, das bloss durch Bänder zusammenhieng und noch mit den Ursprüngen und Enden der Muskeln besetzt war. Die günstige Gelegenheit wollte er nicht ungenützt lassen. Mit Gemmas Unterstützung erstieg er den Galgen und erlangte zunächst die Extremitäten, die er heimlich zu verschiedenen Malen nach Hause schaffte. Es fehlten bloss die Finger einer Hand, die Kniescheiben und ein Fuss. Und dermassen begierig war er nach einem Skelette, dass er sich abends aus der Stadt schliessen liess, nachts allein den Galgen erkletterte und

modo, nullisque adeo ambagibus, ad eam tandem pervenerim Medicinae partem, quae curativa dicta, caeteris (cum ob hanc et illae discantur) tum praestantior est, tum ad usum longe accommodatior: Paraphr. 1537 Dedic.

[1] Ausser S. 64,3.4.7. vgl. man die Anführung der Parisienses Medici und des J. Sylvius in Paraph. 1537 Dedic. — Sylvius mihi dum vivam observandus Ep. Ch. 1546 p. 151; cf. p. 42. 41 und noch Fall. Ex. 1564 p. 153s. Vermuthlicher Grund des Lobes S. 65,4. — Jo. Guinterius wird wegen seiner Freundlichkeit, Gelehrsamkeit und der Gewandtheit im Uebersetzen gerühmt; Guint. Inst. 1538 Dedic.; VS. 1539 p. 7; Ep. Ch. 1546 p. 177.

[2] Fab. 1543 I, 39 p. 161 Lutetia nanque ob belli tumultus Lovanium reversus ..; ebenda Praef. p. *3a, 38. Auch Ep. Ch. 141 quum ex Gallica expeditione venissemus beziehe ich auf das Studium in Paris.

[3] Fall von Suffocatio uteri Ep. Ch. 141; bei dieser Gelegenheit beobachtete Vesal ein Corpus luteum des Eierstockes Fab. 1555 V, 15 p. 658b.

[4] Fab. 1543 I, 39 p. 161 s. Auch Ep. Ch. 194 gedenkt des Vorfalles. Das Skelett schenkte Vesal seinem Freunde Gisbertus Carbo S. 63,5.

mitten aus der Masse von Leichen den zurückgebliebenen Rumpf mit grosser Anstrengung herunterholte. Am folgenden Tage brachte er ihn stückweise durch ein andres Thor heim. Alsdann erweichte er die äusserst harten Bandmassen durch Kochen, ergänzte die fehlenden Theile sonstwie und setzte das Skelett in so kurzer Zeit zusammen, dass er dasselbe als ein aus Paris mitgebrachtes ausgeben konnte. Die Vorsicht war überflüssig gewesen: denn er lernte in dem Bürgermeister einen Gönner der Anatomie kennen der mit dem Materiale gegen die Studirenden nicht kargte.[1]

Zum Nutzen der jungen Mediziner und zu eigner Ausbildung verrichtete Vesal (Ende 1536 oder Anfang 1537) eine öffentliche Zergliederung, in Löwen, wo seit achtzehn Jahren keine solche mehr stattgefunden hatte (S. 14). Vesal sezirte und erklärte zugleich; er begann demnach schon als Student mit der Reform des anatomischen Unterrichtes.[2] Seine Auseinandersetzungen wurden nicht von allen Anwesenden gutgeheissen; die Theologen stiessen sich an Vesals Bemerkungen über den Sitz der Seele.[3] Sei es dass damals den jungen Mann religiöse Zweifel beunruhigten,[4] sei es dass er sich bereits zu einem freien Christen-

[1] Vielleicht spielt folgende Stelle auf Löwen an (VS. 1539 p. 65): si hic [Patavii] ea foret corporum opportunitas, quae alibi aliquando obtingere potuisset . .

[2] Vgl. S. 19; Fab. 1543 p. *3a. Dem Vorsitzenden der öffentlichen Anatomie Jo. Armenterianus (Heems) widmete Vesal die Bearbeitung von Guinterius' Institutt. anatt. 1538.

[3] Fab. 1543 VI, 15 p. 594 (nach Anführung der Meinungen der alten Philosophen über den Sitz und die Arten der Seele) Porro ne hic forsitan in aliquem ματαιόλογον, ac nescio in quem haeresis censorem impingam, ab hac de animae speciebus earundemque sedibus disceptatione prorsus abstinebo. quum tot hodie, ac potissimum apud nostrates sanctissimae verissimaeque nostrae religionis censores reperias: qui si aliquem aut de Platonis, aut Aristotelis, suorumve interpretum, aut Galeni de anima sententiis, vel etiam inter celebrandam Anatomen (ubi haec potissimum examinanda veniunt) mussitare audiverint, ilico illum de fide ambigere, ac nescio quid de Animarum immortalitate haesitare astruunt . . — Vgl. Fab. 1543 VII, 19 p. 661.

[4] Fab. 1543 VII, 1 p. 623 (bei Gelegenheit der Hirnanatomie des Theologen auf dem Löwener Gymnasium S. 62f.) parum (pro pudor) soliciti in quantam impietatem teneros quos instituunt animos temporis successu rapiunt, tunc videlicet, quum illi praeceptorum sectis non amplius addicti, et Naturae operum discendi cognoscendique studio flagrantes, propriis manibus in homine caeterisque animalibus, quae ipsis fuere tradita, rimari, altiusque expendere aggrediuntur.

thume durchgekämpft hatte:[1] wie leicht konnte bei den Löwener Theologen (S. 61) ein unbedachtes Wort zu Ketzergericht und Scheiterhaufen führen! Auch musste man Vesals Umgang mit entschiedenen Protestanten, mit Jo. Guinterius[2] und Jo. Sturm[3] in Paris, seine freundschaftlichen Beziehungen zum Buchdrucker Rutgerus Rescius,[4] zum Arzte Justus Velsius[5] kennen. Bei einer öffentlichen Disputation (ob bei jener Anatomie?) hatte Vesal die moderne Ansicht vom Aderlasse vertheidigt und war dabei etwas hitzig geworden gegen den Professor Thriverius, einen verkappten Arabisten, worauf dieser die Anhänger der klassischen Medizin, einen Manardus, Leonhard Fuchs, Matthaeus Curtius und Brissot auf jede Weise verhöhnte und als Lutheraner der Aerzte bezeichnete.[6] Es war ein boshaftes und für Vesal gefährliches Wortspiel; thatsächlich hatte Fuchs kurz zuvor wegen seines Protestantismus eine Professur in Ingolstadt aufgegeben.[7] Die Sache scheint glimpflich abgelaufen zu sein, aber hinterliess bei Vesal einen tiefen Eindruck. Noch Jahre später gedenkt er jener Löwener Auftritte[8] und sucht sich vom Scheine der Ketzerei zu reinigen.[9]

[1] Im J. 1538 war er darin ganz fest, da nicht später als in dieses Jahr die Konzeption der Fabricabilder fällt: s. den betreffenden Abschnitt.

[2] J. Guinterius war um 1535 im Auftrage der Pariser Protestanten nach Wittenberg gereist: M. Adam Vitae 1620 p. 224s.

[3] Vgl. S. 63,5.

[4] Rutg. Rescius (S. 62,4) druckte Vesals Paraphr. in nonum librum Rhazae Lovan. 1537. Er war Professor der griechischen Sprache gewesen und gründete, wenn man M. Adam Vitae Germanor. Philosoph. 1615 p. 342 glauben darf, die Druckerei um 1529 gemeinschaftlich mit Joh. Sturm (der jedenfalls bald darauf nach Paris übersiedelte).

[5] Justus Velsius hat ein Epigramm zu Vesals Paraphr. 1537 geliefert. Er wurde Dr. med. 1541 zu Löwen (Val. Andreas Fasti p. 223), flüchtete im Beginn der vierziger Jahre (Val. Andreas Bibl. belg. 1643 p. 605) nach Strassburg, verdarb es indess mit den dortigen Protestanten wegen seiner katholisirenden Ansichten (Röhrich Geschichte der Reformation im Elsass I, 2, 262).

[6] VS. 1539 p. 5.

[7] Im J. 1533: M. Adam Vitae 1620 p. 177. Vgl. S. 35,2.

[8] Thriverius wird getroffen mit dem Spott auf die Fettsüchtigen Tabb. anatt. 1538 zweite Venentafel bei C. — Thriverius bildete mit seinem zartgebauten Freunde Gemma Frisius Lovaniensium medicorum par impar: Suffridus Petrus De scriptoribus Frisiis ed. 1699 p. 161 s. (danach M. Adam Vitae 1620 p. 74). Auf Thriverius bezieht sich auch VS. 1539 p. 7. 26 s.

[9] An Galen zweifelt Vesal — ironisch gesprochen — eben so wenig als

Um dieselbe Zeit führte Vesal das neunte Buch des Almansor von Rhazes,[1] einen beliebten und viel kommentirten Abriss der speziellen Pathologie und Therapie, aus barbarischer Version in lesbare Form über;[2] die verderbten und dunklen Arzneinamen suchte er so weit als möglich durch ursprüngliche Kunstausdrücke zu ersetzen. Er wollte damit einen Beitrag zur Kritik der arabischen und zur Herstellung der klassischen Therapie liefern. Das Büchlein des Rhazes hatten Einige wegen seiner Knappheit und Vollständigkeit einem klassischen Autor zugeschrieben. Hiegegen betont Vesal dass es manche den Griechen unbekannte Arzneimittel enthalte. Auch sei es in dem rauhen Stile der Araber abgefasst der antiker Schönheit und Harmonie gänzlich entbehre und dem Versuche einer Uebertragung ins Griechische oder Lateinische grosse Schwierigkeiten bereite. Text, kurze Rand- und Zwischenbemerkungen zeigen wie genau Vesal in klassischer Litteratur und Materia medica Bescheid weiss. Einiges hatte er den Schriften moderner Aerzte entnehmen können, welche sich in den letzten Jahren eifrig um Verbesserung der Arzneimittellehre und des Apothekenwesens bemühten.[3]

an der Unsterblichkeit der Seele, VS. 1539 p. 57: de qua [Galeni autoritate] non minus fere ambigere vereor, ac si in nostra sanctissima religione animarum immortalitatem tacitus in dubium vocarem. — Vgl. Fab. 1543 VI, 8 p. 565. VI, 15 p. 594 unten; und S. 74,3.

[1] Paraphrasis in nonum librum Rhazae medici Arabis clariss. ad Regem Almansorem, de singularum corporis partium affectuum curatione, autore Andrea Wesalio Bruxellensi Medicinae candidato. Lovanii ex officina Rutgeri Rescii. mense Februar. 1537. 8. — Zweite Ausgabe: Basileae in officina Roberti Winter. Anno 1537. Mense Martio. 8. (auch im Rhazes des Albanus Torinus Basil. 1544). — Spätere Drucke: Lugd. 1551. Witebergae 1586. 1592. (s. Vanderhaeghen Bibl. belg.)

[2] Vesals Arbeit ist keineswegs, wie wohl behauptet wird, nach dem arabischen Originale gemacht. Vielmehr spricht er ausdrücklich von der Version (Rhazae versionem castigare aggressus sum), die er in mehrern Exemplaren vor sich hatte; er erwähnt den Text des Arculanus (Paraphr. ed. Basil. c. 2 ad marg.) und die Abschrift seines Grossvaters (S. 59,4). Auch die Lesarten sulphur — furfur (c. 14) und corneae — carnis (c. 16 ed. Basil.) sprechen für lateinische Vorlagen. Nach gütiger Mittheilung von Prof. Alb. Socin in Tübingen (jetzt in Leipzig) sind die entsprechenden arabischen Wörter völlig von einander verschieden.

[3] Paraph. Epist. nuncup.: Neque vero parum subsidii polliceri videbantur,

Mit dieser Erstlingsschrift[1] die im Februar 1537 zu Löwen und im Merz vielfach berichtigt zu Basel erschien, erwarb sich Vesal einen Platz unter den Vorkämpfern der geläuterten Medizin und ein Verdienst um den medizinischen Unterricht. Er hatte ein gutes, jedoch im bisherigen Zustande werthloses Buch zu einem nützlichen gemacht. — Die Widmung an seinen Gönner Nicolaus Florenas (S. 64) ist in Brüssel am 1. Februar 1537 geschrieben.

Im gleichen Jahre wandte sich Vesal nach Venedig. Während auf der Schule von Paris schwerlich Gelegenheit zu praktischer Ausbildung in der Medizin gegeben war — die Aussätzigen in St. Lazare hat Vesal wohl privatim besucht —,[2] so bot Venedig Verschiednes dieser Art. Kurz zuvor war daselbst die Anatomie in die Höhe gegangen[3] und gerade jetzt gab sich der Theatinerorden der Krankenpflege hin. An der Spitze der Theatiner stand Jo. Peter Caraffa, der nachmalige Papst Paul IV, und mit ihnen war verbunden Ignatius Loyola, der Stifter des Jesuitenordens. Gewiss ein merkwürdiger Zufall, dass sich zwei so verschiedene Naturen wie Loyola und Vesal auf gemeinsamem Arbeitsfelde bewegten: jener erfüllt von phantastischer Frömmigkeit, im Begriffe den wankenden Katholizismus neu zu befestigen, dieser entflammt für Wahrheit und Forschung, mit Gründung der Anatomie beschäftigt. Ihr Zusammentreffen wiederholt sich später, wenn auch in andrer Weise. Dasselbe Jahr 1543 brachte der Welt Vesals grosse Anatomie und die volle Anerken-

qui difficillimae simplicium medicamentorum scientiae instaurationi incubuerunt. Quod ferme duodecim iam annos foelicissima quaeque medicorum ingenia nec infoeliciter tentarunt.. Diese Zeitbestimmung geht möglicherweise auf die Epistolae medicinales des Jo. Manardus (eines Schülers von Leonicenus; vgl. S. 75). Die Vorrede zu Lib. VII—XII der Epist. medic. die sehr viel auf Materia medica Bezügliches enthalten, ist datirt 15. calend. Januar. 1526.

[1] Paraph. Epist. nunc.: primum hunc iuvenilem conatum..

[2] Monasterium divi Lazari: Fab. 1543 V, 9 p. 511 (S. Ladre, St. Lazare, vor der Porte S. Denis, westlich von Montfaucon S. 69).

[3] Nicolaus Massa oben S. 10. Schon vor Vesal wurde Venedig der praktischen Medizin wegen von Deutschen besucht. Joann. Naevius 1525.. praxin medicam partim Venetiis vidit; partim studia sua Patavii ursit: M. Adam Vitae 1620 p. 220.

nung der Jesuiten durch den Papst. Vesal besuchte mit Lehrern und Aerzten Kranke[1] und machte Beobachtungen über den Erfolg eines neuen Heilmittels, der Chynawurzel. An dem ersten, tödtlich verlaufenen Falle vollzog er auf Wunsch von Verwandten und Freunden die Sektion.[2] Er trug kein Bedenken, niedere Chirurgie mit eigener Hand auszuüben, setzte Blutegel, liess zur Ader, sogar an der Vena poplitea, wo es die Barbiere nicht zu thun wagten.[3] — Dass Vesal auch der Kunst wegen nach Venedig gereist war, darf als sicher betrachtet werden. Hier traf er seinen ausgezeichneten Landsmann, Johann Stephan von Kalkar,[4] mit welchem er schon nach wenigen Monaten die ersten anatomischen Bilder veröffentlichte.

Zur Vervollkommnung in der Medizin siedelte Vesal nach Padua über.[5] Wie es zugegangen, ist nicht ermittelt: aber es steht fest dass er am 6. Dezember 1537,[6] nachdem Tags zuvor der Schlussakt seiner Doktorprüfung[7] stattgefunden hatte, als Professor der Chirurgie mit der Verrichtung einer Schulanatomie begann.

[1] Ep. Ch. 12: Dum .. Venetiis sub praeceptoribus, et praecipuis illic artem exercentibus medicis, aegros inviserem, radix ista [Chynae] non sine maxima expectatione summisque laudibus illuc fuit perlata .. Er besuchte mit den Lehrern einige an Pleuritis Erkrankte VS. 1539 p. 55.

[2] Ep. Ch. 13. — Dass er in Venedig eine öffentliche Anatomie verrichtete (wobei das Verhalten der Vena azygos berücksichtigt wurde) könnte man aus VS. 1539 p. 29 (et alibi..) entnehmen; doch ist diess ganz unsicher.

[3] Er vollzog den Aderlass häufig an verschiedenen Stellen VS. 1539 p. 45. — VS. p. 51 cum meis commilitonibus in praeceptorum aegris, usus experientiaeque gratia, duas sectiones in ramis axillaris venae sub cubiti media regione aperuimus.. — Vena poplitea: VS. 45 und Fab. 1543 III, 10 p. *293, 21. — Blutegel ad anum VS. 60. — Für die Chirurgie wird Venedig nicht ausdrücklich erwähnt, sie könnte auch auf Padua fallen.

[4] Carel van Mander Schilderboeck 1604 p. 216b lässt Jan van Calcker um das Jahr 1536 oder 37 in Venedig wohnen.

[5] Ich schliesse so aus der einzigen Stelle Guint. Inst. 1538 Dedic.: .. quum in tribus academiis totius Europae celeberrimis, quas studiorum gratia invisi, Anatomen administraverim. Das kann doch nur auf Paris, Löwen und Padua zielen (mit der Anatomie in Padua wäre die am 6. Dez. 1537 begonnene gemeint).

[6] Manuskr. des Vitus Tritonius Athesinus Anhang VIII.

[7] Protokoll der Doktorpromotion Anhang III, Urkunde I.

Vorzüglich gebildet, in der Zergliederung Allen überlegen, durch Arbeit und Widerwärtigkeiten gestählt: so tritt der noch nicht dreiundzwanzig Jahre zählende Vesal sein Amt an. In der Heimath der Anatomie und Kunst, umgeben von freidenkenden Männern befindet er sich unter den günstigsten Bedingungen um das vorgesteckte Ziel, die Belebung der Anatomie zu erreichen.

Vesal 1537—1544.

Italien 1537—1542.

Schulanatomie in Padua und Bologna. Vorlesungen über Chirurgie.

Die erste That des jugendlichen Professors war dass er den anatomischen Unterricht verbesserte.[1] Wie schon in Löwen (S. 74) erfüllte Vesal in Padua die ganze Pflicht des Lehrers, erklärte, demonstrirte, zergliederte in eigner Person.[2] Den Barbieren wies er einige untergeordnete Dienste zu und liess sich, wo es nöthig wurde, durch Studirende helfen. Damit brauchbares und reichliches Material zur Verfügung stehe, setzte er alle Hebel in Bewegung. Den Richtern fiel er naeh eigener Aussage beschwerlich um wenig verunstaltende Todesarten und Verschiebung der Hinrichtung auf die passende Zeit zu erwirken.[3] Je frischer ihm die Leiche zukam, um so besser.[4] Den Studirenden legte er ans Herz auf Beerdigungen und

[1] Das Folgende hauptsächlich nach Fab. 1543 V, 19 (nebst den Ergänzungen der Ed. 1555); VI, 16; VII, 18 und nach Vitus Tritonius (vgl. Anhang VIII).

[2] Fab. 1543 p. *3a .. ut modo saepius hic [Patavii] et Bononiae hanc [Anatomen] ita administraverim, ridiculoque scholarum more exploso sic ostenderim atque docuerim..; vgl. VS. 29 (1538) und Anhang III, Urkunde VI (1541).

[3] Ep. Ch. 194: Non modo iudicibus molestus ero, ut hoc aut illo supplicio homines necari curent, sive in hoc aut illud tempus nostris sectionibus opportunum conservent.

[4] Fab. 1543 I, 39 p. 155 mit Spott über die vorvesalische Wässerung der Leichen (S. 24).

Todesfälle ein wachsames Auge zu haben.[1] Vesals Bemühungen waren nicht umsonst, wie die dankbare Erwähnung des Praetor (Podestà) von Padua und der studentischen Leistungen beweist.[2] Freilich standen ihm nicht immer so muskulöse Leichen wie er sie wünschte, zu Gebote;[3] er musste auch mit dürftig gebauten Körpern vorlieb nehmen;[4] einmal wurde eine Leiche aus Monselice herbeigeschafft.[5] Immer aber gebot er bei der öffentlichen Anatomie über eine, zuweilen sogar über zwei Leichen.[6] — Daneben machte Vesal ausgiebigen Gebrauch von Thieren.[7] Stets zergliederte er vor Aller Augen die Muskeln an einem Hunde, bei Gelegenheit an einem Affen. Thierpräparate bedurfte er um das kostbarere Material nicht vorzeitig zu erschöpfen und um gewisse Theile in frischem Zustande vorweisen zu können.[8] Am Hunde oder Schwein, seltner an der Katze[9] nahm er Vivisektionsversuche vor.

[1] Ep. Ch. 194: Non studiosos omnes sedulo monebo, ut ubi quis sepeliendus sit invigilent: aut ut qua valetudine quis in praeceptorum .. curationibus moriatur, observent.

[2] Lob M. Ant. Contarinis Fab. VII, 18 Anfang: allgemeiner Fab. 1555 p. 682 Mitte; den Studenten verdankte Vesal mindestens zwei weibliche Leichen, darunter die ausgegrabene Pfaffendirne Fab. 1543 V, 15 p. 538 unten.

[3] Fab. 1555 V, 19 p. 682 etsi fortasse illa [cadavera] non ita quadrata, aetatisque mediae, ac nonnunquam optaremus, existant.

[4] Beleg zu der allgemeinen Bemerkung Fab. 1555 V, 19 p. 682 ist die (ausgegrabene) Leiche des alten Weibleins Fab. 1543 V, 15 p. 539.

[5] Fab. V, 9 (der Leiche fehlte ein Auge und eine Hand).

[6] Sicher eine männliche und eine weibliche Leiche bei der Anatomie von 1538, wie sich aus Fab. 1543 III, 7 p. *279 und VS. 29. 65 ergiebt; wahrscheinlich waren auch 1539 zwei Leichen vorhanden (erschlossen aus der später anzuführenden Stelle Fab. 1543 V, 19 p. 547, 16 v. u.). — 1537 lag nur ein männliches Kadaver vor: s. Vitus Tritonius Anhang VIII.

[7] Vermuthlich ist Einiges, wie die veränderte Gestalt des Muskels bei der Kontraktion, der Verlauf der Hautvenen (vgl. weiterhin Vesals Privatstudien) am lebenden Menschen gezeigt worden. So deute ich den nackten Mann auf dem Titelbilde der Fabrica. Offenbar hat derselbe zu Missverständnissen Veranlassung gegeben; denn in der Ed. 1555 erscheint die Figur bekleidet.

[8] Das Auge demonstrirte er immer am Ochsen, weil das der menschlichen Leiche, wenn es an die Reihe kam, schon welk war: Ep. Ch. 157 Ego sane in scholis bovinos oculos semper exhibui, quod ex sectionis serie hominis oculi erant nimis flaccidi, et exigui ..

[9] Fab. 1543 VII, 19 p. 661.

Als Aufgabe des Unterrichtes betrachtet Vesal möglichst vollständige und wahrheitsgetreue Schilderung und Darlegung der Anatomie. Was nur zur Verdeutlichung dieses schwierigen Faches dienen kann, wird von Vesal zu Hilfe gezogen: ein menschlisches Skelett, einzelne Knochen vom Menschen und Thier. Die Schädelnähte hebt er mit Tinte hervor.[1] Zuweilen zeichnet er, um die Beziehung zwischen Skelett und äussrer Gliederung verständlich zu machen, die Knochen auf die Haut der Leiche.[2] Schon in der ersten Anatomie erläuterte er an eigenhändig verfertigten Abbildungen den Zusammenhang der Becken- und Brustvenen, die Verästlung der Pfortader, die grossen Gallengänge, die Hohlader, das Herz mit der Aorta, die Verzweigung des Nerv. Trigeminus.[3] Unter Umständen liess er die Abbildung während des Vortrages vor den Augen der Zuschauer entstehen.[4] — Von dem Lehrbuch des Mundinus ist bei Vesal keine Rede. Dagegen las er Galens Schrift über die Knochen vor oder fasste deren Inhalt zusammen. Bei den Muskeln machte er jeweilen in der vorausgehenden Stunde die Stellen namhaft wo Galen die demnächst zu zeigenden Muskeln beschreibt, und schickte bei der Sektion einen Ueberblick von Galens Angaben voraus.[5] Dann folgte die eigene Schilderung und dieser die Demonstration. Die Zergliederung verrichtete er mit wenigen ausgewählten Werkzeugen, deren Zahl im Laufe der Jahre noch beschränkt wurde. Es sind Messer verschiedener Art, Hamuli, Tubulus, Katheder, Sonden, Borsten, Hammer, Säge, Nadeln, Faden und Schwamm; Manches wird den Fingernägeln zugewiesen. Hiezu kommt das Vivisektionsbrett.[6] Pincette und Injektionsspritze ver-

[1] Fab. 1543 I, 9 p. 39 quemadmodum in scholis facere consuevi, rudiori penna omnes quae tibi occurrunt suturas .. atramento oblitera.

[2] Fab. 1543 V, 19 p. 548, 29.

[3] Siehe Vitus Tritonius Anhang VIII.

[4] Den Längsschnitt des Auges Fab. 1543 Lib. VII Fig. 1; hiezu VII, 14 p. 649, 53 primum oculi constructionem explicans, et in charta maiuscula effigiem .. sensim delineans .. dein post enarrationem .. sectionem obiens ..

[5] Fab. 1543 V, 19 p. 547; hiezu I, 6 p. 27, 15 (wo von der letzten Anatomie in Bologna, welche spätestens auf den Anfang des J. 1540 fällt, die Rede ist); Praef. p. *3^{b}, 12s.; Ep. Ch. 196.

[6] Aufzählung und Abbildung der Instrumente Fabr. 1543 II, 7 (1555 I, 41). ‚Sunt vero haec [instrumenta] paucissima, paratuque facillima, quanquam tamen adhuc operosiora, pluraque, quam ipse nunc publicae etiam sectioni adhibeo, enumeraturus sim. — Schweinsborsten zur Sondirung von Knochen-

wendet Vesal gar nicht, die Scheere höchst selten. Im Gange der Sektion und beim Präpariren[1] verfährt er nach fester, auf Erfahrung und Ueberlegung beruhender Norm.

Verfolgen wir einmal die Umrisse seiner öffentlichen Anatomie. Sie geht vor sich[2] in einem geschmackvollen aus Holz gebauten Amphitheater, das bequem fünfhundert Menschen fasst.[3] In der Mitte steht ein einfacher Tisch, unter welchem sich ein zur Aufnahme von Knochen dienender Einsatz befindet. Daneben ist ein menschliches Skelett aufgestellt.[4] Der Anatome tritt in den Ausschnitt des Tisches, der von Zuschauern umdrängt wird. Die Barbiere haben abseits Rasirmesser zu schärfen. Nach einigen Bemerkungen über die Wichtigkeit der Anatomie, die Art ihrer Erlernung,[5] die verschiedenen Eintheilungen des Körpers beginnt der Unterricht mit der Gewebelehre. Vesal bespricht Knochen, Knorpel, Bänder,[6] einfache und fasrige Häute, Fleisch der Parenchyme und Muskeln, Drüsen und Fett, geht von da auf die zusammengesetzten Theile über, wobei Alles an einem abgehäuteten und geöffneten Hunde oder Lamm verdeutlicht wird.

Nunmehr bringt man den menschlichen Leichnam herein. Nachdem die Osteologie an Knochen von Menschen verschiedenen Alters und Geschlechtes sowie an Thierpräparaten erläutert worden, kommt die Sektion an die Reihe und nimmt je nach dem Material einen doppelten Gang. Verfügt der Lehrer über zwei Leichname, wie im J. 1538, so wird die Anatomie in grossem Stile, wesentlich nach Systemen abgehandelt. Der Text

kanälen z. B. Canalis inframaxill. Fab. 1543 I, 11 p. 44, 36. — Ein Scheerchen zur Ablösung der Sclera von der Uvea Fab. 1543 VII, 18 p. 656, 9. — Die Anfertigung des Skelettes geschieht mit Ahlen, Draht, Feile und Zangen. Vesals Skelettirungskunst (Fab. 1543 I, 39; 1555 I, 40) im Anhang X.

[1] Als Beispiel sorgfältiger und kunstvoller Weichtheilpräparation sei auf die doppelte Darstellung der Bauchmuskeln Fab. 1543 II, 32 hingewiesen.

[2] Vgl. Fab. V, 19, speziell ed. 1555; Titelbild der Fabrica und Vitus Tritonius.

[3] Fab. 1543 V, 19 p. 548 ad marg.: Bononiae et Patavii tale paravimus, quale ex dimidia parte, huius libri frons proponit. Ed. 1555 p. 681: quod [theatrum] nonnunquam supra quingentos commode spectantes reciperet . .

[4] Ein Skelett fehlt noch 1537; über seine Gewinnung unten S. 89, 3.

[5] Vgl. hierüber besonders Fab. 1543 VII, 19 p. 657 s.

[6] Fab. 1555 V, 19 p. 681 s.; über Behandlung und Unterschied von Sehne (Ligament) und Nerv Fab. 1543 II, 2.

der Fabrica ist nach diesem Gange der öffentlichen Zergliederung geschrieben. An der ersten Leiche zeigt Vesal sämmtliche Muskeln und Bänder, und in übersichtlicher Weise die Eingeweide, während das zweite Kadaver der eingehenden Darlegung der Venen, Arterien, Nerven und der Eingeweide gewidmet ist.

Aber auch an Einer Leiche versteht Vesal die ganze Anatomie zu lehren. In letzterm Falle folgt auf die Osteologie die schichtweise vordringende Zergliederung des Venter inferior, woran sich die genaue Untersuchung seines Inhaltes schliesst. Den Beckenorganen kommt Vesal durch Spalten und Auseinanderdrängen der Schambeinfuge bei. Liegt eine weibliche Leiche vor, so beginnt die Sektion mit der Brustdrüse und wendet sich alsdann dem Venter inferior zu. Bei Schwangerschaft sollen die Eihäute unverletzt ausgeschält und in ein mit Wasser gefülltes Gefäss übertragen werden. Der Fötus wird geöffnet, seine besondern Gefässeinrichtungen werden untersucht. Zur Demonstration der Kotyledonen dient der Fruchthalter von Schaf oder Ziege.[1] — Nachdem der Brustkorb durch einen Klotz oder Backstein[2] erhöht worden, geht Vesal zu dem Gesichte und der vordern Halsgegend über, legt auf der einen Seite die Muskeln, auf der andern die Gefässe und Nerven frei, eröffnet alsdann die Brusthöhle und zeigt deren Eingeweide, Gefässe und Nerven. Hierauf folgt die halbseitige Präparation der Schulter- und Rückenmuskulatur, danach die Mundhöhle, die durch Halbirung des Unterkiefers zugänglich wurde, endlich der Schlund und Kehlkopf. Noch wird der Musculus rectus anticus zur Ansicht gebracht, worauf Vesal den Kopf von der Wirbelsäule ablöst. An diesem, gelegentlich am Kopf eines eben Enthaupteten geht die Sektion des Venter supremus vor sich, indem das Schädeldach mit der Säge getrennt und das Gehirn in seiner ursprünglichen Lage zergliedert wird. Dann kommt das Auge an die Reihe, das Vesal in zwiefacher Art zerlegt, entweder von einem Durchschnitte aus oder schichtweise von aussen nach innen. Das Gehörorgan, die Höhlen des Stirn- und Keilbeins eröffnet er, wenn die Knochen nicht zu einem Skelette dienen müssen. Zum Schlusse nimmt er die Extremitäten vor: er demonstrirt die Muskeln eines Armes und eines Beines, auf der andern Seite die Gefässe und

[1] Fab. 1547 V, 17 Eingang.
[2] Fab. 1543 II, 18. VI, 16 Lib. VI Fig. 1.

Nerven. Mit Vorführung einer Reihe von Vivisektionen[1] ist die Schulanatomie beendigt. Je nach Bedarf wird der Rest des Kadavers zur Errichtung eines Skelettes verwandt.

Den Disputationen (S. 24) konnte Vesal nicht völlig entrinnen,[2] aber er gab ihnen eine feste anatomische Grundlage. Katheder-physiologie widerte ihn an; ihm war Physiologie nicht Spekulation, sondern Ergebniss durchdachter Zergliederung.[3] Wenn er zuweilen seinen Gedanken freien Lauf liess, so bezeichnete er sie ausdrücklich als Vermuthungen.[4] — Pathologische Dinge übergeht er keineswegs, aber behandelt sie so kurz als möglich.[5] Mit Varietäten fürchtet er den Anfänger zu verwirren.[6] Dagegen den regelmässigen Bau des menschlichen Körpers bietet er seinen Schülern ganz und ohne Rückhalt[7] dar.

Man muss Vesals öffentliche Zergliederung mit der seiner Vorgänger, etwa mit der Berengars vergleichen um den Eindruck zu ermessen den sie bei seinen Zuhörern hervorrief. Es waren ihrer fünfhundert und mehr,[8] darunter zahlreiche hochgelehrte Männer,[9] und Alle hielten bis zu Ende aus.[10] Das will Viel sagen bei einer so unerhört strengen Behandlungsweise der Anatomie,[11] wo die Zergliederung drei Wochen[12] und länger, jeweilen den Vor- und Nach-

[1] Fab. VII, 19.

[2] Die Aderlassfrage bei der Anatomie in Bologna unten S. 87.

[3] Fab. 1548 V, 19 p. 548, 43—48.

[4] Wichtige Stelle Fall. Ex. 118. 119.

[5] Fab. 1543 p. 199, 38: Es sei lächerlich, Fremdes in die Anatomie zu mischen. Vitus Tritonius (Anhang VIII) erwähnt p. 185 clyster, p. 189 procidentia ani, p. 192 pleuritis, p. 196 hydrocephalus.

[6] Bei Gelegenheit der Vena azygos Fab. 1543 III, 7 p. *280, 22.

[7] So waren sämmtliche Zeichnungen der Anatomie von 1537 (S. 82) noch unveröffentlicht; einige (Vitus Tritonius p. 183b, 187b, 193a) sind noch nicht in den Tabb. anatt. 1538, sondern erst in der Fab. 1543 enthalten. Dass er um die Zeichnung der Gehirnnerven kam, wird weiterhin zu berichten sein.

[8] Oben S. 83 und unten Anm. 10.

[9] Z. B. VS. 1539 p. 29 Patavii in frequentissimo eruditissimorum spectatorum consessu . .

[10] Anhang III, Dokum. XI von 1543: ogni un con gran desiderio cerche udirlo. Et chel sia il vero la sua audientia ne fa testimonio, Imperoche dal primo fino al ultimo se vi aritrova alla sua audientia 500 scholari e piu.

[11] Die Stelle von den vierzig in Einer Lektion behandelten Muskeln späterhin.

[12] Ep. Ch. 195 Ut meam interim praeteream diligentiam, qua tribus in-

mittag[1] in Anspruch nahm. — Vesal selbst bekennt, reichen Gewinn aus dem Unterrichte gezogen zu haben.[2] Von der körperlichen und geistigen·Anstrengung sagt er Nichts; nur das Zeugniss des Fleisses stellt er sich aus.

Als eine Auszeichnung darf es gelten, dass er zweimal, wahrscheinlich in den Jahren 1539 und 1540[3] von Padua nach Bologna, der ehrwürdigen Pflegestätte der Anatomie berufen wurde, um die öffentliche Zergliederung vorzunehmen.[4] Ohne Zweifel fanden jene

tegris ut minimum septimanis me in publicis sectionibus uti viderunt, qui in Italia mihi Anatomen docenti adfuere .. Die erste Anatomie dauerte nach Vitus Tritonius (Anhang VIII) vom 6. bis zum 24. Dezember 1537 (wenn Weihnachten auf einen Samstag fiel, so sind die drei Wochen voll).

[1] Ep. Ch. 173 (allerdings nur für Pisa bezeugt).

[2] Ep. Ch. 176s. neque me latet, quibus incrementis humani corporis fabricam alios docendo, et scribendo didicerim.

[3] Zur Bestimmung der Chronologie dient Folgendes: 1) die Sektion vom J. 1544 ist ganz zu trennen; 2) zwei Anatomieen werden unterschieden Fab. 1543 III, 7 p. *279, 53 und I, 6 p. 27, 12; 3) bis zum 1. Januar 1539 wird wohl ein Privatbesuch, aber keine Anatomie in Bologna erwähnt: VS. 1539 p. 7; 4) keine von den zahlreichen Erwähnungen der Zergliederungen in Bologna sagt, dass Vesal schon mit Galen zerfallen war. Letztres geschah im Lauf des J. 1540. So bleibt für die Anatomieen in Bologna nur die Zeit nach 1. Januar 1539 bis in den Anfang 1540 übrig. — Urkunden über Vesals Thätigkeit in Bologna giebt es nicht, wie ich mich daselbst unter freundlicher Beihilfe des Direktors des Staatsarchives, Herrn C. Malagola überzeugt habe. Auch die Acta nation. German. und die übrigen Malvezzischen Papiere enthalten Nichts über Vesal (nach gütiger Mittheilung des Herrn Geh. Staatsarchivar Dr. E. Friedländer in Berlin. Die Acta sind seither im Druck erschienen). Trotzdem ist Vesals zweimalige Berufung durch seine eignen Angaben gesichert; eine Anatomie ist überdiess von einem Augenzeugen bestätigt. Jo. Bapt. Susius De venis Edirecto Secandis Cremonae 1559 (geschrieben 1544) p. 60b sagt: Hic vero fateor eam venam [sine pari] parum supra cor oriri, quod secante Vesalio superiore anno Bononiae conspeximus. Zusammengehalten mit Vesal. Fab. 1543 III, p. *279, 52 und Fall. Ex. 81 bezieht sich Susius auf diejenige Zergliederung, welche ich auf das Jahr 1539 verlege.

[4] Beiläufig bemerkt hat Vesal möglicherweise noch in andern italienischen Städten — ausser Pisa, worüber später — Anatomie verrichtet. Nicht etwa wegen Miraeus (1609) der sagt: Anatomen Basileae, Patavii atque in omnibus paene Italiae Academiis publice exhibuit (ebenso M. Adam Vitae p. 130.) sondern weil Vesal angiebt VS. 1539 p. 29 dass er zu Paris, Padua, Löwen 'et alibi' öffentlich zergliedert habe (wobei man an Venedig denken könnte S. 78,2) und wegen der Stelle Fab. 1543 I, 39 p. 162: in plurimis Academiis, vel

Sektionen bald nach Neujahr, etwa im Februar statt.[1] Im Ganzen verliefen sie nach der soeben geschilderten Weise. Es wurde ein Holzbau erstellt. Wie immer vollzog Vesal die Zergliederung selbst und verwandte einige Wochen darauf. Das Material bestand bei der ersten Sektion aus nicht weniger als drei männlichen Leichen,[2] so dass der systematische Gang befolgt wurde.[3] Damals gerieth er mit dem berühmten Professor Matthaeus Curtius dessen Bekanntschaft er im J. 1538 auf einer Erholungsreise gemacht hatte,[4] in eine heftige Auseinandersetzung über die Aderlassfrage.[5] Einer grossen und auserwählten Zuhörerschaft demonstrirte er dass in allen drei Leichen die Vena azygos von Galens Angaben abwich. Auch bei der zweiten Berufung scheint Vesal über mehrere Leichen verfügt zu haben.[6] Er berichtete über Galens Knochen-

nostra opera, sceleta visuntur, wo wir doch bis zu diesem Zeitpunkte bloss von Skeletten in Löwen (S. 73), Padua und Bologna (s. weiterhin) Kunde besitzen. Auch mit der Notiz Ep. Ch. 195, dass er einst in demselben Jahre an drei Universitäten zergliedert habe, könnte etwas Anderes gemeint sein als das Jahr 1544 mit Padua, Bologna, Pisa, da er 1544 in Bologna keine regelrechte Anatomie vollzog. Die Sektion in Basel 1543 erwähnt Vesal auch nicht. — Vesal reiste viel, mehr als wir wissen und dabei konnte sich Gelegenheit zu Sektionen bieten.

[1] Jedenfalls im Winter Fab. 1543 V, 19 p. 547, 16 v. u... ut omnia quae hoc opere persequor, una eademque hyeme et Patavii et Bononiae in ea spectantium frequentia ad eum modum non semel aggressus sim, quo praesentes septem libros digessi. — Die Sektion des J. 1544 fand bei strenger Kälte und sicher im Beginn des Jahres statt (wovon später). — Nach den Statuten von 1609 dauert die jährliche Anatomie vom 18. Februar fino alla quaresima: A. Corradi Reale Istituto Lombardo di Scienze e Lettere. Rendiconti. Serie II vol. VI Milano 1873 p. 861. Vielleicht verhielt es sich schon um 1540 ähnlich.

[2] Fab. 1543 III, 7 p. *279 quum primum illic dissectioni praeessem, atque de venae sectione in laterali morbo satis pertinaciter contenderetur, una eademque demonstratione tria nobis obtigerunt hominum cadavera, quibus omnes thoracis costas huius venae [pari carentis] propaginibus enutriri, nemo ex tanto eruditorum virorum coetu inficiari potuit.

[3] Fab. 1543 p. *3b, 36 und oben Anm. 1.

[4] VS. 1539 p. 7. Matth. Curtius (S. 75) gab damals ein Werk über den Aderlass heraus: De Venae Sectione quum in aliis affectibus, tum vel maxime in pleuritide liber. Lugduni 1538. Eine Anekdote von Curtius unten S. 96,2.

[5] Fall. Ex. 81 und oben Anm. 2.

[6] Unter dem Materiale befand sich vielleicht der im Hospital verstorbene französische Priester (Fab. 1543 V, 9 p. 512, 32), aus welchem ein Skelett gemacht wurde (Fab. I, 16 p. 76, 4). Das wäre dann wohl das Skelett

lehre und zeigte an zahlreichen, von den Studenten herbeigeschafften Präparaten die Altersunterschiede des Skelettes.[1] Bei dieser Gelegenheit nahm er die vollständige Zergliederung eines Affen vor und überreichte dessen Knochengerüst sowie das eines Menschen dem Professor Jo. Andreas Albius,[2] der ihn zweimal gastfreundlich in Bologna aufgenommen hatte.[3]

Wir schliessen an Vesals Schulanatomie das Wenige an, was über seine chirurgische Lehrthätigkeit zu finden ist. Er begann zu Padua im ersten Jahre mit der Geschwulstlehre nach Avicenna. Soweit das Bruchstück eines Kollegienheftes seines eifrigen Schülers Vitus Tritonius schliessen lässt, geht Vesal hier auf demselben Wege vor wie bei der Bearbeitung des Rhazes (S. 76), so nämlich, dass er Avicennas Lehren mit den klassischen Werken des Hippocrates, Galen, Paul von Aegina, Aetius vergleicht, daraus

gewesen welches Vesal J. A. Albius verehrte. Das Skelett bei Albius erwähnt Franc. Puteus Apologia 1562 p. 37b.

[1] Fab. 1543 I, 6 p. 27, 12 in postrema Bononiensi anatome .. ubi praeter quamplurima ossa, iam nati pueruli ossa, et nonagenarii senis, et mediae aetatis hominum ossa in scholis sedulo a medicinae candidatis adferebantur, quum Galeni librum de Ossibus ante musculorum sectionem istic enarrarem. Quando enim permulti effractis monumentis, atque ex xenodochiis conquisitis corporibus ossa ad inspectionem sibi parabant, facile accidit ut alius in senis, alius in pueri, ac rursus alius in huius illiusque aetatis hominum ossa inciderent, atque in scholas deportarent (eine für die Materialfrage wichtige Stelle).

[2] D. h. Gio. Andrea Bianchi aus Parma (Mittheilung von Herrn C. Malagola).

[3] Fab. 1543 I, 17 p. 78 Ego hunc processum in humanis vertebris nunquam observavi, unde etiam in hoc inquirendo eadem ratione et via mihi utendum duxi, qua ea indagare soleo, quae a Galeno descripta in hominis compage mihi haudquaquam occurrerent, quaeve secus quam ipse tradidit habere cernerem. Consuevi enim haec omnia mox in brutis animantibus, et potissimum (quorum copia nunquam defuit) canibus examinare, qui persaepe Galeni descriptionem mihi ostenderunt, aut veluti manu ducentes, quid sibi voluerit, edocuerunt. Hic itaque processus me tantisper latuit, donec omnium partium anatomen Bononiae in simia illa aggrederer, cuius ossa praeter humanum sceleton, Joanni Andreae Albio, Hippocraticae medicinae apud Bononienses professori clarissimo, compegi .. Fernere Erwähnungen der in Bologna verrichteten Sektionen: Fab. 1543 praef. p. *3a; II, 35 p. 290; II, 41 p. 303; V, 19 p. 548. 553; Ep. Ch. 195. Man missverstehe die Berufungen nach Bologna nicht; Vesal war als Professor in Padua ununterbrochen thätig von 1537—42 (s. Dokum.) und reiste bloss zweimal nach Bologna, um die Anatomie abzuhalten.

erklärt und berichtigt.[1] Welchen Werth er dem Fache der Chirurgie beimass, wird sich später zeigen.

Tabulae anatomicae und Institutiones anatomicae. 1538. Brief vom Aderlass. 1539.

Auf jede Weise suchte Vesal das Studium der Anatomie zu befördern und die eigenhändige Zergliederung den jungen Leuten zu erleichtern.[2] Zunächst errichtete er für seine Schüler ein menschliches Skelett,[3] dann erfüllte er ein bei der ersten Anatomie gegebenes Versprechen[4] durch Veröffentlichung der Tabulae anatomicae; er lieferte überdiess eine Bearbeitung von Guinterius' Institutionen (S. 69f.). Die beiden Werke ergänzen sich; sie sind auch bei demselben Verleger und fast gleichzeitig im J. 1538 erschienen.[5]

Die Tabulae anatomicae[6] sind Vorläufer der Tafeln vom

[1] Cura phlegmonis bei Vitus Tritonius Anhang VIII. (Wegen der Chirurgia magna des Prosper Borgarucci vgl. Anhang I.) Sicher behandelte Vesal im Jahre 1537/38 die (zu den Geschwülsten gerechnete) Entzündung: Tabb. anatt. Dedic. quum Patavii ad medicinae chirurgicae lectionem delectus, inflammationis curationem pertractarem, divi Hippocratis et Galeni de revulsione ac derivatione sententiam explicaturus, venas obiter in charta delineavi, ita ratus quid per κατ' ἴξιν Hippocrates intellexisset: facile posse demonstrari. — Um das J. 1650 lasen die Chirurgen zu Padua primo anno de Tumoribus, altero de Vulneribus et Ulceribus, tertio de Luxationibus et fracturis (Tomasin. Gymnas. Patavin. 1654 p. 71); ob bereits auch um 1540?

[2] Z. B. Fab. 1543 p. *4a, 13.

[3] Tabb. anatt. Dedic. illis tabellis alias adiunximus, quibus meum σκέλετον nuper in studiosorum gratiam constructum, Joannes Stephanus, insignis nostri seculi pictor, tribus partibus appositissime expressit. Wenn ich nicht irre, (vgl. VS. 59—61 und Vitus Tritonius p. 189bs. im Anhang VIII), stammte das Skelett aus der öffentlichen Anatomie von 1537 und gehörte einem 18j. Jünglinge an. Hiezu stimmt das Vorhandensein von Epiphysenlinien auf den Abbildungen.

[4] Vitus Tritonius p. 204a, vgl. p. 186 und unten S. 90,6.

[5] Die Widmung der Tabb. anatt. ist datirt Patavii Calen. Apri. 1538, das Druckerprivileg (Anhang III. Dokum. II) vom 3. Mai 1538; die Widmung der Instit. anatt. tertio nonas maii 1538.

[6] Tabulae anatomicae, nicht Tabb. anatt. sex, wie W. Stirling-Maxwell schreibt, nennt Vesal sein frühres Werk, das kein Titelblatt besessen zu haben scheint, auf p. *4a der Fab. 1543, ebenda im Briefe an Oporinus und Lib. III p. *267, 4 v. u. — Auf dem die Rückansicht des Skelettes darstellenden Blatte heisst es: Inprimebat Venetiis B. Vitalis Venetus sumptibus Joannis Ste-

Jahre 1543.[1] Aus der Vorrede ersieht man wie klar Vesal von der anatomischen Abbildung denkt. Niemand, so schreibt er dem kaiserlichen Arzte Narcissus Vertunus,[2] Niemand könne Anatomie oder Botanik nur aus Figuren erlernen, wohl aber seien solche ein wichtiges Unterstützungsmittel des Gedächtnisses. Mit den vorliegenden Blättern hoffe er Denjenigen, welche ihn zergliedern sahen einen wesentlichen Dienst zu leisten.[3] Kein Strich an den Bildern sei naturwidrig; Alles so wie er es seinen Zuschauern in Padua vorgezeigt habe.[4] Dem Künstler Johann Stephan von Kalkar (S. 78), welcher die schwierigen Blätter, drei Ansichten des neu erbauten Skelettes, hergestellt hatte, lässt er alle Ehre widerfahren.[5] Die drei andern einfachern Tafeln rühren von Vesal selbst her.[6] Auf dem ersten Blatte finden wir das Pfortadersystem

phani Calcarensis Prostrant [lies Prostant] vero in officina D. Bernardi. A. 1538. Grossfolio. — Man kennt bloss zwei Exemplare der Tabb. anatt.: das der Markusbibliothek zu Venedig und dasjenige, nach welchem Stirling-Maxwell dreissig photographische Exemplare (London 1874) hat machen lassen. Die verkleinerten Bilder bei Choulant (Gesch. der anat. Abb. S. 190f.) können das Original nicht ersetzen.

[1] Tabb. anatt. Dedic.: aliquando maiora adiiciam spielt hierauf an; deutlicher drücken sich die Instit. anatt. aus: s. unten.

[2] Th. Zwinger Theatrum 1571 III, 2, 250: Narcissus Neapolitanus, medicus peritus et fortunatus Carolo V ab adolescentia semper astitit cuius opera cum alias tum Bononiae, coronam imperii suscepturus gravissima angina laborans feliciter usus est.

[3] Tabb. anatt. Dedic. . . quum scirem eiusmodi lineamenta, his qui secanti adfuissent, non medicore commodum allatura. Alias siquidem aut partium corporis, aut simplicium pharmacorum cognitionem ex solis picturis, seu formulis velle assequi, ut arduum, sic quoque vanum ac impossibile omnino arbitror: sed ad memoriam rerum confirmandam apprime conducere, nemo negaverit . .

[4] Tabb. anatt. Dedic. . . Quod autem ad rei veritatem attinet, nullum hic apicem ductum puta, quem Patavini studiosi in huius anni consectione a me demonstratum non attestabuntur . .

[5] S. 89,3. Der volle Name des Künstlers S. 89,6.

[6] Professoren und Studenten wollten ausser der Venenfigur (S. 89,1) die Zeichnung der Arterien und Nerven von ihm haben. Er entsprach ihrem Wunsche und übergab die Blätter alsdann dem Drucke: Tabb. anatt. Dedic. (Von der fehlenden Nerventafel später). — Wir kennen verwandte Figuren nach Vesals Hand aus Vitus Tritonius p. 186b, 193a, 194a (Pfortader, Hohlvene und Aorta); vgl. oben S. 82. Die Venenfigur nimmt Vesal (Fab. 1543 III, 5 p. *273 zu γ) für sich in Anspruch: qui hodie venas a me recte antea pictas turpiter in lucem suo nomine emiserunt, womit er auf die Abänderung des Ursprungs der Vena humeraria im später zu besprechenden Arzneispiegel

mit Leber und Milz, daneben zwei kleine auf den männlichen Urogenitalapparat bezügliche Figuren und eine Zeichnung der weiblichen Geschlechtswerkzeuge. Die zweite Tafel enthält das gesammte Hohladersystem mit Leber und rechter Niere; auf der dritten sieht man die Aorta mit ihrer Verästlung nebst dem Herzen und den Nieren. Vesals Bilder sind halbschematisch, mit fester Hand und perspektivisch richtig gezeichnet; die von Johann Stephan herrührenden Skelettansichten ragen durch zierliche und geschickte Durchführung hervor. Mit sparsamer, stellenweise kunstvoll in die Konturen übergehender Schattirung weiss der Maler eine vollkommene Plastik zu erzielen. Ueberall, wie auch in Vesals Figuren, fällt das Licht von rechts ein. Zwar stehen die Skelette noch etwas steif da; die seitliche Symmetrie wird nur durch den gehobenen rechten Vorderarm merklich unterbrochen.[1] Im Ganzen wirken die drei Tafeln vortrefflich und lassen in Bezug auf Schönheit und Richtigkeit alles Frühre weit hinter sich.

Vesal giebt wie gesagt auf den sechs Blättern nicht die ganze Anatomie; aber das Vorhandene ist zusammenhängend und wird in sehr grossem Massstabe geboten.[2] Den wissenschaftlichen Werth der Tabulae anatomicae pflegt man nicht hoch anzuschlagen, weil sie Galenische Anatomie enthalten. Thatsächlich kommen grosse Irrthümer vor: die Leber zeigt fünf Lappen, der Uterus Blasenform und weitabstehende Hörner, das Brustbein erscheint siebentheilig. Man beachte ferner die unwahre Gestalt des Herzens, den Truncus brachiocephalicus (vordre Aorta), das Rete mirabile des Schädelgrundes, die unrichtige Lage des Beckens, das schwanzähnlich verlängerte Steissbein. Vesal hat also trotz seiner Versicherung nicht überall naturgetreu dargestellt. Aber ganz werthlos sind die Tafeln keineswegs. Sie enthalten so weit sich sehen lässt die erste vollständige Darstellung des Gefässsystemes. Die Behandlung des Skelettes zeigt bemerkenswerthe Eigentümlichkeiten. Nicht das traditionelle,[3] durch Weichtheile verunstaltete,

von J. Dryander zielt. — Nicht direkt bezeugt sind nur die drei kleinen Figuren der ersten Tafel, doch liegt kein Grund vor sie einem Andern als Vesal selbst zuzuschreiben.

[1] Einige weitre Bemerkungen später bei den Tafeln der Fabrica.

[2] Nach Choulant Gesch. der anat. Abb. S. 44 beträgt die Höhe der Figuren 43,6 Centim. Sie sind ungefähr dreimal so gross als die Figuren Berengars.

[3] vgl. Anhang X Vorvesalische Skelettirung.

sondern das gereinigte Knochengerüst ist wiedergegeben: der Brustkorb und die Gelenke liegen frei vor. Den Gelenken wird eine bisher nicht dagewesene Sorgfalt gewidmet; dasselbe gilt von den übrigen Theilen des Skelettes. Die Sorgfalt macht sich auch in den beigedruckten Erklärungen bemerklich. Alles Abgebildete findet darin Berücksichtigung: die Knochennamen sind aus den drei alten Sprachen und aus dem Latein der Barbaren gesammelt; da und dort wird ein Wink für die praktische Medizin beigefügt. Vesal fasst sich kurz, in wenig Worten verbirgt er viel Arbeit. Dabei gewinnt er Gelegenheit einige von Galen abweichende Beobachtungen anzuführen. Der Ursprung (die Einmündung) der Vena azygos oberhalb des Herzens erscheint jetzt nicht mehr wie 1536 (S. 72) als vereinzelter Befund, sondern als ausnahmslose Regel, und erhält den, später im Briefe vom Aderlass erläuterten Zusatz Galen habe sich Hippocrates zu Liebe dunkel über diese Vene ausgedrückt.[1] In der gleichen Anmerkung erscheint der erste Zweifel an dem Galenischen Dogma vom Ursprunge der Hohlvene aus der Leber.[2] Was Vesal schon in Paris wahrnahm, die Einfachheit des menschlichen Unterkiefers (S. 69), wird jetzt öffentlich ausgesprochen; er führt an, dass der Unterkiefer auch wenn er noch so lange gekocht werde, nicht in zwei Theile zerlegbar sei.[3] Ausserdem hebt Vesal hervor dass er die Zwischenkiefernaht an der Gesichtsfläche des Schädels — entgegen der Lehre Galens — bisher nie gesehn habe.[4] Bei dem Kreuzbein und Steissbein end-

[1] Tabb. anatt. Zweite Venentafel zu B: Hanc sine pari venam . . nunquam sub dextra cordis auricula propagatam vidimus, imo ut in canibus et simiis paulo supra auriculam. Quare dolore laterali ad inferiora vergente, magis quoque venae sectione, quam purgante medicamento utendum erit, et propter Hippocratis sententiam, Galenum in secundo libro de Victus ratione in morbis acutis, obscure de hac vena locutum opinor . . Vgl. S. 33,1.

[2] Ebenda: Prima venae cavae divisio non extra jecur est, sed in jecoris corpore, si modo proprie divisio nuncupanda sit . .

[3] Tabb. anatt. Zweite Skeletttafel zu G: Ossa duo maxillae inferioris, parte anteriori per coalitum firmissime annexa: nec sat scio, an male cum Celso in hominibus unum dicere possimus, nam quavis etiam decoctione separari haudquaquam posse observavi . .

[4] Tabb. anatt. Dritte Skeletttafel zu D: Quae [suturae] vero ad caninos dentes a Galeno deferri scribuntur, hactenus parte exteriori mihi visae non sunt. — Vgl. Galen. De ossib. c. 3.

lich macht er auf die Widersprüche bei Galen und die wahre Beschaffenheit dieser Knochen aufmerksam.[1]

Eine ähnliche Haltung nimmt Vesal in der Bearbeitung von Guinterius' Institutionen[2] ein. Wer das unscheinbare Taschenbüchlein durchgeht, möchte sich leicht über zwei Dinge verwundern: einmal über die Bescheidenheit, ja Aengstlichkeit Vesals der dem Büchlein von Anfang an sehr nahe stand (S. 72) und dennoch mit der Verbesserung seinen frühern Lehrer zu beleidigen fürchtet.[3] Er behandelt Guinterius so schonend, dass er dessen Irrthümer dem Drucker zuschiebt und die orakelhafte Stelle der Vorrede schweigend reproduzirt. Und zweitens könnte man sich wundern über die alte, mundinische Anordnung, nachdem Vesal soeben in den Tabulae anatomicae die systematische Darstellung bevorzugt hatte. Letztres erklärt sich daraus, dass er die Institutionen nur als Nothbehelf für die Schüler herausgab. Ihm stand die völlige Erneuerung der Anatomie vor Augen[4] und das liess sich an einem

[1] Tabb. anatt. Dritte Skelettafel zu H, J: [Os sacrum] tribus vertebris in libro de ossibus, quatuor vero in libro de usu partium Galenus conformari prodidit .. [Os] coccygis .. tribus Galeno ossibus constituitur, eius in li. de usu partium non meminit, sicut in lib. de administratt. anatomicis et libro de ossibus. Verum Galeni medicinae principis descriptiones etiam parum sibi constantes, his duobus ossibus non convenire subinde observavimus, reperimus enim novem ossa, paucioraque quam scribit foramina. — (Man erinnre sich der Unsicherheit Berengars S. 51.)

[2] Institutionum anatomicarum secundum Galeni sententiam ad candidatos Medicinae Libri Quatuor, per Joannem Guinterium Andernacum Medicum. Ab Andrea Wesalio Bruxellensi, auctiores et emendatiores redditi. Venetiis in Officina D. Bernardini 1538. 16. — Mitabgedruckt aus der Editio Basil. 1536 (S. 70, 1) ist Ge. Valla De partibus corporis humani. — Spätre Drucke nach Vanderhaeghen (ausser der weiterhin zu behandelnden Bearbeitung des Guinterius 1539): s. l. 1585. 8; Venedig s. d. 8; Wittenberg 1613. 8. Auch eine Ausgabe Padua 1558 wird angegeben. — Ich kenne eine Ausgabe Patavii Jacobus Fabrianus Excudebat 1550. 4. Es ist ein Nachdruck von Vesals Ausgabe 1538, jedoch mit Unterdrückung von dessen Vorrede und Namen auf dem Titel; Ge. Valla fehlt.

[3] Inst. anatt. 1538 Dedic. Nec vero de humanitate authoris diffido, quem ob hoc offensum iri non putavi, quod magnam studiorum meorum partem illi acceptam fero, quo sum usus praeceptore cum humanissimo, tum doctissimo.

[4] Inst. anatt. 1538 Dedic.: suscipe igitur hos conatus nostros ceu amicitiae symbolum, donec et nos aliquando idem de integro tractare argumentum

Kompendium der Galenischen Lehre nicht bewerkstelligen. Ganze Kapitel die zu weitläufig geworden wären, übergieng er, indem er auf das spätre Werk vertröstete;[1] nur wo es in wenigen Worten oder Zeilen geschehen konnte, nahm er Aenderungen vor. Derartige Stellen finden sich aber in grosser Zahl; sie zeigen Vesals zunehmende Erfahrung und sein wachsendes Misstrauen gegen Galen. Neu ist beispielsweise die Empfehlung faulender Präparate zur Darstellung von Nerven,[2] dann die durch Ueberlegung und Vivisektion erkannte Ungleichzeitigkeit von Herz- und Arterienpuls,[3] der Zweifel am Herzknochen Galens,[4] die von Galen abweichende Beschreibung der Oberarmmuskeln.[5] Irrthümlicherweise haben sich schon damals aus der Thieranatomie die zwei Hebemuskeln des Kehldeckels in die Vesalische Anatomie eingeschlichen.[6]

Tabulae anatomicae und Institutiones anatomicae sind wichtige Jugendarbeiten. Sie zeigen den rasch fortschreitenden, von Galen sich mehr und mehr ablösenden Forscher.

An die eben besprochenen Schriften reiht sich Vesals Abhandlung vom Aderlass oder der Brief welcher lehrt, dass beim Seitenstich die rechte Kubitalvene zu öffnen sei und dass die Haemorrhoidalblutung aus Zweigen der Pfortader herrühre.[7] Nicht für Studenten

aggrediamur. (Was in der Fabrica erfüllt wurde; vgl. Fab. 1543 p. *3b, 35: iam de integro humani corporis partium cognitionem .. in septem libros redegi ..)

[1] Inst. anatt. 1538 p. 85b Hic studio colli et spinae musculos praetereo, eos in alium locum reservans, quoniam brevi tractatione complecti nequeunt. (Die Osteologie konnte aus den Tabulae anatomicae entnommen werden.)

[2] Inst. anatt. 1538 p. 96a Verum ad nervorum dissectionem brachium propemodum putridum conservandum suadeo, mirum enim est quam facile nervos omnes in molliuscula illa carne contuentur.

[3] Inst. anatt. 1538 p. 58b s. Unde non iniuria an idem cordis et arteriarum pulsus sit ambigitur.. Et sensus in vivis dissectis animantibus haec quoque obscure indicat.

[4] Inst. anatt. 1538 p. 61a.

[5] Inst. anatt. 1538 p. 77b. 78a.

[6] Inst. anatt. 1538 p. 65a duos [musculos] reperi ad epiglottidis radicem .. qui epiglottidis aperiendi officium habere visi sunt. Vesal empfiehlt zugleich Einübung am Kehlkopf des Ochsen (p. 66b).

[7] Andreae Wesalii Bruxellensis, scholae medicorum Patavinae professoris publici, Epistola, docens venam axillarem dextri cubiti in dolore laterali secandam: et melancholicum succum ex venae portae ramis ad sedem pertinentibus, purgari. Basileae (In offfcina Roberti Winter, Mense Aprili. Anno 1539). 4.

sondern für Aerzte bestimmt, nicht auf Anatomie, sondern auf praktische Medizin gerichtet scheint diese Schrift mit jenen zwei Veröffentlichungen wenig mehr als die Zeit der Abfassung gemein zu haben. In Wahrheit beruht sie auf anatomischer Basis; sie will die Wichtigkeit der Anatomie für die Medizin darthun und das Ansehen Galens bei den Aerzten erschüttern. Schon lange hatte Vesal dem Venensystem und der Aderlassfrage besondre Aufmerksamkeit geschenkt. Er wies bei den Schulzergliederungen in Paris (S. 69), Löwen, Padua auf das mit Galen unvereinbare Verhalten der Vena azygos hin; während Brissot — wie wir wissen — gerade umgekehrt für die Richtigkeit der Galenischen Anatomie eingetreten war (S. 33). Die anatomische Grundlage von Vesals Arbeit fällt spätestens auf den Anfang des Jahres 1536,[1] und ihr Gedankengang muss sich im Laufe des gleichen Jahres entwickelt haben.[2] Vesal verlieh vermuthlich seiner Ansicht Ausdruck bei jener Disputation zu Löwen, als er den Zorn des Thriverius erregte (S. 75); er wollte schon damals die Abhandlung veröffentlichen.[3] Die Anregung zur nachträglichen Bekanntmachung kam von Nicolaus Florenas (S. 64) der über zwei Notizen der Tabulae ana-

[1] VS. 29 Nec meis tantum oculis fidem adhiberi postulo, verum omnibus qui Lutetiae, Patavii, Lovanii, et alibi non semel mihi publice administranti astiterunt, ubi ut veram de venae sectione scientiam nancisceremur, eam Anatomes partem diligentius sum aggressus. Die erste Veröffentlichung darüber in Guinterius Inst. anatt. 1536 oben S. 72,1.

[2] Bewiesen durch das Wort §dextra§ in der Paraph. 1537 cap. 58: In curationis itaque initio e vena axillari §dextra§ sanguinis detractio prodest. § im Texte der Paraph. bedeutet Einschiebung Vesals. Wie lebhaft ihn die Aderlassfrage beschäftigte zeigen die Kapp. 2. 13. 15. 57. 58. 75 der Paraph.

[3] Das ergiebt sich aus dem Epigramme, VS. 1539 Epistola ad candidum Lectorem.

Explorata salus miseris mortalibus adsum,
Rapta licet plagio, vel fugitiva ferar.
Scilicet invidiae primum deterruit atrox
Tempestas, quid enim non premere illa solet?
At domino tandem nolente repagula rupi,
Nolente invidia, publica facta legar.
Tu modo frugiferum Philomuse capesse laborem,
Conatusque hilari suscipe fronte pios.
Crescentes vegeta, at penitus ne despice vires,
Post tenues orsus quae meliora dabunt.

Ohne Zweifel stammt das Gedicht von Vesal. Sein Knochendistichon weiterhin.

tomicae, betreffend Aderlass und Haemorrhoidalfluss[1] Genaueres zu vernehmen wünschte.

Bei der Würdigung der Schrift ist im Auge zu behalten dass der Blutkreislauf noch unbekannt und der Aderlassstreit ein Handel um Autoritäten war.[2] Er beruhte auf falschen Voraussetzungen und wurde nicht mit Thatsachen, sondern mit Zitaten entschieden. Denn was Brissot (S. 32) von anatomischen und klinischen Beobachtungen anführt, ist durchaus nebensächlich und oberflächlich und soll nur eine vorgefasste Meinung bestätigen. Nach Vesal drehte sich schliesslich Alles um Hippocrates' Ausdruck κατ' ἴξιν[3] den freilich Niemand sicher zu deuten wusste.

Wenn also Vesals Abhandlung wie die ganze einschlägige Litteratur absolut genommen veraltet und werthlos erscheint, so hat sie in andrer Hinsicht Anrecht auf unsre Theilnahme. Weniger desshalb weil Vesal zu einer besondern, sämmtlichen alten und neuen Autoren zuwiderlaufenden Ansicht gelangt; denn im Grunde glaubt er Hippocrates auf seiner Seite zu haben. Vielmehr weil er κατ' ἴξιν anatomisch zu erklären,[4] auf die direkte Fortsetzung der Venenwand und ihrer Faserung zu beziehn sucht. Am Wichtigsten ist dass Vesal eine ziemlich getreue Beschreibung der Vena azygos giebt. Er zeigt, dass dieselbe immer oberhalb des Herzens in der Nähe der Armvene und stets vom rechten Umfange der Hohlvene entspringt,[5] und weiter dass von der Azygos die grosse

[1] Die Stelle vom Aderlasse s. oben S. 92,1; die Bemerkung über Haemorrhoidalfluss findet sich Tabb. anatt. 1538. Erste Venentafel bei P . . nec per portam melancholicum sanguinem expurgari, forte alienum animadvertenti apparebit.

[2] Man erzählte von Matth. Curtius (S. 87) dass er während einer Pleuritis von den Aerzten gefragt worden sei ob er einen Aderlass nach gewöhnlicher oder nach eigener Vorschrift wünsche. Respondisse vero aegrotum, se tunc non Medicum esse, ac proinde contra eius placita sectam ei fuisse venam et convaluisse (R. Moreau De missione sanguinis in pleuritide 1630 p. 30).

[3] VS. 1539 p. 18ss. Schon bei Brissot ed. 1630 p. 13s. 38. 104 hervorgekehrt. Vgl. κατ' ἴξιν oben S. 89,1.

[4] VS. 1539 p. 8: quamvis alioqui res sit fere eiusmodi, ut quae nec prolixa tractatione, neque variis demonstrationibus indigeat: sed quae ex aliorum principiis, diligentissimaque anatomes inspectione praecipue dependeat; vgl. p. 26s.: die Frage verlange anatomische Kenntnisse (gegen Thriverius).

[5] Entspringen und einmünden werden von uns immer im alten Sinne gebraucht.

Mehrzahl der Interkostalvenen beider Seiten abgeht, — Alles im Gegensatze zu der hier sehr schwankenden Anatomie Galens. Vesal kommt zum Schlusse dass die rechte Kubitalvene dem Entzündungsherde in der Brusthöhle am Nächsten liege und desshalb in jedem Falle zum Aderlasse geeignet sei.[1] Nur dann würde dieser Satz eine Ausnahme erleiden, wenn je einmal die drei obern linksseitigen Interkostalräume entzündet wären, da diese von einer besondern, links von der Mittellinie entspringenden Vene versorgt werden. Zur Erläuterung seines, in der Art eines mathematischen Beweises durchgeführten Satzes fügt Vesal eine selbstgezeichnete Skizze der Vena azygos und der benachbarten Venen bei.[2] Den Galen aber, der die V. azygos aus der untern Hohlader entspringen lässt, beschuldigt der Verfasser nicht undeutlich einer absichtlichen Fälschung; Galen habe die Anatomie einer therapeutischen Lehre des Hippocrates zu Liebe abgeändert.[3]

Vesal gesteht im Verlaufe der Schrift ein, dass er nur spärliche klinische Erfahrungen über Pleuritis besitze.[4] Die Schrift ist eben eine Jugendarbeit; sie kämpft gegen den Autoritätsglauben muthig an, ohne ihn überwältigen zu können. Später würde Vesal die Aufgabe völlig anders behandelt haben. Sehr bald nämlich gab er seine Theorie auf; eingehendre Untersuchung der Venenwand hatte ihn überzeugt dass die Vene nicht als zusammengesetzte Haut wie die Harnblase (S. 61), sondern als einfaches Gewebe ohne bestimmt nachweisbare Faserzüge zu betrachten sei. Von nun an gilt ihm gleich, ob links oder rechts zur Ader gelassen wird und

[1] VS. 1539 p. 56 In omnibus laterum thoracis, aut vertebrarum metaphreni inflammationibus si sanguinis missionem affectus praescribat, secandam esse axillarem dextram: id quod probandum mihi assumpseram.

[2] VS. 1539 p. 41; hiezu p. 40 Verum ut negocium dilucidius paulo ob oculos collocem, venas thoracis obiter delineabo, quo mathematicorum more rem aggrediamur.

[3] VS. p. 32 (vgl. Tabb. anatt. S. 92). Ebenso Fab. 1543 III, 7 p. *281 unten; Ep. Ch. 1546 p. 72 führt die Fälschung darauf zurück, dass Galen dem Hippocrates Kenntniss der menschlichen Anatomie zugetraut habe: ipsi [Galeno] persuasum esse, divum Hippocratem in hominum sectionibus versatum, aliam in suis simiis quam ipsum venarum reperisse seriem . . adeo, ut Galenus alium venae pari carentis ortum in hominibus quam in simiis finxerit . .

[4] VS. 55.; cf. p. 6.

er betrachtet den Aderlassstreit der Hauptsache nach als einen müssigen.[1] — Nichtsdestoweniger rechneten die Schriftsteller noch Jahrzehnte hindurch mit der Vesalischen Abhandlung.[2]

Bezüglich des zweiten von Narcissus Vertunus berührten Punktes äussert sich Vesal in der Schrift vom J. 1539 dahin, dass er die Haemorrhoidalblutung nicht aus der Hohlader, sondern, wiederum gegen Galen, aus der Pfortader ableite und zwar aus einem Zweige der letztern der ringförmig den Anus umfasse.[3] Die Blutung stelle sich bei gestörter Milzthätigkeit als vikarirende Ausscheidung ein.

Auch in stilistischer Hinsicht ist der Brief vom Aderlasse bemerkenswerth;[4] er gewährt Einblick in Vesals schriftstellerische Gewandtheit. Mit Glück wird das trockene Thema in der freien Form des Briefes behandelt. Die verwickelte Aderlassfrage legt Vesal mit spielender Leichtigkeit dar. Wie Bleisoldaten werden die Meinungen hingestellt, geordnet, umgeworfen bis keine mehr aufrecht bleibt als die des Hippocrates oder seine eigene. Eine Menge Abschweifungen, die doch zur Sache gehören, Lob und Spott über Zeitgenossen, Persönliches, Anekdoten bringen einen angenehmen Wechsel hervor. Wie von selbst reiht sich die Erörterung der zweiten Frage an; mit Andeutungen über Entdeckungen[5] und sein grosses in Vorbereitung begriffenes Anatomiewerk schliesst die Abhandlung. Man braucht nur die knappe, fliessende, anschauliche Sprache und das spitzige Epigramm ins Auge zu fassen um

[1] Z. B. Fab. 1543 III, 7 p. *281, 6 v. u.; V, 9 p. 514, 4. Fall. Ex. 80—82 ergiebt, dass ihm Zweifel schon bei einer Sektion in Bologna (S. 87), vor dem Erscheinen seiner Abhandlung aufstiegen. Ein weiterer Grund war die Einsicht, dass Hippocrates κατ' ἴξιν in verschiedenem Sinne gebraucht. — Immerhin hat Vesal die landläufige Annahme von der Faserung der Venenwand noch in der Fab. III, 1 beibehalten und durch eine schematische Abbildung erläutert.

[2] Z. B. L. Fuchs, Thadd. Dunus, Amatus Lusitanus, J. B. Susius, J. Guinterius (1571). — Ein Nachdruck von Vesals Epistola Montisferrati 1544 kam bereits zu spät.

[3] VS. p. 59—63; vgl. Fab. 1543 III, 5 Abbildung bei g, e und Text p. *267. — Zur Sache Virchow Die krankhaften Geschwülste III, 1, 431.

[4] Man halte etwa die Schrift von Matth. Curtius (S. 87,4) oder Susius (S. 86,3) dagegen.

[5] VS. p. 63s. Einiges über das Verhältniss von Herz- und Arterienpuls; vgl. oben S. 94 und Fab. 1543 VII, 19 p. 661.

inne zu werden dass Vesal nicht nur mit Messer und Stift, sondern auch mit der Feder umzugehen weiss, dass die Concinnitas und Elegantia, die Harmonie und Schönheit welche er an den Griechen schätzt (S. 76), seinem eigenen Wesen entquellen. Als Künstler brachte er das lange erwogene Stück in kürzester Frist zu Papier.[1]

Gründung der anatomischen Methode. Arbeit am lateinischen Galen.

Es wird Zeit den Gelehrten der mit vierundzwanzig Jahren bereits vier Schriften zu Tage gefördert hat, bei seiner Forscherthätigkeit zu beobachten. Ist er doch am 1. Januar 1539 schon so vorgerückt mit der neuen Anatomie dass er den Weg zur Gewinnung der Figuren festgestellt hat und zwei Tafeln mit den Gehirn- und Rückenmarksnerven vollendet vorliegen.[2] An Aufmunterung von befreundeter Seite fehlt es nicht; wenn nur der Maler Johann Stephan aushält und hinlängliches Material zur Verfügung steht, will sich Vesal der Durchführung seiner Aufgabe nicht entziehen. Wie zur öffentlichen Zergliederung verschafft er sich Leichen zur privaten Untersuchung. Leider lässt sich die Zahl der ihm zugänglich gewesenen menschlichen Leichen nicht ermitteln. Nur für die weiblichen Kadaver gelangt man zur Sicherheit. In Padua hat Vesal von 1537 bis 1542, bis zur Beendigung des grossen anatomischen Werkes, im Ganzen sechs weibliche Körper untersucht.[3]

[1] Datirt vom 1. Januar 1539. VS. p. 8: nactus nunc a publicis praelectionibus nonnihil ocii (die öffentliche Anatomie war vorüber VS. p. 65).

[2] VS. 1539 p. 65: Duas nervorum tabulas iam quoque absolvimus .. Nos praesentis anni consectionibus rationem qua id commodissime fieri posset, tentavimus: sed in tanta spectatorum turba, eam rem absolvere, fuit omnino impossibile. — Die zwei erwähnten Tafeln finden sich Fab. 1543 Lib. IV p. 319 und 332.

[3] In dem ohne Zweifel von Vesal verfassten Register der Fabrica 1543 wird mit: Mulierum a Vesalio hactenus sectarum catalogus ausdrücklich auf Lib. V, 15. 16 verwiesen. Hier werden aufgezählt: 1) eine Erhängte — privat; 2) eine Priesterdirne (S. 81, 2) — öffentlich; 3) eine alte Frau — öffentlich (S. 81, 4); 4) eine Simulantin — öffentlich (1541/42 Anhang III Urk. VI); 5) ein sechsjähriges Mädchen — privat (S. 100, 1); 6) eine todtgeprügelte Gravida — privat. — Zuvor hatte Vesal zergliedert in Paris eine Gehenkte — öffentlich; in den Niederlanden eine 18jährige Puella nobilis — privatim (S. 73).

Drei derselben kamen auf die öffentliche Zergliederung: einer davon und der von einem Studenten ausgegrabene Leichnam eines sechsjährigen Mädchens[1] waren kümmerliche Präparate. Letzt erwähntes Kadaver wurde nur zum Nachweise des Hymen und zur Errichtung des Skelettes verwandt: so blieben Vesal zum Privatstudium zwei weibliche Leichen.[2] Allerdings stand es um die Zufuhr männlicher Leichen besser: die Thatsache jedoch dass er die Leichen zuweilen wochenlang im Schlafzimmer beherbergte,[3] spricht deutlich genug. Mit so ärmlichen Mitteln musste die Anatomie des menschlichen Körpers geschaffen werden.

Nun ist es lehrreich zu verfolgen wie Vesal das Gebotene auszunutzen, zu ergänzen, wie er das Verschiedenste seinem Zwecke dienstbar zu machen wusste. Das Auge, das bei der öffentlichen Anatomie spät an die Reihe kam und sich desshalb als unbrauchbar erwies, nimmt er bei der Privatsektion im frischen Zustande vor.[4] Er drängt sich bei den schauerlichsten Hinrichtungen (Viertheilungen) dicht heran in der Hoffnung über das Verhalten des Liquor pericardii im Lebenden Gewissheit zu bekommen.[5] Er sucht die Vorgeschichte seiner Leichen zu ermitteln um Klärung schwieriger Fragen und seltener Befunde herbeizuführen. Als er einen Mann zergliederte, bei welchem die Sehnerven ungekreuzt verliefen, erkundigt er sich bei den Angehörigen, ob vielleicht Doppelsehen vorhanden war; er erfuhr dass jener nie über das Sehvermögen

[1] Quam tabe consumptam, ad sceleti praeparationem Patavii studiosi cuiusdam opera, qui illam e monumento subduxerat, nactus fui: Ep. Ch. 139 (vgl. S. 81,2).

[2] Auch von diesen zweien musste eine (S. 99,3 No. 6) rasch, vielleicht in der Stadtpraxis sezirt werden und brachte für das Wichtigste, den Uterus wenig Gewinn. So glaube ich Ep. Ch. 143 deuten zu sollen: A meorum enim librorum editione, humanum foetum adhuc in utero servatum, resecandi nulla fuit occasio: et quum ante editionem semel atque iterum occurreret, ego cum caeteris astantibus medicis ita harum rerum ignarus fui, negotiumque ita praecipitandum fuit, ut discrimina inter canem et mulierem parum adnotare licuerit. Vgl. Fab. 1543 V, 17 p. 540 praegnantes namque mulieres mihi ad dissectionem paucissimae hactenus obtigere.

[3] Ep. Ch. 194 Non mihi in cubiculum, aut e monumentis, aut publicis suppliciis data corpora, etiam septimanis aliquot asservabo.

[4] Ep. Ch. 157; vgl. oben S. 81,8.

[5] Fab. 1543 VI, 8 p. 584 unten. — Vgl. Berengar S. 47.

geklagt und stets vortreffliche Augen besessen habe.[1] Ein andres Mal — bei dem Ruderer eines päpstlichen Schiffes — fand Vesal einen zweiten in den Magen mündenden Gallengang, ausserdem Abweichungen an den Rippen und Brustmuskeln. Allein die Bekannten des Ruderers wollten nie galliges Erbrechen wahrgenommen haben, das nach Galen in solchen Fällen häufig eintreten müsste, bezeugten vielmehr dass der Mann fortwährend guter Gesundheit sich erfreut und über ungewöhnlich kräftige Lungen geboten habe.[2] — Manches wird am lebenden Menschen beobachtet. Während Vesal das Kapitel von den Zähnen niederschreibt, bemerkt er an sich selbst das Durchbrechen des letzten Weisheitszahnes.[3] Wiederum an sich selbst versucht er die Vorgänge bei der Athembewegung festzustellen;[4] er giebt eine Anzahl von druckempfindlichen Punkten an aus welchen sich der Verlauf der Fingernerven entnehmen lässt.[5] Alsdann kommen die Zuhörer und Freunde an die Reihe: der Doktor juris Claudius Simionius aus Friaul und Petrus Ravascherius aus Genua besitzen bewegliche Ohren,[6] erstrer zeigt ausserdem getrennte Harn- und Geschlechtswege.[7] Dem Studiosus juris Joannes Centurio aus Genua wird ein Lobspruch für die schön geformten Finger gespendet die so geschmeidig sind, dass er mit dem Rücken der Hand Wasser zu halten vermag.[8] Weiter benützt Vesal Leute aller Art zur Bereicherung seiner anatomischen Kenntnisse. Als Beispiel für die Kraft des Schläfenmuskels erwähnt er eines Gauklers in Padua, welcher einen fünfundzwanzig Pfund schweren Eisenstab mit den Zähnen fasste und denselben rückwärts neununddreissig Fuss weit ans Ziel schleuderte.[9] Den

[1] Fab. 1543 IV, 4.

[2] Fab. 1543 V, 8 p. 510. Andres derart Fab. V, 15 am Ende und die Leiche von Monselice (S. 81) Fab. 1543 V, 9 p. 512.

[3] Fab. 1543 I, 11 p. 46, 40.

[4] Fab. 1543 II, 35 p. 292, 14ss. Prüfung der Gesichtsmuskeln bei angezogenem Unterkiefer II, 13 p. 243, 27ss.

[5] Fab. 1543 IV, 14 p. 348, 21ss.

[6] Fab. 1543 II, 13 p. 242 unten (fehlt ed. 1555).

[7] Fab. 1543 V, 14 p. 529. Zur Sache Cruveilhier Anatomie pathologique Livr. 39, Pl. 2 Fig. 3, 3', 3''.

[8] Fab. 1543 I, 27 p. 124 (fehlt 1555; kommt dafür 1555 I, 19 p. 111b vor).

[9] Fab. 1543 II, 15 p. 248. Der Betreffende war ein Kautschukmann, aus Trient gebürtig. Diess und weitre Angaben Fab. 1555 II 15 p. 295.

Abstand hat Vesal selbst abgemessen. Beobachtungen über auffallende Schädelbildung machte er in seiner Heimat, in Venedig und Bologna.[1] Aber nicht nur bequem zugängliche oder käufliche Personen zog er zu Rathe; mit grosser Mühe und auf vieles Bitten gewann er Zutritt bei Gebärenden.[2] Er kennt das Ausweichen des Steissbeines während des Geburtsaktes und weiss dass die Geburtsstühle verschiedener Völker diesem Verhältnisse Rechnung tragen. Das Gebären erfolge am Leichtesten in knieender, schwieriger in aufrechter Stellung oder in der Rückenlage.[3] Auch sind ihm die falschen Knoten der Nabelschnur bekannt.[4] Vesal ist der Erste, welcher den Geburtsakt wissenschaftlich betrachtet hat.

Sodann wird die Anatomie am lebenden und todten Thiere auf das Eifrigste gepflegt. Thiere bedurfte er zur Vorbereitung auf die öffentliche Zergliederung[5] und zur eigenen Forschung. An Hunden war nie Mangel;[6] Vieles bezog er vom Schlächter. Seine Kenntnisse in der Anatomie des Affen,[7] zahlreicher Säugethiere und Vögel sind höchst bedeutend; osteologische Präparate besitzt er aus sämmtlichen Wirbelthierklassen.[8] Selbst die aufgetragenen Speisen mustert Vesal mit dem Auge des Anatomen.[9]

[1] Fab. 1543, besonders 1555 I, 5 (Kopfform von Genuesen, Griechen, Türken, Deutschen, Niederländern).

[2] Fab. 1543 Lib. V p. 383 zu S . . mulieres, quum parturientibus adstant, et non nisi magnis precibus nos admittunt in medium . .

[3] Fab. 1543 I, 29 p. 131 id quoque in mulieribus observare integrum est, quibus id os[coccyx] extrorsum caudae modo adeo porrigitur, ut etiam huius ossis gratia ipsis sedes in circulum incisae apud omnes quas unquam vidi nationes adaptentur. Atque ideo etiam pleraeque mulieres genibus innixae, et aliquantisper antrorsum inflexae foelicius pariunt: quemadmodum contra erectae, aut retrorsum inclinatae, difficilius. .

[4] Fab. 1543 Lib. V p. 383 zu S. . vasorum umbilici progressus . . nodis aliquot interdum, aut, ut verius dicam, varicosis tuberibus donatus . .

[5] Beispielsweise Vivisektionsvorversuche Fab. 1543 II, 35 p. 290, 32.

[6] Fab. 1543 I, 17, p. 78, 46 quorum [canum] copia nunquam defuit . .; Vivisektion am Hunde z. B. Fab. 1543 II, 35 p. 292, 13 (Zwerchfell). Auf die pori optici werden lebende Hunde und andre grosse Thiere geprüft Fab. 1543 IV, 4 p. 324. — Hundezergliederung in Paris S. 68.

[7] Geschwänzte Affen waren leichter zu bekommen als ungeschwänzte Fab. 1543 II, 23 p. 263, 31.

[8] Vgl. Fab. 1543 I, 39 p. 162, 21.

[9] Z. B. die Muskeln Fab. 1543 II, 2 p. 221, 51; die Zunge Fab. 1543 II, 19 p. 254, 24.

Auch hier findet seine Wissbegier keine Grenze. Er beobachtet bei den Handwerkern und verwendet seine Einsicht für anatomische Arbeit und Wissenschaft. Dem Schlächter sieht er zu und urtheilt, der Arzt könnte hier mehr lernen als bei dem herkömmlichen Treiben der öffentlichen Anatomie.[1] Das Kapitel von den Instrumenten (S. 82) verräth erstaunliche Kenntniss in der Behandlung des Eisens und Bleis, in Geräthen und Gewerben verschiedenster Art.[2] Französische und deutsche Rasirmesser zieht er italienischer Waare vor; deutscher Bindfaden sei feiner, stärker und glatter als jeder andre. Seine Doppelhacken oder Hamuli biegt und feilt Vesal mit eigner Hand aus Tischgabeln zurecht. Seine einfache, dauerhafte und schöne Heftung des Skelettes, die er zum ersten Male in Löwen unternahm (S. 74), hatte er Schüsselflickern abgelernt.[3] Die Konsistenz des Glaskörpers vergleicht Vesal mit einem gewissen Zustande flüssigen Glases.[4] Seine Ansicht von der Faserrichtung der Venenwand verdeutlicht er durch die Anordnung der Fäden eines Tricotanzuges und zwar in einer Weise die eine genaue Untersuchung des Tricots voraussetzt.[5]

Aber Vesal geht noch weiter. Er bringt alle Gebiete des Lebens und die Anatomie selbst herbei um sein Fach damit zu erläutern. Dem Oberschenkelknochen schreibt er eine gewisse Aehnlichkeit mit der Landkarte von Italien zu; er will mit diesem Vergleiche bloss den ersten Begriff von der Sache erwecken.[6] Die

[1] Fab. 1543 praef. p. *3a, 12 spectatoribus in illo tumultu pauciora proponuntur, quam lanius in macello medicum docere posset; vgl. Fab. 1543 V, 15 p. 532, 53s. Das Abhäuten laniorum more z. B. II, 24. 54. 62 p. *255, 2. Ochsen und Schweine werden in die Theilungsstelle der Vena cava super. gestochen: Fab. 1543 III, 5 p. *269 zu H.

[2] Von Goldschmiedekunst, Sammtweberei, Kammmacherei. — Vgl. musikalische Instrumente Fab. 1543 I, 8 p. 35, 19; VI, 4 p. 577, 55ss. 578, 52. Ueber Ambosse I, 8 p. 35, 10.

[3] Fab. 1543 I, 39 p. 161, 44 exemplo ab illis sumpto, quos effractas scutellas et lapideos cacabos compingere interdum videram.

[4] Fab. 1543 VII, 14 p. 646s. quamvis interim [vitreus humor] aquae modo non diffluat, sed ita consistat, quemadmodum vitreum in fornacibus fusum, et ferreis canalibus, quibus id ab artificibus a fornace eximitur, obvolvi cernimus.

[5] VS. 1539 p. 25. 26. Später verwirft er mit der Ansicht (S. 97) auch den Vergleich als lächerlich: Fall. Ex. 117.

[6] Fab. 1543 I, 1 p. 1, 43; vgl. I, 30.

wechselnden Bezeichnungen für die Theile des Darmkanals rufen ihm Paris in Erinnerung wo die lange Strasse zwischen Porte S. Jacques und Porte S. Martin sechs verschiedene Namen trägt.[1] Die Cartilago innominata (jetzt der Ringknorpel) des Kehlkopfes wird mit dem Daumenringe der türkischen Pfeilschützen verglichen.[2] Den grossen Rückgratschultermuskel stellt er mit den Kapuzen der Franziskaner, Jakobiten und Benediktiner zusammen,[3] den Plexus brachialis mit den Schnüren eines Kardinalshutes,[4] die linksseitigen venösen Herzklappen mit einer Bischofsmütze,[5] die Klappen der Arteria pulmonalis und der Aorta mit dem Halbmonde,[6] während er der Valvula tricuspidalis die Kronen antiker Königsstatuen in Rom anreiht.[7] Er findet die Form des Zwerchfelles ähnlich einem Rochen mit halbirt gedachtem Schwanze,[8] die seitlichen Anhänge des Uterus ähnlich den Flügeln einer Fledermaus,[9] die Fortsätze der Aderhaut ähnlich den Wimpern des Augenlides.[10] Diess einige Beispiele: Vesals Gleichnisse sind so treffend dass sie zu gutem Theile in der heutigen Terminologie fortleben. Dabei wird er keineswegs aufdringlich und stellt öfter die Wahl frei: unter Anderm vergleicht er die Gehörknöchelchen einmal mit Hammer und Amboss, und wiederum mit dem seiner Kondylen beraubten Oberschenkelbein und einem zweiwurzligen Backzahne.[11]

Zuweilen benutzt Vesal den Vergleich für physiologische Dinge.

[1] Fab. 1543 V, 5 p. 498 [iter] Primum a divo Jacobo, inde a parvo ponte, mox a templo Virginis, et non multo post ab eius ponte, inde ab oenopolio quodam, et postremum ab aede Martini appellationem mutuans. — Auf einem um 1551 gedruckten Plan von Paris folgen sich die Namen so: Porte S. Jaques, La grande Rue S. Jaques, Petit Pont, La Madeleine, Le pont nostre Dame, La grande rue S. Martin, Porte S. Martin.

[2] Fab. 1543 I, 38 p. 154. — Weitre Vergleiche mit türkischen Gegenständen: ebenda p. 153, 21; VI, 13 p. 592, 7; VI, 14 p. 593, 29.

[3] Fab. 1543 II, 3 p. 225, 14ss.

[4] Fab. 1543 IV, 14 p. 344, 6 v. u.

[5] Fab. 1543 VI, 13 p. 592, 32.

[6] Fab. 1543 VI, 13 p. 592, 47.

[7] Fab. 1543 VI, 13 p. 592, 14.

[8] Fab. 1543 II, 3 p. 225, 5.

[9] Fab. 1543 V, 15 p. 535, 45.

[10] Fab. 1543 VII, 14 p. 647, 15. 648, 47.

[11] Fab. 1543 I, 8 p. 35, 10ss. 21ss.

Er geht bei der Herzthätigkeit von der Ansicht aus, dass Erweiterung und Zusammenziehung aktive Erscheinungen sind. Jene beruhe auf der Kontraktion der in den Wänden und im Septum enthaltenen Längsfasern, diese werde durch die Ringmuskeln der Herzwand vermittelt. Bei der Dilatation erweitre und verkürze sich die Herzkammer, während sie sich bei der Kontraktion verlängere und verenge. Nun denke man sich ein Bündel Binsen, deren Wurzeln an einem Weidenringe in gleichmässigen Abständen befestigt und deren Köpfe zusammengebunden sind. Führt man durch die Oeffnung des Ringes einen Strick ein und befestigt denselben in der Spitze des Kegels, so wird letztrer beim Anziehen des Strickes kürzer und geräumiger. Die Binsen entsprechen den Längsfasern der Herzwand, der Strick stellt die Längsmuskeln der Scheidewand dar, der Ring wiederholt die Herzbasis. Beim Anziehen des Seiles wird die Dilatation des Herzens nachgeahmt. Lässt man nach und drückt etwa mit der Hand die Binsen in der Mitte zusammen, so erhält man einen Begriff von der Kontraktion des Herzens.[1] Das Vesalische Bild ist einfach und deutlich. Achtzig Jahre später knüpfte Harvey hier an, um die Unrichtigkeit der alten Ansicht von der Herzbewegung darzuthun.[2]

Vesal stellt nicht nur selbst Vergleiche an, sondern er sucht die antike sinnlos gewordene Terminologie, die er nach Kräften schont, in ihrer ursprünglichen Bedeutung zu verstehen; zuweilen weiss er ihr einen neuen, tiefern Gehalt zu verleihen. Nach Galen besteht das Brustbein aus sieben Knochenstücken und einem dreieckigen Knorpel; beiläufig macht der alte Autor die Angabe, dass die Einen das ganze Brustbein, die Andern bloss das knorplige Ende schwertförmig (xiphoeides) nennen. Vesal dagegen stellt vorerst die wahre Form des Knochens und seine Zusammensetzung aus drei Stücken fest, er beschreibt ferner die dem Schlüsselbeine und den Rippenknorpeln entsprechenden Vertiefungen. Nunmehr sucht und findet er Verständigung mit der klassischen Anatomie: er vergleicht das untre Ende mit der Klinge, Manubrium und Corpus sterni mit dem Griffe eines Schwertes; die Vertiefungen würden der festern Anlegung der Finger, somit demselben Zwecke dienen wie die Umwicklung des Schwertgriffes mit Schnur oder ein

[1] Fab. 1543 VI, 10 p. 587s.
[2] Harvey Exercit. anat. de motu cordis 1628 p. 23.

Ueberzug von rauher Fischhaut.[1] Aehnlich verfährt er beim Schwanzbein (Coccyx) dessen Namen Galen schlechthin braucht. Nachdem Vesal die Natur dieses Gebildes sorgfältig studirt hat, deutet er den Namen wörtlich: er findet zwischen dem Schwanzbeine, zumal wenn es nicht völlig von Fleisch und Bandmasse gesäubert ist, und dem Schnabel des Kuckucks (Coccyx) eine gewisse Aehnlichkeit.[2] Bei der Cartilago arytaenoides begnügt er sich nicht wie Berengar (S. 45) ihre Paarigkeit zu behaupten und einen neuen Vergleich anzustellen, sondern er schildert die zwei Knorpel genau und erklärt ihren alten Namen indem er die beiden von Weichtheilen bedeckten Gebilde zusammengenommen mit dem breiten Schnabel eines Waschkruges vergleicht.[3] Den Ausdruck Linse fasst Vesal wörtlich: denn das Organ besitze Linsenform, nicht anders als wenn aus der Mitte einer hölzernen Kugel eine ziemlich dicke Scheibe herausgesägt und die zwei seitlichen Theile nachträglich zusammengeleimt würden.[4] Wir sehen, Vesal nahm sein in Paris gethanes Gelübde ernsthaft: mit allen verfügbaren Mitteln, mit Hand und Kopf, mit Leib und Seele bemächtigte er

[1] Galen. De ossib. 13: Sunt autem [ossa pectoris] numero septem .. pectoris ossi cartilago triangularis adnascitur .. Tota pectoris ossis figura a nonnullis quia gladii similitudinem repraesentat, xiphoeides nominatur. Alii non pectorale os totum, sed eam duntaxat cartilaginem quae in imo eius est, ad hunc modum vocant. — Vesal Fab. 1543 I, 19 p. 92, 52: Iam si tria pectoris ossa simul iunxeris, manubrii alicuius gladii imaginem conspicies. primi nanque ossis superior pars, quae lata admodum est, illi manubrii parti respondebit, quae sub parvo digito in apprehensione consistit. Secundum autem os, illi parti congruet, quam manus tota intus complectitur, in qua sinus costarum cartilaginibus parati instar fovearum erunt, quibus digiti firmari possent. atque huiusmodi foveae eum praestarent usum, quem in gladiis ex manubrii asperitate quaerimus: quoties intortis nodosisque funiculis, aut scabra piscis cute, manubrium obduci curamus. Tertium os una cum cartilagine, reliquae gladii parti posset assimilari. adeo, ut nonnulli universam hanc ossium struem ξιφοειδῆ ab ensis imagine vocarint.

[2] Galen. De ossib. 11. 12: os aliud quartum quod coccyx nominatur .. In imo lati ossis aliud os subest, quod coccyx nominatur. — Vesal. Fab. 1543 I, 18 p. 93, 23: Vix enim ambigo quin [veteres] κόκκυγα appellaverint os quoddam a similitudine quapiam, quam cum ave a Plinio quoque coccyge .. nuncupata obtinet: praecipue quum carne ligamentisque adamussim non est purgata.

[3] Fab. 1543 I, 38 (mit noch weitern Möglichkeiten).

[4] Fab. 1543 VII, 14 p. 646.

sich der Anatomie. So wuchs sein dürftiges Material ins Unbegrenzte, so gewann seine Darstellung ihre unnachahmliche Frische und Plastik.[1]

Wird er sich wohl zur Freiheit durcharbeiten? Die Beobachtungen über die Arteriae spermaticae, die Vena azygos und den Unterkiefer fallen noch auf die Pariser Zeit, spätestens auf das Jahr 1536. Von Anfang an, sobald er mit menschlicher Anatomie beschäftigt erscheint, hält Vesal muthig Thatsachen aufrecht, welche in der unfehlbaren Anatomie Galens fehlen oder fehlerhaft dargestellt sind. Seit Paris und Löwen lag für ihn am Tage dass Galen unvollständig, widersprechend und sogar nicht immer wahrhaft ist. In Italien mehrten sich, wie die Ausgabe von Guinterius' Institutionen, die Tabulae anatomicae und der Brief vom Aderlasse zeigen, die neuen von Galen abweichenden Beobachtungen und bestärkten ihn in seiner Haltung.

Jedoch war Galen damit noch lange nicht beseitigt. Mit einer für uns unbegreiflichen Wucht drückte der Autoritätsglaube auf die Aerzte, auf alle Wissenschaft. Vesal selbst war von aufrichtiger Hochachtung für Galen erfüllt; hatte er doch bei seinen anatomischen Studien keinen bessern, keinen andern Berather als die Schriften Galens. Und nicht allein nackte Anatomie, sondern Andeutungen wie man dieselbe angreifen soll, bietet Galen dar. Eifer, Ausdauer, Aufmerksamkeit, eigenhändige, häufige Verrichtung der Sektion, Genauigkeit, kein blosses Bücherstudium, Zergliederung des Affen, auch andrer Thiere, Vivisektion, Untersuchung menschlicher Leichen so oft sich Gelegenheit findet, Ergänzung der Anatomie am Lebenden, bei Tische, vor Allem Kenntniss der Osteologie und der Extremitäten: so ungefähr lauten Galens Anforderungen an den Schüler. Dann giebt Galen die Instrumente, den Gang und die Technik der Sektion an, auch die halbseitige Zergliederung, beschreibt Vivisektionsversuche und Anderes mehr.[2] Wer möchte bezweifeln, dass Vesal Galens methodische und technische Winke beherzigt habe? Sagt er es doch oft genug selbst.

[1] Unter den Zeitgenossen Vesals hat diess Ingrassias erkannt und anerkannt. Der Vergleich des Penis mit zwei aneinandergelegten Zeigefingern und einer darunter gelegten Feder (Fab. V, 14) veranlasst ihn zu der Bemerkung Pulchra comparatio (De tumoribus 1553 p. 157 ad marg.).

[2] Viel Hiehergehöriges enthalten Galens Anatt. Administr. I. II. III. VII. VIII.

Soll man desshalb Galen Vesals Lehrer nennen? verdankt dieser jenem seine Methode? Unleugbar hat Vesal den glühenden Eifer für das Naturstudium, unermüdlichen Fleiss, eigenhändige Verrichtung der Sektion nicht aus Galen gelernt. Schon auf der Schule in Löwen trieb er Anatomie, ein lebendiges Beispiel jener Knaben der Asklepiadenfamilie, von welchen Galen erzählt.[1] Und was Galen abgerissen, unklar, als blossen Wunsch äussert, tritt bei Vesal planmässig entwickelt, als vollendete Thatsache auf. Statt des menschlichen Skelettes in Alexandria, auf das Galen verweist und statt des in den Bändern hängenden Knochengerüstes das Galen hatte liegen sehen[2] studirt Vesal unverdrossen, selbst unter Lebensgefahr menschliche Knochen, holt ein Skelett vom Galgen, reinigt es und setzt es kunstgerecht zusammen. Den Schülern in Padua errichtet er eines bei der ersten Gelegenheit. Wohl stimmt er mit Galen überein in der Nothwendigkeit der Anatomie der Extrema, keineswegs jedoch lässt er eine Anatomia inutilis zu:[3] Vesal behandelt die ganze Wissenschaft mit gleicher Hingebung. Wenn Galen von einem systematischen Gange der Sektion bloss spricht,[4] so führt ihn Vesal durch. Ueber Alles hinaus fügt Vesal Dinge hinzu welche Galen unbekannt sind: Vesal zeichnet oder lässt zeichnen, und schreibt während der Zergliederung das Bemerkenswerthe auf, gleich in die Werke Galens hinein.[5] Indem er abwechselnd mit Messer, Stift und Feder arbeitet und den Autor an der Leiche prüft, sichert er die Beobachtung, übt er die Beschreibung, gelangt er zu Wissen und Kritik. Vesal huldigt dem weisen Grundsatze, Nichts zu behaupten was er nur vereinzelte Male gesehen hat.[6] Er bleibt bei dem Erwiesenen und verirrt sich

[1] Galen. Anatt. administr. II, 1.

[2] Anatt. administ. I, 2.

[3] Anatt. adm. II, 2. 3.

[4] Anatt. adm. I, 2: Ossium, ut dixi, omnium natura perdiscenda est.. Post illa mox ad musculorum concisionem properandum. Nam hae duae corporis partes reliquis omnibus, veluti fundamenta, subiecta sunt. Deinde licebit quodvis discere primum, sive arterias, sive venas, sive nervos. Atque in horum consectionibus versato, viscerum natura, ad haec intestinorum, adipis, et glandularum innotescet: quae rursus ipsa per se penitius inspicere convenit. Hunc igitur exercitii ordinem sequi potius tibi suaserim.

[5] Ep. Ch. 195.

[6] Ep. Ch. 139 (beim Hymen): utqui neque alias ex una atque altera sectione quicquam affirmare soleam..

nicht in Spekulation. Galens Wort gilt ihm so lange als das Beste, als er selbst nicht Bessres weiss.

Solche Hingebung an die Natur, so genaue, umfassende, umsichtige und vorsichtige Forschung kennt Galen nicht, der stets mit sich im Reinen ist, der Erfahrung und Vermuthung nicht zu trennen versteht. Etwas Aehnliches wie die Forschung Vesals findet sich im ganzen Alterthum nicht: weder Galen noch Aristoteles, sondern Vesal ist der Begründer der anatomischen Methode.

Bis zum 1. Januar 1539 wo der Brief vom Aderlasse aufgesetzt wurde, hatte Vesal Galens Wesen noch nicht durchschaut. Seine Methode aber muss ihn zum Ziele führen. Besonders eine Art seiner Forschung zeigte sich erfolgreich, indem sie eine Reihe von Widersprüchen zwischen eignen Wahrnehmungen und Angaben Galens löste: die vergleichend anatomische Untersuchung. Vesal pflegte, wenn er das von Galen Beschriebne beim Menschen nicht fand oder anders fand, die Sache an Thieren zu prüfen, meistens an Hunden weil solche immer zu haben waren. Beim Hunde trafen häufig die Galenischen Angaben zu, oder Vesal gewann doch einen Fingerzeig was Galen hatte sagen wollen.[1]

Ein weitres nicht zu unterschätzendes Moment kam hinzu. Der Buchdrucker Lukas Antonius Junta in Venedig hatte den Plan zu einer lateinischen Ausgabe des Galenus gefasst.[2] Er wollte den Aerzten ihren wichtigsten Schriftsteller in wahrer Gestalt, geordnet, vollständig, in genauer und lesbarer Uebersetzung zuführen. Mit dem Originale konnte die grosse Mehrzahl der Aerzte, als des Griechischen unkundig, Nichts anfangen;[3] die bisherigen Uebersetzungen waren nach mangelhaften Handschriften gemacht oder an sich ungenügend. In Wirklichkeit wussten die Aerzte von Galen viel zu wenig; er galt bei ihnen schlechtweg als breit, weitschichtig, verworren, ungeordnet. Die lateinische Gesammtausgabe sollte sie mit der echten Heilmethode und der Quelle bekannt machen, aus welcher die arabische Medizin abgeleitet war; auch den Männern der

[1] Fab. 1543 I, 17 p. 78 oben S. 88,3.

[2] Das Folgende nach den Vorstücken des Venetianischen Galenus 1541 (s. g. Juntina prima) und nach dem spätern Vorworte des J. B. Montanus.

[3] Leonh. Fuchs De curandi ratione (Lugd. 1548) Epist. nuncup. Quoties enim quisque est e Germaniae nostrae medicis, qui levem saltem Graecae linguae.. peritiam habeat. In Frankreich und Italien wird es nicht anders gewesen sein.

Wissenschaft sollte damit ein zuverlässiges Hilfsmittel geschaffen werden. Um diesen Plan durchzuführen wurden weder Kosten noch Anstrengungen gescheut. Juntas Tod brachte das Unternehmen nicht ins Stocken, da seine Erben für ihn eintraten. In ganz Italien wurde nach Handschriften gesucht; eine Anzahl Sprachkenner war mit der Uebersetzung neuentdeckter Texte, mit Ersatz und Verbesserung älterer Uebertragungen beschäftigt. Die Sichtung und Ordnung der Bücher, eine ungewöhnlich schwierige Aufgabe, lag in den Händen des berühmten Johann Baptista Montanus von Verona; die Schlussrevision und Korrektur besorgte der gelehrte Augustinus Gadaldinus. Hunderte von Dukaten wurden von den Junta geopfert, obschon die Mitarbeiter Alles unentgeldlich oder für kleine Entschädigung leisteten. Auch nicht der mächtigste Kaiser, sagt Gadaldinus, hätte solche Mühe würdig belohnen können. Gadaldini selbst war in Folge der übermässigen Anstrengung und Aufregung schwer krank geworden. Das gewaltige Werk, zehn Abtheilungen umfassend[1] und prachtvoll ausgestattet, erschien im Jahre 1541, ein Jahr später die gleichlautende Basler Ausgabe.

Für dieses Werk übernahm Vesal[2] die zwei Schriften über Zergliederung der Gefässe und Nerven und das grosse Fragment De anatomicis administrationibus, welches Galens späteste und beste Anatomie enthält. Es war vor etlichen Jahren von J. Guinterius übersetzt worden (S. 66); nur ungern und auf vieles Drängen hatte sich Vesal entschlossen Hand an dasselbe zu legen, da er seinen frühern Lehrer zu beleidigen fürchtete. Nach Jo. Caius Britannus hätte Vesal zur Textberichtigung über wenige aus einem alten Kodex herausgeschriebene Notizen verfügt, die ihm durch Augustinus Gadaldinus übersandt worden waren; die meisten dieser Notizen seien falsch gewesen.[3] Ob Dem also war, bleibt dahin-

[1] Isagogici Libri; Classis I—VII; Libri extra ordinem classium und Spurii libri; vgl. S. 120.

[2] Vgl. hiezu Anhang I, I, C und Anhang IX.

[3] Cl. Galeni Pergam. Libri aliquot Graeci.. ed. J. Caius Britannus Basil. 1544 p. 286. Derselbe De libris propriis [1570] ed. 1729 p. 140s.:..notae quaedam Graecae, sed eae paucae, ex vetusto libro Graeco apud Juntas, per Augustinum Gadaldinum.. transumptae, atque ad Andraeam Vesalium (qui eadem communique mecum domo usus est Patavii, nempe casa de gli valli, seu ut Patavini loquuntur ca valle, appresso al Ponte della paglia, ad octo menses, quo tempore libros suos de fabrica humani corporis scripsit et depinxit)

gestellt; in Wirklichkeit fand Vesal genug zu thun; wie Augustinus Gadaldinus angiebt, hat Vesal das Buch völlig umgestaltet.[1] Vesal selbst sagt er habe sehr zahlreiche Verbesserungen vorgenommen[2]; er erwähnt die Verwirrung der Texte in den Zahlen der Arm- und Handmuskeln,[3] im Gebrauche der Wörter Epiglottis und Glottis.[4] Vesal übte sachliche, nicht philologische Kritik an Galen.[5] Den Hauptgewinn zog er selbst aus der Arbeit: sie half ihm die Galenische Anatomie durchschauen.

Entscheidung. Schulanatomie 1540 und 1541.

Die neubelebte Zergliederungskunst, der fleissige Vortrag und die Wiederherstellung der Bücher Galens brachten Vesal nach eignem Zeugnisse zur Gewissheit.[6] Im Jahre 1540 nach der zweiten

in hoc transmissae, ut ex eis Galeni libros anatomicos Latinos castigaret.. Sed eae notae cum parum et Vesalio et mihi profuerunt (erant enim maxima ex parte falsae omnes) occasionem dederunt diligentius alia exemplaria inquirendi..

[1] Aug. Gadaldinus im Vorworte zu Galen. Venet. 1541: Andreas Vesalius Bruxellensis celebris atque insignis nostra tempestate dissectionis professor: qui libros De venarum arteriarumque, et nervorum dissectione multis locis castigatos nobis exhibuit: ac demum precibus et rationibus tum nostris tum amicorum victus, dum ei ostenderemus magnum nimis malum eum esse commissurum, si metu offendendi Andernaci praeceptoris sui (id enim verebatur) tanta utilitate homines privaret, libros de anatomicis aggressionibus adeo emendavit, ut alios pene fecerit.

[2] Fab. 1543 praef. p. *3b, 13: s. unten Anm. 6.

[3] Fab. 1543 II, 43 p. 309.

[4] Fab. 1543 I, 38 p. 154s. Vgl. oben S. 42.

[5] Die wenigen Randbemerkungen Vesals beziehen sich auf sachlich zweifelhafte oder dunkle Stellen. — Wegen des Zustandes der bisherigen Uebersetzung vgl. S. 67.

[6] Fab. 1543 praef. p. *3b, 12: quum interim.. nobis modo ex renata dissectionis arte, diligentique Galeni librorum praelectione, et in plerisque locis eorundem non poenitenda restitutione constet, nunquam ipsum resecuisse corpus humanum: at vero suis deceptum simiis.. Nach dieser Stelle, welche auf Anatomie und Galenstudium Gewicht legt, und nach dem S. 112,2 Gesagten fällt Vesals Arbeit am Venetianischen Galen spätestens auf den Anfang des J. 1540. — Nach J. Caius Britannus (S. 110) wäre Vesal bereits am Niederschreiben der Fabrica gewesen.

Anatomie zu Bologna hatte er mit seiner vergleichend anatomischen Methode eine wichtige Beobachtung gemacht. Als er dem Professor Albius das Skelett eines Menschen und eines Affen baute, fand er einen von Galen beschriebenen Lendenwirbelfortsatz der ihm am Menschen nie begegnet war, an der Wirbelsäule jenes Affenskelettes auf.[1] Sei es dass diese Beobachtung entscheidend wurde, sei es dass die Entscheidung etwas später erfolgte: im Jahre 1540[2] weiss Vesal dass Galen niemals eine menschliche Leiche zergliedert hat, vielmehr im Wesentlichen die Anatomie des Affen lehrt.

· Vesal erhebt kein Triumphgeschrei: er ist ärgerlich über sich selbst dass er Galen so lange nicht verstanden und sich vor ihm gefürchtet habe. Er kann sich nicht genug über seine eigne Dummheit und sein Vertrauen auf Galen wundern.[3] So einfach kommt ihm jetzt, nachdem er das Geheimniss durchschaut hatte, die Sache vor.

Doch sehen wir uns einmal die Administrationes anatomicae an: hier steht das Dogma, dass die Knochen des Affen denen des Menschen sehr ähnlich sind, und die Folgerung dass auch Muskeln, Gefässe und Nerven sich wie beim Menschen verhalten. Hier verlangt Galen dringend Studium menschlicher Osteologie und empfiehlt als vorzügliches Lehrbuch seine Schrift über die Knochen. Den Lernbegierigen verweist er auf das Skelett in Alexandria, auf die Untersuchung von Gräberknochen. Galen beruft sich auf ein aus dem Grabe geschwemmtes Skelett; er sah die Reste eines den

[1] Fab. 1543 I, 17: oben S. 88,3.

[2] Zur chronologischen Bestimmung dient Folgendes: 1) der Bruch mit Galen fällt später als die öffentlichen Anatomieen in Bologna S. 86,3; 2) Ep. Ch. 196:.. quod Galeni librum de Ossibus vel ter studiosis praelegerim, priusquam mendam aliquam Galeni annotare ausus fuissem: das dreimalige Vorlesen des Galenischen Buches beziehe ich auf die öffentl. Anatomie 1537, 1538, 1539/40 (mit Einschluss der zweiten Anatomie von Bologna); 3) die analoge Stelle vom Plexus mirabilis Fab. 1543 VII, 12 unten S. 114,2; 4) Vesal ist im 26. Lebensjahre, also 1540, mit Schreiben der Fabrica beschäftigt: Fab. 1543 I, 11 p. 46.

[3] Fab. 1543 VII, 12: ipse meam stupiditatem et nimiam in Galeni aliorumque Anatomicorum scriptis fidem haud satis demirari possum; vgl. Ep. Ch. 196: quum tamen nunc satis nequeam mirari meam stupiditatem, qui, quae scribebantur, tam parum assequerer, et ipse meis oculis ita imponerem.

Kranichen zur Beute gefallenen Räubers. Wenn menschliche Knochen, liest man ebenda, nicht zu Gebote ständen, möge der Anfänger einen menschenähnlichen Affen zergliedern. Niedere Affen seien in der Einrichtung der Zehen und des Knies vom Menschen verschieden. Am Besten werde das Studium der Osteologie sowohl am Menschen als am Affen vorgenommen. Die Weichtheile könne man, wenn es an Affen gebreche, an andern Thieren zergliedern. All Das steht in buntem Durcheinander zu Anfang der Administrationes anatomicae. Weiterhin heisst es,[1] die oberflächlichen Armvenen gewahre man am lebenden Menschen wie am sezirten Affen: daher es sicher sei dass sich auch das Innere dieses Thieres wie beim Menschen verhalte. Wiederum empfiehlt Galen Uebung am Affen, damit man vorkommenden Falles eine menschliche Leiche zu zerlegen wisse. Aerzte die einst einen Germanen sezirten, hätten nichts als die Lage der Eingeweide entnehmen können. Geübte aber seien an Verbrecherleichen oder unbeerdigten Räubern rasch zum Ziele gelangt. Wer mehrfach Leichen ausgesetzter Kinder zergliedre sei überzeugt von der Aehnlichkeit des Baues von Menschen und Affen.[2]

Man sieht Galen bewegt sich in dunklen Reden. Kein Wunder, dass Niemand vor Vesal eine Ahnung von dem wahren Verhältnisse besass (S. 55). Die Wahrheit konnte nur durch angestrengteste Arbeit, reiches anatomisches Wissen und sorgfältigste Lektüre Galens ermittelt werden. Jetzt wo Vesal die Galenische Anatomie verstand, focht es ihn wenig an, dass man ihm den noch ungedruckten griechischen Text der Abhandlung De ossibus vorenthielt:[3]

[1] Admin. anatt. III, 5.

[2] Das Fragment De venarum arteriarumque dissectione behandelt ausgesprochenermassen (cap. 1) die Anatomie des Affen; vgl. Vesal. Fab. 1543 III, 5 p. *265.

[3] Fab. 1543 I, 9 p. 42 Hic modo considerate exquirito, num Galenus maxillae ossa hucusque verius quam ego, in homine enarraverit, et quantum adhuc Galenus in simiis et canibus omiserit. dein, num Galenum ego ex rei potius cognitione, an interpretis versione intellexerim, et cuiusmodi natatore Delio Galeni de maxillae ossibus tractatio indigeat: potissimum quando communis utilitatis vel parum studiosi quidam, vel etiam invidi, Graecum exemplar ita supprimunt, ut nullis id rationibus quo aliquandiu mihi usurpandum traderetur, ab iis obtinere licuerit: qui tamen praeter Balamium, et Cardinalem Rodolphum, id se etiam habere fatebantur, sed ea conditione, mihi ne communicaretur. Verum interea omnem navabo operam, ne illo libro, quemadmodum

die Besitzer — er macht Ferdinand Balamius und den Kardinal Carpi[1] namhaft — verweigerten ihm die Benutzung des Originales. Mögen sie immerhin, so ungefähr sagt Vesal, dieses und andre Galenische Bücher den Motten überlassen; er werde gleichwohl seine Anatomie zu Stande bringen und zeigen wonach er Galen beurtheile, nach den Worten des Uebersetzers oder nach der Natur.

Im selben Jahre 1540 begann Vesal mit dem Niederschreiben des grossen Werkes, das wir bald im Zusammenhange prüfen werden. Es ist klar dass nach der Durchdringung Galens der Charakter von Vesals öffentlicher Zergliederung sich änderte. Bisher hatte er sich der Galenischen Lehre gefügt; bei den Anatomieen der Jahre 1537, 38, 39 hatte er nach eigenem Geständnisse nicht gewagt an Galens Osteologie Etwas zu tadeln.[2] Er hatte den Kopf vom Ochsen oder Schaf zu Hilfe genommen um Galens Plexus mirabilis, den er beim Menschen nicht nachweisen konnte, den Zuschauern zu demonstriren: aus Furcht man sage ihm nach er sei unfähig jenen Plexus zu finden.[3] Nun wurde Das anders; es musste die Wahrheit bekannt, die Tradition widerlegt werden. Selbstüberwindung,[4] Muth und Zurückhaltung gehörten dazu um die Sache gegen Galen öffentlich zu führen. Man erinnre sich bloss des Zu-

neque aliis etiam quibusdam Galeni libris ad Anatomen eguisse videar, quos aut totos citra omnem usum recondunt, aut saltem correctiores a tineis (quum ipsis usui esse nequeant) erodi malunt. — Ein ähnlicher Ausfall ohne Nennung von Namen im Kapitel von der Zunge, Fab. 1543 II, 19, wegen Galen. De musculor. dissectione. — De ossibus erschien griechisch Paris 1543, De muscul. diss. lateinisch durch Aug. Gadaldin. 1550.

[1] Balamius Uebersetzer von Galen. De ossibus: S. 36,4. 55,1. — Cardinalis Rodolphus ist Kardinal Carpi, Vertrauter von Papst Paul III und IV.

[2] Ep. Ch. 196: S. 112,1.

[3] Fab. 1543 VII, 12 qui adeo in Galenum affectu laboraverim, ut nunquam in publicis sectionibus humanum caput, absque agnino aut bovino ostendere aggressus fuerim, ut quod in homine neutiquam reperirem, id ovillo capite resarcirem, spectatoribusque imponerem, ne plexum illum nomine omnibus notissimum, neutiquam invenisse dicerer. — Dass es dreimal geschah, ergiebt sich aus dem gleichen Kapitel am Ende: superest, ut studiosos qui duobus proxime praecedentibus annis [d. h. Jahr 1540/41 und 1541/42] mihi secanti non astitere, sedulo ad αὐτόψιν horter, quo iam admoniti, corporis humani fabricam Galeni meaque descriptione perlecta diligenter expendant, in posterumque Anatomicorum libris minus fidei adhibeant. — Zum Rete mirabile vgl. Berengar S. 43 und Vesal S. 91.

[4] Quantumvis.. invitus Fab. 1543 III, 7 p. *282, 10.

standes der vorvesalischen Anatomie und erwäge noch Folgendes. Vesal kannte Aerzte die sich zwar lebhaft für den Bau des menschlichen Körpers interessirten, aber solches Grauen vor der Zergliederung empfanden, dass sie derselben niemals beiwohnten.[1] Gebildete Aerzte, die sich stolz Galeniker hiessen (S. 36), wussten von Galen so wenig dass sie dem Kehldeckel die Erzeugung der Stimme zuschrieben, Kehldeckel und Stimmritze für Ein und Dasselbe hielten, die Stimmritze überhaupt nicht kannten.[2] Wie Viele giebt es wohl, ruft Vesal aus, denen auch nur die Zahl der Knochen, Knorpel, Bänder, Muskeln, Gefässe, Nerven und Eingeweide geläufig ist?[3] Er empört sich über Diejenigen, welche nie eine Sektion gesehen haben und in gemeingefährlicher Weise ihre Praxis treiben.[4]

Solchen Zuhörern und Zuschauern gegenüber hatte er einen schweren Stand. Vesal ermahnt Jeden, keinem Buche, auch nicht dem ältesten zu glauben was die Zergliederung nicht Einmal und mehrmals erwiesen habe;[5] er bittet alle Erregung bei Seite zu lassen und mit ruhigem Blute das Präparat zu prüfen; er zeigt auf das Gründlichste wie die Worte Galens auf den Hund oder Affen passen und wie anders sich die Anatomie des Menschen verhält. Im Verlaufe der öffentlichen Zergliederung macht er auf weit mehr als zweihundert Irrthümer Galens aufmerksam.[6]

Nicht bei Allen waren seine Bemühungen, wie er selbst berichtet, von Erfolg begleitet. Sehr viele Studenten wussten aus seinen Muskeldemonstrationen nichts weiter als etwa dass in Einer

[1] Fab. 1543 p. *4a, 27 tam delicata et in medico parum probanda praediti sunt natura, ut etsi iucundissima hominis cognitione .. insigniter capiantur, eo tamen animum inducere nequeunt, ut vel sectioni aliquando intersint.

[2] Fab. 1543 II, 22 p. 261 Scribo autem haec paulo fusius, ut Galenus aliquando intelligatur, nec posthac laryngis operculum, vocis principalissimum organum, qui hodie sese Galenicos profitentur, contendant, et idem corpus, γλωττίδα vel lingulam, et ἐπιγλωττίδα, seu laryngis nobis vocatum operculum esse opinentur, ignorantes profecto lingulam in medio esse laryngis, ac tibiarum linguis, quibus illae inflantur, quam simillimam existere. — Vesal zielt wohl gleichzeitig auf Berengar: oben S. 42. — Zur Sache Vesal im Galen 1541 oben S. 111.

[3] Epit. 1543 Dedic.

[4] Epit. 1543 Dedic.

[5] Fab. 1543 II, 48 p. *222, 14.

[6] Fab. 1543 praef. p. *3b, 24.

Lektion vierzig Muskeln gezeigt worden seien. Sie schreckten mit solchen Angaben die Kommilitonen ab und klagten, Vesal nehme zu viel auf einmal durch. Andre die sich klüger dünkten, schrieben die Punkte auf, in denen Vesal von Galen abwich, missverstanden ihn auch wohl und berichteten in dieser Weise an Dritte.[1] Beim Vorzeigen des Processus vermiformis, der nach Galens Lehre einen grossen Sack bildet (S. 45), traten ihm einige Aerzte mit Galens Beschreibung entgegen, andre wandten ein, er sei zu ungeschickt um Galens Coecum zu finden.[2] Es gab Aerzte die sich abseits von der Zergliederung zu Beschützern Galens aufwarfen, bei der Sektion aber schwiegen als wenn man ihnen die Zunge abgeschnitten hätte.[3] Wieder andre stellten zwar die von Vesal nachgewiesenen Thatsachen nicht in Abrede, suchten jedoch Galen auf dialektischem Wege zu entschuldigen oder wie sie zu sagen pflegten, Galen mit den Thatsachen in Uebereinstimmung zu bringen. Sie brüsteten sich damit vor Andern, wurden aber jeweilen von Vesal bei der Sektion gehörig zurechtgesetzt.[4] Die schlimmsten waren die, welche scholastische Fragen — ob die Medizin Kunst oder Wissenschaft sei, ob die Psychologie die vornehmste Wissenschaft sei und dergleichen mehr — mit grosser Wichtigkeit behandelten, aber Vesal für ruchlos erklärten, weil er bei der öffentlichen Anatomie von Galen abweiche. Mit solchen Halbwissern, die verlangen, er solle mit seinen Entdeckungen zurückhalten, die nur verleumden können und mit offenen Augen nicht sehen, will sich Vesal nicht abgeben; er rechnet auf die Freunde der Wahrheit.[5]

Glücklicherweise fand er unter den Aerzten solche. Vesal schildert wie sie durch seine Bekämpfung Galens zunächst in höchstem Masse erregt wurden, wie sie ingrimmig und begierig Galen zu vertheidigen die vorgelegten Präparate betrachteten, wie sie allmählig ruhiger wurden und ihren Augen mehr trauten als Galen. Ja sie bekamen Eifer für die Anatomie und schrieben

[1] Fab. 1543 II, 48 p. *222, 6—13.

[2] Fab. 1543 V, 5 p. 500: Atque hinc fit, ut Aesculapii nostri, scilicet quando hanc gracilem portiunculam in homine caeci intestini loco me commonstrare vident, Galeni descriptione nobis obstrepere .. alii vero asserant, caecum intestinum ob secandi imperitiam a nobis minime observari.

[3] Fab. 1543 VI, 16 p. 600.

[4] Fab. 1543 III, 7 p. *282, 7.

[5] Fab. 1543 I, 18 p. 83.

an ihre Freunde dass Vesals paradoxe Lehren nicht aus Autoren, sondern aus der Natur entnommen seien. Sie forderten ihre Freunde auf der öffentlichen Sektion beizuwohnen und die wahre Anatomie kennen zu lernen.[1] Und ausser jenen Aerzten gewann Vesal die Philosophen: die Aristoteliker machten ihm nicht so viel Arbeit,[2] obschon er häufig gegen Aristoteles, ihren Führer, zu Felde zog. Wüssten sie mehr Anatomie, sagt Vesal, so könnten sie manche auf Aristoteles gerichtete Angriffe Galens abschlagen.[3]

Allem nach haben die zwei letzten Anatomieen einen sehr stürmischen Verlauf genommen. Der Unterricht gewann dabei seine wahre Gestalt: Vesal trug vor und vertheidigte eignes Wissen. Er sprach frei, ohne Bücher,[4] was ihn das Buch des menschlichen Körpers lehrte.[5] Vesals Forschungsmethode hat den anatomischen Unterricht lebendig gemacht.

Sonstige Arbeit. Privatleben.

Unterricht, Zergliederung und Studium Galens[6] füllten Vesals Zeit nicht völlig aus. Mit dem trefflichen Arzte Lazarus Hebraeus de Frigeis las er Avicenna und zwar unter Vergleichung der hebräischen Uebersetzung.[7] Er arbeitete eine sorgfältige Paraphrase

[1] Fab. 1543 praef. p. *3b, 22—30; vgl. Francisc. Vesal. in der Dedic. zu Ep. Ch. p. 8.

[2] Fab. 1543 praef. p. *3b, 23.

[3] Fab. 1543 VI, 12 am Ende.

[4] Auf Vesals Porträt und dem Titelbilde der Fabrica (beide von 1542) ist kein Buch sichtbar; auch ist in der Ed. 1555 die Hauptstelle, welche von der Praelectio galenischer Bücher handelt (Fab. V, 19), gestrichen.

[5] Fab. 1543 VI, 16 p. 600, 42; Fall. Ex. 171.

[6] Vesal schrieb auch Annotationen zur Galenischen Anatomie, die im J. 1544 zu einem sehr grossen Bande angelaufen waren: Fab. 1543 II, 46 Schluss; Ep. Ch. 192. 193. Auch Physiologisches und Pathologisches war darin behandelt: Ep. Ch. 197. (Die Annotationen sind nicht zu verwechseln mit den in Galens Werk eingetragenen Notizen S. 108.) Er gedachte die Annotationen für sich oder mit dem seit Erscheinen des Galen. Venet. 1541 neu berichtigten Texte Galens erscheinen zu lassen: Fab. II, 46.

[7] Fab. 1543 Lib. I p. 166. Lazarus hob die hebräische Nomenklatur aus, die Vesal in der Knochensynonymik mittheilt. Die Studien müssen früh begonnen haben, da schon die Tabb. anatt. hebräische Bezeichnungen enthalten. (Bemerkung über die Korruption griechischer Wörter bei den hebräischen Uebersetzern Fab. 1543 III, 11 p. *294 unten. Avicenna erschien hebräisch Neap. 1491: Choulant Bücherkunde 2. Aufl. S. 361.)

sämmtlicher zehn Bücher von Rhazes' Almansor aus (sie lag im J. 1544 vollendet vor),[1] sammelte auch zu einem Buche über Rezeptformeln der klassischen Aerzte.[2] Ueberhaupt trug sich Vesal in jenen Jahren mit den verschiedensten Absichten und Entwürfen. Er spricht von einem im Entstehen begriffenen Werke pathologischer Beobachtungen[3] und von einer chirurgischen Schrift;[4] er gedenkt Fragen aus der Physiologie[5] und vergleichenden Anatomie[6] zu behandeln. Daneben pflegte er eifrig den Umgang mit Freunden. Er erinnert sich später des fröhlichen Junggesellenlebens in Padua das zum Forschen wie geschaffen war.[7] Um das Jahr 1540 bewohnte er mit Jo. Caius Britannus, damals Professor der Sophistik, die Casa degli Valli[8] appresso al Ponte della Paglia (im Volksmund Cavalle genannt). Dass sie einander nähertraten, vernimmt man nicht. Jo. Caius war und blieb zeitlebens ein starrer Galeniker; wir werden auf ihn zurückkommen. Die fröhliche Gesellschaft Vesals bestand wohl hauptsächlich aus Studenten. Zu ihnen mochte gehören Vitus Tritonius Athesinus ein fleissiger Zuhörer Vesals, der noch längre Zeit mit ihm einen gelehrten Briefwechsel unterhielt;[9] vielleicht auch der Jurist Christoph Pflug oder Pflügel aus Salzburg, den Vesal für Mittheilungen über die Kretinen Steiermarks und wegen seiner tapfern Entsetzung von Löwen ehrend erwähnt;[10]

[1] Ep. Ch. 195.

[2] Ep. Ch. 195. Auf diese Sammlung spielt wohl Fab. 1543 praef. p. *2b, 38 an: medici . . ut . . tot . . elegantissimae veterum compositiones nobis pariter deessent, adhucque complures lateant, autores fuere.

[3] Fab. 1543 Lib. II. Tab. 9 Erklärung zu θ p. 199.

[4] Fab. 1543 IV, 9 p. 329 Erklärung von E und F.

[5] Fab. 1543 VII, 14 p. 650, 5 Optisches (Linse; S. 106).

[6] Fab. 1543 I, 23 p. 107, 27 (Homologie der Extremitäten).

[7] Ep. Ch. 194 perinde ac si . . non ea aetas uxore, liberis, omnique cura rei familiaris libera, in jucundissimo sodalium convictu, anatomicis tractandis fuisset longe aptissima.

[8] Cavalle, Ponte della Paglia und die Aedes filiorum Comitis Gabrielis ab Ortemburg, wo Vesal seinen Aderlassbrief (1539) schrieb, waren den Herren Gloria und Baito, Direktoren des Museo Civico in Padua völlig unbekannt. — Vgl. Jo. Caius oben S. 110 und 110,3.

[9] Vgl. Anhang VIII Die Handschr. des Vitus Triton. Athesin. und Vesal. Fab. 1543 V, 15 p. 538.

[10] Fab. 1543 I, 5 p. 19 (und Register). Löwen wurde von den französisch-geldrischen Truppen belagert, und durch einen Ausfall der Studenten, an deren Spitze Pflügel stand, befreit. Das Ereigniss fällt auf den 2. August

Petrus Forestus aus Alkmaar,[1] Wolfgang Meurer aus Sachsen.[2] Vesal nennt die Juristen Jacobus Niger und Franciscus Pinellus[3] aus Genua sowie den Urbinaten Jo. Paulus Guiducius;[4] letztrer trat später einmal (1547) als Zergliederer in Padua auf. — Unter den Männern der Wissenschaft werden als Freunde Vesals aufgeführt Matth. Curtius[5] und J. A. Albius in Bologna (S. 88), Augustinus Gadaldinus[6] in Venedig, in Padua Lazarus Hebraeus (S. 117), Realdus Columbus von Cremona, der sich unter den Augen Vesals zu einem tüchtigen Anatomen ausbildete und seinen Lehrer gar bald mit Undank lohnte.[7] Eine ideale Freundschaft verband Vesal mit zwei weit ältern Männern, Jo. Bapt. Montanus und Marc. Antonius Genua.

Johann Baptista Montanus,[8] ein ausgezeichneter Kenner der alten Sprachen und der medizinischen Litteratur, war im Jahre

1542. (Beschreibung in Val. Andreae Fasti acad. Studii generalis Lovaniensis 1650 p. 360; und in Sim. Schard. Hist. operum German. II, 1574, p. 1869 ss.) Da Vesal am 1. August 1542 die Fabrica abschloss, so ist diess ein späterer Zusatz. Uebrigens wird nicht ausdrücklich gesagt, dass er mit Pflug in Padua zusammentraf.

[1] P. Forestus: M. Adam Vitae 1620 p. 328.

[2] W. Meurer: M. Adam Vitae 1620 p. 253. — Die Bekanntschaft mit Joh. Kraft aus Breslau (Crato von Kraftheims Leben und ärztliches Wirken von A. W. E. Th. Henschel [Breslau 1853] S. 131) ist möglich, ebenso dass Vesal später mit Crato ärztlich berathen habe (Henschel S. 87): aber Beides ist nicht belegt. — Nach gütiger Mittheilung von Herrn Dr. Markgraf, Vorsteher der Stadtbibliothek in Breslau, enthält die Rehdigersche Sammlung weder Briefe Vesals noch solche die an Vesal gerichtet sind.

[3] Fab. 1543 I, 19 p. 90.

[4] Fab. 1543 I, 11 p. 46. — Weitere Namen oben S. 101.

[5] S. 87; doch scheint die Freundschaft bald gelöst worden zu sein. (In der Fab. 1543 wird Curtius nicht genannt.) Cardanus de vita propria c. 4 schiebt die Schuld des Zerwürfnisses auf Curtius: Testimonium ex Vesalio modesto viro, qui parvis contentionibus a Curtio exagitatus, nullibi eius mentionem facere voluit.

[6] S. 110; Franc. de Franciscis im Vorworte zu Vesal. Fall. Ex. 1564.

[7] Fab. 1543 I, 13 mihi admodum familiaris Renaldus Columbus, nunc sophistices apud Patavinos professor, Anatomes studiosissimus. Von Umtrieben zu Gunsten des Columbus und zu Ungunsten Vesals berichten Urkunde IV und V (1541) im Anhange III.

[8] Seine Geburt wird auf das J. 1489, sein Tod auf 1551 angesetzt. — Vgl. über seine Berufung zur Medicina practica und den Uebergang zur Theorica Facciolati Fasti Gymnas. Patav. III, 331. 343.

1539 zur Professur der praktischen Medizin berufen worden. Er gilt als Begründer des klinischen Unterrichtes, indem er mit seinen Zuhörern regelmässig Kranke besuchte, die Symptome feststellte, den Gang der Krankheit verfolgte, die nöthigen Vorschriften machte und alles auf den Fall Bezügliche vor und mit den Studenten besprach.[1] Genaueres darüber wird nicht berichtet. Die Zeitgenossen ergehen sich in Lobpreisungen des Montanus;[2] entscheidend ist Vesals Zeugniss, dass Montanus mit zähem unermüdlichem Fleisse unterrichte.[3] Er stand im Rufe der gründlichste Galenforscher zu sein. Von der Klarheit seines Geistes giebt die Vorrede des venetianischen Galen (S. 110) einen Begriff. Auf wenigen Seiten ist der Inhalt vieljährigen Studiums mitgetheilt. Unter Benutzung der Angaben des Autors und von Avicennas Kanon brachte Montanus sämmtliche Bücher Galens in zweckmässige, übersichtliche Ordnung.[4] Montanus ist Galeniker, aber weit entfernt von Unduldsamkeit; er weiss die Vorzüge der Araber zu würdigen und bezeichnet Avicenna als den scharfsinnigsten unter ihnen.

In seiner Art ebenso hervorragend und als Lehrer gesucht war Marcus Antonius Genua, seit einer Reihe von Jahren Professor der Philosophie. Man erachtete ihn als bedeutendsten Erklärer des Aristoteles;[5] kein Hörsaal war so gefüllt als der Genuas. Ganz Italien

[1] Auszüge aus Donzellini 1559 bei Cervetto Di Giambattista da Monte Verona 1839. Ich benützte ausserdem die von Crato herausgegebenen Consultationes medicae Basil. 1565 und die etwas vermehrte Ausgabe Basil. 1583.

[2] Aug. Gadaldinus Vorwort zur Ed. Gal. Venet. 1541; Jo. Caius Britannus De medendi methodo ex Galeni et J. B. Montani principum Medicorum sententia Basil. 1544 Dedic.; C. Gesner Catal. secund. vor Ed. Galen. Basil. 1562; Th. Zwinger Theatrum vitae humanae 1571 III, 2, 250.

[3] Fab. 1563 II, 43 p. 309 . . pertinaci indefessaque in docendo diligentia, de studiosis omnibus quam optime meritus . .

[4] Er ordnet Galens Werke in einleitende, anat.-physiologische, hygienische, symptomatologische, diagnost.-prognostische, therapeutische (diese wiederum in Schriften zur Materia medica, Chirurgie, speziellen Therapie). Am Schlusse finden sich Schriften verschiedenen Inhaltes und Libri spurii; vgl. S. 110,1. — Der lateinische Galen des Montanus hat von 1541 bis 1625 neun Auflagen erlebt: s. Anhang IX. Ausserdem übersetzte Montanus Buch 1—7 und 14—16 des Aetius, Ed. Basil. 1533—35 (laut Choulant Bücherkunde S. 134).

[5] Princeps Peripateticorum huius aetatis sagt Scardeonius (1559) Hist. de urbis Patavii antiquitate (Graevii Thesaur. antiq. et hist. Italiae VI, III,

zollte ihm Verehrung.[1] Vesal bezeichnet ihn als höchst gebildet und als Musikverständigen. Genua widmete Vesal fast väterliche Liebe, ermunterte, ja entflammte ihn zur Ausführung seines anatomischen Werkes.[2] Allen Nutzen den die Freunde der Naturforschung aus der Fabrica zögen, sagt Vesal, hätten sie Marcus Antonius Genua zu verdanken.[3]

Litteratur bis 1542. Vesals amtliche Stellung. Beendigung der Fabrica.

Vesal war in wenigen Jahren ein berühmter Mann geworden. Am Auffälligsten zeigt sich diess in den zahlreichen Nachdrucken

244). Genuas Vater Nicolaus war Professor der Medizin in Padua gewesen. Sein hoffnungsvoller Sohn Nicolaus, sprach- und musikkundig, starb als Jüngling im J. 1551. — Ueber M. Ant. Januas Ordnung der Aristotelischen Werke Daniel Furlanus (1574): s. Schneiders Aristoteles De animalibus I, p. Css.

[1] M. Adam Vitae 1620 p. 205 (vita Curaei, um 1557) Philosophorum autem omnium princeps tum fuit M. Antonius Passerus Genuensis, quem nominarunt Jenoam. Eum universa Italia ut numen venerata est; et nullum fuit auditorium angustius ipsius . .

[2] VS. 1539 p. 65s. Non facile tibi persuaseris, quam praeter caeteros, mea causa, Marcus Antonius Genua . . me ad hanc provinciam subeundam incitet, et inflammatum reddat. Cui sane nisi morem gessero, ab impietatis nota atque crimine vix me vindicare queam: quod is singulari quodam animi candore, ut est vir humanissimus, exterorumque amantissimus, me amplectitur, atque alterum veluti mihi parentem se exhibet.

[3] Fab. 1543 I, 8 p. 35 cui rerum naturalium studiosi tantum debebunt, quantum frugis ex hoc meo conatu ipsis accedet, quippe qui ad hunc inchoandum primus autor, ac sedulus monitor haud minus extitit quam . . Wolphangus Herwort, patricius Augustanus, ob incredibilem erga literas earumque cultores amorem, immortalitate dignissimus . ., quod ad huius operis absolutionem, quantum in ipso fuit, nihil fecerit reliqui. Ueber W. Herwarth habe ich Nichts in Erfahrung gebracht; vgl. Consilium von 1542. — Von Freunden Vesals aus der Zeit von 1537—42 wären noch zu nennen: Guillaume Pellissier, Bischof von Montpellier und französischer Gesandter in Venedig (Fab. 1543 Brief an Oporinus); Nicol. Stopius (unten S. 127); Joach. Roelants in Mecheln (Fab. V, 15 p. 538); Joh. Dryander in Marburg (Fab. V, 4 p. 495), den wir als Plagiator Vesals werden kennen lernen (S. 123); Ant. Succha in Brüssel (S. 57,2); Jo. Oporinus in Basel; Vesals Vetter Guil. Mart. Stella (Anhang, Familie Vesals) und Leonhard Fuchs in Tübingen (S. 34. 75; vgl. VS. 1539 p. 6. 7; Fab. 1543 Brief an Oporin.; über einen Besuch bei Fuchs später).

seiner Tabulae anatomicae.[1] Gewissenlose Verleger und Gelehrte bemächtigten sich der Bilder Vesals und förderten unter allerlei Vorwänden, zuweilen ohne den Verfasser nur zu nennen, mangelhafte und verstümmelte Nachahmungen zu Tage. Jobst de Necker in Augsburg[2] der im Jahre 1539 die Figuren verhältnissmässig gut wiederholte, versicherte dem Leser, Vesal dränge auf sechs Tafeln Alles zusammen, was Galen in dreissig oder mehr Büchern dargelegt habe. Die Erklärungen sind hier ins Deutsche übersetzt und gekürzt, die griechische und hebräische Nomenklatur ist weggelassen. Necker hatte die Frechheit sich ein kaiserliches Privilegium für seinen Nachdruck ausfertigen zu lassen, obgleich das Original unter seinen drei Privilegien auch das kaiserliche besitzt. — Ein Plagiator in Köln[3] sagt, er gebe die Vesalischen Tafeln verschönert wieder; er geht noch weiter und fügt eine Darstellung der Gehirnnerven bei, die dem Original fehlt. Vesal hatte die Figur damals noch nicht veröffentlicht, sondern für Freunde aufgezeichnet. Der Kölner Nachdruck stellt somit zugleich einen Vordruck dar, da die entsprechende Tafel erst in Vesals Fabrica (1543) erscheint. — Zu Paris[4] wurden die Figuren der Weichtheile reproduzirt; vielleicht liess man, so vermuthet Vesal, die wichtigern Skeletttafeln wegen der Schwierigkeit des Holzschnittes weg. — In ganz schlechten und sehr verkleinerten Bildern wurden die Tabulae anatomicae zu Strassburg nachgeahmt.[5] — Vesal beklagt

[1] Vergl. die leitenden Angaben Vesals im Briefe an Oporinus (Fabrica 1543); von Neuern die sorgfältige Untersuchung Choulants: Geschichte der anat. Abbildung 1852; Ergänzungen bei Turner und Vanderhaeghen. Doch bleibt noch Manches zu thun. — Ueber Nic. Massa (S. 10,3) später.

[2] Nach Vesal und eigener Anschauung.

[3] Vesals Angabe und Choulants Auffassung wird bestätigt durch die Zeichnung bei Vitus Tritonius p. 197a; s. Anhang VIII. Choulant hat von diesem Kölner Drucke bloss die Nerventafel vor sich gehabt. Was er S. 53 als Kölner Druck beschreibt, scheint mir ein Nachdruck der Augsburger Nachahmung zu sein.

[4] Nach Vesal. Was Vanderhaeghen Bibl. belgica V 78, 1—3 als Pariser Nachdruck beschreibt, ist schwerlich der von Vesal geschilderte, und zwar weil in der Vorrede vorkommt: corpus picturae .. ex elegantissimo reddidimus longe elegantius. Das steht aber nach Vesal in dem Kölner Nachdrucke. Folglich liegen in den drei Blättern Vanderhaeghens höchst wahrscheinlich die drei ersten noch von Niemand gesehenen Tafeln des Kölner Nachdruckes vor (vgl. Anm. 3).

[5] Nach Vesal; er meint Walther Ryff 1541: Choulant S. 55. — Dann sind

sich auch über Jemand der in Marburg und Frankfurt[1] Bilder ohne jegliche Wahl zusammenstopple und herausgebe. Er deutet damit auf den Buchdrucker Egenolph und seinen Freund, den Mathematiker und Anatomen Joh. Dryander in Marburg hin. Letztrer hatte den Mundinus (1541) und den Arzneispiegel (1542) bei Egenolph veröffentlicht und beide Werke mit hässlichen, zum Theil

Ryffs Figuren mit lateinischem Texte zu Paris bei Wechel 1543 erschienen (Turner Gazette hebdom. de méd. et de chir. 1876 p. 818; 1877 p. 270) unter dem Titel Anatomica omnium corporis partium descriptio. Eine Ausgabe (Titelausgabe?) von 1545 habe ich selbst gesehen. Ryff giebt die drei Skelette, die Venenfigur und die Arterienfigur (beide in eine menschliche Gestalt hineingezeichnet, vgl. folgende Anm.), endlich von Vesals erster Tafel die männlichen und weiblichen Genitalien, beide Bilder wiederum in eine menschliche Gestalt eingetragen. Ryff benutzt und entstellt sämmtliche sechs Tafeln Vesals. — Aus Ryff sind Vesals drei Skelette in die Chirurgie Tagaults (Paris Wechel 1543) übergegangen; dann erscheinen sie neu geschnitten und verbessert im Tagault Venet. apud Vinc. Vaugris 1544 (Vorwort: Joanni Antonio Leonico Bassianus Landus s. p. d.). Dieselben neugeschnittenen, verbesserten Skelettfiguren werden verwandt in A. Vesalii (P. Borgarutii) Chirurgia magna Venet. ex offic. Valgrisiana 1568, und werden reproduzirt im Tagault Lugd. 1549, im Tagault von C. Gesners Chirurgia Tigur. 1555, im Tagault von Uffenbachs Thesaur. Chirurg. 1610, in Pierre Franco Traité des Hernies 1561 und in Gio. Andr. della Croce Cirurgia universale Venet. 1605, überall ohne Nennung Vesals.

[1] Nach Vesal; die Beziehung auf Egenolph und Dryander hat Choulant S. 51 richtig vermuthet. Turner l. c. zeigte dass Dryanders Mundinus von 1541 zwei Skelette aus Vesals Tabb. anatt. enthält, hat aber übersehen dass vier weitere Figuren der ersten Tafel Vesals entnommen sind. Dryanders Artzneyspiegel von 1542 (Choulant S. 33) kenne ich nicht, dagegen die bisher unbeachtete Ausgabe von 1547: sie enthält sämmtliche sechs im Mundinus 1541 vorkommende Figuren der Tabb. anatt.; ausserdem das Venen- und Arteriensystem Vesals zusammen in eine menschliche Gestalt hineingezeichnet. Dryander entwendete letztre Figur nebst einer andern dem Car. Stephanus (De dissectione 1545 Vorwort) noch vor dem Druck von Stephanus' Werk. Stephanus aber der 1545 p. 134 diese Figur bringt und die V. humeraria aus der Jugularis entspringen lässt (vgl. ebenda p. 138 zu G), hat sie aus Vesals Tabb. anatt. entnommen und abgeändert. Der Beweis hiefür liegt in den angeführten Stellen und in Vesals Fab. 1543 p. *273, 9—11 (Fab. 1555 p. 454a); vgl. oben S. 90,6. (Die betreffende Figur findet sich, wie aus Choulant S. 33 hervorgeht, bereits in der ersten Ausgabe des Artzneyspiegels. — Man trifft sie noch bei Rob. Fludd De anatomia triplici Francof. 1623 p. 95. 133). — Beiläufig bemerkt enthält der Artzneyspiegel von 1547 verschiedene Plagiate aus der Fabrica 1543; aus dem Artzneyspiegel sind einzelne davon in die Schola Salernitana Francof. Egenolph 1551, 1555, 1559, 1573 übergegangen.

den Tabulae anatomicae entnommenen Bildern ausgestattet. — All Das geschah im Verfluss von vier Jahren, ein leichtes Vorspiel zu Dem, was später an Vesals Figuren gesündigt worden ist.[1]

Dass er zu den berühmten Männern gehöre, erfuhr Vesal im Jahre 1541 aus einer Veröffentlichung von Remaclus Fuchs[2] die ihn unter den Schriftstellern der Anatomie aufzählt: Vesal steht hier neben Joh. Dryander, der ihn soeben bestohlen und neben Joh. Guinterius, der ihn vor etlichen Jahren zu Paris ausgenützt hatte und auf Vesals Verbesserung der Institutiones anatomicae von 1538 eine neue Ausgabe derselben im Jahre 1539 hatte folgen lassen.[3] Guinterius erklärt sich von Neuem als Verfasser des Buches, bezeugt aber daneben dass Vesal Ausgezeichnetes an dem Werklein geleistet habe (S. 71), druckt auch manche Angaben und Aenderungen Vesals ab;[4] andre wiederum streicht Guinterius ohne dass sich ein sachlicher Grund für sein Vorgehen finden lässt. In einzelnen Fällen jedoch bezweckt er offenbar Galen so weit thunlich aufrecht zu halten.[5] Sehr ergötzlich sind Eingriffe, mit denen er Vesal überbieten will und thatsächlich seine Unwissenheit in der Anatomie kundgiebt. Wenn beispielsweise Vesal anräth den Nabel zu umschneiden, damit nachher die Nabelbänder im Zusammenhange gezeigt werden können, so setzt Guinterius hinein: wenn es eine weibliche Leiche ist.[6] Beim Kehlkopf schreibt Vesal, die Zergliederung sei schwierig; man möge sich am Kehlkopf des Ochsen einüben. Guinterius schreibt: man übe sich

[1] Ein merkwürdiges Schicksal hat Vesals Distichon der Tabb. anatt. gehabt: Adde quater denis bis centum senaque, habebis Quam sis multiplici conditus osse, semel. Es wanderte mit der Figur zu Ryff 1541, Wechel 1543, Tagault 1543, erscheint in der Schola Salernitana Francof. 1557 p. 220b als Gedicht Tagaults, findet sich noch in der nicht illustrirten Ausgabe 1628, und ist endlich, offenbar aus einem der Egenolphschen Drucke, in den Text der Schola Salernitana als Vers 1627 und 1628 durch De Renzi (Collectio Salernitana V, Naples 1859, p. 45) eingepflanzt worden.

[2] Illustrium Medicorum.. vitae per Remaclum F. Parisiis 1541.

[3] Anatomicarum Institutionum ex Galeni sententia Libri IIII. per Joannem Guinterium Andernacum Medicum. Nunc recens ab ipso autore et recogniti, et aucti. Basileae (1539).

[4] Z. B. Guinterius 1539 p. 72 duos [musculos] reperi ad epiglottidis radicem stammt aus Vesals Inst. anatt. 1538 (S. 94,6).

[5] Bei der V. azygos p. 58 wiederholt er die Darstellung von 1536 (S. 72,1) während Vesal 1538 p. 53b eingehender ist.

[6] Vesal. Inst. anatt. 1538 p. 6b; Guinterius 1539 p. 2: si femina est.

am Kehlkopfe des Menschen.[1] Das prahlerische Wort von seiner Uebereinstimmung mit Galen bringt Guinterius auch diessmal an.[2] — Im Ganzen erweist sich dass Guinterius an Vesals Ausgabe Nichts gebessert, vielmehr absichtlich und unabsichtlich Manches verdorben hat.

Auf die gleiche Zeit (1539) fällt der früher erwähnte Studienplan (S. 65) des Jakob Sylvius. Hier wird Vesal nicht genannt, aber in verdeckter Weise gewarnt. Sylvius zieht nämlich gegen sämmtliche moderne Anatomen, Mundinus, Guido, Alexander Benedictus, dann gegen Berengars Tafeln, endlich gegen alle anatomischen Abbildungen zu Felde. Bilder könnten, sagt er, im besten Falle eine Augenweide für Weiber sein; dem wahren Arzte seien solche Schatten eher hinderlich; dieser müsse mit eigenen Händen Anatomie treiben. Wenn Galen nicht einmal erlaubte, dass Pflanzen beschrieben, geschweige denn gezeichnet würden, sondern verlangte dass man sie untersuche, würde er wohl anatomische Bilder geduldet haben? Man glaube nicht, so schliesst Sylvius den Ausfall, man glaube nicht dass selbst der Fleissigste und Gelehrteste den genauen und wahren anatomischen Beschreibungen Galens irgend Etwas beifügen könne. Um Das zu begreifen, möge man den griechischen Galen mit dem Buche der Natur und dem menschlichen Körper vergleichen.[3] — Kein Zweifel dass Sylvius den nach seiner Meinung verirrten Vesal treffen will, dass er auf die in den Institutionen und Tabulae anatomicae enthaltenen Neuerungen und Bemängelungen Galens, auf die Tabulae anatomicae überhaupt zielt; er erinnert an die Unfehlbarkeit Galens und deutet an, dass dessen Fehler dem Uebersetzer zur Last fallen. Die Vermahnung war umsonst; wir wissen dass Vesal ein Jahr später über

[1] Vesal. Inst. anatt. 1538 p. 66[b] (S. 94,6); Guinterius 1539 p. 73: quare ut in hominis larynge primum te exerceas suadeo..

[2] Guinterius 1539 Epist. nuncupat. Porro si quis .. vgl. S. 70,5; nur schreibt er diessmal quod omnia fere sint Galeni, während fere 1536 fehlt; und hier findet sich eine weitre Ehrenbezeugung für Galen: .. certe et Galenum contemnet, cuius ego utinam merear esse discipulus.

[3] Ordo et ordinis ratio in legendis Hipp. et Gal. libris (Sylvii Opp. med. 1635 p. 5): Neque credas ad has anatomicas descriptiones [Galeni] ubique exactissimas et verissimas quicquam posse etiam maxima doctissimorum industria accedere. Quod tu probe iudicabis, si libros eius Graecos cum libro naturae et humano corpore contuleris: non autem Latinos locis permultis corruptissimos.

Galen ins Reine gelangte und seine grosse Anatomie auszuarbeiten begann.

Die erste von Vesal angeregte Phase der Litteratur bietet ein wenig erfreuliches Bild; der junge Autor konnte ersehen welches Schicksal seinem zukünftigen Werke in Deutschland und Frankreich drohte: kein andres als von Unwissenden, Plagiatoren und Galenikern, Freunden und Lehrern geplündert und zerpflückt zu werden.

In Italien schätzte man Vesal mehr. Die Behörde hatte ihn im Jahre 1539 unter Erhöhung der Besoldung auf eine neue Amtsdauer ernannt und dabei seiner ausserordentlichen Leistungen rühmend gedacht. Am 12. August 1542 erfolgte abermalige Bestätigung mit Verlängerung der Amtsdauer und Erhöhung des Gehaltes auf zweihundert Gulden.[1]

Wenige Tage zuvor, am 1. August 1542 hatte er die letzte Hand an sein grosses Werk, die Fabrica gelegt und am 13. August beendigte er den Auszug, die Epitome.[2] Im Verlaufe von zwei Jahren waren die Ergebnisse seiner unermüdlichen Arbeit zusammengefasst. Vesal stand damals im achtundzwanzigsten Lebensjahre. Ocyus, iucunde et tuto.[3]

[1] Anhang III Dokum. III. VII.

[2] Vorrede der Fabrica dat. Calend. Augusti, die der Epitome Idibus Augusti 1542. Dass nach dem Abschlusse des Werkes noch Einzelnes geändert wurde, ergiebt sich aus S. 118,10. Die Differenz zwischen der Zahl cap. 30 auf dem Porträt und der wirklichen Zahl (Lib. II) cap. 43 lässt auf eine spätre Umordnung der Kapitel schliessen. Vielleicht dass Vesal die Armmuskeln (Lib. II, 41 ss.) ursprünglich unmittelbar nach denen des Schulterblattes (II, 27) abhandelte. Jetzt liegen dreizehn Kapitel dazwischen.

[3] Vesals Wahlspruch: vgl. das Porträt von 1542. Das Wort ist dem Asclepiades entlehnt: Asclepiades officium esse medici dicit, ut tuto, ut celeriter, ut iucunde curet (Celsus De medic. III, 4 init.).

Urlaub 1542. 1543.

Venedig. Ferrara? Basel.

Ende August des Jahres 1542 befindet sich Vesal in Venedig,[1] wo er mit einem Holzschneider und mit dem jungen Nicolaus Stopius,[2] Geschäftsführer der Buchdrucker Bomberg,[3] das Manuskript und die Holzstöcke beider Werke sorgfältig verpackt. Zwischen die Blätter der Handschrift legt er an den passenden Stellen Musterdrucke der Abbildungen ein, damit sein Verleger Johannes Oporinus in Basel über die Anordnung der Bücher nicht in Zweifel gerathen kann. Nachdem er allerlei Vorschriften und Wünsche betreffend Lettern, Abbildungen und Papier beigefügt und Oporinus benachrichtigt hatte, dass er während des Druckes der Fabrica und Epitome für kürzere oder längere Zeit nach Basel zu kommen hoffe,[4] gieng die Sendung durch Vermittlung des mailänder Handelshauses Danoni nach Basel.

Für mehrere Monate verlieren wir Vesal aus den Augen. Er hatte Urlaub in Padua genommen.[5] Vermuthlich brachte er zunächst einige Zeit auf Reisen zu,[6] stattete wohl unter Anderm einen Besuch in Ferrara bei dem Anatomen Cananus ab, der ihm die Abbildung gewisser Handmuskeln vorwies.[7]

[1] Das Folgende nach Vesals Brief an Oporin (Fabrica 1543).

[2] Nicol. Stopius aus Alost in Flandern, Dichter. Vixit mortuusque Venetiis ubi sedem posuerat fortunarum suarum: Val. Andreas Biblioth. Belg. 1643 p. 697. Seine auf Vesal bezüglichen Verse (bei Ren. Hener Apologia 1555) s. im Anhang Gedichte. — Ob Stopius identisch mit dem Kunsthändler Niccolò Stoppio in Venedig 1567? (Crowe und Cavalcaselle Tizian übers. 1877 S. 654—657.)

[3] Daniel Bomberg Vater aus Antwerpen, berühmt durch seine Drucke der hebräischen Bibel.

[4] Brief an Oporinus (Fab. 1543): Dabo operam, ut non ita multo post ad vos proficiscar, et si non toto impressionis tempore saltem aliquandiu Basileae commorer.

[5] Anhang III Urkunde X.

[6] Vesal ist mehr gereist als man nachweisen kann. Er giebt an, in vielen Gegenden Oberdeutschlands 'und anderswo' den Aussatz beobachtet zu haben: Fab. 1543 V, 9 p. 511. Vgl. S. 86,4.

[7] Fall. Ex. 71 Ante meorum de Corp. hu. fab. librorum . . editionem, pictos vidi illos musculos . . Ueber die Tafeln des Cananus (1543) später. —

Wir begegnen Vesal erst wieder zu Anfang des Jahres 1543 und zwar in Basel.[1] In Basel herrschte damals rege litterarische Thätigkeit. Die medizinische Fakultät hatte vor Kurzem den Unterricht verbessert (S. 35), auch von Einführung der Anatomie gesprochen.[2] Als Vesal eintraf, bekleidete Albanus Torinus die Rektorwürde und liess den Gast in die Universitätsmatrikel eintragen. Es ist derselbe Torinus, der Vesals Epitome 1543 ins Deutsche übersetzte und 1544 seiner Ausgabe des Rhazes Vesals Paraphrase des neunten Buches (S. 76) einverleibte. Neben Torinus wirkte Sebastian Sinkeler: beide dem klassischen Alterthume zugethan, doch nicht unbedingte Anhänger Galens. Ein weitrer tüchtiger Arzt und Gelehrter, Hieronymus Gemusaeus, war Professor in der philosophischen Fakultät. Vor einigen Jahren (1538) hatte er mit Leonhard Fuchs und Joachim Camerarius den ganzen Galen in griechischer Sprache herausgegeben; bald darauf (1541) erschien sein Albucasis nach einer Abschrift von Sinkeler. Wenige Monate nach Vesals Ankunft veröffentlichte er Annotationen zu Paulus Aegineta, worin er seinem Gegner Johannes Guinterius übel mitspielt, während er Vesal für die in Aussicht stehende Fabrica hohes Lob ertheilt.[3] Vor Allem blühte damals in Basel

In Ferrara sah einst Vesal einen dunkelfarbigen Taucher der den Athem auf fabelhafte Weise sparen konnte: laut Levinus Lemnius Occulta naturae miracula Antwerp. 1559 Lib. II c. 6.

[1] Matric. Univers. Basil. I, 172 (Rektoratsjahr 1542 — Beginn des Jahres am 1. Mai): D. D. Andreas Vesalius Bruxellensis ob merita nihil. Undatirt; steht zwischen einem Eintrag vom 1. Januar und einem vom 16. Januar (1543). Sämmtliche Einträge rühren von einem Schreiber her.

[2] F. Miescher Die medizinische Facultät in Basel 1860 S. 20; genauer bei Thommen Geschichte der Universität Basel 1532—1632 S. 324 (Gutachten von 1536): Es will auch, domit alle ding offenbar augenschynlich zugegen wären, von grossen nöten sein, das man von iar zu iar oder je in zweien iaren einest ein anathomy halte nach dem besten vermögen der doctoren, so zugegen, alle theil des menschen und der selbigen würckung den discipulis medicine oder andern gelerten, so des lust haben zu sehen, anzeige, dadurch man erkennen lerne dy verletzte oder geschädigte glider von innen und ussenwendig des menschen.

[3] In libros Pauli Aeginetae omnes, annotationes .. Basileae 1543. Dedic. vom 1. Merz 1543: Anatomicam πραγματείαν, Andreas Vessalius pridem in Gallia docuit, aeditoque libello studiosis omnibus invulgare coepit, nunc autem singulari diligentia impensis minime vulgaribus denuo comparatam, magna itidem cum expectatione doctorum omnium, aedendum rursus parat.

das Buchdruckergeschäft: es besass Weltruf; in Deutschland nahm es den ersten Rang ein und konnte sich mit dem Pariser und Lyoner Verlag messen. Gerade desshalb mag sich Vesal mit seinem Hauptwerke nach Basel gewandt haben. Uebrigens hatte er schon früher Beziehungen zu Basler Druckern. Die zweite Ausgabe der Paraphrasis und der Brief vom Aderlass waren bei Ruprecht Winter herausgekommen; mit Johannes Oporinus hatte er wegen des grossen Werkes Briefe gewechselt. Mit Oporin war er innig befreundet;[1] auch mit Thomas Plater und Winter stand er auf gutem Fusse. Felix Plater erzählt dass er als kleiner Knabe den Vesalium bei seinem Vater Thomas gesehen habe.[2] Am 3. August 1543 vertrat Vesal bei einem Kinde des Ruprecht Winter Pathenstelle.[3]

Auch in Basel gönnte sich Vesal keine Ruhe. Der Druck seiner Werke dürfte ihm viel Mühe verursacht haben. Daneben bot sich Gelegenheit — seit dem Jahre 1531 war keine Anatomie in Basel abgehalten worden (S. 15) — seinen Freunden die wahre Art der Zergliederung vorzuführen. Das geschah als am 12. Mai 1543 ein Uebelthäter enthauptet wurde.[4] Noch heute bewahren wir die Ueberreste des aus jener Zergliederung hervorgegangenen Skelettes auf; es ist das älteste historisch beglaubigte Anatomiepräparat der Welt.[5] So darf denn auch der Name des Uebelthäters, welchen Vesal zum Skelette verarbeitet hat, der Vergessenheit entrissen werden: es war ein Jakob Karrer aus Gebweiler.[6]

vir aetate non grandis, sed harum rerum peritia exercitationeque priscis quoque viris conferendus . .

[1] Vesals Brief an Oporin (Fabrica 1543) und Andr. Jociscus Oratio 1569 p. C.

[2] H. Boos, Thomas Platter und Fel. Platter Leipzig 1878 S. 129 . . mů̊s auch meiner lengsten gedencken eins sein, weil ich sunst nit wider mich von im erinnern kan. wie auch dass ich den Vesalium by meinem vatter gesechen han, auch den Gemuseum medicum, . ., mů̊ss lang sein, wil Vesalius sein bů̊ch domolen anno . . ussliess gon . . (Fel. Plater war 1536 geboren.)

[3] Taufbuch von St. Martin I, fol. 45v: Herrn Ruprecht Winter ein kindt heist Hans Rů̊dolff, gevatter: d. reverendissimus Joannes Rudolphus Stör abbas Murbachensis, d. Andreas Wesalius und die Anna (?) Bockstecherin, uff den 3. August loco (vice?) abbatis tenuit Martinus Hů̊ber. (Gefällige Mittheilung von Hrn. Archivar Dr. R. Wackernagel.)

[4] Christian Wurstisen Bassler Chronick 1580 p. 618; vgl. Anhang X.

[5] Vgl. Anhang X.

[6] Gütige Mittheilung des Herrn Archivar Dr. R. Wackernagel: Hinsichtlich

Bei der Errichtung des Skelettes leistete der Chirurge Franz Jeckelmann[1] Beihilfe, der nachmalige Schwiegervater Felix Platers. Vesal übergab dasselbe der Universität als Geschenk. Er mag noch an dem Skelette gearbeitet haben — im Juni 1543 —, als seine Werke, Fabrica und Epitome die Presse verliessen.

Fabrica und Epitome. 1543.

Keines der Vesalischen Werke ist so viel bewundert, studirt, nachgeahmt und geplündert worden als die sieben Bücher vom Baue des menschlichen Körpers.[2] Keines verdient so wie dieses die eingehendste Untersuchung: denn es enthält die Grundlage der modernen Anatomie. Keines endlich lohnt in gleichem Masse die darauf verwandte Zeit: man mag es aufschlagen, wo und so oft man will, überall und immer findet man Belehrung, Anregung, Genuss. Ueber dem Hauptwerke jedoch darf keineswegs der Auszug aus jenem oder die Epitome[3] vernachlässigt werden. Vielmehr bilden beide zusammen ein Zwillingswerk: sie ergänzen und erläutern sich gegenseitig.

des Jacob Karrer enthält das Wochenausgabebuch zum 27. Mai 1543: 'item 4 M 10 sh. clein Hannsen geben fur den umbkosten der mit Jacob Karrer, den man enthouptet hat, im gfängnus uffgangen'. Und zum 2. Juni: 'item 10 sh. den, so man vergangner wuchen enthauptet hat, zů vergraben'. Diese zeitliche Trennung von Enthauptung und Begräbniss — so fügt Herr Wackernagel bei — deutet ohne Zweifel auf die dazwischen liegende Sektion. Anderes über den Vorfall ist leider nicht erfindlich. Der Enthauptete wird ausführlicher auch 'Jacob Karrer von Gewyler' (Gebweiler) genannt.

[1] Fel. Plater (bei H. Boos Thomas Platter und Felix Platter S. 155): Ess wardt einer ze Basel enthauptet, dessen corpus begert von der Oberkeit Herr Hans Leuw pfarher zu Riechen, der sich fir ein artzet aussgab, solches ufzeschniden oder ze anatomieren, wardt ihm verwilliget, unnd hinuss gon Riechen in dass pfarhaus geliifert. Darzu beschickt er meister Frantz Schärer, so nachmolen mein schwecher worden, dywil er Herren Vesalio geholfen die Anatomy so im Collegio steth, ufrichten, im behülflich ze sein, dan er sonst wenig domit konte.

[2] Andreae Vesalii Bruxellensis, Scholae medicorum Patavinae professoris, de Humani corporis fabrica Libri septem. Basileae. (1543)

[3] Andreae Vesalii Bruxellensis, Scholae medicorum Patavinae professoris, suorum de Humani corporis fabrica librorum Epitome. Basileae. (1543)

Absicht und Einrichtung der Werke.

Vesal,[1] begeistert von der wunderbaren Einrichtung des menschlichen Körpers, zugleich durchdrungen von der Nothwendigkeit der Anatomie für den Arzt, den Naturforscher, den denkenden Menschen, Vesal beabsichtigt mit der Darstellung seiner dunklen und schwierigen Wissenschaft ein gemeinnütziges Werk zu verrichten. War es kein Kleines gewesen an der Leiche und vor gebildeten Italienern die Wahrheit darzulegen, so will er jetzt ohne Präparat, vor einem befangenen, unvorbereiteten Leserkreise, vor aller Welt seine Sache führen. Der Schwierigkeit des Unternehmens ist er sich völlig bewusst. Wir interessiren uns für so Vieles, sagt Vesal, und kennen nicht einmal das Gefüge unsres Körpers den wir beständig mittragen, mit dessen Hilfe Das was wir hauptsächlich und fast ausschliesslich bewundern, zu Wege gebracht wird.[2]

Vesal lässt zwei Bücher auf einmal ausgehen. In der Fabrica bestrebt er sich die Anatomie, oder wie er sich mehrfach ausdrückt, die Geschichte des menschlichen Körpers[3] wahr und vollständig wiederzugeben. Dieses Werk ist für die Fachleute bestimmt; es soll Denjenigen die seinen Zergliederungen beiwohnten, das Gesehene in Erinnerung rufen, den Uebrigen soll es das Verständniss der Anatomie erleichtern und selbst Solchen nützlich werden, die keine Gelegenheit zum Seziren finden.[4] Der Leser soll erfahren, dass der menschliche Leib nicht wie der oberflächliche Beschauer meint, aus zehn oder zwölf, sondern aus mehrern tausend Theilen bestehe.[5] Vesal hält denselben Gang fest den er jeweilen bei der

[1] Zum Folgenden Fab. 1543 praef.

[2] Epit. Dedic.: turpe miserumque esse arbitraberis, nos adeo varia sectantes studia, corporis quod perpetuo circunferimus harmoniam latere, ac hominem sibiipsi penitus esse incognitum, neque instrumentorum tam divine ab immenso rerum Opifice structorum compagem perscrutari: quorum munere ea quae potissimum, et sola propemodum admiramur, alioquin conficiuntur.

[3] Fab. 1543 praef. p. *2b, 48; *4a, 32 (s. Anm. 5); Fall. Ex. 64, 15.

[4] Fab. 1543 praef. p. *3b, 37—39.

[5] Fab. 1543 p. *4a, 30: toto opere id unice studui, ut in negocio longe reconditissimo, neque minus arduo, quamplurimis prodessem, humanique corporis fabricae non decem, aut duodecim (uti obiter spectanti apparet) sed aliquot mille diversis partibus extructae historiam, quam verissime et absolutissime pertractarem .. Man vergl. zu den zehn oder zwölf Theilen u. A. Henr. Cornel. Agrippa De occulta philosophia 1531 Lib. II c. 13: Decem quoque artus, quibus constat intrinsecus homo: spiritus, cerebrum, pulmo, cor,

öffentlichen an zwei Leichen verrichteten Zergliederung (S. 83) einhielt; es ist die von Galen empfohlene Ordnung.[1] Er beginnt mit den Knochen und Knorpeln, lässt die Bänder und Muskeln, Blutgefässe und Nerven folgen, und macht den Schluss mit den drei Körperhöhlen. Das letzte Kapitel handelt von der Vivisektion. So genau bindet sich Vesal an den Gang der öffentlichen Anatomie, dass er da und dort benachbarte Muskeln von einander trennt, beispielsweise die Beweger des Unterschenkels vor denen des Oberschenkels abhandelt.[2] Doch stellt er dem Leser frei die Gefäss- und Nervenlehre erst nach dem Studium der Körperhöhlen vorzunehmen.[3] Jedes Organ wird in Bezug auf Zahl, Lage, Form, Grösse, Zusammensetzung, Verbindung, Nutzen, Leistung, kurz in seinem ganzen Verhalten geschildert. Zur Beschreibung treten bildliche Darstellungen, die nach des Verfassers Wort dem Naturforscher gleichsam die zergliederte Leiche vor Augen führen. Endlich macht die Fabrica mit der Administration oder Sektionstechnik bekannt.

Das Werk zählt ungefähr siebenhundert Seiten in Grossfolio, wovon etwa der zwanzigste Theil auf das genau gearbeitete Register,[4] ein Zwölftel auf die Zergliederungskunst, das Uebrige auf Beschreibung und Abbildungen kommt. Von letztern finden sich mehr als dreihundert,[5] worunter etwa dreissig schematische die stets als solche gekennzeichnet werden. Alle andern sind nach der Natur entworfen; mehr als zwanzig derselben füllen eine ganze Folioseite.[6] Durchschnittlich trifft auf je zwei Seiten Text eine

epar, fel, splen, renes, genitalia, matrix. Und Lib. II c. 14 Duodecim membra principalia Caput Collum Brachia Pectus Cor Venter Renes Genitalia Anche Genua Crura Pedes In minore mundo (auf welche sich die Zeichen des Thierkreises beziehen: Aries Taurus Gemini Cancer Leo Virgo Libra Scorpius Sagittarius Capricornus Aquarius Pisces).

[1] Zum Folgenden Fab. 1543 p. *3b. 4a. — Galens Empfehlung S. 108. Thatsächlich ordnet Galen sowohl im Werke De usu partium als in den Anatt. administrationes 1) Extrema, 2) Venter inferior, 3) Venter medius, 4) Venter supremus (worauf im erstgenannten Werke allerlei Nachträge folgen).

[2] Fab. 1543 II, 53 Anfang.

[3] Fab. 1543 III, 1 Anfang.

[4] Vgl. S. 99,3. 118,10.

[5] Ungerechnet die spärlichen Wiederholungen. Ich zähle 250 numerirte Theilfiguren, nicht numerirte nach der Natur gezeichnete 23, nicht numerirte schematische 30, dazu die der Fabrica eigenthümlichen Mannesfiguren, zusammen 323 Bilder.

[6] Vgl. Taf. 2—18, sämmtlich in halber Grösse reproduzirt.

Figur. Wiederholungen von Bildern werden thunlichst vermieden.[1] Vesal hält sorgfältig auf genügende Grösse der Zeichnung sowie darauf dass von paarigen Organen jeweilen das rechtseitige dargestellt wird. Er entschuldigt sich, wenn gegen diese Regel verstossen wurde.[2] Wo es nöthig erschien sind die Organe mehrmals, einzeln, im Zusammenhange und in verschiedenen Ansichten abgebildet. Auf einzelne Wirbel beispielweise beziehen sich vierzehn Figuren, zwei zeigen mehrere vereinigte Wirbel, einmal wird die ganze Wirbelsäule dargestellt. Ausserdem ist eine Zeichnung von jugendlichen mit Epiphysen versehenen Wirbeln beigegeben, eine weitre stellt einen Affenwirbel dar.[3] Endlich ist die Wirbelsäule zu einem grossen Theil oder vollständig sichtbar auf den Figuren des Thorax, der ganzen Skelette und auf mehrern Muskel- und Nerventafeln. — Reichthum und Mannigfaltigkeit der Abbildungen gehören zu den bemerkenswerthesten Eigenschaften der Fabrica.

In Bezug auf die Anordnung müssen die Figuren in allgemein gültige und in besondre geschieden werden. Erstre stehen immer am Anfange oder Ende eines grössern Textabschnittes: am Ende der Osteologie finden sich drei Ansichten des Skelettes; ihnen reihen sich vierzehn zur Myologie gehörige Mannesbilder an. Die besondern Figuren hingegen eröffnen das den Theil schildernde Kapitel. Sämmtliche Bilder sind also in den Text, und zwar an der richtigen Stelle eingeschaltet. Zu den Tafeln gehören ausführliche Erklärungen die sich durch Kursivdruck von dem Texte abheben. Denkt man sich Bilder und Erläuterungen ausgelöst, so bleibt der Text einerseits, andrerseits ein vollständiger geordneter Atlas der Anatomie. Dinge, die heute geläufig sind, von Vesal erst gefunden werden mussten. Er übt seine Methode mit einer ins Kleinste gehenden Sorgfalt.[4] Nicht nur sind die den Figuren aufgesetzten

[1] Fab. 1543 I, 20 p. 93 Parum .. opportune facerem, si easdem tabulas variis in locis frequenter proponerem.

[2] Fab. 1543 I, 24 p. 108 (bei den Vorderarmknochen) Quod vero in hac [figura] .. sinistri lateris ossa sint obvia, quum tamen alioquin quodammodo semper dextra potius, quam sinistra explanentur, fortuito et casu accidit, quod in lignis seu formis hic pro sinistris dextra depinxerimus. — Unentschuldigt Fab. 1543 II Tab. 16 (ob hier absichtlich, etwa als Kontrast zu Lib. II Tab. 2?).

[3] Fab. 1543 I, 15. 16. 17. 19; II, 40.

[4] Entschuldigung wegen Ausfalls zweier Buchstaben und Nachtrag in einem besondern Figürchen Fab. 1543 IV p. 335 zu l, m.

Zeichen kunstvoll angebracht und desshalb trotz ihrer grossen Zahl wenig störend, sondern sie werden in derselben stets wiederkehrenden Weise angewandt. Vesal verbraucht zunächst die grossen, dann die kleinen Lettern des lateinischen Alphabets; diesen lässt er die kleinen, weiterhin die grossen griechischen Buchstaben folgen; wo er damit nicht ausreicht, nimmt er Zahlen und andre Zeichen zu Hilfe. Muskeln die auf den Mannesfiguren besonders schön sichtbar sind, werden durch griechische Majuskeln hervorgehoben.[1] Einige tausend höchst zuverlässige klein gedruckte Randnoten stellen die Verbindung zwischen Text und Abbildungen her. — Aehnliche Beziehungen walten zwischen dem beschreibenden Theile des Textes und der Darstellung der Sektionstechnik ob. Letztre folgt stets dem erstern nach; bei der Myologie ist sie stückweise in die Beschreibung eingeschoben, während die Administration der übrigen Systeme im Zusammenhange abgehandelt wird.[2] Die drei Theile des grossen Werkes, Beschreibung, Atlas und Zergliederungskunst bilden ein festgefügtes, organisches Ganzes.

Mit dem zweiten Werke, der Epitome, sorgt der Verfasser für den Anfänger: er will ihm einen vorläufigen Begriff der Anatomie beibringen,[3] ihn auf das Studium der ausführlichen Fabrica vorbereiten. Dem Bedürfnisse des Laien kommt er mit einer deutschen Ausgabe der Epitome entgegen.[4] Zugleich hofft er durch den selbst verfertigten Auszug oder Grundriss[5] den Uebergriffen von Kompendienschreibern und Plagiatoren vorzubauen. Kompendien hält Vesal für nützlich, wenn sie wirklich gut sind und richtig gebraucht werden. Er eifert gegen die unwissenden Menschen die für Geld Auszüge machen und unter eigenem Namen herausgeben;

[1] Vgl. hiezu Fab. 1543 Brief an Oporin und Vorbemerkung zu Lib. II. — Man beachte beiläufig die sorgfältig abgestufte Knochensynonymik (vgl. Tabb. anatt. S. 92) und die zugehörige Notiz Lib. I p. 166.

[2] Fab. 1543 I, 39. V, 19. VI, 16. VII, 18. Als Probe der Vesalischen Technik vergl. Skeletopöe Anhang X.

[3] Fab. 1543 III, 1 p. *257, 23.

[4] Von des menschen cörpers Anatomey, ein kurtzer, aber vast nützer ausszug .. durch D. Albanum Torinum verdolmetscht. (Basel 1543) — Man vgl. auf dem Titelblatt: dem gmeinen mann zů gůt .. (worunter jedenfalls auch die Chirurgen gemeint sind).

[5] Hiezu und zum Folgenden Epit. 1543 Dedic. — Wegen der Kompendien auch Guint. Inst. 1538 Vorwort; wegen der Plagiatoren oben S. 122 f.

er beklagt seine Zeitgenossen dass sie ausschliesslich aus Kompendien lernen. Selbst Diejenigen, sagt Vesal, welche sich ganz der Wissenschaft widmen, trügen bloss Verlangen nach der Oberfläche und dem Schatten der Wissenschaft und brächten nichts Gediegenes hervor. Um keinen Preis möchte er mit seiner Epitome Schaden anrichten: dem Arzte dürfe sie nicht die Stelle der Fabrica vertreten.

Vesal redet höchst bescheiden von der Epitome; er nennt sie Zugang, Anhang, Index, Kompendium der Fabrica.[1] Wie sich aber Vesal niemals einfach wiederholt, so bietet die Epitome mehr als sie verspricht. In ihrer Einrichtung weicht sie erheblich von der Fabrica ab. Auf die Administration ist ganz verzichtet; das Werk besteht aus einem kurzen, dogmatisch gehaltnen Texte und einem verhältnissmässig grossen Atlas; beide Theile sind von einander getrennt. Der Text bindet sich nicht an den Gang der Vesalischen Sektion, sondern befolgt eine freie, anatomisch-physiologische Systematik. In sechs Kapiteln werden Knochen und Knorpel, Bänder und Muskeln, Verdauungsapparat und Venen,[2] Herz mit Arterien und Athmungsorganen, Hirn, Rückenmark und peripherische Nerven, endlich die Fortpflanzungsorgane behandelt. Eine Systematik wie sie vor Bekanntwerden des Kreislaufes nicht vollkommner gegeben werden konnte. Versetzt man das Venensystem zum Herzen, so lässt sie kaum Etwas zu wünschen übrig. Alles in dem kleinen Werke zielt darauf hin, dem Anfänger die neue Wissenschaft in fasslicher und gedrängter Form vorzuführen. Die neun oder zehn Mannesfiguren des Atlas sind in noch grösserm Massstabe[3] als die der Fabrica entworfen. Fünf beziehen sich auf Knochen und Muskeln, wobei letztre der Raumersparniss wegen nach der halbseitigen Methode (S. 84) dargestellt sind; zwei Tafeln

[1] Epit. 1543 Dedic. quorum [septem librorum] haec Epitome semita quaedam, aut appendix etiam iure habebitur . .; Fab. 1543 p. *4a, 4: quam [Epitomen] velut horum librorum semitam ac in illis demonstratorum indicem praeparavi . .; Epit. Titelblatt: Quod modo damus librorum de Humani corporis fabrica Compendium . .

[2] Die Venen entspringen nach Galens Lehre (S. 92) aus der Leber und stehn der Ernährung vor.

[3] Fab. 1543 Brief an Oporinus: quae [tabulae] nunquam satis magnae studiosis proponi poterunt . . Vgl. Taf. 19—23. 25. 26, sämmtlich in $^2/_5$ Gr. reproduzirt.

mit den nackten Gestalten eines Mannes und eines Weibes dienen zur Erläuterung der Nomenklatur der äussern Theile. Hiezu kommt eine Figur des gesammten Nervensystems und ein doppelt vorhandenes Blatt, auf welchem das ganze Gefässsystem mit Herz, Lungen, Leber und Nieren abgebildet ist. Die zwei identischen Blätter enthalten überdiess Theilfiguren des Verdauungs-, Gefäss- und Harngeschlechtsapparates und sollen zum Ausschneiden und Befestigen auf dem fünften Muskelmanne und auf der Nervenfigur verwandt werden. Dadurch vermindert sich der Atlas um zwei Tafeln und es entstehen zwei zum Aufblättern dienliche Bilder: ein aus Knochen, Muskeln, Gefässen, Eingeweiden der Brust und des Bauches bestehender Mann und ein Weib an welchem Nervensystem, Gefässe, Eingeweide der Brust und des Bauches zur Anschauung kommen. Ob Vesal die Aufschlagebilder erfunden hat, bleibt dahingestellt;[1] jedenfalls widmet er denselben die grösste Sorgfalt und sagt dem Anfänger deutlich wie er sie verfertigen muss.[2] Sämmtliche Bilder der Epitome sind mit Zeichen (stellenweise nur zu vielen Zeichen) und genauen Erläuterungen bedruckt. Jedes verfügbare Plätzchen ist ausgenützt; die dreiundzwanzig Folioseiten der Epitome bieten eine unglaubliche Menge von Thatsachen.

Nach Allem könnte es fast scheinen, als lägen in der Fabrica und Epitome zwei unabhängige Werke vor. Thatsächlich stehn sie sich doch sehr nahe: einstweilen mag daran erinnert werden, dass Titelbild und Porträt beiden gemeinsam angehören, dass die zweite Skelettfigur aus der Fabrica in die Epitome,[3] die Darstellungen des Gefäss- und Nervensystemes aus letztrer in erstre übergegangen sind. — Die deutsche Ausgabe der Epitome giebt auf einunddreissig Folioseiten den Inhalt des Originales und dreizehn weitre Figuren der Fabrica.[4]

[1] Aehnliche aber rohe Bilder kommen allerdings schon im J. 1539 vor: Choulant Geschichte der anatomischen Abbildung S. 39. Doch erregt ihre Publikation in Venedig und das Datum den Verdacht Vesalischen Einflusses. Um letztern auszuschliessen, müssten Aufschlagebilder vor dem Jahre 1533 nachgewiesen werden.

[2] Nach einer Notiz auf dem letzten Blatte der Epitome wurden vollständig zugerüstete Exemplare in den Handel gebracht. Ich kenne bloss unzerschnittene Exemplare.

[3] Vgl. Taf. 24, in halber Grösse reproduzirt.

[4] Sie stammen sämmtlich aus Lib. V und VI der Fabrica.

Wissenschaftliche Darstellung.

Während die Epitome in knapper Form das Wichtigste der Anatomie zusammendrängt, fällt dem grossen Werke die ausführliche wissenschaftliche Darstellung und Beweisführung zu. Einige Beispiele werden am Besten zeigen wie sich Vesal seiner Aufgabe entledigt.

Von der Kniescheibe giebt Galen bloss an, dass sie ein äusserlich knorpliger Knochen sei, runde Gestalt besitze und in passenden Vertiefungen die Vorsprünge der darunter liegenden Knochen aufnehme; auch sagt er, die Kniescheibe fülle mit einer leichten Anschwellung den Zwischenraum zwischen Os femoris und tibiae aus.[1] Kein nachgalenischer Schriftsteller bringt über die Kniescheibe Genaures als Galen vor. Auf vorvesalischen Skelettbildern erscheint die Patella sehr klein und unwahr geformt.[2]

Vesal beginnt das betreffende Kapitel[3] mit zwei Abbildungen, der vordern und hintern Ansicht der menschlichen Kniescheibe, erklärt die Buchstaben und beschreibt ungefähr folgendermassen: Vor dem Kniegelenke liegt ein runder, einem kurzen Schilde nicht unähnlicher Knochen, dessen hintre dem Femur zugekehrte Seite grossentheils von glattem und schlüpfrigem Knorpel überzogen ist und genau auf das untre Ende des Femur passt. Die hintre Seite besitzt nämlich einen länglichen mässig vorspringenden Wulst welcher in die zwischen den Oberschenkelknorren befindliche Bucht zu liegen kommt. Beiderseits von dem Wulste trägt die Kniescheibe eine Vertiefung die den entsprechenden Kondylus des Femur aufnimmt. Da aber der äussre Kondylus stärker als der innre entwickelt ist und eine grössre Knorpeldecke zeigt, so erscheint auch der äussre Sinus der Patella grösser als der innre. Soweit also die Kniescheibe den Oberschenkel berührt, ist sie glatt und schlüpfrig. Am vordern Umfange und an den Rändern dagegen findet man sie rauh und mit feinen Löchern besetzt, dessgleichen am

[1] Galen. De ossib. c. 23 (Balam.): Qua femur tibiae annectitur, os extrinsecus cartilaginosum rotundumque appositum est, quod gibba et veluti tubercula subiectorum ossium, aptis sinibus comprehendit, paulumque intumescens quod inter femur tibiamque spatium patet complectitur: id ipsum os Patella a nonnullis, Mola ab aliis appellatur.

[2] Nürnberger Xylographon 1493; Hans Gersdorff 1517; Berengar 1521—23; Osteotome Paris 1536.

[3] Fab. 1543 I, 32.

hintern untern Ende wo sie fortsatzähnlich ausgezogen und mit den Strecksehnen[1] der Tibia fest verwachsen ist. Die ganze Kniescheibe zeigt sich nämlich, so weit sie keinen Knorpelüberzug trägt, mit Sehnen verwachsen und wird ausschliesslich durch solche mit Femur und Tibia verbunden. Es ist eine Eigenthümlichkeit der Patella, dass sie keine Bänder besitzt, sondern in jene das Kniegelenk überschreitenden Sehnen hineingewachsen erscheint und durch dieselben fest an das Femur angepresst wird. Die Substanz der Patella ist bei Erwachsenen hart und dicht, obschon Galen versichert sie sei äusserlich knorplig und Marinus mit andern hervorragenden Anatomen die Kniescheibe einen knorpligen Knochen nannte und das Kapitel von der Kniescheibe betitelte: über die knorpligen Knochen. Aber diese Anatomen meinten vielleicht die umgebende Sehnenmasse die durch Kochen ein gallertiges Ansehen gewinnt, ähnlich wie die sehnigen Ursprünge der Muskeln. Sobald jedoch die Kniescheibe von den Sehnen gehörig befreit wird, erscheint sie nirgend knorplig, vielmehr durchaus hart; nicht nur beim Menschen, sondern auch beim Ochsen, Schaf und den andern Vierfüssern. Diese besitzen gleichfalls eine Kniescheibe, aber sie ist bei ihnen länger und schmaler; bei vielen Vögeln zeigt sie sich breit und kurz. — Vesal sagt noch Einiges über den Nutzen der Patella und die durch Bruch derselben bedingten Störungen. Das kleine Kapitel ist mit acht Hinweisen auf Abbildungen versehen.

Man sieht dass Vesal das Beschreiben versteht und den Leser planmässig in den Gegenstand einführt. Schritt für Schritt geht er vor, fasst bisweilen zusammen, geht wieder vor bis er das Organ in allen seinen Beziehungen geschildert, mit Hilfe von Vergleichung und Abbildung verständlich gemacht hat. Dabei geräth er in Widerspruch mit der Litteratur. Aber er zerstört seine Beobachtung nicht wie Berengar durch Dialektik: bei Vesal behält die Beobachtung Recht, die Bücher irren sich. Vesal sucht den Irrthum aufzuklären; doch lässt ihn die vergleichend anatomische Prüfung diessmal im Stiche. Denn bei Thieren stellt sich die Kniescheibe gerade wie beim Menschen als wahrer Knochen dar. Es bleibt nur die Vermuthung dass die alten Anatomen einen künstlich, durch Kochen

[1] Vesal braucht den Pluralis und beschreibt sehr genau das Verhalten der Sehnen der Mm. tibiam moventium sextus, septimus, octavus, nonus (= Musc. quadriceps): Fab. II, 53.

geschaffenen Zustand mit dem natürlichen Verhalten verwechselten. So übt Vesal wahre Kritik: sie erfliesst ihm aus erschöpfendem Wissen.

Betrachten wir nunmehr das Kapitel vom Brustbein.[1] Wir wissen bereits (S. 105 f.) dass dieser Knochen nach Galens Lehre aus sieben Stücken und einem dreieckigen Knorpel besteht. Die Stücke seien, sagt Galen, unter einander durch Synarthrose und mit ebenso vielen Rippen durch Gelenke verbunden. In den Tabulae anatomicae vom Jahr 1538 hatte Vesal das Brustbein nach galenischer Weise dargestellt. In der Fabrica beschreibt er vorerst das Brustbein der Thiere. Beim Affen, Hund, Kalb und verwandten Thieren sei dasselbe aus sieben Knochen zusammengesetzt — man könne sich beim Essen davon überzeugen —, und die einzelnen Theile böten keine wesentlichen Verschiedenheiten dar. Beim Hund, Schwein und Schaf herrsche völlige Uebereinstimmung unter den Theilstücken, während beim Affen und Eichhörnchen der erste Knochen wegen des Schlüsselbeingelenkes etwas breiter erscheine. Die sieben Stücke seien breiter als dick und an den Vereinigungsstellen jeweilen etwas aufgetrieben. An jeder der letztern befinde sich eine Vertiefung die zur Aufnahme des leicht angeschwollenen Endes eines Rippenknorpels diene. Nur bei der ersten Rippe könne man nicht wohl von einem Gelenke sprechen. — Vesal fährt alsdann fort: 'Du wirst zugeben dass Galen das Brustbein von Hunden und Affen sah, wenn du seine Geschichte des Brustbeines mit der eben vorgetragenen vergleichst. Wenn du aber das menschliche Brustbein siehst, das breit und sehr kurz erscheint, so wirst du es ganz anders finden. Niemals, das kann ich bestimmt versichern, sind mir am menschlichen Brustbeine sieben Knochen vorgekommen; auch findet man beim Menschen nicht immer gleich viele Stücke. Beim Erwachsenen trifft man deren drei, die von einander sehr verschieden sind.' Nun schliesst Vesal die genaue Beschreibung des Handgriffes, Körpers und Schwertfortsatzes an. Die Verbindung zwischen Manubrium und Corpus sterni sei so schlaff dass sie manchmal bei angestrengtem Athmen eine Bewegung erkennen lasse.[2]

[1] Fab. 1543 I, 19 p. 91.

[2] Fab. 1543 I, 19 p. 92, 23 s. [manubrium] secundo .. ossi cartilaginei ligamenti interventu adeo laxe committitur, ut nunquam horum ossium lateat connexus, imo et ipsius quoque motus in magnis respirationibus interdum animadvertitur. — Der Thatsache ist erst in neuer Zeit Beachtung ge-

Darauf kommt die Angabe dass bei Kindern der Brustbeinkörper aus mehrern fest verbundenen Stücken zu bestehen scheine. Indess trete die Verbindung nicht so deutlich wie beim Hunde oder Affen hervor, auch würden die untern Stücke kürzer gefunden als die obern. Auf Kirchhöfen treffe man das Corpus sterni immer ganz; wiewohl zuweilen, besonders in der Höhe der dritten, seltener der vierten Rippe eine Art Naht beobachtet werde. Es folgt die uns bekannte Erklärung des Wortes xiphoeides, eine kritische Bemerkung zu Celsus, dessen Anatomie hier der menschlichen näher stehe als die Galens; zum Schluss wird die Substanz des Sternum betrachtet und Einiges zur Physiologie beigefügt. Der Abschnitt ist mit zwei Zeichnungen des Brustbeines und mit mehr als dreissig Verweisungen auf Bilder versehen.

Vesals Schilderung dieses Knochens ist noch heute unübertroffen, weil sie die Natur genau und vollständig wiedergiebt; auch das Sternum der Thiere wird in seiner Eigenthümlichkeit erfasst. Wer die Präparate vergleicht, muss zugestehen dass Galen richtig beurtheilt worden ist.

Kurz und scharf, weil Vesal zugleich mit jenen Leuten abrechnet die ihm den Urtext von Galens Osteologie (S. 113) vorenthalten hatten, bespricht er die Naht welche Galen zwischen dem Oberkiefer und Zwischenkiefer aufstellt. Zuweilen zeigt sich, sagt Vesal,[1] auf der Gaumenseite eine vom Foramen incisivum gegen den vordern Umfang der Eckzähne verlaufende Naht oder besser Linie, die bei Kindern mit Knorpel ausgefüllt ist. Aber nirgend dringt dieselbe so tief dass desshalb eine Theilung anzunehmen wäre. Dagegen findet man beim Hund, Affen, Schwein eine wahre Trennung, nicht nur am Gaumen, sondern auch an der vordern Seite des Kiefers; sie besitzt keine Neigung zum Verwachsen. Dass Galenus besondre Knochen angiebt welchen die Schneidezähne eingepflanzt sind, geschah darum weil er seinen Affen zu sehr vertraut und sie dem Menschen zu ähnlich gemacht hat. Denn bei Thieren mit starken Eckzähnen sind jene Nähte, richtiger Harmonieen sehr deutlich, fehlen aber dem Menschen. Ueberdiess erstreckt sich der Zwischenkiefer beim Hund und Affen nicht so hoch

schenkt worden; vgl. Braune im Archiv für Anat. und Physiologie 1888 S. 302 ff.

[1] Fab. 1543 I, 9 p. 41. 42. 43.

hinauf als Galen behauptet, sondern nur ungefähr bis zur Mitte des Nasenbeines. — Unter den von Vesal beigegebenen Figuren zeigt eine die hie und da vorkommende Gaumennaht; eine andre stellt den von einem Menschenschädel überlagerten Hundeschädel dar: an letzterm gewahrt man den Gesichtstheil der Zwischenkiefernaht. Während Vesal die von Galen abweichende Beobachtung im Jahre 1538 nur bis zu einem gewissen Punkte geführt hatte,[1] ist sie hier zur Reife gediehen: mit Hilfe der vergleichend anatomischen Untersuchung wird der doppelte Irrthum Galens nachgewiesen, zum Ersten dass Galen Thieranatomie vorträgt, zum Andern dass er Thieranatomie ungenau kennt.

Nach den bisher mitgetheilten Proben liesse sich vermuthen, Vesal habe nur die Osteologie so vorzüglich behandelt. Nichts wäre weniger berechtigt als ein solcher Schluss.

Prüfen wir einmal was Vesal mit seinem dürftigen Materiale (S. 99) beim Uterus ausrichtet, den er im Jahre 1538 als geräumige, mit weit abstehenden Hörnern versehene Blase abgebildet hatte (S. 91). Ueber wenige Organe waren so unglaubliche Irrthümer verbreitet; dieselben führen zu einem grossen Theil auf Galen zurück. Nach Galens Schrift De dissectione vulvae[2] reicht eine mittelgrosse Gebärmutter bis zum Nabel, sie ist blasenähnlich und zeigt seitliche Fortsätze. Galen beruft sich dabei auf Diocles, der die Fortsätze mit kurzen hervorspriessenden Hörnern vergleicht, während dieselben nach Eudemus gross und gewunden sind. Praxagoras und Philotimus hinwiederum reden von Fächern und schreiben dem menschlichen Uterus deren zwei zu. An dem gleichen Orte giebt alsdann Galen an, das menschliche Weib besitze einen Uterus wie die Ziege und die Kuh (also einen gehörnten Uterus). In dem Werke De usu partium[3] begnügt sich Galen den Uterus als zweifächrig zu bezeichnen.

Vesal[4] legt vier Abbildungen vor und betont im Texte vor-

[1] Oben S. 92. Den Gaumentheil der Zwischenkiefernaht finde ich bereits auf einer Schädelansicht im griechischen Galen. Basil. 1538. Ich vermuthe (nach Analogie des Nervenblattes von 1537 S. 122) dass dieser Figur eine von Vesal entworfene Zeichnung zu Grunde liege.

[2] Galen. De dissect. vulvae cap. 2. 3.

[3] Galen. De usu partium Lib. XIV c. 4.

[4] Fab. 1543 V, 15. Lib. V Fig. 24—27.

erst, dass der Uterus im nichtschwangern Zustande niemals das Kreuzbein überrage und stets tiefer als die Harnblase stehe, anders als bei Hund, Ziege und Kuh. Dann bezeichnet er den Vergleich der Gebärmutter mit der Blase als falsch: denn das nichtschwangre Organ sei breiter als dick, auch nicht zugespitzt wie die Harnblase, sondern am Fundus erscheine es abgerundet, bilde stumpfe Winkel und verenge sich nach abwärts. Die Innenfläche sei am nichtschwangern Uterus gleichmässig und glatt; bloss an der vordern und hintern Wand finde sich eine kaum merkliche nahtähnliche Erhabenheit. Die Höhle sei durchaus einfach, ungefächert, breit, lang und platt, werde am Engsten oberhalb des Muttermundes und verlängre sich oben seitlich in die Winkel des Uterus, während der Fundus wie eine Art Septum in die Höhle vorspringe. An den Winkeln geschehe der Ansatz der Samengänge (Tuben). Sodann lehnt Vesal die Acetabula, über welche sehr Verschiedenes angegeben wurde, für den menschlichen Uterus völlig ab, findet sie hingegen bei der Ziege und Kuh. Endlich folgt die Beschreibung der Vaginalportion die einer Glans penis mit querer Oeffnung verglichen wird. Hier lässt Vesal seinem Hohne über die Scholastiker und Arabisten freien Lauf, über Albertus Magnus, Michael Scotus, Nicolus, Gentilis, Mundinus, Berengar, welche dem Uterus mehr als Eine Höhle, sieben, ja siebenzig Fächer zutheilen und wohl auch wähnen, das Weib könne ebenso viele Früchte beherbergen.[1] Für die richtige Auffassung des Herophilus, der den Uterus der Frauen mit Hörnchen ausstattet, spricht ihm die thatsächlich vorhandene Form des Organes. Die Freunde Galens — zu denen er sich selbst rechnet — ermahnt Vesal den Fruchthalter der Kuh mit dem weiblichen Uterus und beide mit Galen zu vergleichen. So werde man endlich einsehen, dass dieser den Fruchthalter von Kuh, Ziege und Schaf, aber nie, nicht einmal im Traume den menschlichen Uterus gesehen habe, dass Galen auf ältern Schriftstellern fussend das Organ im Buche De usu partium zwar oberflächlich, immerhin richtiger als in der Dissectio vulvae beschreibe, wo er aus dem Wiederkäueruterus und den Angaben früherer Autoren ein Monstrum gemacht habe. Der Fruchthalter der Kuh — Vesal giebt eine Abbildung von diesem und vom Hundeuterus — verhalte sich

[1] Vgl. Mundinus S. 27; Guido S. 28; dazu die sechzehn Früchte und das pferdeartige Monstrum Berengars S. 40,2.

nicht anders als die Hörner eines alten Widders deren untres Stück man mit einem Tuche umwickle. Das Umwickelte entspreche den vom Peritoneum bedeckten, dicht an einander liegenden Abschnitten, die freien Enden seien vergleichbar den abgebogenen Theilen der Uterushörner. Die Verwirrung der Gelehrten beruht nach Vesal darauf, dass sie die Anatomie der Thiere zu Grunde legen in der Voraussetzung, die Organe der Thiere seien mit den menschlichen in Uebereinstimmung. In Bezug auf einen andern Widerspruch Galens zeigt er dass die Schenkel des Hunde- und Schweineuterus von unten an auseinanderweichen und geradlinig verlaufen ähnlich zwei gespreizten Fingern, dass sie aber in trächtigem Zustande gewunden erscheinen wie die Hörner des Widders.

Mit seinen wenigen weiblichen Leichen gelangte Vesal weit genug um dem vielhundertjährigen Gerede ein Ende zu bereiten. Indem er die Gebärmutter des Menschen und der höhern Thiere genau beschrieb und abbildete, setzte er an Stelle von Fabelwerk Wirklichkeit. Noch wäre Manches aus Vesals Geschichte des Uterus beizufügen. Doch wir brechen hier ab. Kein noch so ausführlicher Auszug, nicht einmal die wörtliche Uebersetzung vermag das Eindringliche und Anschauliche Vesalischer Schilderung ganz wiederzugeben.[1]

Kritik.

Hand in Hand mit der Beschreibung geht die Bekämpfung und Erläuterung der Galenischen Anatomie. Neu und Alt, Positiv und Negativ beleuchten sich gegenseitig. Wie gerecht, objektiv Vesal vorgeht, haben wir an einigen Beispielen gezeigt: Galen wird an der wahren Quelle, am menschlichen Körper geprüft. Alles kam darauf an den Zeitgenossen den fundamentalen Gegensatz klar zu machen. Gleich in der Vorrede bringt Vesal die Sache zur Sprache.[2] Kein Arzt, so schreibt er, halte für möglich dass

[1] Der Leser studire beispielsweise Vesals Schilderung des Herzens. — Ein weitläufiger Auszug aus der Fabrica bei Burggraeve.

[2] Das Ergebniss der kritischen Forschung theilt Vesal auch den Lesern der Epitome mit (Epit. praef.): qui [Galenus] et si huius [Anatomes] procerum facile sit primarius, humanum tamen corpus nunquam aggressus est, et simiae potius quam hominis ab illius fabrica innumeris sedibus variantis partes descripsisse (ne dicam, nobis imposuissse) modo colligitur.

auch nur der kleinste Fehler in den anatomischen Werken Galens entdeckt worden sei oder entdeckt werden könne. In Wirklichkeit aber habe Galen niemals eine menschliche Leiche zergliedert, da ihm bloss zwei ausgetrocknete Leichname zugänglich gewesen seien.[1] Getäuscht von seinen Affen greife Galen häufig mit Unrecht die Alexandrinischen, in der menschlichen Anatomie geübten Aerzte an. Auch habe Galen gar manches Mal die Affenanatomie nicht richtig verstanden. Merkwürdiger Weise kenne er trotz der ungeheuern Verschiedenheit im Bau von Menschen und Affen nur die der Zehen und der Kniebeugung.[2] Selbst diese Dinge würden ihm ohne Zweifel entgangen sein, wenn es hiezu einer Sektion bedurft hätte. Dazu komme dass sich Galen häufig verbessre, auf seine früheren Nachlässigkeiten hinweise und sich oft widerspreche. — Zu diesen Vorwürfen gesellen sich im Laufe der Darstellung noch die, Galen schreibe, namentlich im Werke De usu partium, menschliche Anatomie aus ältern Autoren ab und mische dieselbe mit der eignen Affenanatomie zusammen;[3] er pflege schwierigen Fragen schlau aus Wege zu gehen;[4] auch sei er zuweilen unzuverlässig.[5]

Vesal wollte seine Leser vom Wahne der Unfehlbarkeit Galens bekehren. Zu diesem Zwecke weist er den Leser an, wie sich Galen nachprüfen lässt.[6] Bald mit Ernst, bald mit Hohn greift er die Lehren desselben an. Häufig widerlegt er ihn unter Aufwand aller ihm zu Gebote stehenden Wissenschaft, andre Male

[1] Vgl. oben S. 111,6 und S. 112f.

[2] Die Hautvenen des menschlichen Armes beschreibe Galen richtig, weil sie ihm vom Aderlasse her bekannt seien: Fab. 1543 III, 8 p. *286, 8 Uti sane admodum concinne vereque eas descripsit venas, quae citra sectionem in nudato, ut in venae sectione fit, brachio plurimum et frequenter illi occurrerunt.

[3] Fab. 1543 I, 18 p. 83, 13—17. Vgl. die Vermischung der abgeschriebenen Anatomie mit der von Wiederkäuern beim Uterus S. 142f.

[4] Fab. 1543 II, 35 p. 291, 57: Id enim Galeno (si ausim proloqui) peculiare est, ut quum prolixissimus sit, fabula quapiam sese surripiat, atque quod maxime explicandum fuerat, quasi id non ex proposito faceret, tacite praetereat.

[5] Vgl. oben S. 97 (Fab. 1543 III, 7 p. *281 unten).

[6] Z. B. Fab. 1543 II, 53 p. *231, 2—8.

berührt er die Fehler nur kurz und giebt das Richtige an. Einige hundert Kontroversen mit Galen sind durch die Fabrica zerstreut. Aber in der Regel korrigirt er stillschweigend. Vesal sagt, er hätte noch weit öfter tadeln können, es aber der Kürze halber unterlassen.[1] Wie wahr ist doch diese Bemerkung! Wie oft haben Gegner und oberflächliche Kritiker Vesal für einen blossen Nachbesserer Galens angesehen![2] Dass die wenigen Wiederholungen aus Galen mit Bewusstsein herübergenommen sind, dass die Fabrica in jedem Worte neue, selbsterlebte, aus der menschlichen Leiche herausgearbeitete Anatomie ist und in ihrer musterhaften Durchführung einen fortgesetzten Protest gegen die Irrlehre Galens bildet, haben jene Kritiker nicht bemerkt oder nicht bemerken wollen.

Freilich wäre es geradezu ein Wunder, wenn Vesal nicht Spuren des vor Kurzem und mühsam überwundenen Galenglaubens erkennen liesse. Das würde soviel als Unfehlbarkeit Vesals bedeuten. In der That zeigen sich in der Fabrica Galenische Ueberreste verschiedner Art. Zunächst enthalten einzelne Abbildungen Anklänge an das Alte, während der Text das Richtige darbietet. Auf der fünften und sechsten Muskeltafel ist ein vom Halse zur Brust verlaufender Muskel dargestellt, welcher dem Menschen abgeht. Die Aufklärung giebt Vesal selbst: um den leeren Raum auszufüllen, und weil er zur Zeit wo das Bild angefertigt worden, mehr als billig dem Galen gehuldigt, oder wie er in der Ausgabe von 1555 sagt, weil er damals auf Galens Worte geschworen habe, sei dieser beim Hunde vorkommende Muskel hinein gezeichnet worden.[3] Es ist der dritte Brustbeweger Galens, den Vesal bei ge-

[1] Fab. 1543 V, 15 p. 533, 3 si quis haec attente examinaverit, facile diiudicabit, quoties oratio alioquin satis prolixa mihi interturbanda esset, si perpetuo quando a Galeni placitis studio et sciens reclino, adiicerem, aut etiam rationem semper cur id faciam adderem, ipsius loca simul prolixe adscribens. — Beispielsweise wird der Unterschied zwischen Jejunum und Ileum (S. 31.33) ohne Berufung auf Galen widerlegt Fab. 1543 V, 5 p. 499, 10. 17.

[2] Z. B. Jo. Caius Britannus unten S. 152,6; selbst Haller misskennt Vesal (siehe Vesal in der Nachwelt).

[3] Fab. 1543 Lib. II Tab. 5, X; Tab. 6, Γ; zu Tab. 5, X: Quoniam hic locus nihil aliud peculiariter, quam septima tabula in homine ostendisset, et quia Galeni sententiae, quum haec pingeremus, plus aequo favimus, musculum hic ex cane delineatum cernis, quo homines prorsus destituuntur . . Fab. 1555 zur gleichen Stelle: quia in Galeni verba iurati, ipsius sententiae, quum haec pingerentur, plus aequo favimus . .

schwänzten Affen und bei Hunden fand und im Texte aus der menschlichen Anatomie ausmerzte.[1] — Der Körper des Brustbeines ist auf einigen Figuren in vier, ja in fünf Stücke zerlegt, indem Querstriche oder Reihen von Punkten zwischen den dritten, vierten, fünften, ja zwischen den sechsten Rippenknorpeln verlaufen. So viele Abtheilungen kommen am Corpus sterni des Erwachsenen nicht vor; und Vesals Text lässt richtiger Weise Nahtspuren nur bis zur vierten Rippe zu (S. 140). Die Figuren rechnen offenbar mit Galen: zählt man zu den vier oder fünf Theilstücken des Brustbeinkörpers das Manubrium und die pars ossea, beziehungsweise die pars cartilaginea des Processus xiphoides hinzu, so gelangt man auf die Siebenzahl des Galenischen Sternum.[2] — So schön und wahr das Kreuzbein von Vesal abgebildet und beschrieben wird, so störend wirkt es, dass er diesen Knochen sechstheilig darstellt und in der Regel aus sechs Wirbeln bestehen lässt. Dem grossen Osteologen konnte nicht unbekannt sein, dass weitaus häufiger nur fünf Wirbel das Os sacrum zusammensetzen. Wie er bei spätrer Gelegenheit mittheilt, wollte er damit Galen einen Dienst erweisen. Mit sechs Theilstücken konnte er sich an dessen Anatomie anpassen, während mit fünfen Nichts für Galen abfiel.[3]

Und sehr nah verwandt diesen Resten von Anhänglichkeit an Galen, ja theilweise nicht davon abscheidbar sind Ueberbleibsel von Thieranatomie. Jeder weiss dass beim Menschen das kleine Zungenbeinhorn seinen Namen mit vollem Rechte führt. Aber

[1] Fab. 1543 II, 35 p. 287 s. — Auf der fünften Tafel zeigt sich ausserdem eine bis zur ersten Rippe reichende Verlängerung des geraden Bauchmuskels, ein Verhalten das Vesal mit Recht dem Menschen abspricht, während es beim Hund und geschwänzten Affen getroffen wird (fünfter Brustbeweger Galens): Fab. Lib. II Tab. 5, Δ, r, s, t. Ed. 1555 sagt bei t: Nos autem hic illum [musculum], Galenum intelligendi gratia, delineavimus und weil die Stelle sonst nichts von den zwei folgenden Tafeln Abweichendes geboten haben würde.

[2] Fab. 1543 Lib. I erste und zweite Skelettfigur; Lib. I c. 19 Fig. 6 und 7. Dagegen stimmt zum Texte das Sternum Lib. I c. 19 Fig. 1.

[3] Fab. 1543 Lib. I c. 18, dann die Figur Lib. I c. 14 und das dritte Skelettbild. Hiezu Fall. Ex. 37: Quum enim in scholis mihi ad manum esset viri mediae aetatis, pulcherrime constructi os sacrum, quod sex ossibus erat fabricatum, potui id melius, quam quod quinque tantum ossibus constituebatur, Galeni sententiae accommodare . . (die Akkommodation beruht darin dass 3 Kreuzbein- und 3 Steissbeinstücke Galens zusammengezählt sind: vgl. S. 93, 1. und die Figur vom Affen I, c. 18 p. 80).

Vesal zeichnet es das eine Mal ebensolang als das grosse Horn, das andre Mal wo es aus einigen Stücken besteht, mehr als doppelt so lang als das Cornu maius. Die Erklärung ist einfach: nicht an Galen, der hier nicht verleiten konnte, sondern an die Thiere wo das kleine Horn viel grösser erscheint, hat sich Vesal diessmal gehalten und was beim Menschen nur ausnahmsweise vorkommt, zur Regel erhoben.[1] — In dieselbe Gruppe gehören die Musculi levatores epiglottidis,[2] der siebente Augenmuskel,[3] der Truncus brachiocephalicus[4] und das bis zum Hiatus sacralis reichende Rückenmark.[5] Ein scheinbar bedenklicher Irrthum ist es dass Vesal den menschlichen Foetus in Verbindung mit der gürtelförmigen Placenta des Hundes darstellt:[6] allein im Texte macht er ausdrücklich auf den Mangel menschlichen Materiales aufmerksam und schon drei Jahre später konnte er die Sache berichtigen.[7] — Diese und andere Verstösse[8] begegnen in Vesals Werk; doch er selbst giebt die Mittel an die Hand ihn auf seine Wahrheit zu prüfen. Er beschreibt, bildet ab und schildert das Praeparationsverfahren. Mit Vesals Buch musste ein fleissiger Untersucher Fortschritte machen.

Wie das Wissen Galens, so misst Vesal das der übrigen Klassiker an der menschlichen Leiche. Sehr scharfsinnig und unabhängig ist sein Urtheil über Celsus, Aristoteles, Hippocrates. Celsus habe seine Anatomie aus dem Griechischen abgeschrieben und dieselbe nicht begriffen, immerhin aus einem Autor geschöpft, der menschlicher Anatomie nahestand.[9] Was man von

[1] Fab. 1543 I, 13; vgl. zweite Skelettfigur. An die Thierähnlichkeit erinnert p. 56, 17 uti in quadrupedibus videre est manifestissime.

[2] Fab. 1543 II, 21; vgl. S. 94.

[3] Fab. 1543 II, 11 (vgl. Instit. anatt. 1538 p. 69b). Vesal vertheidigt den Muskel 1546 Ep. Ch. 157 und kann sich in Fall. Ex. 51. 126, 15. 160, 14 nicht völlig davon trennen.

[4] Fab. 1543 III, 12. Arterientafel p. *295. Vgl. Tabb. anatt. 1538 S. 91.

[5] Fab. 1543 IV, 11 und Abbildung p. 331.

[6] Fab. 1543 V, 17 p. 540 und Fig. 30, 4.

[7] Ep. Ch. 1546 p. 143; Fab. 1555 Lib. V Fig. 30 die richtige Zeichnung der menschlichen Placenta; Fig. 31 Hundeplacenta; Fig. 32 Kotyledonen der Kuh.

[8] Wegen der Rückenmarksnerven und der Venen s. weiterhin bei der Chronologie der Epitome.

[9] Fab. 1543 I, 15 p. 67, 30 (in Bezug auf die Kopfdrehung) qui [Celsus]

der Thiergeschichte des Aristoteles wohl halten müsse, so fragt Vesal, da ihr Verfasser so häufig in der Anatomie des Menschen irre.[1] Allein diese Erkenntniss hindert Vesal nicht, soviel als möglich dessen Angaben aufzuklären,[2] und ihm nach eigenen Untersuchungen in Bezug auf den Ursprung der Venen aus dem Herzen beizupflichten. Selbst den Hippocrates, der ihm wegen seiner grossen Auffassung der Medizin hoch über Allen steht, zieht er vor den Richterstuhl der Anatomie. Er weist darauf hin dass Hippocrates sowenig als die übrigen gewusst wie der Oesophagus das Zwerchfell durchsetzt;[3] dass Hippocrates von Acetabula des Uterus spreche, die doch beim Menschen nicht vorkämen.[4] An der Hand Galenischer Zitate studirt Vesal die Anatomie der verloren gegangenen Alexandriner und gewinnt die Ueberzeugung dass diese Autoren wahre Anatomie, Anatomie des menschlichen Körpers studirt und gelehrt haben.[5]

tametsi ipsius codex ubi cervicis explicat vertebras viciatus sit [Celsus VIII, 1 p. 325 Darembg], atque ipse a se neutiquam intellecta multorum Galeni interpretum more verterit, attamen a vetere quopiam, ex quo suum de ossibus Caput in latinam orationem convertit, eam sententiam primum assumpsisse videtur, quae meae, atque ipsi denique veritati, proxime accedit. — Vgl. ähnliche Bemerkungen beim Unterkiefer Fab. 1543 I, 10 p. 44, 13 quin Celso potius, aut illi Graeco autori ex quo Celsus quicquid de ossibus prodidit mutuatus est, accedam .. (vgl. Tabb. anatt. 1538, S. 92,3); beim Sternum oben S. 140.

[1] Fab. 1543 I, 19 p. 90, 1 (bei den 8 Rippen des Menschen wird vermuthet, Aristoteles habe nach Erzählung, nicht nach eigener Anschauung geschrieben): Quod si toties in hominis fabrica ipsum fecisse nobis occurrit, quid de reliqua animalium historia censendum putabimus? — Aristoteles' Lehre vom Ursprunge der Nerven aus dem Herzen Fab. 1543 IV, 1 p. 315.

[2] Fab. 1543 VI, 12 p. 590, 52 der dritte Herzventrikel des Aristoteles sei vielleicht durch den Aortenzipfel der Mitralis vorgetäuscht worden. Dieser Fehler sei weniger bedeutend als der andre dass die Zahl der Ventrikel mit der Grösse der Thiere wechsle. — Auch Platos anatomische Vorstellungen kommen zur Sprache, z. B. 1543 I, 33.

[3] Fab. 1543 II, 35 p. 291; V, 3 p. 388.

[4] Fab. 1543 V, 16 lässt allerdings zunächst noch die Möglichkeit der Akkommodation offen. Nachdem aber Vesal weitre Erfahrungen über den Uterus gesammelt hatte, glaubt er schon 1546 (Ep. Ch. 54. 72 vgl. oben S. 97,3) kaum noch dass Hippocrates mit menschlicher Anatomie bekannt gewesen sei (Fab. ed. 1555 V, 16).

[5] Vgl. z. B. Fab. 1543 praef. p. *3b, 31; S. 141 f. 144.

Von den nachgalenischen Schriftstellern sagt Vesal kurzweg dass sie das etwa in ihnen enthaltene Gute aus Galen entnommen hätten.[1] Sein Urtheil beruht auch hier auf genauer Kenntniss ihrer Anatomie: Theophilus Protospatharius wird verspottet weil er die vier Leberlappen als Herd, Tisch, Messer und Fuhrmann bezeichnet und entsprechende physiologische Vorstellungen von ihnen hegt.[2] Oribasius' Kompilation ist Vesal von Werth, weil sie einzelne Lücken in den galenischen Büchern ausfüllt. Avicennas Anatomie scheint ihm aus Oribasius zu stammen;[3] ausserdem trifft er bei den Arabern einzelne Angaben die in klassischen Werken nicht vorkommen.[4] Die Dialektik des Averroes ist ihm zuwider; dessgleichen alles scholastische Wesen (S. 142), dessen unwahre Art er schon auf der Schule von Löwen erfahren hatte (S. 62). Irrthümer berühmter Humanisten, eines Theodor Gaza und Erasmus von Rotterdam, werden kurz erwähnt und verbessert.[5]

Vesals Werk enthält zahlreiche Angriffe auf Ungenannte von denen Einige leicht erkennbar sind. Berengar wird unter Anderm desshalb verhöhnt, weil er die Veränderlichkeit des Menschengeschlechtes zulässt.[6] Zuweilen bezeichnet ihn Vesal als Anatomicorum faex.[7] — Den Plagiator Johannes Dryander in Marburg (S. 123) macht er wegen der Abbildung einer abenteuerlichen, unbrauchbaren Säge lächerlich.[8] — Auf Joh. Guinterius wird mehrfach

[1] Fab. 1543 praef p. *3a Qui vero ipsum [Galenum] sunt secuti, in quorum classem Oribasium, Theophilum, Arabes, et nostros quotquot legere hactenus mihi licuit, recenseo (illorum bona dixerim venia) omnes, si modo quid lectu dignum tradiderunt, ex Galeno id sunt mutuati.

[2] Fab. 1543 V, 7 p. 506. — Hiegegen das Urtheil des Jun. Paulus Crassus (1536) oben S. 37,1.

[3] Fab. 1543 II, 49 p. *227.

[4] Vesal glaubt bei den Arabern eine Andeutung der Gelenkmenisken gefunden zu haben Fab. 1543 I, 2 p. 4. Wegen der arabisch-hebräischen Nomenklatur oben S. 117,7.

[5] Th. Gaza wegen der unrichtigen Uebersetzung von Epiglottis (S. 111) Fab. 1543 I, 38 p. 155; Erasmus wegen Verwechslung von Talus und Malleolus I, 31 p. 140; vgl. I, 23 p. 107.

[6] Beim Coecum (S. 45) Fab. 1543 V, 5 p. 500, 48s. ad nugacem illam tergiversationem deveniendum foret, qua alios tum fuisse homines fateremur.. Die Stelle trifft zugleich den später zu besprechenden Nicol. Massa.

[7] Fab. 1543 V, 15 p. 531, 8; III, 7 p. *278, 5 v. u.

[8] S. 23. — Dryander (Anatomiae .. pars prior 1537 [1536] Fig. 2) giebt

gestichelt wegen seiner Unwissenheit in der Anatomie, wegen seiner Prahlerei mit Galen.[1] — Gegen Jakob Sylvius richtet sich die in der Vorrede enthaltene Rechtfertigung der anatomischen Abbildung. Es ist die Antwort auf dessen Verwarnung vom Jahre 1539 (S. 125). Da fällt mir, schreibt Vesal nachdem er den Inhalt seines Buches angegeben, da fällt mir das Urtheil gewisser Männer ein, die alle, selbst die vorzüglichsten botanischen und anatomischen Tafeln völlig verdammen, weil dergleichen nicht aus Zeichnungen, sondern aus fleissiger Sektion und Betrachtung der Natur gelernt werden solle. Als wenn ich desshalb meine durchaus wahren Bilder beigefügt hätte um die Studenten von der Zergliederung abzuhalten; als ob ich sie nicht auf jede Weise zur eigenhändigen Verrichtung der Sektion antriebe. Hätten wir noch die Sitte der Alten wo sich die Knaben im Zergliedern übten, so bedürften wir weder Bücher noch Tafeln. Wie viel aber Bilder zum Verständniss der Bücher beitrügen, wie viel genauer sie die Dinge vor Augen brächten als die ausführlichste Beschreibung, sei Jedem aus der Geometrie und andern mathematischen Fächern bekannt.[2] Nebenher bekommt Sylvius, obschon er noch wegen einiger Thierzergliederungen gelobt wird, zu verstehen dass Vesal die Anatomie aus sich selbst, ohne Lehrer erworben habe.[3] — Endlich enthält das Werk jene vernichtende Kritik der Pariser öffentlichen Ana-

eine sichelförmige Säge. Hierauf spielt Vesal bereits 1538 Inst. anatt. p. 73ª an: der Schädel solle serra tenui et recta geöffnet werden, non autem ut hodie quidam ridicule scripsit, falcis instar incurva; und noch einmal Fab. 1543 II, 7 p. 237: Serra vero, quam interdum operi accommodamus, ea conducet, qua gangraena .. vitiata membra praescindimus, non autem orbicularis, ut quidam etiam Mathematici suis Anatomicis libris appinxerunt..

[1] Schweineknochen S. 67,5; Fab. 1543, praef. p. *3ᵇ, 3 Galenum in dispendiosa compendia turpiter redegerunt, nunquam ab illis dum ipsius sensa assequuntur, ne latum quidem unguem recedentes: imo librorum frontibus adiiciunt, ipsorum scripta e Galeni placitis penitus consarcinata, suaque Galeni esse omnia, ideo etiam subiungentes, si quis forte ea duceret reprehendenda, ob id Galenum quoque esse contemnendum arbitraretur. Vgl. hiezu S. 70 und S. 125.

[2] Fab. 1543 praef. p. *4ª, 8—25 Verum hic quorundam iudicium mihi succurrit u. s. w.

[3] Fab. 1543 praef. p. *3ª, 30 ipse in brutorum aliquot sectionibus sub celebri ac nunquam satis laudato viro Jacobo Sylvio versatus ..; dagegen die S. 68,1 erwähnten Stellen.

tomie,[1] jene Angriffe auf die Oberflächlichkeit der Galeniker und Aristoteliker.[2]

Mit Einem Worte die Fabrica nimmt nicht nur den Kampf mit Galen auf, sondern richtet sich gegen die gesammte alte und moderne Anatomie — mit Ausnahme der alexandrinischen die Vesal als leuchtendes Vorbild hinstellt (S. 148), von der freilich blosse Fragmente vorhanden sind.

Das Werk vom J. 1543 bedeutet die Unabhängigkeitserklärung Vesals, die Gründung der menschlichen Anatomie.

Allgemeine Bedeutung der Fabrica.

Durch die bisherigen Ausführungen ist der Gehalt der Fabrica noch nicht umschrieben. Weit über die menschliche Anatomie hinaus, auf den verschiedensten Gebieten erweist sich das Wissen und die Methode des Forschers fruchtbar. In der Fabrica wurzeln sämmtliche Disziplinen die sich seither von der Anatomie abgespalten haben.[3]

Keiner Darlegung bedarf dieser Satz für die vergleichende Anatomie, die Vesal schon als Knabe geübt, mit deren Hilfe er die Galenische Lehre durchschaut hatte.[4] Ueberall, so oft das Verständniss des menschlichen Körpers es erheischt, flicht er Beobachtungen über den Bau der Thiere ein. Ihm verdanken wir die ersten vergleichend anatomischen Abbildungen.[5] Und nicht nur Einzelheiten, auch grössre Fragen hatte er ins Auge gefasst, wie seine Andeutungen über Homologie der vordern und hintern Extremität zeigen.[6]

Mit Vesals Anatomie geht Hand in Hand die Physiologie. Sie erscheint überall als Ausfluss scharfer, umsichtiger, denkender Beobachtung (S. 85). Bei jedem Theile des Körpers wird Nutzen und

[1] S. 19f. 25. 67.

[2] S. 115. 117.

[3] Anfänge der Anthropologie: Schädel S. 102,1; Geburtsakt S. 102. — Ueber pathologische Anatomie späterhin.

[4] S. 109. 112.

[5] Fab. 1543 I, 9 Hundeschädel (S. 141); I, 17 Fig. 4 Lendenwirbel vom Affen; I, 18 vordre und hintre Ansicht des Os sacrum und coccygis vom Affen (S. 146,3); Lib. V Fig. 28. 29 Gebärmutter von Hund und Kuh (S. 143); Lib. VII Fig. 17 Plexus mirabilis vom Schaf und Ochsen (S. 114).

[6] Fab. 1543 I, 23. 31. 33 (gegen Aristoteles und Galen); seine Absicht S. 118.

Leistung erwogen. Gewisse Kapitel wie das von der Kopfbewegung[1] zeigen sich wesentlich gefördert. Weittragende Ideen, die Prägung oder Skulptur der Knochen durch Weichtheile,[2] das besondere Leben der Theile, die Kontraktilität als immanente Eigenschaft des Muskelgewebes[3] finden Erwähnung oder kurze Erörterung.[4] Die Vivisektion hat Vesal ins Leben zurückgerufen, das wichtige Experiment der künstlichen Respiration entdeckt.[5] — Nichtsdestoweniger erhob sich nach seinem Tode die Klage er habe wenig oder nichts in dieser Richtung geleistet. Johannes Caius sagt von den Feinden Galens (und meint damit Vesal) dass ihre Ergänzungen zur Galenischen Anatomie blosse Possen seien; auch wüssten sie den Nutzen nicht zu erklären, sondern höben von Vielem nur hervor, was es nicht sei.[6] Aehnlich äussert sich Fabricius ab Aquapendente: Vesal berühre Funktion und Nutzen der Organe kaum.[7] Gerade jene Objektivität, jene Enthaltsamkeit, die Zierde der Vesalischen Forschung rechneten sie ihm als Fehler an. Vesal ändert an der Galenischen Physiologie nur dann wenn er mehr weiss.[8] Wo seine Kenntnisse nicht ausreichen, trägt

[1] Fab. 1543 I, 15.

[2] Fab. 1543 I, 23. 24. 31.

[3] Fab. 1543 II, 2 p. 222, 39ss. — Das Leben andrer Theile ebenda, dann Fab. 1543 III, 1 p. *257s. u. a. a. O.

[4] Seine psychologischen Anschauungen durfte Vesal in jenen Zeitläuften kaum andeuten. Er scheint den höhern Thieren nicht alle seelischen Eigenschaften abzusprechen: Fab. 1543 VII, 1 p. 624, 4; VII, 6 p. 636, 19ss.; VII, 10 p. 639, 28s.; VII, 19 p. 661, 30.

[5] Fab. 1543 VII, 19. Vgl. S. 81. 85. 102, 5. 6. Abbildung des Vivisektionsbrettes II, 7 (und Titelbild der Fabrica 1555). — Ein Versuch Berengars S. 47.

[6] Jo. Caius Britannus De libris propriis [1570] ed. 1729 p. 151 ex sua observatione quasdam meras, prope dixi, nugas, quas aut Galenus neglexerat vel contempserat .. annotarunt .. nec tamen inter se eisdem de rebus satis conveniunt, nec usus explicant, sed tantum quid non sint in multis edocent. — Ueber Jo. Caius vgl. oben S. 118.

[7] Hier. Fabr. ab Aquapendente De Larynge vocis instrumento [1600] Dedic. (nach Albins Ausgabe 1738): habet tamen non pauca et ipse [Vesalius], quae de summa egregii operis laude aliquid detrahant, et clarissimo viro prope tenebras obfundant. Primum enim et latius interdum evagatur, et nimius se in omnes partes fundit; neque tamen omnia, quae ad Anatomicum negotium spectant, complectitur, solam fere prosequens dissectionem; organorum actiones et utilitates vix attingens ..

[8] Ueber Galens Neigung zur Sophistik äussert sich Vesal Fab. 1543 V, 17 p. 540.

er Galens Lehre vor, fügt die eigne damit nicht vereinbare Beobachtung hinzu und drückt seinen Zweifel mehr oder weniger bestimmt aus.[1] Von der Linse die er noch in die Mitte des Auges verlegt, kennt Vesal die vergrössernde Kraft und giebt an wie man sich davon überzeugen kann. Er gewahrt dass die hergebrachte Lehre vom Sehen nicht stichhaltig ist; da er eine neue Theorie nicht aufzustellen vermag, eilt er rasch über den Gegenstand weg.[2] — Obschon ihm der grosse Umfang der Vena cava am Herzen des Bestimmtesten für den Ursprung derselben aus dem Herzen, also für die Ansicht des Aristoteles spricht, lässt er dennoch mit Galen die Hohlader von der Leber ausgehn.[3] — Obschon er die Herzscheidewand als dick und durchaus solid kennt, wundert er sich bloss wie Blut von der rechten in die linke Kammer durchtreten könne:[4] er bleibt auch hier bei der Galenischen Lehre. — In allen Fällen wirkt der gleiche Grund: vereinzelte Thatsachen genügen ihm nicht Galens Physiologie aufzugeben.

Noch ist ein Wort über die kulturgeschichtliche Bedeutung der Fabrica nothwendig. Die anatomische Methode führte Vesal zur Durchdringung von Aberglauben, Scheinwissen und Scheinwesen aller Art. Wohl erklären sich manche Humanisten schon vor Vesal gegen den Aberglauben, aber doch nur auf Grund dieser oder jener Autorität.[5] Vesal ist der erste Gelehrte der den Aberglauben an

[1] Schwankend ist seine Haltung bei der Struktur der Venen; er lehrt nach Galen, obschon er andrer Ansicht geworden war. Vgl. S. 97. 98,1.

[2] Fab. 1543 VII, 14 p. 646, 29: Est enim is humor optimi crystalli modo pellucidissimus, et omnia quibus iam exemptus vitri alicuius modo imponitur impense quorundam specillorum ritu adaugens; VII, 18 p. 655, 40: illaesum crystallinum humorem scripturae alicui primum impones, et deinde cultelli mucrone ipsius lateri modice indito, scripturae nunc altius, nunc demissius accommodabis, qui omnia specilli instar longe quam sint maiora reddat, consideraturus; VII, 14 p. 650, 1: Non sane quasi crystallinum humorem praecipuum visus instrumentum esse, et ut hic alatur vitrum produci, et huius gratia oculi reliquas partes efformatas esse, quemadmodum Galenus . . diffuse persequitur, commemorare, aut hic prolixe etiam scribere nequirem: sed quod mihi certo qui visus fiat, non constet, hincque reliqua oculi constructio dependeat . .

[3] Fab. 1543 III, 6 p. *275 und Venentafel p. *268. Vgl. S. 92. 148.

[4] Fab. 1543 VI, 11 p. 589, 20ss. Von seiner zunehmenden Sicherheit in dieser Sache späterhin bei der Fabrica 1555.

[5] Z. B. Petrarca, Jak. Sylvius.

der wahren Quelle studirt und ihn mit der Natur, mit der Anatomie beleuchtet und widerlegt. Er spottet dass die Aerzte bei Herzkrankheiten mit grosser Würde den Herzknochen des Hirsches (zusammen mit Gold und Edelsteinen) verordnen, obschon dieselbe Einrichtung auch beim Kalb, Hund oder Schwein vorkomme, nämlich die knorplige Wurzel der Aorta und Pulmonalarterie. Zudem scheine ihm Das was die Apotheken als Os cordis cervi verkaufen, nichts Andres zu sein als ein Stück vom Zungenbein des Lammes.[1] — Aus einem stark entwickelten Hinterkopfe schliesse das Volk auf ein starkes Gedächtniss und grosse Geisteskraft, während das Kleinhirn in welches Galen das Gedächtniss verlege, in der von den Nackenmuskeln bedeckten Schädelpartie zu suchen sei.[2] — Dann zeigt Vesal dass die zu mancherlei Aberglauben missbrauchte Glückshaut (S. 58) einem Fetzen der Eihäute entspricht. Er lacht über die Hebammen welche aus den falschen Knoten der Nabelschnur die Zahl der künftigen Geburten prophezeien und vorhersagen, der Sprössling werde am Strange enden.[3] — Den Unfug der Chiromantie, die sogenannte Lebenslinie, den Venusberg und Andres mehr führt Vesal auf die anatomische Gruppirung der Weichtheile der Hand zurück.[4] — Die Behauptung der Zauberer und Geheimphilosophen dass im Menschen ein erbsenförmiger Knochen vorkomme der unverweslich sei und am jüngsten Tage in einen Menschen auswachse, diese Behauptung habe keine natürliche Grundlage. Es sei darunter eines der Sesambeine der grossen Zehe gemeint, welche zwar der Verwesung lange widerständen, aber durch mechanische Gewalt und Feuer wie alle andern Knochen zerstört werden könnten.[5] — Die Meinung dass den Männern eine Rippe fehle, weil Eva aus einer Rippe Adams erschaffen

[1] Fab. 1543 I, 20. — Fab. 1543 I, 39 p. 157: Beim Kochen des Skelettes muss das Fett sorgfältig abgeschöpft und mag aus Rücksicht auf das Publikum beiseite gestellt werden ..vel vulgi nomine quod illi [pinguedini] in obliterandis cicatricibus, et nervis tendinibusque producendis multum tribuit (vgl. dagegen die Kopfsalbe Berengars S. 39).

[2] Fab. 1543 VII, 4 p. 629, 35 ss.

[3] Fab. 1543 Lib. V p. 383 zu S (vgl. S. 102, 2).

[4] Fab. 1543 II, 42 p. 303; II, 43 p. 308, 31 ss. 54 ss. (Dagegen Berengar S. 40, 3.)

[5] Fab. 1543 I, 28 p. 126.

worden, entbehre der Wahrheit, selbst dann, wenn durch die Skelettirung Adams der Mangel einer Rippe erwiesen wäre.[1] — Man bemerke ferner Angriffe auf die Anmassung der Theologen, welche ohne Kenntniss des menschlichen Körpers über die Zeugung, den Sitz der Seele, die Wunde Christi und die Unsterblichkeit reden und sich anstellen als wenn sie allein zum Urtheile über solche Dinge berufen wären. Gehöre es doch zur Aufgabe der Aerzte wenn irgend möglich Klarheit über Sitz, Art und Wesen der Seele zu gewinnen.[2] — Endlich wird bisweilen die Inquisition gestreift;[3] man findet einige drastische Hinweise auf die Sinnlichkeit der Priester.[4] Vesal liebt es an den Aeusserlichkeiten der römischen Kirche seine Anatomie zu erläutern.[5]

Völlig unschätzbar ist die Fabrica als Vorbild wissenschaftlicher Methode. An Vesals Werke konnten die oberflächlichen Zeitgenossen (S. 135), konnte die Nachwelt lernen wie man es angreifen muss, um etwas Tüchtiges zu leisten.

Abbildungen der Fabrica und Epitome.

Die ganze Arbeit Vesals wäre verloren gewesen wenn er nicht seine Ergebnisse durch Bilder festgehalten und verdeutlicht hätte.

[1] Fab. 1543 I, 19 p. 89.

[2] Fab. 1543 V, 13 p. 520s.; V, 15 p. 531; I, 28 p. 126; VI, 8 p. 585; VI, 15 p. 594.. non perpendentes necesse esse medicis (si modo non temere ad artem accedere, neque inopportune aegrotanti membro remedia applicare voluerint) de iis quae nos gubernant facultatibus considerare, et quot numero sint generatim, et qualis quaeque sigillatim habeatur, quove in animalis membro singulae constitutae sint, et praeter haec maxime (si modo id adipisci mente possemus) quae animae substantia essentiave sit.

[3] S. 74,3.

[4] Fab. 1543 V, 15 p. 531, 23; p. 538, 4 v. u.

[5] Vgl. S. 104, 3. 4. 5.; Fab. 1543 VII, 5 p. 633 Commodius tamen hanc septi [pellucidi] regionem madidae hostiae, quales missae sacerdotes adhibere solent . . comparaveris. — Fab. 1543 I, 9 p. 41, 16 Vergleich der Oberkieferhöhle mit (hohlen) Votivbildern; 1546 Ep. Ch. 101 weiter ausgeführt: ad eum fere modum quo cavas quae Divis in templis appenduntur imagines in formulas fundi novimus, quoties divae Luciae oculos, divae Agathae mammillas cum pectore, divo Antonio brachia et crura appendi solent (vgl. Fall. Ex. 33). — 1555 Fab. I, 40 p. 196 b Ahlen zur Bearbeitung der Knochen [ferrum] illorum ratione assumens, qui sphaerulas, orationibus Dominicis, et ad divam Virginem salutationibus sancte enumerandis aptas, indies praeparant.

In den Figuren liegt die zündende Kraft seiner Anatomie. Wir haben der Vesalischen Abbildung bis jetzt nur nebenbei gedacht; es erübrigt, diese Lücke auszufüllen. Wir halten uns im Wesentlichen an die vier und zwanzig berühmtesten Figuren, werden aber wo es nothwendig erscheint auch die andern zu Rathe ziehen. — Die vier und zwanzig Tafeln bringen das Aeussere, die Muskeln und Knochen des menschlichen Körpers zur Ansicht: es sind zwei nackte Gestalten und fünf Muskelmänner der Epitome, drei Skelette und vierzehn Muskelmänner der Fabrica. Zu allen Zeiten haben die genannten Bilder nicht nur die Anatomen sondern auch die Künstler gefesselt; allein ohne dass so weit mir bekannt irgend Jemand sich in zusammenhängender Weise darüber geäussert hätte.[1] In der Regel beschränken sich die Schriftsteller auf Vermuthungen über den Künstler. Der nachfolgende Versuch geht von einzelnen Angaben und Winken Vesals aus, beruht im Uebrigen auf vergleichender Betrachtung der Tafeln.

Erinnern wir uns, dass in der Fabrica Skelette und Muskelmänner sich unmittelbar folgen (S. 133). Mit der vordern, seitlichen und hintern Ansicht des Skelettes bezweckt Vesal bloss die Verbindung der Knochen zu veranschaulichen, da er den einzelnen Knochen zahlreiche besondere Figuren widmet. Dagegen haben die Muskelmänner nicht bloss die Gesammterscheinung, sondern alles Einzelne der Myologie zu versinnlichen: es fehlen desshalb — von den Eingeweidemuskeln abgesehen — spezielle Muskelfiguren. Das war keine gedankenlose Fortführung der traditionellen Muskelmänner (S. 52). Vielmehr glaubt Vesal, dem Lernenden sei nur mit Muskelmännern gedient, während das Zerstückeln der Muskulatur nur für den Kenner tauge. Sonst würde er, so

[1] Ich finde keine eingehendern Urtheile als das von Gius. Montani (vor Anatomia Ridotta all' uso de' Pittori, e Scultori del signor Giacopo Moro In Vinegia 1679): per esser quelle [Vesals Figuren] veramente le più belle d' attitudini, le più ottime di disegno, e le più corrette nella situazione dell' ossa, e di muscoli che altri siano ..; und die Notiz von B. S. Albinus (De ossibus corporis humani 1726): Longe autem omnium [imaginum] quaecunque adhuc in vulgus emanarunt, principes sunt Vesalianae; et effigierum delectu, et callida partium notatione, et definientium linearum gratia, umbrarumque artificio eximiae .. — Nebenbei die Bemerkung dass Vesals Abbildungen in den Originaldrucken der Fabrica und Epitome studirt werden müssen. Unsre Reproduktionen (Taf. 2—26) sollen bloss vorläufig orientiren.

sagt er ausdrücklich,[1] seine Figuren zerlegt haben, was bloss mit Kosten, aber mit keinerlei Schwierigkeit verbunden gewesen wäre.[2] Die erste und zweite Muskeltafel welche die vordre und seitliche Ansicht des Mannes geben, sind für Künstler bestimmt und zur Wahrung des Gesammteindruckes[3] fast ohne jegliche Faserung der Muskeln und Buchstabenbezeichnung geblieben. Bei dieser Gelegenheit ruft Vesal den Künstlern die Nothwendigkeit genauer osteologischer und myologischer Kenntnisse ins Gedächtniss; er legt ihnen ans Herz die Muskeln nur dann stark vorspringen zu lassen wenn sie kontrahirt erscheinen sollen. Doch kann auch der Anatome der zwei ersten Tafeln nicht entrathen, da beispielsweise nur hier die Bänder der Handwurzel und Fusswurzel, die seitlichen Rumpf- und Beinmuskeln voll zur Anschauung kommen.[4] — Nun folgen die zwölf (oder wenn die Körperhälften gesondert gezählt werden die vier und zwanzig) für den Anatomen bestimmten Muskeltafeln. Auf den ersten sechs werden die vordern, auf den sechs letzten die hintern Körpermuskeln fortschreitend von aussen nach innen dargestellt, und zwar so, dass jeder Muskel mehrmals und in verschiedenen Ansichten vorkommt, bis endlich ein Theil des Skelettes freigelegt erscheint. Die wenigen übrigbleibenden Muskeln werden auf zwei Ergänzungstafeln und im Beiwerk der Muskelmänner nachgetragen.[5] — Die Bilder lassen auch eine andre Anordnung zu: man solle, sagt Vesal, jeder Vorderansicht die entsprechende Rückansicht folgen lassen und werde immer genau sich entsprechende Dinge erblicken. Und so ist es thatsächlich: den nach beiden Seiten vorspringenden Musc. deltoides sieht man auf Tafel 3

[1] Fab. 1543 Vorbemerkung zu Lib. II p. 169: Quod vero in integras tabulas musculorum effigies ita digesserim u. s. w. bis zum Ende der Seite.

[2] Die Muskelmänner haben sich allgemein bis in das 18. Jahrh., theilweise bis heute erhalten. Das Zerlegen der Vesalischen Muskelmänner besorgte u. A. Kaspar Bauhinus im Theatrum anatomicum 1605.

[3] Fab. 1543 Erklärung zu Lib. II Tab. 1 p. 171 Hanc tabulam una cum sequenti, characteribus liberam relinquere propositum erat, quo minus illis commaculata spectaretur. Quandoquidem tertia fere prima est, quam ad disciplinam paravimus . . fibrae . in musculis ductae, potius pictorem, ac sculptorem et plastem (quorum studiis quoque opitulari visum est) perturbant.

[4] Der medialen Ansicht der Beinmuskeln ist eine besondre Tafel (Lib. II Tab. 16) gewidmet.

[5] Lib. II Tab. 15 und 16 (Anm. 4); Musc. triangularis sterni Tab. 8 links unten u. s. w.

und 9; auf der vierten und zehnten Tafel liegt er frei vor; aut Taf. 5 und 11 ist er abgelöst und entfernt. Die nächsten Tafeln zeigen den Muskel nicht mehr. Niemand verkennt das streng methodische Vorgehn Vesals. Nur den Nachtheil — wenn es überhaupt einer ist — bieten die Totalfiguren, dass einzelne Muskeln häufig wiederkehren. Der Musculus biceps brachii kommt nicht weniger als sechs (zwölf) mal vor; auf der siebenten Tafel erscheint er abgelöst und auf Tafel 8 mit Ausnahme der Endsehne entfernt.[1]

Den umgekehrten synthetischen Gang schlägt die Epitome ein: sie beginnt mit dem nahezu von Muskeln entblössten Skelette und bekleidet es auf den nächsten Tafeln in zunehmender Weise mit Fleisch. Dann folgt die seitliche Ansicht des Skelettes (S. 136) und den Schluss machen die nackten Gestalten von Mann und Weib. Nun sollen aber die Figuren nach Vesals Vorschrift[2] von hinten nach vorn, entsprechend der fortschreitenden Zergliederung betrachtet werden. Man hat das Studium mit Mann und Weib zu beginnen, gelangt zum Skelette und endlich zu den fünf Muskelfiguren, die von hinten nach vorn numerirt sind. Die synthetische Ordnung scheint einer Laune oder Nachlässigkeit entsprungen zu sein; thatsächlich ist sie, wie die Untersuchung lehrt, der Raumersparniss wegen (und aus künstlerischen Gründen) eingeschlagen worden. — Die Muskelblätter der Epitome enthalten überdiess Theilfiguren: im geöffneten Kopfe des ersten, zweiten und vierten Muskelmannes finden sich dem Gange der Zergliederung folgende Darstellungen des Schädelinhaltes; der vierte und fünfte Muskelmann halten Schädel mit Gehirndurchschnitten in den Händen; zu Füssen liegen Ansichten des Auges, der Fusssohlenmuskeln und Anderes. Durch diese Beigaben wurde der Atlas möglichst reichhaltig gemacht.[3]

Zunächst erregen die drei Knochenmänner der Fabrica unsre Aufmerksamkeit weil sie einen unmittelbaren Vergleich mit den Tabulae anatomicae vom Jahre 1538 (S. 91) erlauben. Es lässt sich kaum bezweifeln, dass nach einem und demselben Skelette gezeichnet

[1] Das Ablösen der Muskeln war nicht überall durchführbar; vgl. die Bemerkung zu Lib. II Tab. 10.

[2] Epitome 1543 Titelblatt (Lectori).

[3] Epitome 1543, Vorbemerkung zur ersten Muskelfigur: Ut vero praesens figura redderetur copiosior, eorum quae calvaria complectitur imaginem sectionis ordine proponere recepimus, humi oculi musculos . .

wurde: hier wie dort erscheinen Epiphysenlinien an Ober- und Unterschenkelknochen.[1] Doch wie verschieden sind sonst die zwei Aufnahmen. An Stelle des breiten schwanzartig verlängerten Kreuzsteissbeines von 1538 begegnet 1543 ein durchaus richtig dargestelltes;[2] das vierschrötige Becken ist durch ein schön ausladendes, fast normal geneigtes ersetzt; der Körper des Brustbeines zeigt ein Theilstück weniger.[3] Statt des blasenförmigen Schädels findet sich ein kleinrer, wohlgeformter; die Augenhöhlen sind grösser, Unterkiefer und Rippen nicht mehr verkümmert, die Epiphysen der langen Knochen nicht mehr breitgedrückt: alle Knochen besitzen natürliche, wahre Form und energische Skulptur. Aber auch die Proportionen haben sich geändert: mit dem kleinern Kopfe ist der Fuss ins Gleiche gebracht, die Beine sind gekürzt. Behandlung von Kontour und Schatten, Zeichnung und Plastik besitzen nunmehr volle Ausbildung und Freiheit. Dort steifes eintöniges geglecktes Wesen, hier Bewegung, Mannigfaltigkeit und Ausdruck, geschmeidige Kraft und Leben. Von dem Alten ist nichts unverändert geblieben als die Beleuchtung von rechts her.

Was ist hier, so fragt man angesichts der Skelette und ebenso bei den Muskelmännern, was ist an ihnen Anatomie und was Kunst? Die Antwort lautet, dass in den vierundzwanzig Tafeln Kunst und Anatomie ein untrennbares, harmonisches Ganzes bilden. Ueberall, selbst im Kleinsten, befiehlt die wissenschaftliche Nothwendigkeit und Nützlichkeit; gleichwohl erscheint Alles künstlerisch abgewogen und bedeutsam. So hat nur Vesal die anatomische Abbildung behandelt. Wir stehen vor einem Räthsel und müssen dasselbe genauer untersuchen.[4]

In der alten Pinakothek zu München hängt das Kniestück eines jungen Mannes, der in der einen Hand einen Zirkel, in der

[1] Vgl. S. 89,3.

[2] Freilich sechstheiliges Sacrum (S. 146).

[3] Vgl. S. 146,2.

[4] Möchten sich Kenner der Aufgabe annehmen. Schon die kunstvolle Behandlung des Kontours und seine Verschmelzung mit der Schattirung — vgl. Brief an Oporin — verdient sorgfältiges Studium. In der Ausgabe von Boerhaave und Albin 1725 ist die Sache theilweise abgeändert. — Die malerische Behandlung war an sich ein Wagniss. Leonh. Fuchs thut sich in der Hist. stirpium 1542 darauf zu Gute dass er die Pflanzen in blossen Kontouren unter Vermeidung des Malerischen vorführt.

andern den Torso eines Kruzifixes hält. Das Stück soll von einem der Tintorette herrühren und Vesal vorstellen.[1] Doch ist Beides nicht verbürgt. Wie Dem sei, Vesal hat sicher viel gemessen. Schon der Anatomie wegen musste er es thun. Galen macht die befremdende Angabe, dass die Länge des Oberarmes nur von der des Oberschenkels übertroffen werde,[2] wogegen Vesal zeigte, dass auch die Unterschenkelknochen dem Oberarm überlegen sind. Dann hat Vesal gemessen bei der Herstellung der Tafeln. Er sagt,[3] und Jeder erkennt auf den ersten Blick, dass die in Mannesgestalt gezeichnete Venenfigur die Proportion des Arterien- und Nervenbildes sowie die der Muskel- und Knochenmänner besitzt. Vesal fügt bei, er habe für die Mannesfiguren diejenige Grösse gewählt welche ihm am besten mit dem Buchformate zu stimmen schien. Nun ergiebt sich für die Mannesbilder der Fabrica eine mittlere Höhe von vierunddreissig Centimeter, für die der Epitome von 42,5 cm.[4] Beide Zahlen stehen in geradem Verhältnisse zu einander (4 : 5): die Bilder der Epitome sind um ein Viertheil grösser als die der Fabrica, oder die der Fabrica um ein Fünftel kleiner als die der Epitome.[5] Man darf wohl einen Schritt weiter gehen: multiplizirt man 34 mit fünf und 42,5 mit vier, so ergiebt sich Hundertundsiebzig Centimeter oder die mittlere Grösse des erwachsenen Mannes.[6] Man wird sagen dürfen, Vesal habe nicht nur das Format des Buches, sondern auch das Mittelmass des Menschen im Auge gehabt, und den Bildern der Fabrica ein Fünftel, denen der Epitome ein Viertel natürlicher Grösse gegeben.[7]

[1] Anhang VI.

[2] Galen. De ossib. 16. Vgl. Vesal. Fab. 1543 I, 23 p. 105, 8.

[3] Fab. 1543 p. *267 Vorbemerkung zur Venentafel.

[4] (Maasse bei Choulant Geschichte der anatomischen Abbildung 1852 S. 44.) Man beachte in der Fab. Lib. II Tab. 2 und die Gefäss- und Venenfigur; in der Epitome den nackten Mann sowie die Gefäss- und Nervenfigur.

[5] Die Sache wird evident durch unsre Tafeln, welche die Figuren der Fabrica in halber Grösse, die der Epitome in $^2/_5$ der Originalgrösse reproduziren.

[6] Die Mehrzahl der Männer misst zwischen 165 und 175 Centim.

[7] Schon von Ge. Martine beobachtet. In Barth. Eustachii Tabulas anatomicas Commentaria Edinb. 1755 p. 46 .. inveniemus vulgares Vesalii icones quasi quinquies minores archetypo; Epitomes vero, et unam atque alteram magni operis, grandiores tabulas quartam fere verae longitudinis exprimere partem.

— Vesal bezeichnet, und er ohne Zweifel zuerst, den obern Rand der Symphysis ossium pubis als Mitte des Körpers.[1]

Vesals grosse Tafeln zeigen Mannigfaltigkeit und Harmonie. Mag man sie so oder anders ordnen, keine wiederholt die andre und doch sind sie aufs Engste verwandt. Nehmen wir zunächst die Muskelmänner der Fabrica. Ihre Mannigfaltigkeit war Bedürfniss der Anatomie: Vesal brauchte der Deutlichkeit wegen mehr oder minder verschobene, auf diese oder jene Seite gekehrte Körper.[2] Künstlerisch war dadurch von Anfang an die wirksamere asymmetrische Körperhaltung gewonnen: gleich der erste Muskelmann ist in massvoller Bewegung dargestellt. Und weil der Anatome stets neue Ansichten der verschiedenen Körpertheile benöthigt, so bekommt der Künstler Gelegenheit zu stets wechselnden partiellen Kontrasten. Der partielle Kontrast erscheint in sämmtlichen vordern Ansichten, bald als Gegenbewegung, bald als seitliche Transposition (gegenseitige Ansicht). Schon die erste und dritte Figur, welche einander am Nächsten stehen, bieten beide Formen partiellen Kontrastes dar: auf der ersten Tafel ist das linke Bein als Standbein, das rechte als Spielbein behandelt, auf der dritten verhält es sich umgekehrt. Während auf letztrer das Gesicht nach rechts unten blickt, ist der Kopf der ersten Figur nach links oben gerichtet. Nach derselben Methode wird mit der Rückansicht verfahren: unter Beihilfe des partiellen Kontrastes wird die leitende Figur (Tab. 1. 3) umgekehrt und abgewandelt.

Die Mannigfaltigkeit wird gesteigert durch Einführung neuer Motive. Auf der vierten Tafel ist das Gesicht, um die volle Ansicht des Musc. temporalis, masseter und sternocleidomastoideus[3] zu gewähren, ins Profil gebracht; auf Tab. 5 ist der Arm im Ellbogen gebeugt und die Beine befinden sich in weitem Abstande von einander. Tab. 14 zeigt wegen der hier befindlichen Muskeln die Sohlenfläche des rechten Fusses. Die neuen Motive stammen aus der zweiten, für die Künstler bestimmten Tafel her. Es ist ein

[1] Fab. 1543 V, 3 p. 389, 39 corporis medium est.. elatissima pubis ossium regio.

[2] Fab. 1543 Vorbemerkung zu den Muskeltafeln p. 169 tertia, quarta [tabula].., octava, anteriorem faciem quoque proponunt, in hoc illudve latus, pro musculorum, qui indicantur, natura et situ magis repositam.

[3] Lib. II Tab. 4, Γ, Δ, Θ; vgl. S. 134.

Muskelmann in seitlicher Ansicht, von anderm Charakter als die leitende Figur: während nämlich letztre die Arme nach unten aussen richtet und die Beine nur wenig von einander entfernt, schreitet der zweite Muskelmann lebhaft aus, berührt rechts nur mit der Fussspitze den Boden und weist mit dem linken Arme nach oben. Die zweite Figur bezeichnet das äusserste zulässige Mass der Bewegung. Sämmtliche Arm- und Beinstellungen der folgenden Figuren fallen innerhalb der von der zweiten Tafel gezogenen Grenzen. Dazu kommt, dass der zweite Muskelmann zwei wesentliche Eigenschaften, die Blickrichtung und die nach unten deutende Hand mit der Leitfigur theilt und in einem dritten Motive, dem nach oben zeigenden Finger bloss durch Kontrast (Gegenbewegung) sich unterscheidet. Da sich im Kontrast Aehnlichkeit birgt und die neuen Motive durch Zwischenformen in Zusammenhang gebracht sind, so bieten die Muskeltafeln neben aller Mannigfaltigkeit die nothwendige Uebereinstimmung.

Dem Beiwerke kommt ebensowohl anatomische als künstlerische Bedeutung zu. Viel leeres Papier beeinträchtigt die Wirkung der Figuren. Das Beiwerk ist bei stetem Wechsel aus Aehnlichem, Landschaft und Architektur zusammengesetzt und derartig den Figuren angepasst dass Reichthum und Verarmung mit der Beschaffenheit der Muskelmänner Schritt hält. Unter Umständen werden die Zuthaten mechanisch nothwendig: dann nämlich wenn sie der zusammenbrechenden Figur Lehne oder Stütze gewähren.[1]

Was für die Muskelfiguren der Fabrica gezeigt worden, gilt im Wesentlichen für die drei Skelette desselben Werkes, für die Muskelmänner und nackten Gestalten der Epitome. Wir wollen es an den Skeletten nachweisen. Auch hier befiehlt die Wissenschaft: sie verlangt Vorführung des Knochenbaues unter möglichst verschiedenen Bedingungen, also wieder unter steter Verschiebung. So ergiebt sich die von der ersten Tafel an zunehmende Asymmetrie, Bewegung, Lebendigkeit des Skelettes. Scheinbar haben die Skelette nichts mit einander gemein als die nahe Beziehung zum Beiwerke: das erste lehnt sich auf die Schaufel am Rand einer Grube und blickt nach oben; das dritte steht gebeugt und betend an einem Grabe; während das mittlere mit gekreuzten Beinen vor einem Monumente steht, den Kopf auf die

[1] Fab. 1543 Lib. II Tab. 7. 8. 14.

linke Hand stützt und nach einem von der rechten Hand umfassten Schädel hinsieht. Diesen Schädel benöthigt der Anatome, da einzig so dessen Grundfläche gezeigt werden kann.[1] Bei genaurer Untersuchung treten indess noch andre Verwandtschaften der Skelettfiguren hervor: sie gehen nicht, sondern stehen; allen kommt die spitzwinklige Armstellung zu; mit dem nach links oben gerichteten Blicke der ersten Figur kontrastirt die nach rechts unten sehende zweite Figur und mit beiden der dritte, nach links unten blickende Knochenmann.

Sodann gewahren wir die innigsten Beziehungen zwischen Skeletten und Muskelmännern der Fabrica: die Zehenstellung der zweiten Muskeltafel entspricht dem gekreuzten Beine des zweiten Skelettes; mit der Spurweite des zweiten Muskelmannes stimmt die des dritten Knochenmannes überein; einige Muskelfiguren stehen ruhig da wie die Skelette; der Unterkörper des vierzehnten Muskelmannes bietet Aehnlichkeit mit dem des dritten Skelettes. Demnach stammen die fremden Motive der Muskeltafeln aus den Knochenbildern; die der zweiten Muskelfigur finden Verwandte bei den Skeletten. Die Hauptsache aber ist dass die erste Skelettfigur wesentliche Züge mit der ersten Muskelfigur der Fabrica gemein hat, den Blick nach links oben, die Geberde der einen Hand, die Spurweite der Beine. Wer sich von der Verwandtschaft nicht überzeugen kann, halte die fünfte (1.) Muskelfigur der Epitome daneben. Da ferner die erste und dritte Muskelfigur der Fabrica sich (unter Berücksichtigung des partiellen Kontrastes) in dem ersten (5.) Muskelmann der Epitome wiederholen und dieser endlich kein anderer ist als der ausgehäutete nackte Mann der Epitome, so ergiebt sich nicht nur dass die Bilder der Fabrica zusammenhängen sondern dass die Bilder beider Werke Ein Ganzes bilden, indem durch alle vier Gruppen, Skelette, Muskelmänner und nackte Gestalten eine und dieselbe Haupt- oder Leitfigur durchgeht. Die Verwandtschaft des nackten Mannes der Epitome mit den Skeletten der Fabrica wird offenkundig durch den Schädel den er gleichwie das zweite Skelett sinnend in der Hand hält. Dementsprechend steht in der Epitome das zweite Skelett der Fabrica unmittelbar vor dem nackten Mann (oder folgt ihm bei vor-

[1] Wenigstens in der Epitome (vgl. Vesals Vorbemerkung zur Skelettfigur). Die Fabrica enthält eine besondre Figur der Schädelbasis: Fab. 1543 I, 6 Fig. 5.

schriftmässigem Blättern nach). Vesal sagt freilich nur er habe das Bild in die Epitome herüber genommen um einen leeren Platz auszufüllen und gerade dieses Skelett gewählt, weil es am Lehrreichsten sei.[1] — Das nackte Weib stellt bloss das (gegenseitige) Kontrastbild des Mannes dar.

Alles zusammen genommen sind die vierundzwanzig Bilder aus der Hauptfigur, dem nackten Manne, mit Beihilfe des Kontrastes und einiger weitrer Motive entwickelt. Neue Motive sind: spitzwinklige Stellung des Ellbogens (die Skelette), Kreuzung der Extremitäten (zweites und drittes Skelett, achte Muskelfigur, das Weib), Zehenstellung des Fusses (zweite Skelett- und zweite Muskelfigur), Stehen auf beiden Beinen (die Skelette, 4., 6., 8. Muskeltafel), lebhaftes Ausschreiten (zweite Muskelfigur), grösste Spurweite der Beine (drittes Skelett, zweite Muskeltafel), grösste Erhebung des Armes (zweites Muskelbild), Ausstrecken des Zeigefingers (erste und zweite Muskelfigur), besonderes Beiwerk (Skelette, erste und zweite Muskeltafel). Zur Einführung derselben genügen drei oder vier Figuren: das zweite und dritte Skelett, der zweite Muskelmann und (im Hinblick auf das Beiwerk) die erste Skelettfigur.[2]

Mit einfachen Mitteln ist Viel erreicht worden. Daneben enthalten die Figuren noch einen tiefern Sinn. Sie erlangen ihn durch die Beziehung zum Beiwerke. Die viertheilige Komposition ist eine Symbolik des Todes. Dieselbe wird in doppelter Weise durchgeführt: in der Epitome sieht man zwei nackte Gestalten über einem Schädel in Gedanken versunken. Derselbe Gedanke beschäftigt das aus der Fabrica entlehnte, auf der Rückseite des nackten Mannes angebrachte Skelett. Das Ergebniss ihrer Betrachtung steht auf dem Monumente:

Solvitur omne decus niveosque per artus
It stygius color et formae populatur honores.

[1] Epitome Vorbemerkung zur Skelettfigur: .. non abs re fuerit, in hanc paginam alioquin vacantem .. huc imaginem rejicere, quae .. haec [omnia ossa] magis et anteriori ac posteriori sede proponit. — Vgl. S. 158.

[2] Der Leser pause beispielsweise die erste Muskelfigur der Fabrica durch, trage weitre Muskelfiguren (unter Umkehrung gegenseitiger Theile) auf die Zeichnung ein, füge das erste Skelett und den nackten Mann der Epitome hinzu, und er wird über die Verwandtschaft der Figuren staunen. — Uebrigens wird sich dem aufmerksamen Beobachter eine Fülle weitrer Beziehungen und Schönheiten aufthun.

Die Haltung der zwei ersten Muskelbilder stimmt zu den vorhergehenden Figuren. Die drei letzten Muskelmänner leiten durch ihr himmelwärts gerichtetes Gesicht zur zweiten in der Fabrica vertretnen Auffassung über. Hier befassen sich die drei Skelette mit Todesgedanken: das erste steht am geöffneten Grabe und blickt klagend nach oben, das dritte betet in gebeugter Stellung am Grabe, während das zweite am Monumente nachsinnt und Trost findet:

Vivitur ingenio, caetera mortis erunt.

Dem Epigramme verleihen die Muskelmänner der Fabrica weitern Ausdruck. Den Gegensatz des Irdischen und Ewigen deutet die erste und zweite Figur an durch Aufblick und Hinweis nach oben, durch Hinweis nach unten auf die Trümmer eines Bauwerkes. In der Folge behält der Blick nach oben das Uebergewicht; man findet ihn noch an den letzten zusammenbrechenden Figuren der ersten Tafelreihe (Tab. 7 und 8); den nach oben weisenden Finger trifft man auf dem vorletzten Bilde der zweiten Reihe (Tab. 13); zum Schlusse (Tab. 14) sinkt die armlose Figur auf die Kniee. — Die vierundzwanzig Bilder zerfallen also in zwei Zyklen, den Epitome- und den Fabricazyklus: jener trauert über die Vergänglichkeit des Domicilium animae, des Mikrokosmus,[1] dieser vertraut auf die Ewigkeit des Geistes; dort realistische, hier idealistische Auffassung des Todes.

Ueber der Symbolik vergisst man beinahe die Natürlichkeit der Bilder: sie sind eben doch reine Anatomie; in beiden Büchern wird der Mensch bis auf die Knochen zergliedert. Die Hauptfigur, ein Homo quadratus, der sich zur Demonstration der Muskeln vorzüglich eignet,[2] ist identisch mit dem Leichnam, an welchem die Anatomie des Venter medius und supremus vorgeführt wird.[3]

Ohne Zweifel haben denkende Männer des sechzehnten Jahrhunderts den geistigen Gehalt der Bilder gewürdigt. Von den Plagiatoren und Kompilatoren war Das freilich nicht zu verlangen: gleich dem ersten, Thomas Geminus 1545 fällt es bei, Mann

[1] Fab. 1543 praef. p. *4b, 3.. quod domicilium [immortalis animae], quia permultis nominibus mundo egregie correspondet, veteribus haud ab re microcosmus nuncupabatur.

[2] Vgl. S. 81,3.

[3] Fab. 1543 Lib. VI Fig. 1. 2; Lib. VII Fig. 1 ss. Man beachte hier das stets wechselnde Beiwerk (Haar und Bart).

und Weib durch Mitgabe von Apfel und Schlange in Adam und Eva zu verwandeln. Valverda (1556) versieht das erste Skelett mit einem Stabe, lässt beim zweiten die Inschrift fort.[1] Kaspar Bauhin (1605) giebt dem zweiten Skelette ein Rohr, dem dritten eine Sense in die Hand. Auf richtiges Verständniss der Vesalischen Figuren konnte das sechzehnte Jahrhundert durch die Todesbilder eines Holbein und andrer Künstler vorbereitet sein. Nur bemerke man die durchaus selbständige Idee der Vesalischen Tafeln. Mir wenigstens ist aus jener Zeit keine ähnliche Darstellung des Todes bekannt.

Angesichts so bedeutender Kunstleistung tauchte in der zweiten Hälfte des siebzehnten Jahrhunderts, als sich das Interesse für Vesals Tafeln von Neuem regte, die Behauptung auf dass sie von Tizian erfunden seien.[2] Ehe wir der Frage nach dem Schöpfer der Figuren näher treten können, sind noch einige andere Dinge zu erledigen.

Vorerst die Chronologie. Man entsinnt sich dass sämmtliche Holzstöcke in Italien verfertigt und Ende August 1542 von Venedig nach Basel abgeschickt wurden (S. 127), sodann dass am 1. Januar 1539 zwei Zeichnungen der Gehirn- und Rückenmarksnerven (S. 99) vorlagen. Letztres Bild erscheint in der Grösse und Gestalt der Muskelmänner, während erstres das Gehirn in seitlicher Ansicht analog der zweiten Muskelfigur vorführt, aber abweichend von den Totalfiguren bei einer Höhe von 33,3 Centim. nur bis zur Blasengegend[3] reicht. Wir schliessen hieraus, dass die Kopfnervenfigur der Deutlichkeit wegen in doppelter Grösse der Mannesbilder, also in zwei Fünftel natürlicher Grösse entworfen wurde; und gewinnen aus diesen zwei Tafeln die Ueberzeugung dass Vesal Format und Anordnung der Foliobilder der Fabrica bereits im Jahre 1538 festgestellt hatte. Ausserdem ist gewiss, dass noch einige bei der letzten Anatomie, Anfang 1542[4] erlangte Präparate abge-

[1] Eine ergötzliche moralisirende Umdeutung bei Tycho de Brahe: s. Philander von der Weistritz Lebensbeschreibung Tycho de Brahes I, 1756, 204 f.

[2] So bei Gius. Montani 1679 (S. 156,1): Il gran Tiziano fu quello che dissegnò le famosissime tavole Vesalie. — Doch scheint schon Tortebat (De Piles) 1668 dasselbe gesagt zu haben; vgl. Choulant Geschichte der anat. Abbildung S. 56 f.

[3] Bestimmung der Symphysenhöhe S. 161.

[4] Die Anatomie des Jahres 1541 fand Anfang 1542 statt laut Urkunde VI (Anhang III); es ist die Leiche Nr. 4 S. 99,3).

zeichnet[1] und in die Fabrica aufgenommen wurden. Auch Vesals Porträt trägt die Jahreszahl 1542. Folglich ist an den Bildern der Fabrica während der fünf Jahre 1538 bis 1542 gearbeitet worden. Jedenfalls aber fällt die überwiegende Zahl derselben auf das Jahr 1539 und den Anfang von 1540, da Vesal sonst nicht im letztgenannten Jahr[2] mit dem Niederschreiben des (durchaus auf den Figuren fussenden) Textes hätte beginnen können. Der Abschluss des grossen Werkes geschah am 1. August 1542 (S. 126).

Wie verhält es sich nun mit den Tafeln der Epitome?[3] Die Antwort ist leicht: auf den Mannestafeln finden sich allerlei kleine anatomische Zuthaten, verschiedene Ansichten des Gehirnes, Auges, Kehlkopfes (S. 158), welche (meist verkleinerte) Wiederholungen von Figuren der Fabrica sind.[4] Niemand wird glauben, die Zeichnungen seien ursprünglich so klein gefertigt und später für die Fabrica um das Doppelte und mehr vergrössert worden. Für die Chronologie der Gefässfiguren und der Nerventafel entscheidet Vesals Aussage, dass er sie der Deutlichkeit halber für die Epitome vergrössert habe.[5] Aehnliches gilt für die Muskelmänner: die rechte Rumpfhälfte und der rechte Arm des ersten Muskelmannes der Epitome ist vergrössert nach den entsprechenden Theilen der dritten Muskelfigur der Fabrica; das rechte Bein stimmt in der Zeichung mit dem rechten Beine der ersten Muskelfigur der

[1] Nach Fab. 1543 V, 15 p. 539, 3 die 24. und 27. Figur von Lib. V; ausserdem Plexus brachialis Lib. IV, 14 p. 344.

[2] Vgl. oben S. 112. 114.

[3] Nach E. Turner Gaz. hebdom. de méd. et de chirurgie 1877 wären die Epitomebilder die frühern. Dasselbe behaupten Boerhaave und Albinus 1725 praef. ****b: primo absolvit epitomen suam .. Absolvit deinde ocyus opus suum incomparabile anatomicum .. — Sie haben diess aus Riolan Anthropogr. I c. 6 (Opp. 1649 p. 30) abgeschrieben: Post editionem Epitomes anatomicae magnum illud opus .. in lucem misit.

[4] Beispiele: Epitome V. Muskeltafel, Gehirnansicht in der linken Hand des Muskelmannes = Fab. 1543 Lib. VII Fig. 9; die am Boden liegenden Gehirntheile = Fab. Lib. VII Fig. 11. — Epit. IV. Muskeltafel, Schädel in der linken Hand des Muskelmannes = Fab. Lib. VII Fig. 7; Schädel in der rechten Hand = Fab. Lib. VII Fig. 6. — Epitome I. Muskeltafel, die am Boden liegenden Augenmuskeln = Fab. Lib. II c. 11 Fig. 1. 2.

[5] Fab. 1543 Lib. III p. *267 Verum si cuipiam postea visum fuerit, eiusmodi nudas venarum, arteriarum, et nervorum icones aut ex proportione, ut clariores reddantur, augere (uti in mea Epitome factum cernis) aut ..

Fabrica, während die Anatomie dazu dem rechten Beine der dritten Muskeltafel entnommen ist. Der linke Arm jenes Muskelmannes der Epitome entspricht dem rechten der fünften Tafel der Fabrica, nur dass die zwei abgelösten Muskeln ganz entfernt wurden. Dasselbe ist geschehen am linken Beine, das im Uebrigen eine Wiederholung des linken Beines des vierten Muskelmannes der Fabrica darstellt. Den Ausschlag giebt die Thatsache dass die Figuren der Epitome mancherlei anatomische Verbesserungen enthalten: in der Epitome fehlt der dritte Brustbeweger Galens.[1] Auch die Nerventafel der Epitome ist gegenüber der vom Jahre 1538 herrührenden Darstellung in der Fabrica berichtigt und von Vesal ausdrücklich als die spätere bezeichnet worden.[2] Die Gefässtafel der Epitome erscheint nicht nur kunstvoller weil sie Venen und Arterien gemeinschaftlich darstellt, sondern auch ihre Anatomie zeigt einen Fortschritt, indem die Vena humeraria (cephalica) wenigstens linkerseits aus der Vena axillaris statt aus der Vena jugularis hergeleitet wird.[3] Vesal sagt selbst, die Figur der Fabrica sei die ältre und entspreche mehr der Ansicht Galens als der Wahrheit. — Die sieben anatomischen Tafeln der Epitome sind also Kopieen, aber umgewandelte, dem Zwecke der Epitome angepasste und theilweise berichtigte Kopieen der Fabricafiguren.[4] Die verbesserte Anatomie war ein Grund warum Vesal die Gefäss- und Nerventafel der Epitome auch der Fabrica einverleibte (S. 136).

Zugleich besitzen wir jetzt Gewissheit dass die Mannesfiguren der Fabrica vom Jahre 1538 bis Anfang 1540 entstanden sind,

[1] S. 145; ebenso fehlt der fünfte Brustbeweger S. 146, 1.

[2] Fab. 1543 Lib. IV p. 338, 14 postremam et forte etiam veriorem ipsam delineavi.. Man beachte den Plexus brachialis und die Unterschenkel. In der Ed. 1555 der Fabrica sind letztre nach dem Epitomebild abgeändert.

[3] Fab. 1555 Erklärung zur Venentafel p. 452a, a Verum quando hanc tabulam delineavi, profecto meis oculis fidem derogans, et Galeno nimium credens, hunc ortum humerariae venae tribui; auch die neue Tafel quae .. post praesentem est picta zeige rechterseits das Unrichtige (unter Berücksichtigung von Fab. 1555 p. 504, α. — C. Stephanus' Plagiat — S. 123, 1 — verlegt den Abgang der Humeraria von der Jugularis in die Unterkiefergegend).

[4] Das schliesst nicht aus dass einzelne Theilfiguren der Fabrica spätern Datums als die Epitometafeln sind. Man beachte den Arm Fab. 1543 Lib. II c. 2 Fig. 2 (Proportion der Epitomefiguren) mit isolirter Strecksehne des Zeigefingers — dem gewöhnlichen Verhalten —, während sie auf der zweiten Muskeltafel der Epitome mit der Sehne des Mittelfingers verbunden ist.

während die Epitomefiguren der Periode 1540 bis 1542 angehören. Während die für die Fabrica bestimmte Tafel der Rückenmarksnerven bereits Ende 1538 vollendet war, stammt die entsprechende verbesserte Figur der Epitome aus dem Anfang des Jahres 1542.[1] Und allgemeiner dürfen wir das Ergebniss der chronologischen Untersuchung so ausdrücken: die Bilder der Fabrica wurden grösstentheils vor dem Bruche mit Galen, ihr Text und die gesammte Epitome nach dem Bruche mit Galen ausgeführt.

Anders stellt sich die Sache wenn man den Zeitpunkt der Konzeption der Mannesfiguren ins Auge fasst. Da sie aus derselben Stammfigur, dem nackten Manne der Epitome entwickelt wurden und eine einheitliche Komposition darstellen, so muss Idee und Plan beider Zyklen gleichzeitig, spätestens Ende 1538 ausgereift sein.

Eine weitre Frage ist die, nach welchem Verfahren die Bilder angefertigt wurden. Vesal nennt seine Figuren schlechtweg durchaus wahr (S. 150). Ihre Treue lehrt der Augenschein; wir haben sie an den Skeletten und dem nackten Manne erprobt,[2] wollen aber noch einige Belege hinzufügen. Die drei Skelettansichten zeigen den Thorax zu kurz und den Abstand zwischen unterster Rippe und Darmbeinkamm zu gross. Vesal kennt diesen Fehler; er hebt hervor dass ihm die richtige Zusammensetzung dieser Skelettpartie bisher nicht gelungen sei und verweist auf die Muskelfiguren wo sich das natürliche Verhalten finde.[3] Er hat also lieber das unvollkommene Präparat abgebildet als der Zeichnung künstlich nachgeholfen. — Auf der siebenten Muskeltafel bemerkt man oben an der

[1] Der Plexus brachialis dieser Figur (S. 168,2) stimmt überein mit der aus der Anatomie Anfang 1542 gewonnenen Spezialzeichnung (S. 167,1).

[2] Vgl. S. 159. 165.

[3] Fab. 1543 Lib. II Erklärung zur 14. Muskeltafel p. 209 bei a: In ossium autem compage hactenus nunquam costas adeo concinne invicem adnexui, ut illae naturalem situm, quod ad obliquum ipsarum ductum spectat, nanciscerentur. Nimis enim ingens intervallum, inter elatissimam ossis ilium sedem, et duodecimae thoracis costae mucronem, in ossium conpactione mihi semper relinquitur.. (Dasselbe gekürzt Ed. 1555 Lib. I c. 19 p. 110a). — Einen Versuch zur Berichtigung erkennt man an der Figur des Thorax Lib. I c. 19 Fig. 1. 2. Hier ist der Thorax nicht mehr naturwidrig gebläht, der obre Rand der Rippen sieht einwärts. (Als spätes Bild auch durch die naturgemässe Darstellung des Sternum — S. 146,2 — gekennzeichnet.)

Wand das ausgebreitete Zwerchfell; es ist nicht etwa angenagelt, sondern schwebt gleichsam frei. Auch dieses Bild ist wahr: denn Vesal theilt mit, während der Arbeit habe das Zwerchfell eben auf diese Art, vermöge seiner Klebrigkeit an der Wand gehaftet.[1] Man sieht dass die Natur auf das Genauste befolgt wurde. — Ueber das Verfahren berichtet Vesal[2] dass er stets beim Zeichnen (zuweilen auch beim Zergliedern) der Muskelmänner die Leiche an einem Seile aufhieng, das unter den Jochbögen durchgezogen und je nach der gewünschten Haltung des Kopfes über dem Hinterhaupte oder über der Stirn geknüpft wurde. Indem das Ende des Seiles über eine an der Decke befindliche Rolle lief, konnte dem Körper jede beliebige Stellung gegeben werden. Also nicht nur die siebente Muskelfigur welche sein Vorgehn erläutert,[3] sondern alle Muskelmänner sind nach der Natur entworfen worden.[4] — Leider sagt uns Vesal nicht, wie die zum Theile sehr schwierigen Stellungen der Skelettfiguren gewonnen wurden. Vielleicht dass im Folgenden die Lösung enthalten ist. Wir wissen[5] dass Vesal die Skelette unverschiebbar baute. Den Schädel stellte er fest und richtete das Gesicht nach vorn oder seitwärts. Die eine Hand wurde an einem Stocke oder Dreizack oder an einem andern Geräthe befestigt. Man bemerke dass der Unterkiefer auf allen drei Bildern stets in derselben Weise herabhängt, der Mund also halboffen steht. Man bemerke auch die Harmonie der Schädelansichten des zweiten und dritten Skelettes: auf der zweiten Figur gewahrt man den Schädel von rechts vorn oben, auf der dritten von links hinten unten. Sie kontrastiren so vollkommen, dass sie sich geradezu ergänzen; die zwei Schädelansichten stellen Komplementärbilder dar. Thatsächlich lassen sich beide Ansichten und die der ersten nach links oben

[1] Fab. 1543 Lib. II Tab. 7 Vorbemerkung p. 191: quod [septum transversum].. ea forma appictum cernis, qua exectum, parietique suo lentore haerens nobis apparuit.

[2] Die sehr wichtige Stelle findet sich Fab. 1543 II, 24 p. 268; vgl. Vorbemerkung zu Lib. II Tab. 7 p. 191. Das Aufhängen schonte zugleich die Rückenmuskeln. — Als Beleg völliger Enthäutung des Körpers, allerdings aus absonderlicher Ursache, das elegans scortum cuiusdam monachi S. 81,2.

[3] Die 7. Muskeltafel zeigt zugleich die natürliche Lage des Zwerchfells.

[4] Andre Figuren wie die Brustorgane Fab. 1543 Lib. VI Fig. 1 sind der liegenden Leiche entnommen. Dessgleichen Lib. V Fig. 24.

[5] Anhang X Skelettirungskunst.

blickenden Figur vom horizontal gelagerten Schädel mit herabhängendem Unterkiefer gewinnen, wenn man das Präparat in passend geneigten Spiegeln betrachtet. Vesal konnte die Schädel seiner drei Knochenmänner am unbeweglichen Skelette durch Spiegel erzeugen und die Spiegelbilder zeichnen lassen. Und genau dasselbe gilt für die Ansichten des Rumpfes: von einem aufrecht stehenden Skelette lässt sich mit Hilfe von Spiegeln leicht die nach vorn rechts geneigte Haltung der zweiten und die noch grössere Neigung der dritten Figur erlangen. Für die Arme und Beine aber ist das angegebene Verfahren nicht brauchbar. Ich vermuthe dass diese nach einem frisch hergestellten Bänderpräparate skizzirt und nach dem gereinigten Skelette ausgeführt worden sind.

Vesal hat sein Verfahren während der öffentlichen Anatomie des Jahres 1538 ausprobirt.[1] Die Komposition selbst, jene geheimnissvolle Geburt aus Anatomie und Kunst, existirte damals bereits. Bei all ihrer Selbständigkeit und Neuheit klingen doch manche ältre Motive durch, die dem Erfinder vorgeschwebt haben mögen. Die dritte Muskelfigur der Fabrica zeigt in der Zeichnung Aehnlichkeit mit dem Wundenmanne des Fasciculus medicinae.[2] Wichtiger bedünkt mich ein Skelett bei Berengar das zwei Schädel in der Hand hält. Unverkennbare Beziehungen bestehen zur Antike. Die weibliche Gestalt besitzt Verwandtschaft mit der medizeischen Venus, nackte Mann erinnert in seiner sinnenden Haltung an einen Antinous. Man mache beide Antiken gegenseitig und bringe die linke Hand der Venus in Kontrast zu der rechten des Antinous. Die nachdenkliche zweite Skelettfigur ruft die antike Darstellung des Schlafes oder Todes ins Gedächtniss.[3]

So gelangen wir endlich an die Frage nach den Künstlern der Vesalischen Bilder. Vesal nennt keinen derselben, ohne Zweifel weil er mit ihnen zerfallen war. Bewiesen sich doch seine Maler

[1] S. 99, 2.

[2] Fasciculus medicinae von 1495. Vgl. oben S. 52.

[3] Vgl. G. E. Lessings Abhandlung Wie die Alten den Tod gebildet 1769; Lachmanns Ausgabe VIII, 210. — Die Eidechse am Grabe der dritten Skelettfigur ist schwerlich Zufall; bei Visconti Musée Pie-Clémentin III Taf. 44 ein Sinnbild des Schlafes mit einer Eidechse zu Füssen. — Die Antike zeigt sich auch in den als Torso behandelten Körpern Fab. 1543 Lib. V und an dem anatomischen Theater des Titelblattes.

und Holzschneider so widerspänstig dass er sich zuweilen, wie er später sagt, unglücklicher vorkam als die vor ihm liegenden Leichen.[1] Wären wir im Besitze der Originalzeichnungen die um die Mitte des vorigen Jahrhunderts scheinen vorhanden gewesen zu sein,[2] sie würden uns vielleicht Entscheidendes lehren. Gleichwohl lässt sich Einiges feststellen. Zunächst darf nicht übersehen werden dass Vesal selbst Manches beigetragen hat. Nachdem wir sein Zeichnen in der öffentlichen Anatomie von 1537, seine Figuren in den Tabulae anatomicae 1538 und im Aderlassbriefe 1539[3] haben kennen lernen, liegt darin nicht das geringste Auffällige. Vesal lieferte für die Fabrica und Epitome theils schematische, theils nach der Natur entworfene Bilder, die mit geübter, der Plastik mächtiger Hand angefertigt sind. Von ihm rühren bestimmt her das Schema zur herkömmlichen Auffassung der Niere,[4] der Plexus brachialis,[5] der Längsschnitt des Auges,[6] die Venentafel der Fabrica,[7] die grosse Gefässtafel[8] und die grosse Nervenfigur[9] der Epitome, der Fruchthalter der Kuh;[10] und ohne Zweifel noch Andres.[11] Die schwierigen Darstellungen der Eingeweide und Knochen, vor Allem die nackten Gestalten, Muskelmänner und Skelette können nur von einem wirklichen Künstler gemacht worden sein.

Am 1. Januar 1539 rechnete Vesal auf die Beihilfe seines

[1] Ep. Ch. 1546 p. 194 neque sculptoribus et pictoribus me ita exercitandum dabo, ut saepius ob eorum hominum morositatem me illis infeliciorem esse putarem, qui ad sectionem mihi obtigissent.

[2] Aus dem Nachlasse des Dr. Mead kam im J. 1755 ein Band zur Versteigerung unter dem Titel: Vesalius's Original anatomical Drawings und erzielte 27 £. 16 s. 6 d. (nach Stirling-Maxwell Tabb. anatt.)

[3] S. 82. 90. 97.

[4] Fab. 1543 V, 10 p. 515.

[5] Nach der letzten Anatomie 1542 (S. 166) Fab. 1543 IV, 14 p. 344.

[6] S. 82,4.

[7] S. 168,3.

[8] Fab. 1543 III, 15 p. *312.. meae Epitomes tabulam impono, qua venas et item arterias meo marte sum conatus exprimere. — Vgl. Ep. Ch. 198.

[9] Nerventafel der Epitome, Erläuterung zu 1, 2: quorum [nervorum] seriem quam potui accuratissime et simplicissime in hac tabella meo marte delineata expressi; vgl. Fab. 1543 p. 338, 14.

[10] Fab. 1543 Lib. V Fig. 29 Vorbemerkung.

[11] Z. B. die Tafeln der Gehirnnerven, Rückenmarksnerven und der Arterien in der Fabrica.

Landsmannes Johann Stephan, der uns als Verfertiger der Skelette der Tabulae anatomicae bekannt ist. Vesal nannte ihn damals einen ausgezeichneten Maler.[1] Vasari berichtet in der Künstlergeschichte[2] dass die berühmten eilf Tafeln in Vesals Anatomie von dem ihm befreundet gewesenen, jung verstorbenen Giovanni di Calcare Fiamingo gezeichnet wurden. Offenbar meint er denselben Maler wie Vesal, Johann Stephan von Kalker im Cleveschen. Man könnte allenfalls Vasaris eilf Tafeln auf die Epitome beziehen; immerhin ist die Angabe ungenau und wird ganz unsicher durch den Zusatz dass Valverda jene Tafeln in Kupfer wiederholt habe, da dieser nicht die Bilder der Epitome, sondern die der Fabrica nachstechen liess. Trotzdem braucht an der Mitwirkung Johann Stephans meines Erachtens nicht gezweifelt zu werden. Vor einigen Jahrzehnten existirte ein mit dem Monogramm J. v. K. versehenes Rothstiftblatt,[3] welches zwar nicht völlig, aber nahezu übereinstimmt mit gewissen Knochenfiguren der Fabrica. Ich möchte das Blatt als Entwurf oder Versuch zu jenen Fabricafiguren auffassen.[4] Welche Künstler neben Johann Stephan am Werke betheiligt waren, ist nicht zu ermitteln.

[1] VS. 1539 p. 66 Quamobrem si corporum dabitur opportunitas, et suam operam Joannes Stephanus insignis nostrae aetatis pictor non denegaverit, nequaquam ego eum laborem subterfugero. Der volle Name oben S. 89,6.

[2] Giorgio Vasari Le vite de' piu eccellenti pittori.. in Fiorenza 1568 III, 1, 309: Come furono anco gl' undici pezzi di carte grandi di Notomia, che furono fatte da Andrea Vessalio, e disegnate da Giovanni di Calcare Fiamingo, pittore Eccellentissimo, lequali furono poi ritratte in minor foglio, et intagliate in Rame dal Valverde, che scrisse della Notomia dopo il Vessalio. Weitre Stellen unten S. 174,2.

[3] Ich kenne nur die um ein Drittel verkleinerte Nachbildung bei Choulant Gesch. d. anat. Abb. S. 43. Das Monogramm bei Nagler Die Monogrammisten III, 1863, S. 1018. Nagler ist hier ungenau. Nach gütiger Mittheilung der Herren DDr. Springer und von Loga besitzt das kgl. Kupferstichkabinet zu Berlin keine Handzeichnungen Johann Stephans.

[4] Kalkars Blatt habe ich — unter Voraussetzung dass Choulant (s. vorige Anm.) den richtigen Massstab angiebt — mit den Figuren der Fabrica verglichen und gefunden, dass der Beckenknochen Kalkars in Bezug auf Grösse zwischen zwei Vesalischen Bildern (Fab. 1543 p. 5 und 127) in der Mitte steht; ebenso der Vorderfuss und der Hinterfuss zwischen Fab. 1543 p. 5 und 142. Der Unterkiefer bei Kalkar ist grösser als die Unterkiefer bei Vesal p. 5 und 18; der Oberschenkel weit grösser als bei Vesal p. 5, fast so gross als das Femur bei Vesal p. 133. Der Schädel bei Kalkar ist grösser als der

Mit der Frage nach den Künstlern berührt sich die nach dem Erfinder der Tafeln. Niemand kennt denselben. Dass ein Künstler so viel Anatomie verstand um Idee und Entwicklung der Komposition finden zu können, ist wenig glaublich. Er hätte so viel Anatomie wissen müssen als Vesal selbst. Den Sinnspruch des Fabricazyklus, der Dürers Porträt des Willibald Pirkheimer entnommen ist und den Sinnspruch des Epitomezyklus, der aus Silius Italicus stammt, konnte sich der Künstler allenfalls von einem Gelehrten hineinsetzen lassen.[1] Man erwäge noch Folgendes: kein einziges Gemälde lässt sich mit Sicherheit auf Johann Stephan beziehen; wohl werden Porträte von ihm in Paris, Berlin, Neapel und anderswo genannt, aber keines ist genügend bezeugt. So sind wir ausser Stande ihn genau zu prüfen. Wir sind auf Vasari angewiesen, der aussagt dass jener ein Schüler Tizians, ein grosser Porträtist und Nachahmer der Italiener gewesen sei: man habe ihm seine niederdeutsche Herkunft nicht angemerkt.[2] Carel van Mander erzählt dass der Kupferstecher Goltzius ein von Johann Kalkar gemaltes Porträt für einen Tizian gehalten habe.[3] Endlich berichtet Sandrart[4] von einem Kalkarschen Bildchen mit der Geburt

Vesalische p. 20, stimmt überein mit Vesal p. 21. — Einzelne Figuren Kalkars finden sich bei Vesal nicht: die obre Figur des Unterkiefers, der obre Theil des Os femoris; an Stelle des obern und untern Endes des Femur mit den Epiphysen giebt Vesal p. 5 den Knochen mit der Diaphyse (mehrfache Ungenauigkeiten sind vielleicht Sache der Choulantschen Kopie).

[1] Den Nachweis des Dürerschen Blattes vom J. 1524 verdanke ich Herrn Dr. Daniel Burckhardt, den des Silius Italicus (Punica XII, 243 s.) der Belesenheit meines Freundes Professor Friedrich Hagenbach in Basel.

[2] Vasari Le vite 1568 III, 2. 3 p. 818: E stato con esso lui [Tizian] fra gli altri un Giovanni Fiamingho, che di figure, cosi piccole, come grandi, è stato assai lodato maestro, e ne i ritratti maraviglioso, come si vede in Napoli, dove è vivuto alcun tempo, e finalmente morto. Hier nochmalige Erwähnung der Vesalischen Tafeln. — Vasari p. 858: Conobbi ancora in Napoli, e fu mio amicissimo, l'anno 1545 Giovanni di Calker pittore Fiammingo, molto raro, et tanto pratico nella maniera d'Italia, che le sue opere non erano conosciute per mano di Fiammingo. Ma costui mori giovane in Napoli; man habe Viel von ihm erwartet; er habe die Anatomie Vesals gezeichnet. — Lomazzo Trattato dell' arte della pittura. In Milano 1585 p. 615 wiederholt bloss die letzten Worte Vasaris.

[3] Carel van Mander Het Leven der Doorluchtige.. Schilders Tot Alckmaer 1604 p. 216b.

[4] Joachim von Sandrart Teutsche Academie 1675 II, 243.

Christi, das im Besitze von Rubens gewesen war. 'Das Licht stralet von dem Kindlein, so in der Wigen liget, und ist an Zeichnung, wol ordiniren und colorit unvergleichlich.' Auch fügt Sandrart bei, Kalkar habe in seiner spätern Zeit Rafael zum Vorbild genommen. Kurz, die ältern Kunstkenner deuten nicht auf einen grossen Anatomen hin.

Demnach scheint das Räthsel vom Erfinder unlösbar zu sein; und doch liegt die Lösung nahe genug. Man muss nur unbefangen an die Sache herantreten und darf die Betrachtung nicht auf die vierundzwanzig grossen Figuren beschränken. Gilt doch Vesals Fürsorge keineswegs ausschliesslich diesen, sondern den dreihundert Bildern gleichmässig. Von allen hat er Probeabdrücke genommen; an allen bewundert er die Verschmelzung von Kontour und Schatten; die Eintragung der Buchstaben ist überall mit derselben Kunst durchgeführt. Und warum sollte die zäh festgehaltene Beleuchtung von rechts künstlerisch wirksamer sein als die üblichere von der linken Seite? Viel näher liegt die Erklärung, dass der Anatome überhaupt die rechte Seite bevorzugt: Vesals halbseitige Zergliederung (S. 135) beginnt rechts, von paarigen Organen pflegt er das rechts gelegene abzubilden (S. 133). Die Messungen beziehen sich nicht nur auf die Mannesbilder, sondern lassen sich auch sonst nachweisen.[1] Zahlreiche Einzelfiguren von Knochen sind in denselben Proportionen gehalten: so die Wirbel der Kapitel 15, 16, 17 des ersten Buches der Fabrica. Becken, Oberschenkel und die Unterschenkelknochen der Kapitel 29, 30, 31 stimmen zusammen, dessgleichen Schulterblatt, Oberarm und Vorderarm I, 21. 23. 24. Beide Gruppen[2] sind in $^2/_5$ natürlicher Grösse dargestellt, besitzen folglich die Proportion des Gehirnnervenblattes (S. 166) und den doppelten Massstab der Skelette und Muskelmänner. Die Knochen der Hand I, 25 erscheinen in $^3/_5$, die des Fusses I, 33 in halber natürlicher Grösse.[3] Und während das Interesse des Künstlers nicht über

[1] Die Theilfiguren Fab. 1543 Lib. II Tab. 15 und Lib. II cap. 1 Fig. 1 sind im Massstabe der Muskelmänner der Fabrica, Fab. 1543 Lib. II cap. 2 Fig. 2 (S. 168,4) ist im Massstabe der Muskelmänner der Epitome gezeichnet.

[2] Ebenso der Unterkiefer Fab. I, 10, der Vorder- und Hinterfuss I, 3. — Ich gehe bei der Berechnung von den Skelettfiguren aus.

[3] Die Wirbelsäule der zweiten Skelettfigur ($^1/_5$ nat. Gr.) misst 14,8 Cm. in der Länge, die der Fabrica I, 14 misst 24, 6. Sie stehn im Verhältnisse von 3 : 5, d. h. Fabrica I, 14 stellt die Wirbelsäule in $^1/_3$ nat. Gr. dar.

Skelett und Muskeln hinausreicht, wird man in der Fabrica dieselben Proportionen an den Schädel- und Gehirnfiguren (Buch I und VII), gewisse Bilder der Baucheingeweide in $^1/_5$ natürlicher Grösse, also in dem Massstabe der Skelette entworfen finden. Sehr häufig trifft man zur Knochen- und Eingeweidelehre gehörende Theilfiguren nach demselben Gesetze der seitlichen Verschiebung, das heisst asymmetrisch dargestellt wie die Muskel- und Knochenmänner.

Von selbst erhebt sich jetzt die Frage ob die vierundzwanzig grossen Blätter von einem Künstler erfunden sein müssen, ob nicht Idee und Durchführung im Kopfe des Anatomen entstanden sind. Mindestens war derselbe ein geschickter Zeichner. Es wird erzählt der Basler Verleger Joh. Oporinus (S. 129) habe sein Druckerzeichen auf den Rath Vesals gewählt.[1] Dasselbe stellt den musizirenden Arion auf dem Rücken des Delphines dar und trägt die Umschrift: Invia virtuti nulla est via Thatkraft kennt kein Hinderniss. So viel geht aus der Anekdote hervor, dass die Zeitgenossen dem Anatomen Etwas von künstlerischer Erfindungsgabe zutrauten. Glücklicherweise giebt es Figuren wo wir selbst prüfen können.

Zunächst die verzierten Initialen, vier grosse Buchstaben für die Hauptabschnitte, siebzehn kleinre für die Kapitel. Auf ihnen werden Handlungen des Anatomen und Chirurgen von nackten Knaben verrichtet. Man sieht das Ausgraben einer Leiche, die Abholung vom Galgen, die Empfangnahme des eben abgeschlagenen Kopfes, die Sektion eines Hundes, die Vivisektion eines Schweines, das Auskochen, Auswässern und Aufstellen der Knochen, den Aderlass und Andres. Oefter werden die Buchstaben gerade an der passenden Stelle verwendet. Das Kochen des Schädels findet sich am Anfang der Osteologie; die Mazerationskiste leitet den Passus von der vorvesalischen Skelettirungskunst ein; die Herausnahme des Ochsenauges befindet sich vor der Anatomie des Auges, die Eröffnung des Schädels vor der Sektionsmethode des Venter supremus. Es giebt kein Bildchen das nicht irgend eine Stelle des Textes erläutert.[2] Sie liefern humoristische Kontraste zu dem

[1] Andr. Jociscus Oratio de ortu.. Joannis Oporini Argentor. 1569 p. C: cuius [Vesalii] etiam consilio et instinctu, praeclaro quidem, sed inauspicato Arionis Symbolo est usus.

[2] Grosse Initialen J Leichenausgrabung; vgl. Fab. 1543 V, 15 p. 538,3 v.u.

Ernste der anatomischen Figuren und des Textes, wecken die Erinnerung an die zergliedernden Knaben der Asklepiadenfamilie (S. 108)[1] und idealisiren Vesals Jugendzeit.

Wir besitzen alsdann Vesals Porträt, welches den Anatomen so realistisch als möglich wiedergiebt. Selbst das Muttermal über der rechten Augenbraue ist nicht vergessen. Er kehrt sich gegen den Beschauer und hält ein Muskelpräparat in der Hand. Unten liest man das Alter und den Wahlspruch Vesals (S. 126). Aber das Bild ist realistischer und zugleich tiefer als man voraussetzt. Die halb sichtbare Leiche ist verwandt mit Fig. 25 des fünften Buches; sie befindet sich in der Stellung nach welcher Vesal die

O Kochen des Skelettes; Fab. 1543 I, 39 p. 155, 3 v. u. (Anhang X).
Q Vivisektion; VII, 19 p. 661.
T Tödtung eines Hundes; V, 19 p. 547, 5 v. u.; I, 17 p. 78, 46; vgl. S. 69, 1.
Kleine Initialen A Kathederismus der Blase (?); V, 19 p. 556, 13 v. u.; II, 7 p. 236, 43; VII, 18 p. 651, 35.
C Vorvesalische Mazeration des Skelettes; I, 39 am Anfang (vgl. Anhang X).
D Eröffnung des Schädels; VII, Erklärung zu Fig. 1; VII, 18 Anfang; VI, 16 Ende.
E Galens Glossicomum; IV, 9 p. 329.
F Ebenso; ebenda.
H Cauterium; I, 6 p. 30, 36.
J Kathederismus: vgl. A.
L Abnahme des Gehenkten.
M Aufblasen des Magens; II, 7 p. 237, 11; V, 3 p. 391, 38; V, 19 p. 554, 8.
N Transport einer Leiche.
O Uebergabe des Kopfes; IV, 4 p. 324, 20 v. u.; VII, 18 p. 650, 4 v. u.
P Aufstellung des Skelettes; I, 39.
Q Vivisektion; VII, 19 p. 663 (foetuum examen).
R Herausnahme eines Ochsenauges; VII, 18 p. 655, 2; vgl. S. 81, 8.
S Verpackung eines Hundes; vgl. gross T.
T Erhängen eines Hundes; vgl. S.
V Aderlass; III, 10. 15.

(L Fab. 1543 II, 51 ist entlehnt und passt zum Inhalte.)

[1] Vesal erwähnt dieselben mehrmals, z. B. Fab. 1543 praef. p. *4a, 14ss. (S. 150); Epit. dedic.

Muskelmänner zeichnen liess und bildet einen Gegensatz zu der liegenden Leiche des Titelblattes. Am rechten Arme sind die Beugemuskeln freigelegt: das Präparat weist auf eine schwache Stelle der Galenischen Anatomie; ein beschriebnes Blatt macht ausdrücklich auf das betreffende Kapitel der Fabrica aufmerksam.[1] — Auf dem Porträt ist entweder Vesals Kopf zu gross oder sein Arm zu kurz. Man zweifelt ob ein Zeichenfehler oder eine Missbildung vorliegt. Allein der Arm misst so viel als der Arm der daneben stehenden Leiche und entspricht dem der Muskelmänner der Fabrica; und der Kopf ist genau so gross als der des nackten Mannes der Epitome. Kopf und Arm stehen im Verhältniss von fünf zu vier. So war denn wohl der Fehler beabsichtigt, sei es um den Kopf ausdrucksvoller zu machen, sei es — da das Bild in beiden Werken erscheint — um den Proportionen ihrer Figuren Genüge zu thun, sei es endlich um die ungleiche Wichtigkeit der Werkzeuge des Anatomen zu veranschaulichen, um zu sagen der Kopf bedeute mehr als die Hand.

Endlich das Titelbild der Fabrica und Epitome, das eine öffentliche Anatomie Vesals darstellt. Man erblickt das Theater, von dem uns Vesal erzählt, zahlreiche Zuschauer, den Lehrer, eine weibliche Leiche, die Barbiere, das Skelett, den Affen und den Hund. Mögen die Männer in langen Gewändern und Sandalen, so denkt man sich, phantastische Ausschmückung sein: die allgemeine Wahrheit des Bildes ist gewiss; der Künstler wird den Hergang angesehen und in freier Weise reproduzirt haben. Indess wäre eine solche Auffassung sehr oberflächlich. Das Titelbild ist wahrer und idealisirter als man glaubt. — Die Rundbögen des aus Holz errichteten Theaters scheinen gemauert und mit einem Schlussstein versehen: Vesal brauchte diese Anordnung um daran das Verhältniss des ruhenden Rückenwirbels zu erläutern.[2] Das Skelett mit dem Dreizack ist zugleich das symbolische nach oben blickende (und gegenseitig gemachte) der ersten Knochentafel. Nicht eine beliebige öffentliche Anatomie, sondern Vesals letzte vom Anfange des Jahres 1542 wird abgebildet: wir entnehmen

[1] Wegen der unrichtigen Kapitelzahl vgl. S. 126,2. Der Text entspricht dem Anfange von Fab. II, 43 (besonders der Ausgabe von 1555).

[2] Fab. 1543 I, 43 p. 76 ad marg.

es aus der vorliegenden Leiche, welche der als Torso behandelten Figur 24 des fünften Buches der Fabrica entspricht.[1] Vesals Figur ist eine Wiederholung des Porträtes von 1542. Ueber dem Skelett findet sich der Titel des Werkes; in dessen Umrahmung gewahrt man zwei grinsende Affen und ein menschliches Gesicht: es sind die Gegensätze Galenischer und Vesalischer Anatomie. (Sie erinnern an die Figur der Fabrica wo ein Menschenschädel einen Hundeschädel überlagert.)[2] In der Höhe prangt — den Ahnen zu Ehren (S. 68) — das lorbeergeschmückte Vesalische Wappen;[3] Kinder deren Bedeutung wir soeben erfahren haben, sind die Schildhalter.

Titelbild und Porträt feiern den Sieg des jungen Vesal über den alten Galen, versinnlichen die Erfüllung seines zu Paris abgelegten Gelübdes. Das Porträt symbolisirt die neugeborne Forschung, das Titelbild den wahren anatomischen Unterricht.[4]

Die zum Schmucke beigegebenen Bilder können nur von dem Anatomen ausgedacht worden sein. Wer sich mit diesen drei Kompositionen vertraut gemacht hat, für den bleibt die Erfindung der vierundzwanzig berühmten Figuren kein Räthsel mehr. Nach meiner Ueberzeugung hat sie Vesal selbst erfunden: sie enthalten sein Glaubensbekenntniss. Als Anatome der sich den wunderbaren Bau des menschlichen Körpers erschlossen, betrauert er das Loos des Irdischen, als Denker und religiöser Mann vertraut er auf die Unvergänglichkeit und Göttlichkeit des Geistes. Vesal ist von christlich-platonischen Anschauungen erfüllt;[5] er symbolisirt in den vierundzwanzig Tafeln seine Anatomie, sich selbst.

[1] Vgl. S. 99,3 Nr. 4; 167,1.

[2] Fab. 1543 I, 9 Fig. 1; vgl. S. 141.

[3] Die Affen (Galens Thiere) und Wiesel (meae mustelae S. 59,2) kontrastiren ebenfalls; auf der Tribüne ein Kind und ein alter Mann: Vesal — Galen?

[4] Vgl. renata dissectionis ars Fab. 1543 p. *3b, 12 und vera anatome ebenda p. *3b, 30.

[5] Vgl. S. 165,1 und Fab. 1543 VII, 6 p. 636 .. Ac proinde Deo rerum omnium opifici hymnos canentes, gratias agemus, quod nobis rationalem animam, quam cum angelis (ut Plato etiam male tractatorum philosophorum haud immemor innuebat) communem habemus, largitus fuerit, cuius beneficio si modo fides adsit, aeterna illa foelicitate fruemur, quando animae sedem ac substantiam non corporum resectione, aut nostra corporeo vinculo obruta ratione inquirere necessum erit. Nam is qui vera est sapientia, nos non hoc generabili et putrescibili corpore amplius, sed spirituali suoque quam simillimo

Zieht man Vesals ganzes Werk in Betracht, so verlieren die vierundzwanzig Tafeln jedwede Besonderheit; sie erscheinen als Bruchtheil eines grossartigen bis ins Einzelne durchdachten und durchgeführten Kunstwerkes. Die Sprache allein in ihrer gedrängten Kürze und Einfachheit zeigt den Künstler.

Vielleicht wird man einwenden, warum Vesal sich nicht als Urheber der Tafeln bezeichnet habe. Man betrachte das Titelblatt: über dem Gewühle der öffentlichen Anatomie verschwindet fast der Name des Verfassers. Die Fabrica nennt er im Vorwort einen Versuch, eine jugendliche Liebhaberei,[1] in nüchternem und ungeübtem Stile geschrieben;[2] von den Kosten ist nicht die Rede. Vesal setzt die Sache über Alles. Er stellt den Nachdruckern seine Holzstöcke zur Verfügung damit sie die mühsam gewonnenen Abbildungen nicht verderben.[3]

Italien 1543. 1544.

Im August 1543 mag Vesal Basel verlassen[4] und sich nach den Niederlanden gewandt haben.[5] Ob er die Fabrica, die Karl V gewidmet ist, persönlich dem Kaiser überreichte,[6] ob damals Ab-

constantes, edocebit. — Ev. Joh. 6, 23; I. Kor. 13, 9. 12. 15, 44 ff. Phaedo c. 8. 12. 30. 32. 33; Timaeus c. 33.

[1] Fab. 1543 praef. p. *4a, 35. 43.

[2] Fab. 1543 praef. p. *4b, 9. — Vgl. die verwandte Aeusserung VS. 1539 sub fin.; Ep. Ch. 44.

[3] Fab. 1543 Brief an Oporin: . . quin potius significandum duxerim, me multo lubentius tabulas alicui industrio typographo quocunque transmissurum: quantumque in me esset, operam meam in rei literariae usum communicaturum: quam ut ineptus aliquis . . tabulas tanto labore in communem studiorum usum confectas imitaretur . . Atque haec potissima est causa, cur tabulas meo sumptu paraverim . .

[4] Vgl. S. 129, 3 und das Erscheinen der deutschen Ausgabe der Epitome (9. August 1543).

[5] Hierauf deutet Vesals Erwähnung des geldrischen Krieges, der im September 1543 beendet war. Ep. Ch. 176: utcunque sedulo post illorum [librorum Fabricae] editionem, et Geldricum bellum, a quo rursus in Italiam revertebar, publicam anatomen Patavii, et Pisis, et aliqua ex parte Bononiae aggressus fuerim, quum illac Pisas profecturus, iter facerem.

[6] Die Universität Löwen soll ein Prachtexemplar der Fabrica besitzen, worin das Dedikationsexemplar vermuthet wird: Choulant Geschichte der anatomischen Abbildung S. 49.

machungen wegen Uebernahme einer Leibarztstelle stattfanden, ob er in jenen Tagen sich verlobte,[1] lässt sich nicht mit Bestimmtheit sagen. Sicher ist nur, dass Vesal nach dem geldrischen Kriege wieder nach Italien gieng. Er hatte sich bei der Veröffentlichung der Fabrica nicht verhehlt dass seine Angriffe auf Galen von denjenigen übel aufgenommen werden würden die weder ihn zergliedern sahen noch selbst zergliederten.[2] Dass aber die ersten Anfeindungen aus der eigenen Schule, aus Padua kommen würden, darauf war er nicht gefasst. Vesals zweiter Aufenthalt in Italien bildet das Nachspiel zur ersten fünfjährigen Periode; er war der Vertheidigung und abermaligen Darlegung seiner Anatomie geweiht und dauerte wenige Monate. Realdus Columbus, ein Freund und geheimer Feind Vesals,[3] hatte während dessen Abwesenheit eine öffentliche Anatomie in Padua verrichtet und die Gelegenheit wahrgenommen um seinen Lehrer wegen einiger anatomischer Angaben lächerlich zu machen. Sei es dass Vesal erst am Ende des Jahres 1543 daselbst eintraf oder ein anderes Hinderniss der rechtzeitigen Abhaltung der Schulzergliederung sich entgegenstellte: die Behörde wurde um Genehmigung einer auf ungewöhnlich späte Zeit angesetzten Sektion ersucht.[4] Das Schriftstück sagt, Vesal wolle seine Lehre beweisen, und da er ein ganzes Jahr gefehlt habe, wünsche Jeder dringend ihn zu hören. Vesal verfügte diessmal über zwei Leichen, eine männliche und eine weibliche.[5] Der Angriff des Columbus hatte der Versicherung Vesals gegolten dass

[1] Goethals II, 119: Ce fut probablement dans cette circonstance qu'il songea à se marier: die Annahme hängt mit der Voraussetzung zusammen dass Vesal bereits 1543 zum kaiserlichen Arzt ernannt und als Lagerarzt zum Geldrischen Kriege beordert gewesen sei.

[2] Fab. 1543 praef. *4a, 37. 38.

[3] S. 119 und ebenda Anm. 7; Anhang III Urkunde VIII. Re. Columbus De re anat. 1559 I, 19: Etenim cum Vessalius abesset, ac diutius in Germania detineretur, ut opus suum de Humani corporis fabrica imprimendum curaret: me.. universa Schola Patavina dignum iudicavit, quem in Vessalii locum sufficeret, ac non contemnendo praemio accersivit.

[4] Anhang III Urkunde XI (Entwurf einer Eingabe, datirt 28. Dezember 1543. Die Anatomie muss sich über den Epiphaniastag — 6. Januar 1544 — hinausgezogen haben und war ähnlich verspätet wie die vom J. 1541/42: Urkunde VI). — (Urkunde X: Entwurf zu einer Eingabe um Auszahlung des durch Vesals Urlaub im Rückstand gebliebenen Gehaltes.)

[5] Ep. Ch. 136.

ihm bisher die Auffindung des Galenischen Magenmilzganges nicht geglückt sei. Nach Galen nämlich befördert eine von der Milz zum obern Umfange des Magens verlaufende Vene Auswurfstoffe der Milz in letztern und regt dadurch die Magenthätigkeit an. Weder an Thieren noch beim Menschen hatte Vesal einen solchen Gang nachweisen können, stellte indess sein Vorkommen nicht gänzlich in Abrede.[1] 'Ein ungebildeter Mensch', so ungefähr berichtet Vesal im Jahre 1546 über Columbus, 'ein Halbwisser, der von mir Etwas in der Anatomie gelernt hatte, sah mich mehrmals bei der öffentlichen Zergliederung jenen Gang vergeblich suchen und hatte dabei meine Präparate vor Augen. Bei einer während meiner Abwesenheit verrichteten Anatomie prahlte er, die mir unbekannte Vene gefunden zu haben. Er war der Meinung ich würde nicht mehr aus Deutschland zurückkehren. Als ich nun an die Sektion der Milz gekommen war, bat ich Tags zuvor Alle, der Sache ihre Aufmerksamkeit zuzuwenden und diejenigen mitzubringen welche mich darob verlacht hatten, damit ich auch Etwas von jenen lernen könne. Aber während jener Halbwisser bei meinen andern Demonstrationen nie zu fehlen pflegte, hütete er sich sowohl bei dieser Frage als bei der Behandlung der Augenmuskeln zu erscheinen. So konnte ich, da sich der frühere Befund bestätigte, von meiner Ansicht nicht abgehen.' Vesal hat in dieser Frage Recht behalten. Was den andern ihm von Columbus gemachten Vorwurf betrifft,[2] er habe mehr die Augenmuskeln des Ochsen als die des Menschen geschildert, auch stets erstre in der Schule demonstrirt und die Augen in seinem Werke viel zu gross abgebildet, so ist der Tadel theilweise begründet, da Vesal thatsächlich den siebenten Augenmuskel Galens beim Menschen gefunden zu haben glaubte.[3]

Noch während Vesal mit der Vorführung der Anatomie

[1] Fab. 1543 V, 3 p. 492 s.

[2] Ep. Ch. 157 Audio quosdam bovini oculi musculos, potius quam humani, a me descriptos iactitare: quod bovinos oculos me ad sectionem semper adhibere viderint, quodque oculi in meis libris delineati, grandiores multo quam hominis oculi conspiciantur.

[3] Vgl. S. 147; wegen der Demonstration des Ochsenauges und der Untersuchung des menschlichen Auges vgl. S. 81,8. 100. 176,2, R. Von den Vesalischen Augenfiguren sind Fab. 1543 Lib. II c. 11 Fig. 1 und 2, Lib. VII, 14 Fig. 18 und 19 um Weniges zu gross ausgefallen.

beschäftigt war oder wenige Tage später wurde ein andrer. sehr gehässiger Ausfall gegen ihn unternommen. Er schreibt im Jahre 1546,[1] den von ihm hochgeschätzten Italienern sei es sattsam bekannt, dass er keinen von ihnen je habe zergliedern sehen, dass keiner von ihnen je sein Lehrer oder Helfer in der Anatomie gewesen sei. Ohne Zweifel bezieht sich diese Verwahrung auf zwei Briefe, welche der angesehene Arzt Nicolaus Massa am 20. und 23. Januar 1544 nach Padua schickte.[2] Wir kennen Massa bereits; er hatte in Venedig eine Anzahl Sektionen vollzogen (S. 10). Jene Briefe sind an den Professor Antonius Fracanzanus gerichtet und mögen in Padua handschriftlich herumgeboten worden sein. Man habe ihn aufgefordert, schreibt Massa, zum Nutzen der Studirenden sein Urtheil über die Irrthümer der neuen Anatomen abzugeben. Er habe geantwortet, Das würde ihm nicht ziemen, ihm, einem alten Manne der zuerst nach Galenus die wahre Art des Zergliederns gelehrt habe. Indessen wolle er es nicht sowohl der Studenten als Fracanzanus' wegen thun. Man frage um seine Meinung über den ungeheuer grossen Band (er meint Vesals Fabrica). Seine ärztliche Thätigkeit gestatte ihm nicht ungeheure Bände zu lesen, nicht einmal davon zu kosten. Das Werk werde von Manchen gelobt; und mit Recht, denn das Zusammentragen verursache Mühe und Arbeit. Man verlange von ihm zu wissen, ob alles dort Gesagte neu sei, ob Galen, Aristoteles und die Modernen mit Recht getadelt und verleumdet würden. Averroes sage, Niemand könne Alles allein leisten; jeder finde das Bessre auf Grundlage des Vorhandenen. So auch hier: Aristoteles, Galen und Nicolaus Massa seien darin bestohlen und beschimpft, aber auch um viel Lobenswerthes vermehrt worden. Aristoteles sowohl als Galen hätten Thiere und Menschen zergliedert. — In seinem zweiten Briefe bezeichnet sich Massa ausdrücklich als Denjenigen der den Neuern den Weg zur Anatomie gebahnt habe. Er sagt: 'Nachdem jene mich gehört und als Zergliederer gesehen,

[1] Ep. Ch. 46.. neque illorum [Italorum] quisquam existat, quem unquam manum corpori adhibentem viderim: ipsique satis norint, in hoc argumento illorum neminem mihi neque praeceptorem fuisse, neque adiutorem.

[2] Nicolai Massae Epistolarum mediciualium Tomus primus Venetiis [zuerst 1550] 1558 I, 51. 55. Epist. V dat. Venetiis 1543 die 20 Januarii; Epist. VI Venet. 1543 die 23 Januar. (nach venetianischer Rechnung = 1544.)

und die welche mich nicht sahen doch mein Buch gelesen haben, wurden sie so ausgezeichnet dass sie die Alten nicht nur erreichten, sondern sogar zu übertreffen scheinen, worüber ich mich aufrichtig freue. Hätte ich nicht das ganz Unbekannte gezeigt und beschrieben, so hätten jene nur das Landläufige zeigen und beschreiben können, wie Ihr gesehen habt in jenem Bande welcher den Titel führt vom Baue des menschlichen Körpers.'[1]

War Massa befugt sich als Erneuerer der Anatomie und Vesal als Plagiator auszugeben? Darüber ertheilt Massas Liber Introductorius Anatomiae[2] Auskunft, ein Werk das im November des Jahres 1536 erschien, einige Monate nachdem der junge Vesal in Guinterius' Institutionen sich als Kenner der Galenischen Lehre und Entdecker bewiesen hatte (S. 71f.). Massa wird durch mangelhaftes Latein, barbarische Nomenklatur, durch die Anführung von Aristoteles, Avicenna, Mundinus und die Hinneigung zur Astrologie[3] sofort als Arabiste charakterisirt. Doch ist ihm die griechische Sprache nicht ganz fremd. Er achtet den Galenus hoch und hat Manches aus dessen Administrationes anatomicae gelernt. Vor Allem verdient Erwähnung dass er mit eigener Hand zergliedert, auch privatim an Thieren sich übt. Vielleicht stellte er sogar einen physiologischen Versuch an.[4] Sichtlich, wenn auch nicht gerade mit Glück bemüht er sich um Verbesserung der Technik und sucht dieselbe zu beschreiben.[5] Den Blutgefässen des

[1] Als Plagiate Vesals bezeichnet Massa die Lehre vom Panniculus carnosus und von der Zungenmuskulatur; das Andre läuft auf Spitzfindigkeiten hinaus.

[2] Nicolai Massae Veneti artium et medicinae doctoris Liber introductorius Anatomiae sive dissectionis corporis humani, nunc primum ab ipso autore in lucem editus.. Venetiis mense novembri 1536.

[3] Massa Liber introduct. 1536 p. 79[b].

[4] Den Vagusversuch Galens: Liber introductor. 1536 p. 61[a].

[5] Als Beispiel diene Massas Sektionsmethode des Gehörorganes, Liber introduct. c. 41: Quodsi huiuscemodi malleolos et meningam [membranam tympani] invenire volueris Nota quod a lateribus cavitatis cranei supra os basilare, ubi correspondent exterius aures, sunt duae eminentiae osseae, una a dextris altera a sinistris, quas eminentias osseas oportet diligenter scalpello incidere, ne intrinsecae partes frangantur, quae intra cavum ossis sunt, et sic elevato osse apparebunt ista ossicula iacentia supra meningam. — Massas Verwendung des Blasebalges oben S. 23.

Rumpfes schenkt er eine für jene Zeit ungewöhnliche Aufmerksamkeit.[1] Abbildungen sind seinem Werke nicht beigegeben.

Zur Kennzeichnung von Massas Wissenschaft diene Folgendes: Am untern Ende der geraden Bauchmuskeln befänden sich zwei kleinere (Musc. pyramidales?).[2] Die Arterie und Vene der Gallenblase hat er einmal, den Nerven derselben ein andres Mal beobachtet.[3] Er kennt die Papillen der Nieren.[4] Die Herzbeutelflüssigkeit vermisste er nie.[5] Eine der Aortenklappen sei nicht an der Wand angewachsen, sondern frei, um den Spiritus aus dem Herzen treten zu lassen.[6] Die dritte Herzkammer des Aristoteles finde man nicht immer, doch hat sie Massa einmal an einem sehr grossen menschlichen Herzen gesehen und gezeigt. Sie existire also nicht nur bei Thieren wie Galen sagt, sondern auch beim Menschen.[7] Der mittlere Lappen der rechten Lunge diene der Vena cava als Polster.[8] An den Lungen beobachtete er so häufig Verwachsungen, dass er sie als regelmässige Bildungen betrachtet und Ligamenta sive suspensoria pulmonis nennt.[9] An den Scheitelbeinen fand er sehr häufig eine feine Naht.[10] Seine Angaben über die Hirnsinus sind unverständlich.[11] Massa will das Wundernetz der Schädelbasis mehrmals deutlich beobachtet und gezeigt haben.[12] Nur ein sehr erfahrener Anatome vermöge den Gang zwi-

[1] Zur Darstellung der Lebergefässe empfiehlt er das Organ mehrere Tage lang zu mazeriren und dann zu kochen: Lib. introd. p. 27b; Sondirung der Aeste der Vena cava und der Aorta p. 29b (vgl. Berengar S. 43).

[2] Lib. introd. c. 4 Ende: in fine musculorum longitudinalium sunt duo musculi parvi procedentes versus inguina et ideo serva ipsos usque ad anatomiam virgae.

[3] Lib. introd. c. 14 p. 25b s.

[4] Lib. introd. c. 18 p. 32a. Vgl. S. 42,4.

[5] Lib. introd. c. 27 p. 52b.

[6] Lib. introd. c. 28 p. 55b.

[7] Lib. introd. c. 28 p. 56a. Vgl. Benedictus S. 30, Berengar S. 42 und wegen Aristoteles Vesal S. 148,2.

[8] Lib. introd. c. 29 p. 58a.

[9] Lib. introd. c. 29 p. 58b.

[10] Lib. introd. c. 36 p. 76. 80b; vgl. Berengar S. 44. 53.

[11] Lib. introd. c. 37 p. 81b s.

[12] Lib. introd. c. 39 p. 90a: Ego vero fateor me pluries illud rete invenisse ostendisseque astantibus, et quandoque amplissimum, ita ut nullus posset eum negare, neque idiota..; vgl. Berengar S. 43.

schen dritter und vierter Hirnkammer zu finden, doch fehle derselbe nie.[1] Die Sehnerven grössrer Thiere seien durchbohrt.[2] Der Gehörknöchelchen erwähnt Massa, aber beschreibt sie nicht;[3] für Knochen, Muskeln und Nerven bezeugt er geringe Theilnahme.[4]

Wie Berengar, mit dem er überhaupt Vieles gemein hat, thut sich Massa auf einzelne Beobachtungen nicht wenig zu Gute und erhebt zuweilen Anspruch auf den Namen eines Entdeckers. So bei dem Galenischen Hautmuskel (Avicennas panniculus carnosus). Er verlegt denselben unter das subkutane Gewebe, begeht aber den Fehler den Muskel auch dem Menschen zuzuschreiben.[5] Ferner rühmt sich Massa ein feines Loch in der Magengrube entdeckt zu haben, welches Dämpfe aus der Brust nach dem Abdomen übertreten lasse.[6] Er will den Mechanismus des Ausstreckens der Zunge ergründet haben; wenn ich ihn recht verstehe, würde diese Leistung dem vordern Bauche des Muscul. digastricus zufallen.[7] Die Vena azygos findet Massa im Gegensatze zu Galen paarig; beide Gefässe sollen in der Gegend des neunten Wirbels entspringen und nicht bloss die acht untern, sondern die neun oder zehn untern Rippen versorgen.[8] Endlich will Massa die Riechlappen nicht mit Galen als Hirntheile, vielmehr als erstes Nervenpaar aufgefasst wissen.[9]

Neben manchem Verkehrten, Kompilirten und Dialektischen enthält Massa da und dort etwas Richtiges; aber Alles ist ungenau, unvollständig. In keinem Punkte bildet seine Anatomie einen unversöhnlichen Gegensatz zu Galen, dem er noch im Jahre 1544 (S. 183) Zergliederung menschlicher Leichen zuschreibt. Massas Art

[1] Lib. introd. c. 38 p. 86a.

[2] Lib. introd. c. 39 p. 88a.

[3] Lib. introd. c. 41 p. 93a; vgl. S. 184,5.

[4] Für die Schädelbasis, welche hinlänglich bekannt sei, verweist Lib. introd. c. 41 p. 95a auf die Friedhöfe — vgl. Berengar S. 44. 48. Mit den Armarterien will Massa c. 34 p. 74b den Schüler nicht langweilen — vgl. S. 19. 23.

[5] Lib. introd. c. 2. 3 p. 7—10; vgl. S. 184,1.

[6] Lib. introd. c. 24 p. 46a foramen est valde angustum, et ideo non semper invenitur.. et ego fui primus cognitor ipsius foraminis et suae utilitatis.

[7] Lib. introd. c. 32 p. 68a s. Quare cessent quaestiones omnes de motu linguae extra, ab eminentissimis sapientibus, invento a me officio dictorum musculorum. Vgl. S. 184,1.

[8] Lib. introd. c. 34 p. 71a.

[9] Lib. introd. c. 39 p. 87b s.

mag endlich noch aus folgendem Beispiele erkannt werden: den Blinddarm findet er bald grösser als den Magen, bald wieder als fingerlangen, federkieldicken Anhang. Letztern, den normalen, Galen unbekannt gebliebenen Zustand, führt Massa auf eine in der Jugend eintretende Verödung zurück.[1] Er bekennt sich also zu dem scholastischen Dogma von der Veränderlichkeit oder Degeneration des Menschen.

Aus dem eben Mitgetheilten ersieht Jeder dass Massa nicht Begründer der modernen Anatomie ist; als er seine Briefe schrieb, sprachen Anmassung und Neid aus ihm. Vesals Beschweigen seines Büchleins wird den Zorn des alten Mannes verschuldet haben.[2]

Wie lange Vesals Aufenthalt in Padua währte, lässt sich nicht genau ermitteln. In den ersten Monaten des Jahres 1544 wandte er sich nach Pisa, wohin er einen Ruf erhalten hatte. Die Reise, auf welcher ihn der Chirurge Petrus Martyr Tronus[3] begleitete, gieng über Bologna.[4] Hier stieg er bei seinem freundlichen Wirthe Joh. Andreas Albius (S. 88) ab. Dieser führte ihn zu der eben im Gange befindlichen Anatomie, wo zwei Leichen vorhanden

[1] Lib. introd. c. 9 p. 20b quandoque ita hoc intestinum [monoculus] magnum reperitur ut quantitatem stomachi excedat, sed quandoque mediocre est, et saepe nimirum multotiens etiam non invenitur fere distinctio, quoniam est pars quedam veluti esset coli cellula maior. Et ego multos secavi in quibus non inveni hoc intestinum magnum.. sed in istis inveni substantiam quandam pendentem quantitatis unius digiti in longitudine.. cogitavi hoc additamentum esse saccum intestinum, quod frustratum fuit, ab operatione propria, tempore infantie, ut puta ex fluxu diario.. quare remansit ita sine opera, et unico orificio constricto non potuit postea feces suscipere et ita destitutum iacet.. Vgl. hiezu Berengar S. 45 und Vesal S. 149,6.

[2] Zu den damaligen Gegnern Vesals gehören ohne Zweifel Bassianus Landus in Padua und J. A. Platus (Leonicus) in Venedig. Wenigstens sind sie Mitschuldige eines an ihm verübten Plagiates S. 123, 5.

[3] P. M. Tronus (Troni) von Pavia, 1536 ad lectio. Chirurgiae Anathomiae an der Universität ernannt, starb 1581: (Corradi) Memorie e documenti per la Storia dell' Università di Pavia I, 1878, 125. Er scheint auch nach 1554, als Cuneus Anatomie und Incision übernommen hatte (Anhang I, I, A), noch Anatomie vorgetragen zu haben (Puteus Apolog. p. 37b). Er war ein Freund Vesalischer Anatomie: Gab. Cuneus 1564 p. 4.

[4] Auf Bologna 1544 bezieht sich Ep. Ch. 176. 188; Franc. Puteus Apolog. 1562 p. 116 ss.; G. Cuneus 1564 p. 70 ss. Wegen der Zeitbestimmung oben S. 86,3. 87,1.

waren und Bartholomäus Maggius[1] zergliederte. Auf Wunsch der Studirenden übernahm Vesal einen Theil der Sektion. Man kam überein ihn um die Demonstration des Venter medius zu bitten. Vesal setzte seine Ansicht über das Venensystem auseinander. Er zeigte dass der bedeutende Umfang der Hohlader nahe dem Herzen zu Gunsten der Lehre des Aristoteles spreche, der das Herz als Quelle und Triebfeder des Blutes betrachtet, und zu Ungunsten Galens, der die Hohlvene von der Leber entspringen lässt. Vesal betonte sodann gegen Galen, dass unmöglich die undurchbohrte Scheidewand des Herzens dem Blute einen Uebertritt nach der linken Kammer gestatte; auch dass die Aorta keineswegs eine grössre Lichtung besitze als die venösen Herzostien. Er hob endlich den Zusammenhang zwischen Pfortader und Lebervenen und die fötalen Kommunikationen der Blutwege hervor. Aber schliesslich genügte ihm all Das doch nicht um Galens Ansicht zu verlassen.[2] — Es herrschte damals grosse Kälte und man blieb bis tief in die Nacht hinein zusammen. Andern Tages reiste Vesal weiter, während die Gelehrten zu Bologna sich im Anschlusse an seine Demonstration über Galen und Aristoteles herumzankten (S. 25).

Die Universität Pisa[3] war nach langer Verödung[4] im Jahre 1543 durch Herzog Cosimo von Medicis hergestellt worden: er

[1] Barthol. Magius (Maggi) geb. 26. August 1516 zu Bologna (Medici Compendio storico della Scuola anat. di Bologna, Nachtrag), erscheint in den Rotuli Artistarum von Bologna ad lect. chirurgiae 1541/42. 42/43. 43/44 (Staatsarchiv Bologna).

[2] So ist Tronus' Bericht bei Cuneus p. 76 (penitentis in modum) zu verstehen. Man darf hier an nichts Andres denken als an die uns bereits bekannte Art Vesals (S. 153). Vgl. wegen der V. cava auch Ep. Ch. 144s., und wegen Galens Annahme eines sehr weiten Aortenostium die nah verwandte Stelle Fab. 1543 VI, 12 p. 591, 14: Porro quod et ego in Galeni medicinae parentis verba iuraverim, ac philosophis nos insectandi ansam praebere neutiquam instituerim, non lubet haec, et eius generis permulta diffusius persequi..

[3] Auf Vesals Aufenthalt in Pisa bezieht sich Ep. Ch. 40. 140. 173. 176 (S. 181, 2). 195; Fab. 1555 praef.; Franc. Vesalius Ep. Ch. 8; Cuneus 1564 p. 71. — In den Universitätsakten scheint Vesal nicht vorzukommen, da Fabronius Hist. acad. Pisanae II, 1792, 73. 470 als ersten Professor der Anatomie Re. Columbus nennt.

[4] Anatomie in Pisa oben S. 11. Die Universität besass 1543 noch keine Bibliothek: Jo. Caius Britannus De libris propriis [1570] 1729 p. 163.

scheute kein Opfer um der Schule durch tüchtige Kräfte aufzuhelfen. Der medizinischen Fakultät sollte durch Berufung des alten Franciscus Gallus Pontremulus und des Matthaeus Curtius, frühern Freundes von Vesal, neuer Glanz verschafft werden. Vesal gegenüber bewies sich der Fürst huldvoll: mittels eines Schnellschiffes wurde eine Spitalleiche aus Florenz herbeigeschafft, welche zur Errichtung eines Skelettes diente. Ein Skelett stand damals in Pisa nicht zur Verfügung. Auch wurden einigen Studiosen Schlüssel zu einem Friedhofe ausgehändigt, damit sie passendes Material beibringen konnten: Vesal erhielt eine bucklige Jungfrau von ungefähr siebenzehn Jahren, welche ebenfalls skelettirt wurde. Die öffentliche Anatomie nahm die gewöhnliche Zeit von drei Wochen in Anspruch und war von höchst zahlreichen Zuschauern und Gelehrten besucht.[1] Unter den Theilnehmern scheint sich der Herzog selber befunden zu haben.[2] Vesal kämpfte dabei siegreich gegen die Anhänger Galens. — Einen von Cosimo ihm angebotenen Lehrstuhl der Medizin nebst dem Gehalte von achthundert Kronen schlug er aus: er war bereits als Leibarzt an den Hof Karls V berufen.

Ueber die wissenschaftliche Ausbeute des zweiten italienischen Aufenthaltes erfahren wir wenig: bestimmt gelang ihm in Pisa an den zwei zur Skelettirung verwandten Leichen[3] der Nachweis des Hymen,[4] den er in der ersten Ausgabe der Fabrica aus Mangel an entscheidendem Material mit Stillschweigen übergangen hatte.

Die schöne Zeit ungestörten Arbeitens[5] und des Umganges mit hochstrebenden Männern[6] war zu Ende. Gegenüber der Fülle

[1] Ep. Ch. 175 in tanta spectatorum eruditissimorumque virorum turba.. Ep. Ch. 173 Erwähnung eines Professor juris der an der Schulanatomie theilnehmen wollte. — Es waren mehrere Leichen vorhanden: Franc. Vesal. Ep. Ch. 8.

[2] Ep. Ch. 8. — Ueber Cosimos Antheil an der Vivisektion von Verbrechern s. Anhang XI Vivisektion des Menschen im 16. Jahrhundert.

[3] Im Winter 1543/44 kamen zu den sechs früher erwähnten weiblichen Leichen (S. 99,3) eine in Padua (S. 182) und zwei in Pisa.

[4] Ep. Ch. 139 ss. Nach G. Cuneus hat damals Vesal seine Kenntnisse vom foetalen Gefässsysteme befestigt und erweitert. — Zwei pathologische Sektionen späterhin.

[5] Vgl. dulce studiorum otium Ep. Ch. 40 und Fall. Ex. 2.

[6] Fab. 1543 Brief an Oporin: foelicissima Italorum ingenia; Ep. Ch. 46 divina Italorum ingenia; Lob der Gelehrten in Padua Fall. Ex. 2.

von Herrlichem das ihm in Italien zu Theil geworden war, verschwanden vor Vesals Blick vereinzelte Aeusserungen feindseliger Gesinnung. Italien blieb die schönste Erinnerung seines Lebens; selbst die bittern Erfahrungen spätrer Jahre vermochten seine Dankbarkeit gegen dieses Land nicht wankend zu machen. Italien galt ihm als die wahre Amme der Geister.[1]

Eben traf er Anstalt Italien zu verlassen und an den Hof überzusiedeln, als ihm unerwartete, schlimme Nachrichten zukamen. Gewisse Aerzte[2] hatten beim Kaiser und andern hohen Herren über sein Werk und alle neue Wissenschaft ein vernichtendes Urtheil gefällt. Sie bezeichneten Vesal als unfähig zur ärztlichen Praxis, da er blosser Chirurge, kein rechter Arzt sei und von Medizin Nichts verstehe. Wenige Jahre zuvor waren die Tabulae anatomicae vom Kaiser und seiner Umgebung sehr günstig aufgenommen worden; hervorragende kaiserliche Aerzte hatten Vesal bis vor Kurzem unterstützt und gefördert.[3] Es müssen schreckliche Verleumdungen gewesen sein die jetzt über ihn umgiengen. Vesal, körperlich nicht ganz gesund,[4] warf in einer Anwandlung von Verzweiflung und den Abmahnungen der Freunde zum Trotze einen Theil seiner wissenschaftlichen Sammlungen ins Feuer, einen dicken Band Annotationen zur Galenischen Anatomie, das Handexemplar des Galen, die Paraphrase des Rhazes, die Receptformeln.[5]

[1] Fall. Ex. 170 Jam itaque ad tuarum observationum calcem, non sine voluptate aliqua, et suavissimae vitae illius, quae mihi Anatomen in Italia ingeniorum vera altrice tractanti obtigit, iucunda laetaque memoria, perveni.

[2] Ep. Ch. 40. 195. Vesal sagt nur: illi quos nosti medici; Cuneus p. 44: senes Vesalii collegae. R. Moreau Vita J. Sylvii nennt geradezu — aber ohne Beleg — Nicolaus Florenas und Cornelius Baersdorp.

[3] Paraph. und Brief vom Aderlasse sind an Nicolaus Florenas, die Tabb. anatt. an Narcissus Vertunus gerichtet: S. 90. Letztrer ist noch im Briefe an Oporinus (1542) mit Auszeichnung genannt.

[4] Fab. 1543 V, 8 p. 511 Duodeni autem terminus tantum a ventriculo removetur, ut rarius bilem in ventriculum ex intestinis sursum conscendere contingat. Quanquam et id biliosis naturis familiare sit, quoties his ieiunus venter paulo diutius (ut ipse quoque nonnunquam experior) torquetur. — Reinerus Solenander (Brief vom Mai 1566 in Vergnügung müssiger Stunden XVIII, 485) schreibt .. Vesalius, natura taciturnus et melancholicus ...

[5] Ep. Ch. 195: Quod vero attinet ad Annotationes [in Galenum], quae in ingens volumen excreverant, illae cum integra in decem libros Rhazes ad

Almansorem regem paraphrasi, multo diligentius quam illa quae in nonum librum prostat a me conscripta, et libri cuiusdam de medicamentorum formulis apparatu (in cuius materiam multa meo iudicio non inutilia congesseram) una die mihi interierunt, cum omnibus Galeni libris, quibus ego in discenda anatome usus eram, quosque, ut fit, varie commaculaveram. Quum enim aulam aditurus, Italiam relinquerem, atque illi quos nosti medici, de meis libris omnibusque quae hodie promovendis studiis eduntur, apud Caesarem, et alios quosdam magnates pessimam fecissent censuram, ea omnia (in posterum manus facile a scribendo cohibiturus) cremavi: etsi non semel interim, eius petulantiae me poenituerit, meque amicorum, qui aderant, monitis non stetisse, doluerim. — Wegen der verbrannten Werke vgl. S. 117,6. 118.

Vesal 1544—1564.

Vesals Absicht und medizinisches Wissen. Hofdienst 1544—1546.

Wie mochte Vesal die Laufbahn des Anatomen mit einer Stellung bei Hofe vertauschen die zu regelmässiger wissenschaftlicher Arbeit weder Zeit noch Gelegenheit bot! Lag etwa eine Lockung im damaligen Zustande der Medizin? Man erwäge mit welcher Geringschätzung seit Alters gebildete Laien von den Aerzten sprachen. Petrarca tadelt ihre Unterwürfigkeit unter die Araber und ihr Disputiren, verspottet die Harnschauerei und das astrologische Treiben, ihr betrügerisches und marktschreierisches Wesen. Er giebt nur wenige ehrenwerthe Ausnahmen zu.[1] In den Facetien des Poggio wird Wissen und Moral der Aerzte an den Pranger gestellt. Der Berner Maler Niklaus Manuel (1528) redet von ihrem Urinschauen, Pulsfühlen und Sterndeuten. Und nicht anders lautete das Urtheil der Fachmänner selbst. Antonio Benivieni beleuchtet mit zahlreichen Beispielen die Unwissenheit und Nachlässigkeit der Heilkünstler. Bei den Physicis standen die Chirurgen im schlechtesten Rufe. Berengar von Carpi verachtet die Physiker, aber noch mehr die Chirurgen, seine Standesgenossen. Er sagt:[2] 'Heut-

[1] Vgl. die Aussprüche Petrarcas bei Henschel im Janus I, 1846, 183ff. Die Chirurgen nimmt Petrarca in Schutz (I, 212 Anm.). — Ein alter Vers lautet: Dat Galenus opes, dat sanctio Justiniana: Ex aliis paleas, ex istis collige grana (G. Voigt Die Wiederbelebung des klassischen Alterthums II², 488, 1).

[2] Jac. Bereng. Carpensis Tractatus .. de fractura cranei [1518] Venet. 1535 p. XXIX s. Hodiernis temporibus medici dedignantur chirurgici appellari: sed ut pecunias extorqueant fatentur se hanc artem scire. Sed pusillanimes se

zutage schämen sich die Aerzte Chirurgen zu heissen; sie behaupten aber diese Kunst zu verstehen, damit sie Geld machen können. Sie sind zu feige um Hand anzulegen und führen als Theilhaber ihres Gewinnes elende Bader mit sich. So führt ein Blinder den andern und beide fallen in die Grube.' Doch seien die Aerzte immer noch besser als die rohe Schaar der Chirurgen, welche gar nichts verstünden. — An Agrippa von Nettesheim der Alles verlästert,[1] an Paracelsus der Aerzte und Chirurgen verhöhnt[2] braucht bloss erinnert zu werden.

Zwar hatte der Humanismus einen gewissen Antrieb in die Medizin gebracht; die bedeutendern Aerzte, ein Nicolaus Leonicenus, ein Johannes Manardus[3] wandten der Materia medica und Botanik Sorgfalt zu. Man fieng an die Kranken genauer ins Auge zu fassen. Es ist bekannt welche Bewegung um die Wende des fünfzehnten Jahrhunderts die Syphilis hervorrief. Einzelne Aerzte schenkten der Chirurgie Theilnahme und stellten pathologische Sektionen an. Noch vor Joh. Bapt. Montanus (S. 120) treten Spuren von klinischem Unterrichte auf.[4] Ob etwas Ent-

praedicant in operando. et lucri participes secum ducunt chirurgugulos. et ita cecus cecum ducit et ambo in foveam cadunt.. Verum ut par est maior est adhibenda fides phisicis praesentibus quam chirurgicis quae est turba rudis et indigesta quae unde se vertat nescit. Parcant igitur mihi qui de stirpe Hippo. sunt medici: de dictis si uni vel pluribus dico non omnibus: sed eorum nomina ex praedictis ad sydera pono.

[1] Corn. Agrippa De incertitudine et vanitate scientiarum 1531 cap. 82. 83. 85. 86.

[2] Paracelsus Wundartzney 1536 (bei Huser 1591) z. B. I, 1, 13. 14.

[3] S. 76,3.

[4] J. B. Montanus Consultatt. medicae 1583 Consil. XX p. 1014: Meo tempore, cum eram iuvenis, sequens in practica Montagnanam, Foroiuliensem, Matthaeum Brocardum, Caesarem Neapolitanum, qui tunc erant clari, modus proprius in collegiis confusus habebatur. Primo temperaturam proponebant, antequam signa apparentia ponerent, et totum per ignotum ostendere volebant, ordine praepostero. Et ubi temperaturam considerabant, ad aegritudinem accedebant: post signa dicebant eius morbi, ex Avicenna, sive adessent, sive non, aliquando viginti dicebant signa, et cum accessi, vix duo reperi.. Das würde auf die ersten Dezennien des 16. Jahrh. fallen. — Berengar Isagogae De matrice: Unam aliam corruptam [matricem] me praesente nepos ex fratre Damianus extraxit integre in coetu Doctorum et multorum scholasticorum anno Domini 1520 die 5 octobris. — Vergl. Vesal über Venedig oben S. 78,1.

scheidendes erreicht wurde, wollen wir zunächst an dem schwungvollsten Arzte der vorvesalischen Zeit, an Antonius Benivenius (S. 10) untersuchen.

Antonio Benivieni war geboren zu Florenz vor der Mitte des fünfzehnten Jahrhunderts,[1] lernte in der Jugend das Griechische und liess sich nach beendigtem Studium um das Jahr 1470 als Arzt in seiner Vaterstadt nieder. Ueber Alles was ihm während einer mehr als zweiunddreissigjährigen Thätigkeit bemerkenswerth erschien, machte er schriftliche Aufzeichnungen. Eine Auswahl aus denselben liess einige Jahre nach Antonios Tode sein Bruder Hieronymus drucken;[2] ein handschriftlicher Ueberrest ist erst vor Kurzem herausgegeben worden.[3] Im Ganzen liegen hundertsiebenundfünfzig Nummern klinischen und pathologisch-anatomischen Inhaltes vor. Stil und Haltung verrathen das Studium des Hippocrates und Celsus; aus letzterm sind ganze Sätze entlehnt. Den Galenus nennt Benivieni den Fürsten der Aerzte. Doch verwirft er neben den alten die arabischen Aerzte keineswegs ganz. Durch zwei Dinge zeichnet sich Benivieni aus: einmal durch die einheitliche Auffassung der Heilkunde indem er neben Medizin auch Chirurgie treibt,[4] und zweitens durch die Absicht ungewöhnliche, dunkle

[1] Todesjahr 1502. Chronologische Anhalte geben die Dauer der Praxis (trigesimum supra secundum iam annum.. Vorwort des Hieronymus) und die Erwähnung des 54. Lebensjahres (CXX bei Puccinotti). Griechisch Cap. 62; Studium in Siena Puccinotti CXVI.

[2] Antonii Benivenii Florentini medici et philosophi De abditis nonnullis ac mirandis morborum et sanationum causis Flor. 1507 (ich kenne die Ed. Paris. 1528 und die von Remb. Dodonaeus Lugd. Bat. 1585). 111 Kapitel. Hieronymus hat Verschiedenes abgeändert.

[3] Nachträge (fehlerhaft) gedruckt bei Puccinotti Storia della Medicina II, 1, Documenti (1856) p. XCIX ss. Dedikation und 46 Nummern (CXII—CLVII). Das Wichtigste ist die Dedikation (unten S. 195,5).

[4] Man könnte glauben Benivieni habe eigenhändig operirt; vgl. z. B. bei der Brandnarbe am Arm Kap. 82: cumque nemo ex prudentioribus medicis inveniretur qui puellam curare vellet (periculum enim erat, ne dum membra ipsa scalpello discinderentur, nervus incideretur, et sanguis immodicus proflueret) ego solus ut eram iuvenis hanc curam aggressus, paulatim cicatricem ipsam scalpello discindo, sanguinem supprimens... Oder Kap. 29 die Extraktion der abgestorbenen Frucht: uncum vertebris dorsi infantis iniiciens paulatim extrahere nitor.. Unbestimmter K. 68: oportuit enim singulas venas quae sanguinem fundebant, apprehendere, atque ita deligare ut ora praeclusa coirent. Aber dann würde der Gegensatz zu den nicht operirenden Kollegen

Vorgänge durch Anatomie aufzuklären. Einzelne auffallende Befunde an der Leiche sind schon vor ihm beachtet und notirt worden,[1] aber kein Arzt der vorvesalischen Zeit hat so viele Leichen zu diesem Behufe geöffnet. Ich zähle bei Benivieni neunzehn Sektionen.[2] Beides nöthigt uns Hochachtung vor den Ideen und der Thatkraft des Mannes ab.

Allein über diesen Vorzügen darf man nicht übersehen, dass er in Vielem, ja in der Hauptsache ein Kind seiner Zeit geblieben ist. Nicht nur huldigt er mancherlei religiösem Aberglauben,[3] sondern er verlässt sich in medizinischen Dingen oft auf die Aussagen Andrer, nimmt mit Spekulation vorlieb statt die Anatomie anzurufen; er sieht nur halb, beschreibt obenhin: so dass seine Notizen, klinische sowohl als anatomische, ein buntes Gemisch von Wahrem, Zweifelhaftem und Irrthümlichem darstellen.[4]

Mit der ungenügenden Beobachtung hängt zusammen seine Ansicht vom Zustande der Medizin. Er hebt ausdrücklich hervor, dass die Wissenschaft — das heisst Galens Lehre — keine weitre Ausbildung mehr zulasse, er hält sie für abgeschlossen.[5] Ein

schärfer hervorgehoben worden sein. Sein Verhältniss zur Anatomie (S. 196, 1) entscheidet auch über seine Chirurgie.

[1] Gentilis S. 7, Nicolus S. 10, Tornamira S. 12; Alex. Benedictus (S. 29) ist Zeitgenosse von Benivieni.

[2] Cap. 3. 33. 34. 35. 36. 37. 61. 76 (2). 79 (2). 81. 83. 89. 94. 96 = 16, bei Puccinotti CXIV. CXXII. CXLI. zusammen 19.

[3] Die Wunderthaten eines Dominikaners von S. Marco cap. 9. 45, die Weissagungen cap. 10 erinnern an Hieronymus Savonarolas Wirken in Florenz.

[4] Z. B. Kap. 1 Syphilis (novum morbi genus); Kap. 2 vermis vomitu proiectus (Herzwurm), nach eigener Beobachtung Benivienis ein 4 Zoll langer behaarter Wurm mit rothem Kopf, gegabeltem Schwanz und 4 Füssen; Kap. 3 (Sektion) Gallensteine, von Benivieni als Todesursache betrachtet; Kap. 4 spontaner starker Blutfluss aus der Lebergegend; keine Oeffnung sichtbar (Benivieni); Kap. 5 drei Fälle von Hernien, zwei mit tödtlichem Ausgang; keine Beschreibung; Kap. 6 Umbilicus prominens; 7 ex ano evacuata urina; 8 mulier a spiritu malo oppressa; 9 sanatum genu miraculo evidenti; 10 miraculo liberatus.

[5] Dedikation (bei Puccinotti): .. donec [medicina] a clarissimis deinde exculta viris, et maiori litterarum studio agitata, ad eam demum perfectionem devenerit, ut scribendi de hac facultate locus inveniri preterea nullus possit. Quo factum ut ne eam quidem nos partem aggredi noluerimus que eius archana resolvat neque rursus eam que mederi doceat, cum huiuscemodi partes ultra perscrutari non licet. Set eam tantum deligere maluimus que

Fortschritt sei nur möglich auf dem Gebiete der Miranda, des Ungewöhnlichen. Prüft man seine Worte eingehend, so überzeugt man sich dass Benivieni gar nicht von pathologischer Anatomie spricht im heutigen Sinne des Wortes, sondern dass er Neues zu ergründen wünscht im Sinne eines Achillinus oder Berengar (S. 46). Er hält die von den Alten nicht erwähnten Dinge für neu entstandene. Benivieni ist beherrscht von dem mittelalterlichen Dogma der Veränderlichkeit des Menschengeschlechtes, beherrscht vom Dogma der Vollkommenheit der Anatomie. Er hat nicht die leiseste Ahnung von der Unsicherheit seines anatomischen Wissens. Und diese Irrthümer führen zurück auf seine verkehrte Methode: Benivieni, der bedeutendste vorvesalische Arzt, verstösst gegen die Grundlehre des Princeps medicorum, indem er die Leiche nicht mit eigener Hand zergliedert, sondern die wahre Quelle des Wissens dem Chirurgen überlässt.[1]

Dreissig oder vierzig Jahre nach Benivieni war der Stand der Dinge unverändert.[2] In der Medizin derselbe Mangel an Methode und Kritik wie in der Anatomie. Jakob Sylvius, dem wegen seines methodischen Vortrages der Medizin (S. 65) die Jugend zuströmte, legte seinen Kursen fünfzehn Schriften zu Grunde.[3] Eine von Hippocrates, zwölf von Galen; die inneren Krankheiten lehrte er nach dem dritten Buche des Paulus Aegineta unter Beiziehung des Gatinaria, eines Arabisten. 'Denn Hippocrates und Galen', sagt Sylvius, 'haben Manches nicht gefunden oder gewusst oder nicht aufgeschrieben. Sie sind desshalb aus den spätern Griechen, Römern, Arabern und neuern Autoren zu ergänzen'. Plinius behaupte

miranda quedam in hac ipsa qua de agimus scientia perscrutetur: nam qui multo tempore et multis medetur, varia et multa admiratione digna cognoscit.. en que temporibus nostris miranda aut minime aspernenda visa sunt breviter percurremus..

[1] Benivieni braucht öfter unbestimmte Ausdrücke: c. 36 cadavere inciso.. inventum est; c. 37 cum.. emortuum corpus incidissemus. Entscheidend ist c. 34 mortuae corpus incidendum curavimus und c. 33 mortui corpore inciso.. iubeo intestina amoveri. Quae dum gladio discindit minister, in abscessum magnum incurrit. Minister ist der zur Ader lassende Chirurge (c. 69). — Vgl. oben S. 20,7.

[2] Wegen Paracelsus vgl. oben S. 55f.

[3] Vgl. hiezu Ordo et ordinis ratio in legendis Hippocratis et Galeni libris per Jacobum Sylvium (1539) in J. Sylvii Opp. medica 1635. — Ueber das Anatomische in Sylvius' Kursen vgl. Vesal oben S. 65f.

mit Recht, es gebe keinen noch so thörichten Schriftsteller, der nicht bei sorgfältiger Prüfung zu irgend Etwas tauge.[1] Mithin nahm Sylvius keinen Anstand das Geschäft des Honigmachens, wie er es nennt, in grossem Massstabe zu betreiben. Sein Buch über spezielle innere Therapie ist grossentheils aus Gatinarias Kommentar zum neunten Buche des Rhazes geschöpft.[2] Denn nach Gatinarias Leistung, meint Sylvius, wäre eigne Bemühung fruchtlos und unnöthig gewesen.[3] Mit andern Worten: Sylvius der in der Anatomie zu Galen schwört, hält die mit Galen verquickte Therapie eines Barbaren des fünfzehnten Jahrhunderts für vollkommen. Sylvius' Buch über Materia medica[4] ist eine Kompilation aus arabischen und arabistischen Schriftstellern; er findet den Mesue bewundernswerth und überaus nachahmungswürdig.[5] So erweist sich der Galenismus des Führers der Pariser Aerzte als ein fadenscheiniges Mäntelchen; in Bezug auf Heilkunde steht Sylvius auf demselben Boden mit den Gegnern Galens (S. 37). Dass Sylvius nähere Bekanntschaft mit der Chirurgie gemacht hätte, davon findet sich nirgend eine Andeutung.

Doch lassen wir Vesal das Wort. In der majestätischen Vorrede zur Fabrica zeichnet er neben der Anatomie auch die Medizin. Die alten Aerzte, Hippocrates an der Spitze, so ungefähr äussert er sich, haben die ganze Heilkunde gepflegt: Diätetik, Kenntniss

[1] Sylvius l. c. p. 9: quorum nullus tibi est contemnendus, sed in singulis velut mellificium colliges, si ab his feliciter experta observaris. Nullus enim est scriptor tam ineptus, qui non aliqua parte iuvet, ut Plinii utar verbis, modo iudicium adsit, lectione doctiorum quaesitum et firmatum.

[2] Morborum internorum prope omnium curatio, certa Methodo comprehensa, ex Galeno praecipue, et Marco Gattinaria, per Jacobum Sylvium .. selecta [Zuerst 1545?] Opp. medica 1635 p. 401.

[3] Ibid. Ad Lectorem .. ne post tot celebres medicos idem saxum volverem, eius ipsius [Gatinariae] opera uti malui, quam ingenium frustra novo labore, et parum necessario excruciare. (Vgl. Sylvius' ähnliche Wendung bei Galens Anatomie oben S. 66,1).

[4] Joannis Mesuae Damasceni De re medica libri tres, Jacobo Sylvio Medico interprete [zuerst 1542?]. Opp. med. p. 702.

[5] Ibid. Dedic. p. 703 At Mesuen quis admiratione et imitatione dignissimum non suspiciat, et merita laude exornet? .. Quanquam eum semper Arabica familia praedicavit: Graeca vero fere aspernata est, sed verbis tantum: cum asclepiadarum permultis solenne hactenus fuerit post Hippocratem et Galenum, etiam Mesuem tractare ..

und Anwendung der Arzneimittel, Chirurgie war ihnen gleichmässig geläufig. Noch Galenus übte Chirurgie mit eigener Hand. Allmählich jedoch, unter dem Einflusse der Römer gaben die Aerzte ihre Wissenschaft Preis, überliessen die Zubereitung der Krankenkost den Wärtern, die Arzneimittel den Apothekern, die Chirurgie den Scherern und behielten sich nichts vor als die Verordnung der Heilmittel und der Ernährung bei innern Krankheiten. Sie verachteten den wichtigsten Theil der Medizin, der am Meisten auf Naturbeobachtung fusst, die Chirurgie, und behandelten die Chirurgen kaum noch als Diener. Die Aerzte haben es selbst verschuldet, dass sie und unsre hochheilige Kunst verhöhnt werden, da sie freiwillig den besten Theil derselben aus der Hand gaben. Nicht desshalb verherrlichte Homer den Podalirius und Machaon weil sie ein kleines Fieber hoben, das die Natur ohne Kunsthilfe tilgt, auch nicht weil sie bei versteckten Krankheiten den Gaumen zu kitzeln verstanden, sondern weil sie Verrenkungen, Beinbrüche, Wunden zu heilen und Blutungen zu stillen wussten. Aber keineswegs ist Vesal gesonnen die Chirurgie der übrigen Medizin voranzustellen, da Alles untrennbar zusammengehöre und der beste Arzt Der sei welcher sein Fach völlig beherrsche. Auf jede Weise müssten die Studirenden angetrieben werden sich der Chirurgie zu bemächtigen, um so mehr als gerade die Gebildetsten vor der Chirurgie eine Scheu empfänden wie vor der Pest, und zwar hauptsächlich desshalb damit sie nicht von den andern Aerzten beim gemeinen Volke als Scherer ausgegeben und an Achtung und Erwerb geschädigt würden. Dieses abscheuliche Vorurtheil des Volkes trage grösstentheils Schuld, dass man nicht jetzt schon die gesammte Heilkunst ausüben, sondern zum Schaden der Mitmenschen die Aufgabe des Arztes nur in beschränkter Weise erfüllen dürfe. Auf der Zerrissenheit der Heilkunde und des ärztlichen Standes beruhe der Verfall der Materia medica; die Zersplitterung des anatomischen Unterrichtes, der Verfall der Anatomie sei eine nothwendige Folge der Verzichtleistung auf die Chirurgie.

Man sieht die Fabrica führt nicht nur Kampf gegen die herkömmliche Anatomie, sondern gegen die ganze moderne Medizin. Vesal macht seine Zeitgenossen auf die Zerstücklung ihres Faches aufmerksam; er nennt die Chirurgen höchst ungebildet, kaum Halbärzte,[1]

[1] Fab. 1543 praef. p. *2b, 31: vix dimidiato medici.

die Medici Syrupverschreiber[1] und Geldmacher.[2] Aber Vesal deckt nicht nur die Schäden schonungslos auf, sondern zeigt worauf sie beruhen: das Darniederliegen der Medizin und Anatomie habe eine und dieselbe Ursache, die Vernachlässigung der ärztlichen Handarbeit. Er weist darauf hin wie dem Uebel beizukommen sei: nach Vesal muss der gebildete Arzt das anatomische und chirurgische Messer führen, muss die Medizin aus ihrer Verkümmerung durch Anatomie zur einheitlichen Wissenschaft erhoben werden.

Diese Gedanken entwickelt Vesal zuerst in der Fabrica: thatsächlich erfüllen und leiten sie ihn seit der Studienzeit. Er wollte Arzt werden (S. 64); schon in der Paraphrasis betont er den Endzweck der Medizin, das Heilen.[3] Sein Gelübde in Paris galt nicht der Anatomie an sich, sondern der Anatomie als fester, nothwendiger Grundlage der Medizin.[4] Keinen Augenblick liess er die praktischen Fächer ausser Acht. In Paris besuchte er die Leproserie, in Löwen nahm er eine pathologische Sektion vor, in Italien beobachtete er innre Krankheiten, übte mit eigner Hand Chirurgie, verschaffte sich Zutritt beim Geburtsakte. Die Professur in Padua bekleidete er nicht bloss um der Anatomie willen.[5] Alle seine Veröffentlichungen waren zu dem Zwecke unternommen die Medizin auf die eine oder andre Weise zu fördern. Die Fabrica, so sparsam sie Pathologisches einmischt, ist gleichwohl mit steter Rücksicht auf die praktischen Bedürfnisse geschrieben: man prüfe in dieser Richtung die Lehre von den Gelenken, vom Becken,[6] vom Auge.

[1] Fab. 1543 I, 21 p. 99; I, 39 Anfang.

[2] Fab. 1543 I, 39 Schluss. — Das Kompendienwissen S. 135 gilt in erster Linie von den Aerzten.

[3] Paraph. 1537. Epist. nuncup. .. ad eam tandem pervenerim Medicinae partem, quae curativa dicta, caeteris (cum ob hanc et illae discantur) tum praestantior est, tum ad usum longe accommodatior.

[4] S. 68; vgl. Fab. 1543 praef. p. *2b, 48: [hominis historia] firmissimum.. totius medicae artis fundamentum, ac constitutionis initium .. und Epit. Dedic.: Caeterum hic nostram in Anatome totius medicae artis basi ac fundamento perdiscenda oscitantiam, et quam nobis qui medicinae nomen dedimus, pernecessaria sit humanarum partium notitia, haud demonstrandum assumpsi .

[5] Fab. 1543 praef. p. *3a, 45 quam [medicinae chirurgicae professionem], ne a reliqua medicina meipsum disiungerem, annis quinque .. praelego (Reliqua medicina ist Chirurgie, vergl. praef. p. *2a letzte Zeile).

[6] Fab. 1543 I, 29 wo zum ersten Male und höchst genau die Unterschiede

Vesals Anatomie stellt das Glied eines grössern Ganzen dar; nachdem er sie lebendig gemacht, wendet er sich der eigentlichen Aufgabe des Arztes, dem Heilen zu. Das ist die Lösung der Eingangs aufgeworfenen Frage. Vesal fiel nicht von der Anatomie ab; nicht Ehrgeiz und Gewinnsucht haben ihn derselben entfremdet;[1] er blieb vielmehr seiner anfänglichen, stets im Auge behaltnen Absicht treu. Die Medizin erscheint ihm als hochheilige Kunst.[2] Die Gründung der Anatomie war eine Vorarbeit, eine Jugendarbeit gewesen; der höhern Idee widmete er sein Mannesalter und suchte sie aller Hindernisse ungeachtet zu verwirklichen. Eine vollständige Biographie würde dieser Seite Vesals die eingehendste Betrachtung schenken müssen; sie würde zu erforschen haben wie weit er die Medizin mit seiner Methode und Anatomie förderte. Das ist leider unausführbar. Ausser der zweiten Ausgabe der Fabrica hat er nur zwei Abhandlungen geschrieben die wenig mehr als Vertheidigung seiner Anatomie bieten. Das grosse pathologisch-anatomische Werk aber, woran er viele Jahre eifrig arbeitete,[3] ist verloren gegangen; nicht ein einziges Fragment davon hat sich erhalten. Zwar bergen Vesals übrige Schriften Einzelnes dieser Art, allein das Meiste wird nur angedeutet, selbst das Ausführlichre ist öfter dogmatisch zusammengezogen und bietet keine Gewähr dass die endgiltige Fassung vorliege. Von der Einrichtung und Tragweite jenes Werkes können wir uns keinen Begriff machen. Nur so viel lässt sich aus den verstreuten Notizen entnehmen, dass Vesal von praktischer Medizin mehr wusste als irgend ein

des männlichen und weiblichen Beckens auseinander gesetzt werden. Vergl. dazu oben S. 102.

[1] Wie Cardanus meinte (Anath. Mundini, Opp. omnia 1663 X, 153): [Vesalius] eam partem [anatomiam] tantum omisit ut lucro et ambitioni satisfaceret, qua in re omnes alios praeclaros viros secutus est, quod ei male cessit.

[2] Fab. 1543 p. *2b, 10 haec sacratissima ars.

[3] Erste Andeutung in der Fabrica 1543: S. 118, 3; dann Fab. 1555 I, 5 p. 24: Caeterum eiusmodi perquam innumera alio Opere latius persequemur, quo dissectorum a me historias, ad morborum cognitionem, totiusque artis medicae tractationem apprime idoneas describemus ..; Fab. 1555 V, 9 p. 628: quorum historias plenius recenserem, nisi hic aegrorum (quos a me dissectos, non poenitendo ad morborum cognitionem opere, diffuse aliquando persequar) nullam mihi vellem esse rationem ..; Fall. Ex. 154: Verum haec aliam tractationem, et eam sane quantum reor, ad artis medicae usum praeceptaque imprimis opportunam, ne dicam summe necessariam, habent.

Zeitgenosse; ich möchte behaupten dass er mehr wusste als die meisten Aerzte des achtzehnten Jahrhunderts. Die Gestalt Vesals ist ein Torso. Um so dringender wird die Pflicht des Biographen die Trümmer sorgfältig zu sammeln.

Dass Vesal schon vor der Uebersiedlung an den kaiserlichen Hof in das pathologische Gebiet eingedrungen war, mögen folgende Proben zeigen. In der Vorrede zur Epitome sagt er, hier sei nicht der Ort um die Nothwendigkeit der Anatomie für den Arzt auseinanderzusetzen. Jeden mahne das Gewissen dass zum Heilen in erster, zweiter und dritter Linie Kenntniss der Krankheiten gehöre; und dass diese Kenntniss hauptsächlich aus der örtlichen Veränderung geschöpft werden müsse, ergebe sich schon aus der richtigen Anwendung der Heilmittel.[1] Ueber die Privatsektion äussert sich Vesal, sie diene unter Anderm dazu, die wahre Natur vieler Krankheiten aufzuklären.[2] Er deutet bereits zwei Befunde mit Sicherheit als Leichenerscheinungen,[3] die hypostatische Röthung der Haut[4] und die Flüssigkeitsansammlungen in den Körperhöhlen bei der Fäulniss.[5] Die beliebten Kauterisationen der vordern Fontanellgegend räth er zu meiden, da sie wegen der hier vorkommenden Sinus gefährlich werden können.[6] Er kennt die senilen Synostosen der Schädelnähte, die suprakartilaginären Verwachsungen der Wirbelkörper, die Knochenwucherungen an den Gelenken alter Leute.[7] Zur Bekräftigung seiner im Aderlassbriefe ausgesprochenen Ansicht von der Haemorrhoidalblutung theilt er den Sektionsbefund eines an Leberverhärtung und Gelbsucht Gestorbenen mit. Hier fand er eine zum Pfortadergebiete gehörige daumendicke Mastdarmvene, wäh-

[1] Epit. 1543 Dedic. .. quum cuiusque conscientia abunde attestetur, in morbis curandis eorum cognitionem primas, secundas ac tertias partes merito sibi vendicare, hancque in primis ab affecta sede peti, debitum quoque (praeter alia) auxiliorum usum commonstrante.

[2] Fab. 1543 V, 19 p. 548, 12 In privatis autem sectionibus, quae crebrius accidunt, utile erit quodvis aggredi, ut cuiusmodi id quoque sit expendas, corporumque differentiam, veramque multorum morborum naturam assequaris.

[3] Mit denen Berengar in scholastischer Weise spielte (S. 44).

[4] Fab. 1543 II, 24 p. 269 Quando enim cadaver una atque altera die dorso incubuit, tota incubitus sedes, quasi inflammatione obsessa rubet, atque ideo et eius sedis adeps.

[5] Fab. 1543 VI, 8 p. 585.

[6] Fab. 1543 I, 2 p. 4, 33; I, 6 p. 27, 21. (Sinus = Pacchionische Gruben).

[7] Fab. 1543 I, 6 p. 27, 7; I, 15 p. 71, 13.

rend die Wurzeln der Hohlvene unverändert waren.[1] Vesal berichet über zwei Fälle von Sehnervenatrophie welche sich nach Zerstörung des Auges eingestellt hatten. Die betreffenden Nerven und die entsprechende Seite des Chiasma zeigten sich verdünnt, derb und von röthlicher Farbe.[2] Die Vorlagerung des Netzes in Skrotalbrüchen beobachtete Vesal sowohl bei Operationen als an der Leiche.[3] Er macht auf die Wichtigkeit der Fossa navicularis urethrae bei Ansteckung aufmerksam.[4] Den Krankheiten der Milz schenkte er besondre Theilnahme. Eine Reihe von Erfahrungen[5] veranlassen ihn die Milz mit der Blutbildung in Beziehung zu setzen und eine vikarirende Thätigkeit derselben bei Leberkrankheiten anzunehmen (S. 98). Eingehender berichtet er über zwei während des letzten italienischen Aufenthaltes (1544) gesehene Fälle.[6] Der erste betraf den Juristen Belloarmatus in Pisa, der seit Jahren leidend gewesen und plötzlich gestorben war. Vesal fand in der Bauchhöhle einen grossen Bluterguss der aus der geborstenen Pfortader stammte. Die Sektion war morgens früh gemacht worden. Er liess Leber, Magen und Milz in die öffentliche Anatomie bringen. Die Leber erschien weisslich, uneben, mit zahlreichen Knötchen besetzt, an ihrer untern Seite geschrumpft, vorn und links steinhart, im hintern Umfang faulig erweicht. In der Gallenblase achtzehn erbsengrosse, dreieckige, schwarzgrüne, getrocknet grau erscheinende Steine. Die Milz sehr gross, nach vorn vorspringend und von ungewöhnlich blasser Farbe. Die Magenmilzvenen sehr weit, ohne Kommunikation mit dem Magen (S. 182). — Im zweiten Falle handelte es sich um eine seit Jahren bestehende Gelbsucht. Vesal kam von ungefähr zur Sektion als er im Begriff war Florenz zu verlassen. Er traf die Leber hart und zusammengeschrumpft, die Milz weicher und grösser als normal; in der Gallenblase welche die Grösse zweier Fäuste besass, lagen zahlreiche höckrige Steinchen. Ueberall enthielten die Venen dicke Galle; auch die in den Arterien befindliche Flüssigkeit färbte die Hände ähnlich

[1] Fab. 1543 III, 5 Schluss und V, 15 p. 538, 38ss. Vgl. S. 98. 98,3.
[2] Fab. 1543 IV, 4 p. 324 s.
[3] Fab. 1543 V, 4 p. 495, 20.
[4] Fab. 1543 V, 14 p. 528.
[5] Fab. 1543 V, 9 p. 512.
[6] Ep. Ch. 173—175; vgl. Fab. 1555 V, 9 p. 628.

wie die Galle selbst. — Zum Schlusse mag noch an jene Sektion in den Niederlanden erinnert sein, die Vesal als Student verrichtete.[1] Er nahm damals neben Anderm eine auffällige Verengerung des Thorax wahr und bezog dieselbe auf die Wirkung des Korsetes.

Im dreissigsten Lebensjahre wurde Vesal kaiserlicher Arzt;[2] bald folgte er im Range unmittelbar auf den viel ältern ersten Leibarzt Cornelius Baersdorp.[3] Als solcher hatte er die Verpflichtung Karl V auf Reisen und im Kriege zu begleiten.[4] Gleich die erste Spur Vesals führt uns in den vierten französischen Krieg: im Juli des Jahres 1544 finden wir ihn vor Saint-Dizier und Vitry.[5] Er hatte einige hohe Herren, die ihren Wunden erlegen waren,

[1] S. 73; Ep. Ch. 141. Vesal ist der erste der auf den Einfluss des Schnürens achtete. In der bezüglichen Litteratur wird er nicht genannt.

[2] Auf dem Titel von Ep. Ch. heisst Vesal medicus caesareus und auf dem Titel von Fab. 1555 Caroli V Imperatoris medicus.

[3] Anfänglich war D. Cavallus erster Arzt gewesen: Ep. Ch. 12. 16. — Spätestens seit 1547 steht Vesal an zweiter Stelle laut Nicol. Mameranus Catalogus familiae totius aulae caesareae per expeditionem adversus inobedientes usque Augustam Rheticam: Omniumque principum, Comitum, Baronum .. cum suis Consiliariis et nobilibus ibidem in Comitiis Anno 1547 et 1548 praesentium. Coloniae 1550 p. 21: Medici et Chirurgi.

Cornelius Baersdorpius doctor a consiliis
Andreas Vesalius doctor
Petrus Lopez doctor
Jacobus Olivarius doctor
Gregorius Lopez Licenciatus
Gonzalus Munoza doctor
Simon Guada Jupez Licentiatus
Vincentius Serras
M. Stephanus Burgundus.

Ueber Baersdorp und Stephanus s. S. 206,3.5.

[4] Fall. Ex. 2 .. iuvenis ad mechanicum medicinae usum, totque bella et continuas profectiones distractus fui ..

[5] Ep. Ch. 176 Quanquam etiam interea principis Arangiae, et Domini de Haluin, ac aliquot aliorum viscera spectaverim, quorum corpora bombardis laesa, ex nostro exercitu, nescio quo, erant devehenda. Princeps Arangiae ist der Anführer der kaiserlichen Truppen René von Chalon, Prinz von Oranien, Graf von Nassau der bei der Belagerung von St. Dizier eine Schussverletzung des rechten Arms oder der Schulter erhielt. Das geschah am 14. Juli 1544, sein Tod erfolgte Tags darauf. Dominus de Haluin wurde am 24. Juli vor Vitry verwundet und starb am siebenten Tage. — Vgl. Nicol. Mameranus D. Caroli V imp. aug. praecipuorum gestorum .. relatio [Colon. 1550] p. M und Journal de Jean de Vandenesse bei Gachard Collection des

behufs Transportes der Leichen einzubalsamiren und machte dabei anatomische Beobachtungen. Wir erfahren auch, dass er damals Verwundete pflegte und chirurgische Operationen ausführte.[1] Im Kriege liess er sich die Ausübung der Chirurgie nicht ganz untersagen. Als kaiserlichem Medicus nämlich war ihm bloss die Behandlung innrer Krankheiten gestattet. Es bildete einen Gegenstand seines Kummers, dass er sich wegen des allgemeinen Vorurtheiles (S. 198) der Chirurgie die er als das Beste der Medizin schätzte, für gewöhnlich enthalten musste.[2]

Voyages des Souverains des Pays-Bas II, Bruxelles 1874, p. 289: Et le 14e [Juli 1544], estant l'artillerye preste pour batre et les tranchées faictes, le prince d'Orenges y estant fut atteinct d'ung coup de faulconneau en l'espaule droicte, et rapporté au logis de Sadicte Majesté. Et le 15e fut donné ung assault audict Sainct-Desir . . Et sur le soir, environ les six heures, René de Chalon, prince d'Orenges, conte de Nassau et de Vianden, seigneur de Breda et Diest, après avoir esté confessé et administré . . rendict son esprit et son âme à Dieu. Et le lendemain fut emmené son corps à Bar, et dès là à Breda. — Le 24e, au poinct du jour, devant ledict Vitric . . noz gens prindrent la ville et le chasteau . . Auquel affaire le conte Guillaume fut blessé et le seigneur d'Aluhin aussy: dont ledict seigneur d'Aluhin, le 7e jour après, mourut.

[1] Wegen seiner chirurgischen Thätigkeit vergl. Anm. 2. Dass er im J. 1546 schreibt, er habe schon mehrfach in Kriegen chirurgische Verletzungen gesehen, lässt mindestens auf sein Eingreifen während des Krieges von 1544, vielleicht aber auch auf seine Mithilfe gegen Ende des geldrischen Krieges von 1543 (S. 181. 181,2) schliessen. — Dionisio Daza Chacon Pratica y teorica de cirujia Vallad. 1609 (bei Morejon Hist. bibliografica III) erzählt Vesal habe die Wunden nach alter Methode mit heissem Oehl (Terbentin und Hollunderöhl) behandelt. Leider geht aus Morejons Auszug (III, 309) nicht hervor, wo das gewesen sein soll. Auch berichtet Daza (bei Morejon III, 312) Vesal habe bei Sandesier (St. Dizier) 1554 (lies 1544, vgl. Morejon III, 278) vergeblich sich bemüht den Oberarm des Kapitän Solis abzunehmen. — Ein anderes ungünstiges Urtheil Dazas später.

[2] Entscheidend für das oben Gesagte ist Ep. Ch. 1546 p. 39 (geschrieben unmittelbar vor Beginn des Schmalkaldischen Krieges): In bello enim, quod nunc optimus et clementissimus Caesar pacandis rebus Germanicis, magno sane apparatu, sed non minori (qui utinam omnibus constaret) Germaniae totius concordiam et pacem obnixe desiderante animo instituit, morbo Gallico, aut viscerum obstructionibus, aut diuturnis imbecillitatibus (cuiusmodi alioquin nos in primis et prolixe sollicitos habent) non magnopere distrahemur: sed ossium fracturis, luxationibus, vulneribus, et id genus aliis, quae ludum talem, iam aliquoties, praeter illam quae casu evenit, empiricisque duntaxat probatur, anatomen, concomitari expertus sum. Quae videns, temperare nequeo, quin

Uebrigens darf man sich die an ihn gestellten Anforderungen auch in Friedenszeiten nicht gering vorstellen. Der Hofstaat, den die kaiserlichen Aerzte zu besorgen hatten, bestand aus vielen hundert Köpfen.[1] Am meisten Schwierigkeit bot jedoch die Behandlung des Kaisers selbst.[2] Karl V (geb. 1500) stammte von einer Mutter, die frühe unheilbarer Geisteskrankheit verfiel; er war von Jugend auf schwächlich, hatte im Alter von achtzehn und neunzehn Jahren an Epilepsie gelitten. Schon mit dem dreissigsten Jahre stellten sich Anfälle von Gelenkentzündung ein, die ihn zwar eine Weile verschonten, aber vom Jahr 1542 an immer häufiger und heftiger auftraten. Im Jahre 1545 wurde die linke Schulter und das linke Fussgelenk schwer ergriffen. Daneben litt er an asthmatischen Beschwerden und an Verdauungsstörungen die sich von unregelmässigen und starken Mahlzeiten herschrieben. Was den Aerzten ihre Stellung zeitweise fast unerträglich machte, war des Kaisers Unfolgsamkeit. Er besass eine Sammlung von Wundermitteln gegen allerlei Krankheiten,[3] berieth auswärtige Doktoren und Pfuscher,[4] hörte auf Laien.[5] Mit ärztlichen Anordnungen und Arzneien schaltete er nach Gutdünken und Bequemlichkeit, da er, wie Vesal sagt, auch in der Medizin Kaiser sein wollte.[6] Je mehr sich der Kaiser zusammennehmen musste,

manus subinde operi adhibeam, quas alioquin in illis affectibus abstrahere cogor, in quorum curatione veram potissimamque medicinae vim positam intuemur (Zum Schlusse vergl. S. 198).

[1] Im J. 1556 752 Personen: Mignet Charles-Quint 10. éd. 1882 p. 120.

[2] Ueber Karls V. Gesundheitszustand Vesal. Ep. Ch. 12—16; Gachard Retraite et mort de Charles-Quint au monastère de Yuste Introd. p. 5—36. Mignet Charles-Quint 10. éd. p. 17s. 20ss. 31. 52ss. 177s. 220. 398.

[3] Mignet p. 220 Charles-Quint possédait [in San Yuste] une grande quantité de ces talismans médicaux: il avait des pierres incrustées dans de l'or propres à arrêter le sang; deux bracelets et deux bagues en or et en os contre les hémorroïdes; une pierre bleue enchâssée dans des griffes d'or pour préserver de la goutte; neuf bagues d'Angleterre contre la crampe; une pierre philosophale que lui avait donnée un certain docteur Beltran; enfin, plusieurs pierres de bézoard venues d'Orient et destinées à combattre diverses indispositions.

[4] Giovanni Andrea Mola von Mailand: Mignet p. 178; Doctor Beltran: Anm. 3. Pfuscher drängten sich dem Kaiser auf: Ep. Ch. 16.

[5] Ep. Ch. 26.

[6] Ep. Ch. 16 . . quamque facilius sit in scholis eleganter his de rebus disserere, aut scribere, quam ipso opere, in Principibus (qui et in medicinam

desto besser befand er sich. In Kriegszeiten pflegte er, wenigstens noch in den vierziger Jahren, ungewöhnlich frisch und munter zu sein und konnte bedeutende Strapazen aushalten.[1]

Bei Hofe hatte Vesal anfänglich schweren Stand.[2] Doch scheint er sich bald Geltung verschafft zu haben. Mit Cornelius Baersdorp[3] entwickelte sich ein wenn nicht herzliches, so doch anständiges Verhältniss. Die übrigen Leibärzte, meist oder durchgehends Spanier,[4] nennt Vesal nicht; für den Chirurgen Stephanus Sala hat er ein anerkennendes Wort.[5]

Der vierte französische Krieg fand seinen Abschluss mit dem Frieden von Crépy im September 1544, und im Januar folgenden Jahres bezog der Kaiser wiederum seine Residenz zu Brüssel. Dann begab er sich zum Reichstage nach Worms, machte Ende des Jahres 1545 eine Reise durch Belgien und eröffnete am 2. Januar 1546

imperium sibi vendicant) indies, ac praecipue in articulari morbo, qui omnes corporis artus aliquando non leviter infestat, exequi.

[1] Ep. Ch. 15 (vor dem Schmalkaldischen Kriege) nunc ea valetudine praeditus, qua in exercitu potissimum fruitur, et qua illum totius orbis causa continuo esse, boni omnes supplicibus votis optare deberent.

[2] S. 190. Ep. Ch. 1546 p. 40 Neque tu ignoras, quantum, ubi primum in aulam venissem, mihi obstiterit, nostra aetate prorsus collapsae anatomes studium ..

[3] S. 203. 190,6. Vgl. Ep. Ch. 12. 16. Baersdorp ist Verfasser von Methodus universae artis medicae in formulis expressae ex Galeni traditionibus Brugis 1538 (laut Conr. Gesner Biblioth. 1545 p. 187b). Er blieb Leibarzt Karls V. bis zu dessen Uebersiedlung nach Spanien 1556, trat alsdann in den Dienst der Königinnen Wittwen Eleonore von Frankreich und Maria von Ungarn (Gachard Retraite et mort de Charles V Introd. p. 127), und starb zu Brügge am 24. November 1565 (Foppens Bibl. belg. I, 139). — Eifersüchteleien von Seiten Baersdorps gab es immerhin noch um 1550, wenn ich Consil. Garet. p. 123 richtig deute: et mirareris profecto si pertinacem quorundam animum nonnunquam intelligeres, qui sanam alioqui scientiam in minoribus natu esse vident, quae aut inscitia, aut non omni ex parte absoluto artis usu ab illis non fuerint prius aut laudata aut visa.

[4] Wenigstens 1547/48: S. 203,3; von den Aerzten in Spanien hielt Vesal nicht viel: VS. 1539 p. 51 ss. (Eine Anekdote von einem schlauen Spanier Fab. 1543 V, 3). — In Spanien wurde Vesals Anatomie ausgenutzt durch Montaña (s. unten) und viele Andre. Auch Valverda war ein Spanier. Bloss Collado scheint Vesal Anerkennung zu zollen (vgl. Morejon Hist. bibliogr. III, 51). — Ueber den Chirurgen Daza weiterhin.

[5] Stephanus Sala de Casala Ep. Ch. 36 ist offenbar identisch mit Stephanus Burgundus S. 203,3 und Estienne Sale 1556. (Casala = Chasselas? Départ. Saône-et-Loire, Arrondiss. Macon)

zu Utrecht die Versammlung des Ordens vom goldenen Vliesse.[1] Aus dieser ganzen Zeit ist nichts Sichres von Vesal bekannt. Man wird aber auf 1544 oder 1545 seine Verehelichung mit Anna van Hamme setzen dürfen, einer Tochter des Hieronymus, Rathes und Vorgesetzten der Rechnungskammer zu Brüssel und der Anna Asseliers.[2] — Vesals Frau scheint im Hofdienste Verwendung gefunden zu haben.[3] Aus der Ehe gieng eine Tochter Anna hervor.[4]

Am ersten Februar 1546 verliess der Kaiser Utrecht und traf am neunten in Nymwegen, am fünfzehnten desselben Monates in Gennep und am zehnten April in Regensburg ein, wo er wegen des Reichstages bis Anfang August verweilte.[5] Auf Befehl des Kaisers hatte Vesal in Nymwegen zurückbleiben müssen, um den schwer erkrankten venetianischen Gesandten Bernardo Navagero zu pflegen.[6] Der Aufenthalt zog sich über Monate hin. Vesal besuchte während dieser Zeit die Gräber seiner Vorfahren in Nymwegen und Wesel.[7] Endlich war der Gesandte genesen und Vesal geleitete ihn zum Reichstage nach Regensburg, wo sie im Anfang des Juni angelangt sein mögen. Für die in Nymwegen ausgestandene lange Weile wurde Vesal hier durch einen Stoss eingelaufe-

[1] Jean de Vandenesse bei Gachard Collection des Voyages II, 292. 306. 309. 314.

[2] Oben S. 181. Goethals II, 119: Sa femme fut Anne Van Hamme, fille de Jérôme, conseiller et maître de la chambre des Comptes à Bruxelles, et d'Anne Asseliers. Im Juni 1546 spricht Vesal von Frau und Kind Ep. Ch. 194.

[3] Unter den Ayudas de cámara erscheint bei der Entlassung des Hofstaates Karls V 1556: Ana Vesalius, lavandera de corps; Gachard Retraite et mort de Charles-Quint II, 79. Ein ähnliches Verhältniss bestand in S. Yuste bei den Ehegatten Malinaeus: der Humanist Wilhelm van Male war ayuda de cámara, seine Frau 'lavandière'; Mignet Charles-Quint 10. éd. p. 124 s. 224. — Vesal erwähnt seiner Frau im Briefe an Heinrich Petri 1556 (s. Anhang II).

[4] Goethals II, 129.

[5] Jean de Vandenesse l. c. II, 332. 334.

[6] Ep. Ch. (dat. Ratisponae Idibus Junii 1546) p. 11: Tandem, una cum Venetorum Oratore, Bernardo Navagero .. Ratisponam veni, ubi praeter familiarium amicorum praesentiam, literae cumulatim mihi absenti acervatae, taedium ex animo pepulerunt, quod Caesaris iussu Noveomagi in difficilis gravisque morbi conflictu devorandum fuit. — Ep. Ch. 197 .. quum illic [Noveomagi] tam diu a Caesaris abitu mihi fuit, propter adversam D. Navagerii valetudinem morandum.

[7] S. 59,1.

ner Briefe entschädigt. Auch bot sich, wie überhaupt auf den Reichstagen, zu welchen die Würdenträger ihre Leibärzte mitbrachten,[1] mancherlei wissenschaftliche Anregung. Er traf in Regensburg seinen Freund Cananus (S. 127), der im Dienste des Hauses Este stand und mit Vesal wegen Franz von Estes Krankheit berieth. Cananus machte ihm Mittheilung von seinen Beobachtungen über die Klappen der Venen.[2]

Litteratur bis 1546. Aufnahme der Fabrica. Brief von der Chynawurzel.

Während des Regensburger Reichstages, im Juni 1546 schrieb Vesal den Brief von der Chynawurzel. Ehe wir auf denselben eingehen, haben wir über den Stand der anatomischen Litteratur und die ersten Wirkungen von Vesals Fabrica zu berichten. Seit dem Jahre 1542 waren zwei wichtigere Beiträge zur Anatomie erschienen.

Einmal die Tafeln des eben erwähnten Johannes Baptista Cananus von Ferrara. Es sind siebenundzwanzig Ansichten der Arm- und Handmuskulatur in meist saubern Kupferstichen.[3] Unverkennbar arbeitete Cananus unter dem Einflusse Vesals, schon desshalb weil er die Extremitätenmuskeln behandelt die Vesal zuerst in Angriff genommen hatte (S. 69). Wie Vesals Bilder der rechten Körperseite, so geben die des Cananus der linken den Vorzug. Die Figuren sind in verhältnissmässig ansehnlicher und in ziemlich gleichbleibender Grösse gehalten; mehrere stehen in der Grösse den Skeletten der Tabulae anatomicae Vesals so nahe dass man vermuthen möchte Cananus habe letztre zu Grunde gelegt. Die Knochen auf

[1] Vgl. P. Monau an Laur. Scholz über den Augsburger Reichstag von 1582: Augustae cum essem, cum multis praestantissimis medicis principum et civitatum notitiam contrahendi occasio data fuit.. Vellem te quoque adfuisse: cum consultationes sive publice sive privatim haberentur: Jo. Cratonis Consil. et Epist. med. (1671) Lib. II p. 377.

[2] Fall. Ex. 83.

[3] Musculorum humani corporis picturata dissectio per Joannem Baptistam Cananum Ferrariensem medicum.. s. a. klein —4. 5 Bogen sign. A—E. Konrad Gesner erhielt ein Exemplar aus Ferrara im J. 1543 zugeschickt: Haller Bibl. anat. I, 192. Kopie eines Blattes bei Choulant Geschichte der anat. Abbildung S. 34.

den Zeichnungen des Cananus erscheinen unnatürlich glatt, die Muskelbäuche sind öfter zu dick ausgefallen. Sein Zeichner war Hieronymus von Carpi. Leider beschränkt sich der Text auf die Vorstücke und eine dürftige Erklärung der Figuren. Cananus denkt ähnlich über Galen wie Vesal; er spricht aus dass in Galens Administrationes anatomicae der Bau des Affen gelehrt werde.[1] Auch erwähnt Cananus der eignen Entdeckungen[2] und meint damit wesentlich den kleinen queren Hohlhandmuskel (Musc. palmaris brevis; S. 127).[3] Warum Cananus dem ersten Hefte der Tafeln kein weitres folgen liess, obschon der Rest des Werkes bereits unter der Presse war, wissen wir nicht; vielleicht weil er sich durch Vesal überholt sah. Cananus hatte mit eigener Hand und unter Beihilfe von Antonius Marius Cananus Zergliederung geübt; sein Büchlein enthält Etwas von der lebendigen Anatomie. Man darf füglich bedauern dass der Verfasser frühzeitig den anatomischen Studien entzogen wurde.

Einen weniger günstigen Eindruck bringt das zweite Werk jener Periode hervor, die umfängliche Anatomie des Charles Estienne welche zu Paris im Jahre 1545 erschien.[4] Wie Titel und Vorrede aussagen, schrieb der Doctor medicinae Carolus Stephanus den Text, während Abbildungen und Sektionstechnik von dem Chirurgen Stephanus Riverius (Etienne de la Riviere) herrühren.[5] Nachdem das Werk, so berichtet Stephanus, schon im Jahre 1539 bis zur Mitte des dritten Buches — das heisst zu mehr als drei Vier-

[1] Cananus Dedic. In quibus [dissectoriis administrationibus Galenus] modum, et ordinem dissecandarum simiae partium, utpote animalis homini quam simillimi, plenissime docuit.

[2] Cananus Lectori: Cum igitur, et in vivorum animantium, defunctorumque hominum dissectione, quantum nobis per adolescentiam nostram licuit, diligenter admodum versati fuerimus, multaque ab antiquis iam pridem litterarum monumentis tradita oculis ipsis perspexerimus, nonnulla etiam nostra opera adinvenerimus, . . dignum duximus, horum aliqua medicinae sectatoribus impartiri . .

[3] Cananus p. D IV a: Musculus sive musculi qui siti sunt supra musculum abducentem minimum digitum ab aliis, in parte interiore manus extremae, obliquis fibris cuti haerent, et suis tendinibus tendini volae iniunguntur, horum musculorum non meminit Galenus, qui ad tendinis volae dilationem [l. dilatationem?] facti videntur.

[4] De dissectione partium corporis humani libri tres . . Parisiis 1545.

[5] Einiges aus der Sektionstechnik im Anhang X.

theilen — gedruckt war, blieb es wegen eines Streites Jahre lang unvollendet. In der Zwischenzeit seien einzelne der noch nicht ausgegebenen Tafeln, besonders die Bilder der Nerven, Venen und Arterien nach Deutschland gelangt und dort zu einem Plagiate missbraucht worden. — Und wirklich kommen zwei Mannesfiguren der Anatomie Estiennes, das Bild mit den Arterien und Venen und das mit den oberflächlichen Venen in Johann Dryanders Arzneispiegel vom Jahre 1542 vor.[1] Insoweit hat es mit dem Plagiate seine Richtigkeit. Allein damit ist nicht die Integrität der Pariser Autoren ausgesprochen. Johannes Guinterius klagt in der ersten Ausgabe der Institutiones anatomicae (1536) über Leute die sich nie mit Anatomie befasst und trotzdem gewagt hätten, einem Kreise vornehmer Männer in Paris anatomische Vorlesungen zu halten. Ohne Zweifel zielt er damit auf Charles Estienne.[2] Was dann die Verzögerung des Druckes betrifft, so war sie durch einen Prozess zwischen den zwei Verfassern bedingt. Die Angelegenheit kam vor das Parlament, wurde einer Kommission von Sachverständigen zugewiesen und im Wesentlichen zu Gunsten des de la Riviere entschieden. Der Handel endete mit einem Triumph der mit den Physicis verfeindeten Chirurgen.[3] So erklärt sich dass der Name de la Rivieres auf dem Titel des Werkes steht. Doch damit nicht genug: Chirurge und Medicus haben ihrem Buche, ohne darüber ein Wort zu verlieren, viel fremdes Gut einverleibt. Von den sechsundfünfzig Mannesfiguren beruhen ungefähr vierzig auf ältern Vorlagen, da die anatomischen Parthieen auf besondern Klötzchen in alte Holzstöcke eingesetzt sind. Vier weitre Tafeln tragen die Jahreszahl 1530, 31, 32; eine derselben besitzt Verwandtschaft mit einer Zeichnung Berengars.[4] Die impudentia aber,

[1] Der Nachweis findet sich oben S. 123,1; vgl. 168,3.

[2] Jo. Guinter. Inst. anatt. 1536 Dedic. (wiederholt in Vesals Bearbeitung 1538): ..qui impostores eo etiam venerunt impudentiae, ut Lutetiae in clarissimo totius orbis medicorum coetu, audeant patritiis viris artem, quam nunquam attigerunt, ementiri, in textrina videlicet, et prelorum, sub quibus chartae premuntur, exercitio versati. Textrina: Stephanus schrieb De re vestiaria Paris. 1535 (nach Jöcher Gelehrten-Lex. I, 718); prela: C. Stephanus gehört zur Buchdruckerfamilie der Estienne.

[3] Malgaigne Oeuvres complètes d'Ambr. Paré I, CCXLI (auf Grund von Quesnay Recherches sur l'origine de la Chirurgie en France).

[4] Stephanus De dissect. 1545 p. 150. 151. 154. 155 mit den Jahreszahlen 1532, 30, 31. — Mit der Rückansicht des Muskelmannes p. 151 vergleiche man

deren Guinterius den Stephanus zeiht, wird über allen Zweifel erhoben dadurch dass eine der Figuren, über deren Entwendung Stephanus sich beschwert, aus zwei Bildern der Tabulae anatomicae Vesals zusammengeschweisst ist.[1] — Zur Entlehnung der Bilder stimmt die Raumverschwendung, indem zahlreiche Mannesfiguren nur die Anatomie Einer Körperhöhle bieten; es passt dazu die Kleinheit fast aller, die Naturwidrigkeit vieler Zeichnungen, das Widersprechende gewisser Darstellungen[2] und die künstlerische Ungleichartigkeit; fast alle Stellungen und Lagen des Körpers werden in dem Atlas versinnlicht.

Estienne und de la Riviere sind Kompilatoren der schlimmsten Sorte. Daneben enthält ihr Werk Einiges was über die vorvesalische Art hinausgeht. Die Eintheilung befolgt nicht mehr die alte Schablone, sondern versucht einen systematischen Gang einzuhalten. Die Skelette erscheinen von Weichtheilen gereinigt. Vor Allem kommen einige von Galen und auch von Vesal abweichende Beobachtungen vor. So die Brücken zwischen dem fünften, sechsten, siebenten und achten Rippenknorpel,[3] die nahezu richtige Darstellung der kleinen Zungenbeinhörner.[4] Bei der Pfortader werden Klappen erwähnt, welche dem Rückflusse des Blutes entgegen wirken.[5] Die Linse des Auges erscheint gegen die Pupille vorge-

Berengars V. Muskelfigur Comment. 1521 p. CCCCCXX^b, auch Isag. (1522 und) 1523 p. 71^a. Auf Stephanus' und Berengars Figur findet sich der Zusatz dass sie auch den Malern nützlich sei. — Vgl. über Berengars Bilder oben S. 49 und besonders S. 50,1.

[1] S. 123,1. — Wenn ich nicht irre ist auch die Fabrica Vesals ausgenutzt worden. Die Schädelbasis bei Stephanus 1545 Lib. II p. 253 ist doch wohl eine kümmerliche Wiederholung von Vesals Fab. 1543 I, 6 Fig. 6. — Bei der Beurtheilung von Estiennes Anatomie darf der Aufenthalt Vesals in Paris nicht ausser Acht gelassen werden.

[2] Den Radius zeigen die meisten Figuren nach aussen von der Ulna; vertauscht sind die zwei Knochen auf der dreimal vorkommenden Skelettfigur Stephanus p. 44. 115. 324.

[3] Skelettfigur Stephanus p. 13 und Text I, 13 p. 26. 27.

[4] Abbildung Stephanus p. 13 bei 1.

[5] Stephanus Lib. II c. 9 p. 182, 44: Porro autem, ne sanguis qui elaboratur in hepate, interdum regurgitet, facti sunt a natura quidam veluti exortus, et apophyses membranarum, quae huiusmodi periculo obsint, quemadmodum in corde valvulae ad spiritus conservationem.

rückt,[1] das Rückenmark zeigt Anschwellungen.[2] Leider sind die Beobachtungen ungenau und desshalb werthlos. Denn die Rippenknorpel verhalten sich keineswegs immer auf die hier angegebene Weise. Die kleinen Zungenbeinhörner werden nicht als besondre Stücke, sondern als Verlängerungen des Zungenbeinkörpers abgebildet. Pfortaderklappen finden sich nicht beim Menschen, wohl aber bei Thieren. Die Augenlinse stellt auf der Abbildung einen Kegel mit rückwärts gekehrter Spitze dar.[3] Auf der Ansicht des Rückenmarks sieht man nicht zwei, sondern drei Anschwellungen.

Ueber Galens Anatomie befinden sich die Autoren im Unklaren. Einerseits zwar erkennen sie der Affenanatomie die Gleichberechtigung mit der des Menschen ab,[4] gebärden sich aber nichtsdestoweniger als treue Anhänger Galens. In der Regel nämlich geben sie ihre eigenen abweichenden Beobachtungen schlechthin, ohne mit einem Worte auf Galens Ansicht hinzuweisen. Zuweilen jedoch suchen sie sich mit Galen in Uebereinstimmung zu bringen. Bezeichnend ist ihr Verhalten beim Os sterni. Riverius lässt dasselbe auf der Abbildung aus drei Stücken bestehen, ebenso Stephanus im Texte. Stephanus fügt bei dass man darin keinen Abfall von Galen erkennen dürfe: bei Galen erscheine das Sternum wohl desshalb siebentheilig (S. 105) weil er den Knochen der Länge nach zersägte und als siebentes Stück den knöchernen Theil des Schwertfortsatzes hinzuzählte.[5] Mit solcher Dialektik suchten damalige Gelehrte die Unfehlbarkeit Galens aufrecht zu erhalten.[6]

[1] Stephanus p. 303 (Abbildung).

[2] Stephanus p. 338 (Abbildung).

[3] Diese Form der Linse führt auf vorvesalische Abbildungen zurück: man vergl. Margarita philosophica (S. 52) Lib. X tract. 2 c. 9.

[4] Stephanus I, 4 p. 7 . . tamen Simia (ut dicitur) semper Simia est: veriusque mihi videtur corporis humani partium formam imitari, quam eas exactissime referre. Itaque, nostro iudicio, quicunque rem anatomicam perfecte callere desyderabit, in solo corpore humano se exerceat necesse est . .

[5] Stephanus I, 13 p. 27: Tribus ossibus [sternon] nobis constare visum est . . Nolumus tamen hoc in Galeni sententiam paulo imprudentius dictum, ne quidam ita de nobis sentiant. Cum enim ille septem censuit ossibus constare sternon, id certe protulit, quod antiquo more in longum dissecaret pectorale per medium . . Itaque tria quae mox describemus ossa, iam sex erant, quibus septimum addidit quod xyphoidem cartilaginem recipit.

[6] Vgl. die Angabe Vesals über die öffentliche Anatomie in Italien S. 116 und späterhin Jakob Sylvius.

Weder Cananus noch die zwei Pariser Autoren erwähnen Vesals; dass sie ihn im Stillen nützten ist oben dargethan worden.

Das Erscheinen der Vesalischen Fabrica brachte sofort den tiefsten Eindruck hervor: es bildeten sich zwei Lager; die Einen bekennen sich zu Vesal, während die Andern beim Alten bleiben. Zahlreiche gelehrte Männer, sagt Vesal im Jahr 1546,[1] hätten die Fabrica weit über Verdienst gelobt und zugestanden dass sie den eigenen Augen mehr Vertrauen schenken als den Schriften Galens. In Deutschland finden wir die Botaniker auf Vesals Seite, den Professor Johann Eccius in Köln,[2] den kaiserlichen Rath Gerhard von Veltwyck,[3] den Stadtarzt von Mecheln Joachim Roelants (S. 215). Konrad Gesner in Zürich, der sich noch vor Kurzem als eifrigen Galeniker bezeigt hatte,[4] gab seinem Staunen über Vesals Leistung bündigen Ausdruck.[5] Auf gegnerischer Seite steht der Mathematiker und Anatome Johannes Dryander in Marburg, der Vesal mehrfach geplündert hatte: Dryander ist ungehalten dass jener die berühmten zeitgenössischen Anatomen nicht aufführe und zeiht ihn der Undankbarkeit gegen seinen Lehrer Guinterius.[6] Der Büchergelehrte Janus Cornarius droht, er werde Galen sowohl als Aristoteles an allen von Vesal angegriffenen Stellen reinigen.[7] In England wird Vesal durch einen Plagiator geschädigt:[8] dem öffentlichen Ausbieten der Holzstöcke (S. 180) zum Trotze erschien dort die Epitome mit vielen in Kupfer nachgestochenen Figuren

[1] Ep. Ch. 41: Vidisti quidem multorum nostrae aetatis doctissimorum hominum scripta, qui meos iuveniles conatus longe supra meritum publice commendarunt: suis oculis, non autem Galeni scriptis, fidem ab illis tribui, haud illubenter fatentes.

[2] Ep. Ch. 177. Vgl. M. Adam Vitae Germanorum Medicorum 1620 p. 72s.

[3] Fab. 1543 praef. p. *2b; Ep. Ch. 19. 37. 38.

[4] C. Gesner Compendium ex Actuarii libris . . Tiguri, Vorrede zu Universalis doctrina Claudii Galeni vom 1. Juni 1541 p. 38: Ego sane Galeni tantus sum admirator, quantus forte rarissimus aliquis, et si fas est dicere, viri vestigia veneror.

[5] C. Gesner Biblioth. universalis Tiguri 1545 p. 42 (von Vesals Fabrica) cum elegantissimis omnium ubique figuris . . scripsit autem Vesalius hos libros natus annos 28.

[6] Ep. Ch. 177.

[7] Ep. Ch. 178. Wegen Cornarius' Arbeit am Galen s. Anhang IX (Frobeniana II). Was Cornarius für Aristoteles gethan, kann ich nicht sagen.

[8] Compendiosa totius Anatomiae delineatio, aere exarata: per Thomam Geminum. Londini (1545).

Vesals. Vesal muss mit einer ehrenvollen Erwähnung in der Vorrede vorlieb nehmen und sich von dem Plagiator Thomas Geminus sagen lassen dass der Nachdruck eben soviel leiste als das Original. Geminus' Nachahmung fand weit und breit Anklang.[1]

Am meisten war Vesal an dem Urtheile seines hochverehrten Lehrers Sylvius in Paris gelegen. Während des Aufenthaltes in Nymwegen bat er ihn brieflich um eine Aeusserung über die Fabrica.[2] Die Antwort des Sylvius gieng dahin, Vesal habe Galen auf unwürdige Weise behandelt; mit Unrecht behaupte er, dass Galen nicht menschliche Leichen zergliedert, die Venen der obern Extremität bloss am Lebenden gesehen und die Bücher De usu partium aus andern Autoren abgeschrieben habe. Sylvius hält fest an der Unfehlbarkeit von Galens Anatomie; überall wo dieser nach Vesals Behauptung Verkehrtes, Ungenaues oder Lückenhaftes berichte oder die Thätigkeit der Organe unrichtig darstelle und seine Ansichten mangelhaft begründe, stehe Galen völlig schuldlos da. Uebrigens vermeide Sylvius sorgfältig Vesal vor den Zuhörern zu tadeln, weil er ihn liebe und schätze und als Freund behalten wolle. Nur müsse Vesal alles gegen Galen Vorgebrachte zurücknehmen oder mit seinem jugendlichen Alter oder mit der Vorliebe für die dem Galen abgeneigten Italiener entschuldigen. Nur wenn sie Beide mit Galen einig wären, könnten sie Freunde bleiben. Dann droht Sylvius, wenn er selbst schwiege, würden die Wände sein Urtheil über Vesals Anatomie ausbringen.[3] Denn schon hätten einige in der Anatomie sehr bewanderte Schüler die Feder gespitzt um den Angriffen auf den Beschützer der Aerzte entgegenzutreten. Er wolle wissen, ob Vesal durch Widerruf die spitzen Federn der Schüler von sich abzuwenden gedenke. Auch wundert sich Sylvius,

[1] Wegen Abänderung der Figuren S. 165 f. Englische Ausgaben der Compendiosa delineatio erschienen 1553 und 1559 (Vanderhaeghen Biblioth. Belgica V 123, 7). Mit Geminus' Platten wurde in Paris eine lateinische (1564, 65) und eine französische Ausgabe (1569) hergestellt: Vanderhaeghen Bibl. belgica V 89. 90. 105; Choulant Geschichte der anatom. Abbildung S. 56. — Nachstiche von Geminus' Tafeln in der Anatomia Deudsch von Jacob Bauman Nürnberg 1551 (wo Vesal auf dem Titel genannt wird) und Andres mehr. (Valverda s. weiter unten.)

[2] Ep. Ch. 41. 42. 43.

[3] Vesal sagt Viele hätten sich schon vor dem Erscheinen der Fabrica zur Vertheidigung Galens gerüstet; Ep. Ch. 196.

dass Vesal seine Bemerkungen nicht lieber als Anhang zu Sylvius' Ausgaben Galenischer Werke habe veröffentlichen wollen.[1] Sylvius fordert endlich Vesal auf seine Annotationen zu Galen (S. 190) vor der Veröffentlichung gehörig zu erdauern.

Noch zu Nymwegen fasste Vesal die wichtigsten Beweise gegen Galen in einem Schreiben zusammen und übersandte dasselbe seinem Freunde Joachim Roelants in Mecheln, damit es dessen Sohn, der in Paris Medizin studirte, dem Sylvius überreiche.[2] Als Vesal nach Regensburg kam, fand er zwei Briefe des ältern Roelants vor, denen bald ein dritter folgte. Roelants bat ihn darin um Aufschluss über die Chynawurzel, ein neues Heilmittel, das vielfach am Hofe und vom Kaiser selbst mit Erfolg gebraucht worden war; er wünschte ausserdem zu erfahren was Vesal seiner Zeit an Sylvius zu berichten gehabt habe.[3] Beide Fragen beantwortete Vesal gleichzeitig. So erklärt sich die Behandlung zweier grundverschiedener Dinge in dem Briefe von der Chynawurzel. Vesals Manuskript gieng zunächst an Joachim Roelants, machte dann in Kopieen die Runde und wurde endlich von Vesals in Ferrara lebendem Bruder Franciscus zum Druck befördert.

Der Brief von der Chynawurzel[4] verdient das genauste Studium. Bei der Besprechung des neuen Arzneimittels legt Vesal dieselbe Sorgfalt und Kritik an den Tag wie in seiner Anatomie. Er führt den übertriebnen Ruf der Chyna auf ein bescheidenes Mass zurück und setzt ihre Wirksamkeit dem Guajak nach. Der anatomische Theil der Schrift belehrt und überzeugt durch die Fülle der gegen Galen erhobenen Einwürfe; es ist eine vernichtende Kritik Galens. Die Abhandlung reisst den Leser mit durch die Aufschlüsse über Vesals Person und Zeitgenossen sowie durch die

[1] Ep. Ch. 193.

[2] Ep. Ch. 41.

[3] Ep. Ch. 12. 41 s.

[4] Andreae Vesalii Bruxellensis, medici caesarei epistola, rationem modumque propinandi radicis Chynae decocti.. pertractans: et praeter alia quaedam, epistolae cuiusdam ad Jacobum Sylvium sententiam recensens, veritatis ac potissimum humanae fabricae studiosis perutilem.. Basiliae. (1546) — Spätere Drucke bei Vanderhaeghen Biblioth. belgica V, 107. 108; der von der Chynawurzel handelnde Abschnitt bei Luisinus De morbo gallico Venet. Vol. I. 1566 und danach in Boerhaaves Aphrodisiacus Lugd. Bat. 1728 p. 585 ss. (das Rezept in beiden Ausgaben lateinisch). — Chynawurzel ist die Wurzel von Smilax China, einer Verwandten der Sassaparille.

geistvolle Sprache und Darstellung.[1] Vesal schrieb den Brief in höchster Erregung: er vertheidigt seine Anatomie, seine Ansicht von der Medizin, seine eigene Person. Statt dass man ihm Dank wisse für das Wagniss, zuerst die Lüge der Griechen aufgedeckt zu haben, seien Viele von der Unfehlbarkeit der Galenischen Anatomie nach wie vor überzeugt; man halte ihn für einen Verächter Galens, weil er sich nicht überall mit dessen Aussprüchen beruhige. Vesal lässt Licht fallen auf die Verkommenheit und Bosheit der Aerzte, auf den Plagiator Geminus, den neidischen Plagiator Johannes Dryander. Endlich einmal kehrt der bescheidene Mann edlen Stolz hervor und sagt unumwunden, dass er seine Anatomie nicht den Pariser Lehrern verdanke. Er deutet an, alles Neue in Guinterius' Institutionen stamme von ihm selbst (S. 72), und zeigt, wie unwissend Sylvius zur Zeit seines Pariser Aufenthaltes in der Anatomie war (S. 66). 'Auf diesem Gebiete erkenne ich durchaus keinen Lehrer an.'[2] Aus Sylvius spreche der Neid. Vesal fordert Sylvius auf die Kritik Galens an der Leiche zu prüfen oder durch seine Schüler prüfen zu lassen und ihn nicht schlechtweg als Feind Galens an den Pranger zu stellen. Niemand unter allen Menschen achte Galen höher als er (Vesal). Von einem Rückrufe seinerseits könne keine Rede sein: er habe nicht lügen lernen. Er würde sich schämen die Italiener für seine Stellung zu Galen verantwortlich zu machen, zumal jene erst von ihm die Wahrheit erfahren hätten. Ebensowenig brauche er den Angriff auf Galen mit seiner Jugend zu entschuldigen. Er habe noch jetzt keinen Grund irgend Etwas ungesagt zu wünschen. Jetzt allerdings würde er nimmermehr mit solcher Arbeit und Gefahr wie einst zu Paris, Löwen und in Italien sich und den Schülern Material verschaffen, dasselbe wochenlang bei sich beherbergen und sich von den Künstlern martern lassen. Das habe er in jugendlicher Begeisterung für die Wissenschaft willig und leicht ertragen. Was er denn Bessres hätte thun können als eine neue Geschichte des menschlichen Körpers zu schreiben, von der Alle so weit abgewichen seien und wo Galen trotz seiner dicken Bücher so sparsam mit Beschreibungen umgehe.

[1] Man beachte beiläufig das Spielen mit einem Worte Virgils (Aeneid. VI, 743) Ep. Ch. 40. 45. 179; excoquere und recoquere (gegen Sylvius) Ep. Ch. 194. 195. 198, das Einfangen Dryanders, den Scherz über Guinterius (S. 67) Ep. Ch. 177.

[2] Ep. Ch. 177 praeceptorem enim hac in parte nullum prorsus agnosco.

Mit der Lust am Bücherschreiben sei es nun vorbei. Die Annotationen zu Galen und Andres mehr habe er wegen der Anfeindungen bei Hofe ins Feuer geworfen. Er wolle es übrigens darauf ankommen lassen, was die Nachwelt vorziehen werde: die von Sylvius aufgewärmten Werke eines Mesue, Gatinaria (S. 197), Stephanus und Servitor, oder seine Anatomie.

Hofdienst 1546—1551.

Die Abfassung des Briefes von der Chynawurzel fiel mitten in die Vorbereitungen zum schmalkaldischen Kriege.[1] Der Feldzug an der Donau führte zur Besiegung von Süddeutschland; die Unternehmung schloss mit der für Karl V günstigen Schlacht von Mühlberg und der Gefangensetzung des Protestanten Johann Friedrich von Sachsen. Wir gehen schwerlich fehl mit der Annahme dass Vesal den Krieg mitmachte; jedenfalls befand er sich Ende Februar 1547 mit dem Kaiser in Ulm.[2] Auf jene Zeit darf man wohl eine von dem schwäbischen Chronisten Martin Crusius aufbewahrte Anekdote verlegen. Es war, so erzählt Crusius, während der Besetzung Würtembergs durch spanische Truppen, als Leonhard Fuchs in Tübingen vor seinen Zuhörern Etwas an Vesals Anatomie aussetzte. Nach der Vorlesung trat ein Fremder vor und fragte ihn höflich: Warum hast Du mich getadelt? Habe ich

[1] Ep. Ch. dat. Ratisponae, Idibus Junii: Anno Salutiferi partus. 1546; vgl. S. 204,2.

[2] J. U. Zasius Epist. I: unten S. 218,2. — Nachträglicher Zusatz. Obiges wird bestätigt durch eine gütige Mittheilung von Herrn Professor G. Ceradini in Mailand, aus welcher sich ergiebt dass Vesal am 22. und 25. Dezember 1546 in Alpruno [Heilbronn] war (Kaiser Karl V kam laut Jean de Vandenesse — Gachard Collection II, 338 — am 24. Dezember 1546 nach Heilbronn und verweilte dort bis zum 18. Januar 1547). Die von Hrn. Ceradini mitgetheilten Stellen stammen aus Briefen von Claudio Ariosti, Sekretär des Herzogs Ercole II von Este und stehen bei Nicc. Zaffarini Scoperte anatomiche di Gio. Batista Canani Ferrara 1809 p. 15. Im Briefe vom 22. Dezember 1546 [oder 24. Dezember?] heisst es: È anche vero che Monsignor di Gran Vela [wohl Granvella Vater] per essere assai aggravato dal male se ne resterà qui in Alpruno, e per quello, che intendo dal Vesalio Medico, Sua Exellenza oltre l'altro male ha un poco de dolore in un testiculo. — Im Briefe vom 25. Dezember: Questa mattina il Vesalio Medico mi ha detto ch'egli [il Granvella] desidera e pensa che tratterà con sua Maestà di ritirarsi a casa per un pezzo almeno, ch'egli sia ben sanato.

Dich je beleidigt? Hierauf Fuchs: Bist Du Vesal? Dieser antwortete: Allerdings. Es folgte Begrüssung, freundschaftliche Unterhaltung und Einladung zum Essen.[1]

Vielleicht dass der Besuch bei Fuchs verbunden wurde mit einer Reise welche Vesal Ende Februar oder Anfang Merz 1547 nach Basel unternahm. Der Aufenthalt in Basel, wo er vier Jahre zuvor eine Anatomie verrichtet hatte (S. 129), kann nur wenige Wochen in Anspruch genommen haben. Vesal musste die Rückreise auf Wunsch des Kaisers beschleunigen. Karl V bekam nämlich unmittelbar nach der Abreise von Ulm einen heftigen Gichtanfall, der ihn zwang vom fünften bis zum einundzwanzigsten Merz in Nördlingen zu bleiben; am letztgenannten Tage brach er auf und gelangte am 24. nach Nürnberg. Sofort nach der Ankunft schickte er dem auf der Rückreise befindlichen Vesal einen Läufer entgegen um ihn zur Eile anzuspornen. Denn so oft es dem Kaiser schlimmer geht, sagt der genau unterrichtete Gewährsmann, pflegt er sich an Vesal zu wenden.[2]

[1] Mart. Crusii Annal. suevicorum dodecas tertia Francof. 1596 p. 728 (hienach fast wörtlich bei M. Adam Vitae German. medicor. p. 180). Karl V befand sich vom 15. Dezember 1546 bis zum 5. Merz 1547 auf würtembergischem Boden, vorübergehend sogar in der Nähe von Tübingen (am 19. Januar 1547 zu Esslingen): Jean de Vandenesse bei Gachard Collection des Voyages II, 337 ss. — Die Tübinger Universitätsbücher enthalten, wie mir Herr Bibliothekar Professor Dr. Steiff in Tübingen gefälligst mittheilte, keine Notiz über Vesals Besuch. — Wegen Mart. Crusius vgl. Anhang Originalbildnisse Vesals.

[2] Den Nachweis der Quelle für diesen zweiten vorübergehenden Aufenthalt in Basel verdanke ich Herrn Dr. Rud. Thommen: Epistol. Jo. Udalr. Zasii quas.. anno 1547 et 1548 ad Bonif. Amerbachium Basiliensem scripsit .. (ed. Stintzing) Basil. 1857 Epist. I. II. III. V. XII.

Ep. I Quandoquidem harum exhibitor Mag.cus Dn. Vesalius Caes. M.tis Medicus ordinarius, abunde vos de rebus omnibus edocere poterit.. dat. von Ulm 27. Febr. 1547.

Ep. II Accepisti autem puto ex litteris per Vesalium IV. Cal. Martii missis.. Si adhuc ibi est D. And. Vesalius noster, mitte ei inclusas litteras, et renuntia Norimbergam nos ex Norlinga, ac recta in Saxoniam proficisci; utque caveat, ne tardet suum adventum, alias enim neque commode neque tuto tam brevi attinget aulam.. dat. von Ulm 13. Merz 1547.

Ep. III Heri cognovit Caesar, Vesalium basilea abiisse; ac statim cursorem misit, qui ei occurreret et ad festinantiam invitaret: nam quoties peius habet Caesar, valde confidenter solet uti eius consilio .. dat. Nürnberg 26. Merz 1547.

Sein Ansehen bei Hofe thut auch ein andres Zeugniss dar: im gleichen Jahre 1547 hatte er einen Leibarzt für den König von Dänemark vorzuschlagen. Vesal nannte den Arzt und Mathematiker Hieronymus Cardanus von Mailand, der indess die Stelle nicht annahm.[1] Das mochte auf dem Reichstage zu Augsburg gewesen sein, zu dessen Abhaltung der Kaiser am 23. Juli 1547 eintraf und bis Anfang August 1548 verweilte. So viel ist sicher dass Vesal sich damals mit in Augsburg befand.[2]

In Augsburg übte er, soweit es die Umstände gestatteten, sein Lieblingsfach die Chirurgie: nach Aussage des spanischen Chirurgen Dionisio Daza Chacon nicht mit Glück. Während Vesal auf bewundernswürdige Weise zergliedert habe, sei er als Chirurge langsam gewesen und habe desshalb ihm, Daza, das Operiren ganz übertragen. Im Jahre 1547 habe ihn Daza zu Augsburg ein Empyem eröffnen sehen, aber der Blutverlust sei gross gewesen und aus der Pleurahöhle habe sich Nichts entleert; trotz aller Sorgfalt sei der Kranke zu Grunde gegangen.[3] Soll man dieser Bemängelung grosses Gewicht beilegen? Sie kommt von einem Manne, der Vesals chirurgische Thätigkeit mehrfach heruntersetzt und die Empyemoperation unrichtig schildert.[4] Es dürfte sich der

Ep. V Reddidit mihi Norimbergae Vesalius noster, mi Dne. Pater, quas per illum ad me dedisti litteras .. dat. Ulm 8. April 1547.

Ep. XII Vesalius quoque iussit salutem tibi adscriberem .. dat. Augsburg 13. November 1547.

[1] Cardanus De vita propria c. 4 .. sequenti anno [1547] instante Andrea Vesalio viro clarissimo, et amico nostro, oblata est conditio 800 coronatorum in singulos annos a Rege Daniae, quam recipere nolui ..; und c. 32: oblata est conditio .. per Andream Vesalium et legatum Regis Daniae, in singulos annos aurei coronati Pannonici 306 .. et victum pro me et quinque familiaribus, et tribus equis ..

[2] Zasius oben S. 218,2 Epist. XII.; Mameranus oben S. 203,3. — Vgl. die Anekdote in Barthol. Sastrowen Herkommen, Geburt und Lauff seines gantzen Lebens herausgeg. von Mohnike II (1824), 86.

[3] Daza bei Morejon Histor. bibliogr. III, 306 s.

[4] Vgl. S. 204,1. Daza lässt Vesal zwischen der dritten und vierten Rippe einschneiden — er vergisst beizufügen: von unten gerechnet —, und den Schnitt zur Vermeidung der Gefässe nach oben richten. So hätte aber Vesal die Intercostalgefässe verletzen können. Glücklicherweise besitzen wir Vesals eigene Darstellung der Operation am Thiere (Fab. 1543 VII, 19 p. 660 s.) und am Menschen (Consil. Ingrass. 1562). Er sagt ausdrücklich dass er auf den obern Rand der 10. Rippe einschneide: hanc autem [sectionem] induco novacula secundum

Neid des Chirurgen dahinter verstecken, der den Medicus ungerne neben sich sah. Ingrassias, ein Arzt, spendet Vesal für dieselbe Operation das höchste Lob.[1]

Am 1. Oktober 1548 war der Kaiser nach Brüssel zurückgekehrt.[2] Die Achtung und Scheu vor Vesals ungewöhnlichem Wissen gab schon damals Veranlassung zu allerlei Gerüchten. Der tapfre Offizier Maximilian von Egmont, Graf von Beuren, war eben von einer Gesandtschaftsreise aus England zurückgekehrt, als er an einer Halsentzündung erkrankte und rasch, am 23. Dezember 1548 starb.[3] Vesal soll ihm, so berichtet der wortkarge Sleidanus im Jahre 1555, fast genau die Stunde des Todes vorausgesagt haben.[4]

decimae thoracis costae in ea dorsi sede incessum, qua illa maxime in posteriora obliquatur, et prominet, ubi novacula versus altiorem latitudinis costae sedem directa ad costae os usque tantam sectionem fecit, ut sinistrae manus indicis apicem commode recipiat, et superior illa latitudinis costae sedes digito contingatur .. Der Irrthum Dazas findet sich schon bei Ambr. Paré Chirurgie VI c. 10 (5. Ed. von 1598 bei Malgaigne Oeuvres d'A. Paré I, 391): le Chirurgien est contraint de faire ouverture entre la troisieme et quatrieme des vrayes costes, commençant à compter par embas .. conduisant la pointe vers la partie inferieure de la coste, de peur de couper la veine, artere et nerfs..

[1] Ingrassias Quaestio de purgatione per medicamentum Venet. 1568 p. 99 (Anhang IV) .. Vesalio interim anatomes parente propriis manibus operante, non tyranno quovis macellario.. qui sese nunquam fecisse, nec alias ab aliquo se priore factam vidisse profiteatur. —

Bei dieser Gelegenheit noch eine andre Bemängelung von Vesals chirurgischer Thätigkeit. Hieron. Cardanus giebt an Vesal habe den Fuss des Kardinals von Trient so unglücklich geschnitten dass eine kurzdauernde Lähmung erfolgt sei. (Cardanus Expositio Anathomiae Mundini Opp. omnia 1663 X, 152: Vesalius ipse iam edito opere [er meint die Fabrica, also nach 1543] in incidendo aberravit, dum pedem Cardinalis Tridentini dissecaret, unde brevis claudicatio subsecuta est..) Weiteres habe ich über die Sache nicht auffinden können. Der Kardinal von Trient ist Christoph Madrucci, ein Vertrauensmann Karls V; er befand sich auf den Augsburger Reichstagen von 1547 und 1550.

[2] Jean de Vandenesse bei Gachard Collection II, 375.

[3] Jean de Vandenesse bei Gachard Collection II, 376.

[4] Sleidanus De statu religionis Argentor. s. a. (ed. I) Lib. 21 p. 653: sub hoc tempus e vita discessit Bruxellae, ubi tum Caesar erat, Comes Burensis Maximilianus, mortuus angina, quum ipsam prope mortis horam, ut aiunt, medicus ei praedixisset, ubi vidit, Andreas Vesalius. — Wegen Sleidanus S. 63,5.

Pantaleon fügt bei, Vesal sei 'dadurch bey etlichen zu ungnaden und in bösen argwon komen'.[1] Das Volk mochte Vesals ärztlichen Scharfblick für Zauberei halten.[2] Er selbst erwähnt bloss dass er in der Leiche des an schwerer Angina verstorbenen Grafen einen Mediastinalabszess und Vereiterung der Lunge getroffen habe.[3]

Im Jahre 1549, das für den Kaiser ohne Krieg und grössere Reisen verlief, wurde Vesal durch den Professor Markus Hopper in Basel mit der Widmung einer Prachtausgabe der medizinischen Werke des Alexander Benedictus geehrt.[4] Der Herausgeber rühmt die Hingebung mit welcher Vesal die wissenschaftlichen Unternehmungen Andrer befördre und spricht von Vesals Stellung bei Karl V in einer Weise als wenn Cornelius Baersdorp nicht vorhanden wäre.[5] Vesal war dazumal in Aller Munde. Paul Ebers historischer Kalender vom Jahre 1550 giebt Tag und Stunde der Geburt des ausgezeichneten Arztes und Anatomen an.[6] Um dieselbe Zeit erhielt Vesal durch Vermittlung des jüngern Granvella[7] eine Besoldungszulage von dreihundert rheinischen Gulden. Es geht diess aus einem der wenigen auf uns gekommenen Briefe Vesals

[1] Pantaleon Heldenbuch 1570 3, 273.

[2] Vgl. Thuanus: Ferunt Buranum hora et momento a Vesalio praedictis exspirasse (Danach Castellanus 1618 p. 200 und M. Adam 1620 p. 132) und die Ausmalung bei Brantôme Les vies des hommes illustres et grands capitaines étrangers I, 254.

[3] Fall. Ex. 108s. Deus bone, quales vidi in nunquam satis laudati Comitis de Bura pulmone, post gravissimam anginam, et in juguli glandio abscessum, suppurationes .. — Als Gegenstück zu Vesal vergleiche man Berengar der einst die Stunde des Todes genau vorausgesagt haben will: De fractura cranei (1518) ed. 1535 p. XXXVIa.

[4] Alex. Benedicti... de re medica opus insigne .. Basil. (per Henricum Petri mense augusto anno 1549.) fol. Die Anatomie des Benedictus (S. 29) liess Hopper mit Hinweisen auf Vesals Fabrica und Epitome versehen.

[5] Marc. Hopper in der Widmung an Vesal: Novi enim sic humanitatem, candorem ac fidem tuam erga universos et singulos, ut si cuiusquam contingat studia, quacunque tandem ratione, per te tuasque lucubrationes juvari promoverique .. ingens tibi gaudium sit: quod non nisi melioris ingenii et naturae hominum est. — Und gegen den Schluss der Widmung: .. summus Monarcha .. Medicum te aulae suae non sine Numinis providentia ascivit, suumque tibi corpus et vitam propriam committere non dubitat ..

[6] S. 58,1.

[7] S. 63,5.

hervor. Er antwortet darin seinem alten Freunde Johannes Sturm in Strassburg, der wissen wollte ob er dem jüngern Granvella ein Werk widmen dürfe.[1]

Am 8. Juli 1550 traf Karl V zum Reichstage in Augsburg ein, welcher am 26. Juli eröffnet und am 14. Februar 1551 geschlossen wurde. Der Kaiser stand damals auf der Höhe seiner Macht. Krankheitshalber verweilte er über den Schluss des Reichstages hinaus — der Aufenthalt war bloss durch einen Besuch in München unterbrochen worden — und verliess Augsburg erst Ende Oktober 1551, um sich nach Innsbruck zu begeben.[2] Auch auf diesen Reichstag hat Vesal seinen Herrn begleitet. Damals nahm er eine merkwürdige Sektion vor.

Bei einer fünfzigjährigen Weberin,[3] welche ein Jahr hindurch an Schwellung dss Unterleibes gelitten hatte, fand sich bei der Zergliederung ein ungeheurer, fast die ganze Bauchhöhle einnehmender Uterus, der mit der vordern Bauchwand fest verwachsen war. Der Muttermund war geschlossen und der Uterus enthielt mehr als sechzig augsburger Mass oder 180 Pfund seröser Flüssigkeit. Der rechte Eierstock zeigte neun bis zehn gänseei- oder straussenei-grosse mit eiweissähnlicher Flüssigkeit gefüllte Hohlräume. Daneben bestand weder Wassersucht der Extremitäten noch des Bauchfelles. Sämmtliche übrige Organe waren gesund. — Auf den gleichen Reichstag oder möglicherweise auf den frühern von 1547/48[4] fallen einige weitre pathologische Sektionen, die in Gegenwart der Augsburger Kollegen — wir haben an Achilles Pirmin Gasser,

[1] Brief an Joh. Sturm Anhang II. Der Brief ist unvollständig datirt: Bruxellae 15. maii. Da Granvella Vater darin vorkommt — er starb 21. August 1550 — und der Kaiser den 15. Mai nur in den Jahren 1549 und 1550 zu Brüssel verbrachte (Jean de Vandenesse bei Gachard Collection), so wird der Brief 1549 oder 1550 geschrieben sein. — Ueber J. Sturm S. 63,5.

[2] Jean de Vandenesse bei Gachard Collection II, 399. 454. 463.

[3] Fab. 1555 V, 9 p. 627 s. Die Datirung erfährt man durch Adolph Occo, der bei der Sektion zugegen war und sie ausführlicher als Vesal und etwas abweichend erzählt (bei Jo. Schenck von Grafenberg Observatt. med. Lib. IV obs. 4 Francof. 1609 p. 683): Haec ego Adolph. Occo R. P. Augustanae Medicus observavi, qui etiam dissectioni interfui, a Vesalio med. Imp. Caroli V. administratae. (Dasselbe gekürzt in Bonetus Sepulchretum 1679 p. 1136.) — Fibromyoma cysticum uteri? neben Kystoma multilocul. ovarii.

[4] Das Jahr der drei folgenden Obduktionen wäre gesichert, wenn sich der Tod des Dominus de Imersel (Fall. Ex. 154) ermitteln liesse.

die zwei Occo und Lukas Stenglin zu denken — von Vesal verrichtet wurden.[1]

Zunächst die Autopsie welche den vornehmen und gelehrten Herrn von Imersel betraf. Dieser hatte bei scheinbar völliger Gesundheit Monate lang einen aussetzenden Puls gezeigt. In den letzten Wochen waren sogar oft statt neun Pulsen bloss zwei oder drei Schläge zu fühlen gewesen. Schliesslich trat Brand des linken Unterschenkels hinzu. Als Ursache der Störungen ergab die Leichenschau ein ausserordentlich grosses Herz. Die linke Kammer enthielt fast zwei Pfund schwärzlichen drüsigen Fleisches. — Eine ähnliche Beobachtung machte Vesal an einem Diener des Herrn von Mol, nachdem er ihm einige Tage vor dem Tode den brandig gewordenen Unterschenkel und Vorderarm abgenommen hatte. — Endlich berichtet Vesal von einem zweijährigen Mädchen, dessen Kopf im Laufe von etwa sieben Monaten weit über Mannskopfgross geworden war. Es habe sich um jenes Leiden gehandelt, das die Alten Hydrocephalus nannten von dem Wasser das sich allmählich im Schädel ansammelt. Doch fand Vesal das Wasser nicht, wie die Bücher lehren, zwischen Knochen und Periost oder Haut, sondern in der Höhle des Gehirnes selbst und zwar in den Seitenkammern. Diese hatten das Gehirn dermassen ausgedehnt, dass nahezu neun Pfund oder drei Augsburger Mass Wasser darin enthalten waren. Das Gehirn war am Scheitel hautähnlich verdünnt und gleichsam mit der weichen Hirnhaut verschmolzen. Der Schädel zeigte sich grösstentheils membranös und nur so weit knöchern als er im Anfang des ungewöhnlichen Wachthumes gewesen war. Kleinhirn, Hirnbasis und Nervenursprünge boten keine Abweichung dar. Bis zum Tode hatte sich das Bewusstsein ungetrübt erhalten. Als Vesal die Kleine wenige Tage vor dem Tode sah, bekam sie jedes Mal wenn ihr Kopf vorsichtig aufgerichtet wurde, einen schweren Anfall von Husten und Erstickung verbunden mit Röthung des Gesichtes und Thränenabsonderung. Die Glieder waren schlaff und schwach, jedoch nicht lahm; es bestand weder Fallsucht noch Zittern. Die Leber erschien blass, kleiner und derber als gewöhnlich, die Milz dagegen sehr gross und weich, als wenn sie vikarirend für die Leber eingetreten wäre (S. 202). Vesal und die übri-

[1] Fab. 1555 I, 5 p. 23s.: Fall. Ex. 154. — Der erste Fall ein Aneurysma cordis partiale thromboticum mit Embolie?

gen Aerzte mussten sich wundern, dass der Hydrocephalus so lange ohne schwerere Symptome hatte bestehen können.

Den eben mitgetheilten Fall giebt Vesal ausführlicher als alle übrigen pathologischen Beobachtungen. Man mag daraus entnehmen, wie viel uns zur genauen Kenntniss Vesals fehlt, wie viel die Zeitgenossen und Nachfolger durch den Verlust seines pathologischen Werkes eingebüsst haben. Schenck von Grafenberg hat die Grösse des Verlustes sehr wohl empfunden.[1]

Litteratur bis 1551. Zweite Ausgabe der Fabrica (1552) 1555.

Ohne Zweifel bereitete Vesal während des bis in den Oktober 1551 reichenden Augsburger Aufenthaltes (S. 222) die zweite Ausgabe der Fabrica vor. Thatsächlich ist letztre nicht erst wie das Schlussblatt aussagt, im Jahre 1555, sondern grossentheils schon im Frühling 1552 herausgekommen[2] und steht in enger Beziehung zu einigen litterarische Erscheinungen des Jahres 1551.

[1] Jo. Schenckii a Grafenberg Observatt. medicarum rararum .. volumen [1584] ed. Francof. 1609 praef. Vesalius syncerioris Anatomes, quam non ex chartaceo libro, sed ex ipso corpore humano, tanquam naturae libro, descripsit, parens, diversum omnino ab edito, sed aeque necessarium atque frugiferum 'opus Anatomicum' conscripserat: quo non, ut in priore, sanorum tantum, et secundum naturam se habentium: sed vel ex occultis diuturnisque morbis, demortuorum corporum dissectionum Historias, fusissime complexus fuerat: labore profecto ad morborum, caussarum, signorum, curationum et corporum pervestigationem, etiam regum thesauris praeferendo ..

[2] Ich will diese völlig übersehene Sache gleich hier erledigen. Die Schlussschrift der zweiten Ausgabe lautet: Basileae, ex officina Joannis Oporini, Anno Salutis per Christum partae 1555. Mense Augusto. Längst war mir Konr. Gesners aus dem Merz 1555 datirende Angabe aufgefallen, dass die zweite Ausgabe 1554 erschienen sei (Appendix bibliothecae Conradi Gesneri Tiguri 1555 mense Martio p. 8: Andreae Vesalii de Hum. corp. fabr. lib. septem .. anno 1554 ab authore recogniti et aucti). Später erhielt ich den Brief Oporins an C. Hubertus (s. Anhang IV), woraus hervorgeht dass der Druck 1552 begonnen hatte und wegen Mangels an passenden Lettern bis in den Mai 1555 unterbrochen war. Entscheidend wurde ein Verlagskatalog Oporins vom Mai 1552, worin 5 Bücher der neuen Ausgabe zum Kauf ausgeboten werden (Librorum per Joannem Oporinum partim excusorum hactenus, partim in eiusdem Officina venalium, Index .. Basileae. 1552. (Mense Maio.) p. 6: Andreae Vesalii Bruxellensis, medici Caesarei, de Humani corporis fabrica libri V. summa diligentia ab eodem recogniti et aucti. fol.

Im Jahre 1550 veröffentlichte der Chirurge Ambroise Paré in Paris eine Anleitung zur Anatomie.[1] Das Büchlein ist in französischer Sprache geschrieben und für Chirurgenlehrlinge bestimmt. Paré sagt darin, dass Anatomie die Grundlage der Chirurgie sei. Er wolle die Lehren Galens kurz zusammenfassen, dem man fast die ganze Anatomie verdanke. Allerdings habe er ihn weder griechisch noch lateinisch gelesen, denn zur Erlernung dieser Sprachen sei er leider nicht gelangt, sondern in der französischen Uebersetzung von Jean Canape. Ausserdem besitze er eigene Erfahrung, da er lange im Hôtel-Dieu zu Paris[2] und in Kriegen sich geübt und häufig, gemeinsam mit dem Chirurgen Thierry de Hery vor den Doktoren der medizinischen Fakultät Anatomie verrichtet habe.

Bedeutend ist Parés anatomisches Wissen nicht; nirgend findet sich ein ihm angehöriger Fortschritt. Doch steht das Büchlein nicht mehr ganz auf Galenischem Standpunkte. Mit Galen lässt Paré das Brustbein aus sieben, das Os sacrum und coccygis aus je drei Knochen bestehen, schreibt er dem Uterus zwei Fächer zu und nimmt das Rete mirabile der Schädelbasis an. Allein andrerseits beschreibt Paré den Ursprung der Arteriae spermaticae nach Vesal, er nennt die Gehörknöchelchen wie Vesal Hammer und Amboss, unterscheidet in zutreffender Weise Kehlkopf und Kehldeckel. Unter den Beinmuskeln hebt er denjenigen hervor, welcher den alten Anatomen unbekannt war und mit einer sehr langen Sehne sich am Fersenbein ansetzt: er versteht darunter den von Vesal genau geschilderten Musculus plantaris. Paré ist also, obschon er Vesals Namen verschweigt, von dessen Anatomie nicht unberührt geblieben;[3] sein Büchlein bringt unter dem Namen Galens den Pariser Chirurgen ein Gemisch von falscher und wahrer Anatomie bei.[4]

[1] Briefve collection de ladministration anatomique: Avec la maniere de conioindre les os: Et d'extraire les enfans tant morts que vivans du ventre de la mere.. Composé par Ambroise Paré maistre Barbier Chirurgien à Paris. A Paris 1550. (Sehr selten; Einiges daraus bei Malgaigne Oeuvres complètes d'A. Paré I. Parés Vorschrift für die Behandlung des Sternum s. Anhang X.)

[2] An einem andern Orte erzählt Paré dass er drei Jahre im Hôtel-Dieu gewohnt und daselbst Krankheiten und Anatomie studirt habe (.. et ensemble y apprendre sur une infinite de corps morts, tout ce qui se peut dire et considerer sur l'Anatomie: Malgaigne Oeuvres d'A. Paré I, 10 s.).

[3] Malgaigne Oeuvres d'A. Paré I, CCCXXXV meint weil Paré kein Latein verstanden, habe er Vesal nicht benutzen können.

[4] Parés spätre Anatomie: S. 219,4 und weiterhin.

Um diese Zeit fängt die Vesalische Anatomie an in Spanien einzudringen. Freilich ist das uns vorliegende Buch, die Anatomie des Bernardino Montaña,[1] eine kritiklose Kompilation: am Schlusse finden sich zwölf Figuren, mangelhafte Kopieen Berengarscher und Vesalischer Bilder;[2] die Quellen derselben werden nicht angegeben.

Ganz anders als die eben erwähnten Schriftsteller tritt der uns wohlbekannte Leonhard Fuchs auf. Er nennt im Grundrisse der Anatomie vom Jahre 1551[3] Vesal seinen grossen Freund, der unzweifelhaft von Gott erweckt worden sei zur Belebung und Erläuterung der erloschenen und von unzähligen Irrthümern entstellten Wissenschaft.[4] Fuchs führt im Verlaufe des Buches Vesal mehrfach als Quelle an; er vertheidigt ihn gegen die Galeniker. Guinterius wird als Kompilator Galens bezeichnet und wegen der Uebersetzung von Os hyoides verspottet;[5] Stephanus' Deutung des siebentheiligen Sternum wird angefochten, Stephanus selbst ein unerfahrener Kompilator gescholten.[6] Allein hinter dem bescheiden vornehmen Gebahren verbirgt sich ein Plagiator. Thatsächlich ist Fuchsens Epitome ein ausführlicher, theilweise umgestellter Auszug aus Vesal;[7] der Titel aber lautet: Auszug aus Galen und Vesal. Fuchs selbst hat nur eine sprachliche Konjektur beigesteuert, wo-

[1] Libro de la Anothomia del hombre .. Impresso en Valladolid .. 1551. — Der Verfasser berichtet dass neuerdings in Valladolid vom Chirurgen Rodriguez praktische Anatomie geübt werde; doch wird nicht gesagt dass diess an menschlichen Leichen geschehe (vgl. oben S. 13. 13,3).

[2] Aus Berengar die hintre Ansicht des Skelettes, Hand und Fuss (Montaña p. CXXXV[ab]); aus Vesal drei Muskelmänner, die Figur der Venen, Arterien und Nerven, zwei Torsi mit Brust- und Bauchorganen, Uterus, Gehirn und Gehirnnerven, die vordre Skelettansicht (Montaña p. CXXIX[a]—CXXXIV[b]).

[3] Leonh. Fuchsii de humani corporis fabrica, ex Galeni et Andreae Vesalii libris concinnatae, Epitomes pars prima Tubingae 1551. Epitome pars altera.. (Keine Abbildungen).

[4] Fuchs Epitome I p. 15[a] Vesalius, summus noster amicus.. I p. 4[a] Nihil enim dubito hunc divinitus excitatum ut hanc medicinae partem pene extinctam et infinitis erroribus contaminatam in lucem revocaret illustraretque.

[5] Fuchs Epit. I, p. 2[b]. 47; vgl. oben S. 67.

[6] Fuchs Epit. I, p. 77[b]. 36[b].

[7] In der Anordnung ist Fuchsens Epit. Lib. I u. II = Vesal. Fab. Lib. I u. II und Vesals Epit. cap. 1 und 2; Fuchs Lib. III = Vesal Epit. c. 3; Fuchs IV = Vesal Epit. c. 6; Fuchs V = Vesal Epit. c. 4; Fuchs VI = Vesal Epit. c. 5.

mit er Galen gegen Vesal zu schützen versucht. Sie bezieht sich auf die von Galen angenommene Durchlöcherung der Sella turcica.[1] Fuchs begründet sein Werk damit, dass Vesals Fabrica zu gross und schwierig, dessen Epitome zu kurz sei. Desshalb habe er um der Anatomie in Deutschland Eingang zu verschaffen, eine passende Zusammenstellung aus Galen und Vesal verfasst.[2] Fuchs that wie alle Kompendienschreiber, die jederzeit einen Vorwand zum Büchermachen bereit hatten. Mit Galen wagt er trotz seiner Freundschaft für Vesal nicht zu brechen. Ob Fuchs bis dahin auch nur eine einzige menschliche Leiche zergliedert hatte, ist zweifelhaft. Er selbst und sein Schüler Renatus Hener drücken sich hierüber nicht bestimmt aus.[3]

Nunmehr liess sich Jakob Sylvius öffentlich über Vesals Anatomie vernehmen, im Kommentar zu Galens Osteologie und in einer besondern gegen Vesal gerichteten Schmähschrift. Die erste Abhandlung[4] vertheidigt Galens Büchlein de ossibus. Nach Sylvius' Ueberzeugung behandelt hier Galen ausschliesslich die Osteologie des Menschen, keineswegs auch die des Affen. Sylvius giebt an den Beweis hiefür vor vierhundert Zuhörern mit Hilfe mehrerer Skelette geführt zu haben. Er ladet die Verleumder der galeni-

[1] Fuchs Epit. I p. 30.

[2] Fuchs Epit. I p. 3a.

[3] Ren. Hener. Apologia p. 11 stirpiumne an anatomes sedula investigatione plus oblectaretur [Fuchsius], dubium erat. (Ueber Heners Studium in Tübingen weiterhin.) — Einiges für Anatomie geschah doch unter Fuchs: in den wahrscheinlich zwischen 1535 und 1545 verfassten Leges et constit. coll. med. universitatis scholae Tubingensis (Froriep Ueber die anat. Anstalten zu Tübingen 1811 S. 16) wird jährliche Abhaltung der Anatomie und Ersatz Mundins durch Galen gefordert. Im J. 1545 wurde auf Herzog Ulrichs Befehl 'ein Beinmann scilicet ein Sceleton' für 50 Goldstücke erkauft (Froriep S. 3; das Skelett existirte noch 1592 und 1649: Froriep S. 18. 7, 4). Ueber den Zustand der Anatomie in Tübingen bis 1536 oben S. 14, 14,4.

[4] Galenus de ossibus ad tyrones, versus quidem a Ferdinando Balamio Siculo: erroribus vero quam plurimis tum Graecis tum Latinis purgatus et commentariis illustratus a rei medicae apud Parrhisios professore, Jacobo Sylvio. Ich zitire nach Moreaus Ausgabe von Sylvii Opera medica Genevae 1635. Haller (Bibl. anat. I, 176) und Biogr. médic. 2, 352 nennen eine Ausgabe Paris. 1561. Allein die Schrift muss viel früher, spätestens 1551 erschienen sein, da Vesal Fab. 1555 I, 18 p. 105 ad marg. dieselbe anführt. Welche Bewandtniss es mit der von Choulant Bücherkunde S. 116 erwähnten Vorrede des Sylvius zu Galens περὶ ὀστῶν Par. 1543 habe, bleibt dahingestellt.

schen Lehre ein, sein Haus zu besuchen und seine Angaben zu prüfen; Galen und Hippocrates hätten nie etwas Unrichtiges geschrieben. Der Leser möge nicht einem gewissen verrückten Spötter glauben, momo cuidam vaesano, der ungebildet und unwissend sei, und Nichts könne als verleumden und gegen seine Lehrer losziehen.[1] Sylvius will keine Abbildungen beifügen, da man die Knochen besser am Präparate als an unproportionirten und durch Schattirung verdunkelten Figuren studire.[2] Vesal wird nie genannt; er ist gemeint mit jenem Vaesanus, einem Wortspiele, das Sylvius in seiner zweiten Schrift häufig anwendet. Im Einzelnen sucht Sylvius auf mannigfache Weise Galen zu retten: einmal durch Beobachtungen. Die Sella turcica sämmtlicher Pariser Schädel besitze ein stecknadelkopfgrosses oder mehrere sehr feine Löcher, durch welche der Gehirnschleim Galens Lehre gemäss nach der Nase und dem Rachen abgeführt werde.[3] Das Zwischenkieferbein will Sylvius an vier Schädeln überall abgegrenzt gesehen haben (S. 140). Bezüglich des Sternum giebt er an, der Befund wechsle zwischen zwei und sechs Stücken; drei seien gewöhnlich vorhanden, sieben seltener. Die von Galen beobachteten Brustbeine hätten immer sieben Theile besessen (S. 139). Sylvius macht hier stillschweigend die im Pamphlete ausdrücklich hervorgehobene Voraussetzung dass sich der Bau des Menschen seit Galen geändert habe. Sylvius hilft sich endlich damit dass er Galens Text als verstümmelt oder verderbt bezeichnet[4] und denselben willkürlich abändert. Wenn beispielsweise Galen den Oberarm als längsten Knochen mit Ausnahme des Oberschenkels aufführt, so schiebt Sylvius noch den Unterschenkel in den Text ein.[5]

[1] Sylvius zu Galen. de ossib. Comment. zu cap. 1 (ed. Moreau p. 62, 5): Ne quis aures patefaciat homini indoctissimo et arrogantissimo, neganti omnia quae sua visione aut imbecilla, aut per ignorantiam, ingratitudinem, impudentiam, impietatem fascinata, non deprehendit.

[2] Vgl. Sylvius über Abbildungen 1539 S. 125.

[3] Auf dieselbe Sache bezieht sich Fuchsens Konjektur S. 227.

[4] Vergleiche Berengar oben S. 41; früher hatte Sylvius von depravirten Uebersetzungen gesprochen: oben S. 125.

[5] (Vgl. Vesal S. 160) Galen. de ossib. c. 16 (Uebersetzung des Balamius 1535) Maximum omnium os humeri (femore excepto) est. Sylvius c. 15 schreibt: Maximum est omnium os brachii, crure excepto et tibia; und im Kommentar: Id autem os etiam tibia maius habuerunt sceleti Galeno visi, vel hoc loco tibiam cum crure excepit, sed librariorum incuria pars haec disparuit. Doch finde sich die Auslassung bereits bei Oribasius.

Im Kommentar aber sagt Sylvius, entweder hätten Galens Skelette wirklich längre Oberarme als Unterschenkel gehabt, oder der Text sei durch nachlässige Abschreiber depravirt worden. Sylvius giebt also hier dem Leser anheim auf welche von beiden Arten er Galen aufrecht halten will.[1] So kommt Sylvius dazu die gesammte Osteologie Galens für fehlerlos zu erklären. Nebenbei eignet er sich eine Anzahl Vesalischer Entdeckungen an: die Zahnhöhle, die Gelenkmenisken des Unterkiefers, des Schlüsselbeines, der Hand und des Knies. Bei der Kopfbewegung aber, wo Vesal einen schwerwiegenden Angriff auf Galen gemacht hatte (S. 152), lässt Sylvius selbst einen Zweifel an Galens Auffassung zu und vertröstet auf andre Gelegenheit.[2] — Das einzig Erfreuliche geht aus der Schrift des Sylvius hervor dass er durch Vesal zu etwas genauerer Untersuchung angespornt wurde: er spricht doch von zehn Skeletten, die er während des Niederschreibens vor Augen gehabt habe.[3]

War Sylvius in den Kommentaren verhältnissmässig glimpflich mit Vesal umgegangen, so lässt er in der zweiten Schrift[4] seinem Zorne und Hasse freien Lauf. In Poesie[5] und Prosa wird das Lob der Alten und die Verkommenheit des modernen Verleumders verkündet. Vesals Stellung am Hofe sucht Sylvius zu untergraben, indem er den Kaiser anfleht jenes Scheusal nach Verdienst zu behandeln. (Kurz zuvor hatte er dem ersten Leibarzt, Cornelius Baersdorp das Skelett eines Knaben und andre Knochen übersandt um die Wahrheit der galenischen Osteologie darzuthun und Vesal zum Widerrufe zu veranlassen.)[6] Achtundzwanzig Nummern beschäftigen sich mit Abwehr der vesalischen Anatomie. Viel-

[1] Gegen Vesal. Fab. 1543 I, 23.

[2] Sylvius Comment. zu Galen. de ossib. c. 7.

[3] Sylvius Comment. zu Galen. de ossib. c. 9.

[4] Vaesani cuiusdam calumniarum in Hippocratis Galenique rem Anatomicam depulsio, per Jacobum Sylvium, medicae rei apud Parrhisios interpretem Regium [zuerst wohl 1551 erschienen]. Ich zitire nach dem Abdrucke bei Renatus Hener Apologia Venetiis 1555 p. 71—134. Der Abdruck in Moreaus Ausgabe des Sylvius Genevae 1635 ist weniger vollständig.

[5] Vgl. Anhang V, Gedichte.

[6] Geschäftsträger des Sylvius war der spanische Arzt Sanctangelus: Calumn. II. XXVIII. depulsio. — Nebenbei wird Leonh. Fuchs wegen seiner Epitome (S. 226) hart angelassen. Haec cum iam absolvissem: ecce epitomen anatomicam Fuchsius edidit, de vasta et vana calumniatoris farragine excerptam eiusque calumnias retinentem.. (bei Hener p. 74).

fach sind es blosse Wiederholungen und weitre Ausführungen der ersten Schrift.[1] Hier macht Sylvius von der physischen Degeneration des Menschen ausgiebigen Gebrauch und stellt sich damit auf den Standpunkt von Benivieni, Achillini, Berengar und Massa. Heutzutage, sagt Sylvius, seien die Menisken der Gelenke vorhanden, wahrscheinlich aber hätten sie im Alterthume gefehlt, da sonst Galen sie erwähnt haben würde. Aehnlich schliesst Sylvius bei den von Vesal nachgewiesenen Höhlungen der Phalangenknochen.[2] Auf der in neurer Zeit eingetretenen Verkürzung des Thorax beruhe die Verminderung der Knochen des Brustbeines, ebenso der abweichende Ursprung der Vena azygos und das Fehlen des fünften Lungenlappens.[3] Dass noch vor Kurzem das Brustbein sieben Theile gezeigt habe, beweise die Angabe des Nicolaus Massa und des Mundinus.[4] (Den Mundinus hatte er früher tief verachtet S. 125.) Manche andre Angaben und Ansichten Vesals verwirft Sylvius vollständig: dessen Auffassung des Muskels (S. 152), den Ursprung der Vena cava aus dem Herzen; er bleibt beim Galenischen Rete mirabile und bei Galens Uterus.[5] Die Verschiedenheit der Myologie rühre grossentheils daher dass Galens Administrationes anatomicae sich auf den Affen, nicht auf den Menschen bezögen.[6] Das Lesenswerthe in Vesals Anatomie hätte auf einem Blatte Papier Platz gehabt.[7] Immerhin spricht Sylvius von zahlreichen Anhängern welche Vesal in Frankreich, Italien und Deutschland besitze und bezeichnet dieselben kurzweg als zweibeinige

[1] Durchlöcherung des Siebbeines, Zwischenkiefer, Brustbein: Calumn. II. V. VII. depulsio; u. A.

[2] Sylvius Calumn. XIII. IX. depulsio.

[3] Sylvius Cal. XVII. XXVIII. depuls.

[4] Sylvius Cal. VII. depulsio: quod etiam Mondinus (nullius enim scriptoris quantumvis obscuri testimonium hac in re contemnendum existimo) se semper observasse scribit. — Auf Nicol. Massa beruft sich Sylvius auch für den fünften Lungenlappen — (S. 185,8; Lobus cardiacus der Thiere) — und das grosse Coecum (oben S. 187).

[5] Sylvius Cal. XIV. XVI. XIX. XXVIII. depuls.

[6] Sylvius Cal. XXII. depuls.

[7] Sylvius Cal. XXVIII. depuls.: Quod si quid in ea farragine verbosissima a calumniatore inventum est lectione dignum (nemo enim scriptor est omnino pessimus) id tam est exiguum, ut papyri folio comprehendi queat.

Esel.[1] Doch genug von einer Schrift die zu den berüchtigtsten Erscheinungen der Pamphletlitteratur gehört.[2]

Die zweite Ausgabe der Fabrica, von welcher ein grosser Theil schon im Frühling des Jahres 1552 auf den Markt kam (S. 224), enthält die Antwort auf Leonhard Fuchs und Sylvius.[3] Beide werden zwar nicht genannt, aber hinreichend kenntlich gemacht: Fuchs als Kompendien- oder Dispendienschreiber,[4] der ohne anatomische Erfahrung durch einige Umstellungen die goldene Mittelmässigkeit erreicht zu haben glaube,[5] Sylvius als verleumderischer, neidischer Greis;[6] gegen Beide ist ein Passus über das Keilbein gerichtet und Ausfälle gegen diejenigen welche mit dem Texte Galens willkürlich umspringen.[7] Gewiss nicht ohne Absicht stellt die erste verzierte Initiale der neuen Ausgabe einen lorbeergeschmückten Apoll dar der sich zur Schindung des Marsyas anschickt. Und wie zum Beweise dass Vesal auch als Arzt die Anatomie pflege, theilt er schon auf den ersten Seiten einige merkwürdige pathologische Beobachtungen mit (S. 223). Vesal hatte seit 1543 viele Freunde verloren: die ehrenvollen Erwähnungen womit er damals Jakob Sylvius,[8] Dryander, Realdus Co-

[1] Cal. XII. depuls.: Quorum [medicorum] hodie maxima turba est in Gallia, Italia, Germania, qui anatomicae rei cum rudes sint omnino, ea tamen probant quae a calumniatore scribuntur universa.. Cal. XI. depulsio: Vesals Knochenlehre enthalte reine Verleumdungen Galens, ob meras calumnias cuivis cor habenti, et pio doctoque lectori intolerabiles, solis bipedibus asellis et nomine solo medicis admirabiles.

[2] Vgl. Hier. Cardanus De libris propriis [II. ed. Basil. 1562] in Opp. omnia Lugd. 1663 I, 135.

[3] Der zweiten Ausgabe der Fabrica waren überdiess vorausgegangen die Briefe des Nic. Massa 1550 (S. 183, 2), abschätzige Bemerkungen von Amatus Lusitanus Curationum medicinalium Cent. I. cur. 39 scholia [zuerst 1551] und Baumans Anatomia deudsch 1551 (S. 214, 1).

[4] Ein beliebtes Wortspiel Vesals: vgl. Epit. 1543 S. 134 f.; Fab. 1543 praef. p. *3b, 4; Ep. Ch. 41; Fall. Ex. 153.

[5] Fab. 1555 II, 6 p. 281a. Fuchsens Umstellungen S. 226, 7.

[6] Fab. 1555 I, 18 p. 107 utcunque interim quorundam senum maleferiatorum, et invidia (quod haec nimirum ipsos lateant) tabescentium calumnias, falsissimasque obtrectationes nequeam subterfugere; und Fab. 1555 praef. p. a 5 a Zeile 4.

[7] Fab. 1555 I, 6 p. 40 (Auslassung über Os cuneiforme; vgl. S. 227. 228); I, 18 p. 103. 105 und II, 56 p. 415.

[8] Fab. 1543 praef. (S. 150, 3): ipse in brutorum aliquot sectionibus sub

lumbus und Fuchs bedacht hatte, sind in der neuen Ausgabe getilgt. Joh. Bapt. Montanus war vor Kurzem gestorben.[1] Eine Menge beiläufiger, für das Verständniss Vesals wichtiger Bemerkungen, beispielsweise die Erzählung von der Gewinnung des ersten Skelettes, die Notiz über das Gymnasium in Löwen, die Angabe über das Verfahren beim Zeichnen der Muskelfiguren und die für Künstler berechneten Andeutungen kehren in der neuen Ausgabe nicht wieder. Wohl meistens der Raumersparniss halber, zu welcher ihn die Geschäftigkeit der Plagiatoren[2] und die Vorwürfe der Gegner drängten; Einzelnes vielleicht um unliebsamen Missverständnissen zu entgehen.[3] Am Texte gewahrt man unzählige kleinre Veränderungen, die sich bis auf die Interpunktion erstrecken; auch das Register ist neu bearbeitet.[4] Manche Wiederholungen sind gestrichen; da und dort wurde richtiger geordnet,[5] Andres stärker hervorgehoben und neu hinzugefügt. Die Haltung im Ganzen ist dieselbe geblieben oder vielmehr eine freiere geworden. Allerdings sind einzelne Angriffe auf Galen gekürzt oder weggelassen, doch nicht aus Furcht vor Galen[6] und den Galenikern. Vesal hat an Muth gewonnen[7] und bevorzugt noch mehr

celebri ac nunquam satis laudato viro Jacobo Sylvio versatus..; dagegen 1555: ipse in brutorum aliquot sectionibus meo marte exercitatus..

[1] Montanus starb 1551. Auch Gemma Frisius und Gerhard von Veltwyck fehlen, die erst 1555 starben.

[2] Fab. 1555 II, 6 p. 281 .. mihi profecto autores sunt, ut praeter animi sententiam subinde brevitati studere, ab iisque non semel, quae alioquin utilissima forent, me temperare cogar. — Vgl. z. B. Fuchs S. 227, Sylvius S. 230,7.

[3] Etwa die Bemerkung vom Gekreuzigten Fab. 1543 VI, 8 p. 585.

[4] Die Figurenerklärung enthält manche auf grössere Deutlichkeit zielende Zusätze.

[5] Fab. 1543 I, 39 und 40 sind 1555 umgestellt; Fab. 1543 II, 7 ist 1555 an den Schluss des ersten Buches gezogen (die Kapitelzahl des zweiten Buches wird ausgeglichen durch Zerlegung von Fab. 1543 II, 10 in II, 9. 10 der Ed. 1555). Die in der Fab. 1543 über das ganze Kapitel 15 des I. Buches verstreute Polemik gegen Galen ist 1555 auf das Ende des Kapitels p. 84ss. verlegt.

[6] Wie Riolan Anthropogr. 1649 p. 30 boshaft und oberflächlich sagt: [Vesalius] in secunda editione multa mutavit, correxit et adiunxit, atque mitius egit cum Galeno, ideoque secunda editio praeferenda est primae, nisi quis utramque comparare voluerit.. Das Register von 1555 zählt die Bemerkungen zu Galen vollständiger auf als das von 1543.

[7] Vgl. z. B. S. 168,3. 145,3. Wegen Hippocrates S. 148,4.

als früher Thatsachen vor Autoritäten und Hypothesen. Man vergleiche den Abschnitt über die Bedeutung der Muskelsubstanz[1] und die Lehre vom Herzen, um sich von der zunehmenden Unbefangenheit Vesals zu überzeugen. Beim Herzen betont er viel schärfer als in der ersten Ausgabe das Fehlen einer Kommunikation zwischen rechter und linker Kammer.[2] Zwar bringt er nach seiner Art (S. 152) zunächst die Galenische Physiologie des Herzens, zum Schlusse aber äussert er seine grossen Bedenken:[3] wegen der dicken

[1] Fab. 1543 II, 2 p. 222, 39 Atque hanc carnem, praecipuum motus organum esse existimo, et nequaquam duntaxat fibrarum thorum et fulcimentum. Dagegen 1555 p. 264b: Atque hanc carnem, non solum stratum aliquod, et veluti thorum et fulcrum esse existimo, quo musculorum fibrae, nerveaeve generatim dictae divisiones contineantur: aut etiam carni cum Platone et Aristotele (quibus musculorum ratio penitus latuit) tam levem usum duntaxat tribuo, ut adipis et pinguedinis, ac vestimenti alicuius modo, ..: verum musculorum carnem, cui alia nulla in universo corpore est similis, praecipuum autorem esse, mihi persuadeo, cuius beneficio (non deficientibus interim nervis, animalium facultatum nunciis) musculus crassior effectus, sese breviat et colligit, itaque partem cui inseritur, ad se allicit et movet: et cuius dein occasione se rursus laxat et educit, attractamque partem remittit.. (Schon 1546 Ep. Ch. 110. 156 äussert sich Vesal zuversichtlicher als 1543.)

[2] Fab. VI, 11 1543: Ex his foveis nullae (quod sensu saltem comprehendi licet) ex dextro ventriculo in sinistrum penetrant, adeo sane ut rerum opificis industriam mirari cogamur, qua per meatus visum fugientes ex dextro ventriculo in sinistrum sanguis resudat. — Fab. VI, 11 1555 p. 734: Utcunque interim hae foveae sint conspicuae, nullae tamen, quod sensu comprehendi potest, ex dextro ventriculo in sinistrum per eorundem ventriculorum septum permeant: neque etiam mihi meatus vel obscurissimi occurrunt, quibus ventriculorum septum sit pervium, quamvis illi a dissectionum professorib. enarrentur, quum sanguinem ex dextro ventriculo in sinistrum assumi persuasissimum habent. Unde etiam fit, (quemadmodum quoque alicubi monebo apertius) de cordis hac in parte officio, me haud mediocriter ambigere.

[3] Fab. VI, 15 bei der Darstellung der Galenischen Lehre 1543 p. 596,20: Porro cordis ventriculorum officium eiusmodi fere est — 1555 p. 743: Porro c. v. o. e. fere esse creditur. 1543 p. 598, 18: qui [sanguis] ex dextro ventriculo in sinistrum per ventriculorum septum copiosius resudavit — 1555 p. 745: qui e. d. v. i. s. p. v. s. copiosus resudare putatur. Dann 1555 p. 746: In cordis itaque constructionis ratione, ipsiusque partium usu recensendis, magna ex parte Galeni dogmatibus sermonem accommodavi: non sane, quod undique haec veritati consona existimem, verum quod in novo passim partium usu officioque referendo, adhuc mihi diffidam, neque ita pridem de medicorum principis Galeni sententia vel latum unguem hic declinare ausus fuerim. Haud enim leviter studiosis expendendum est ventriculorum cordis interstitium, aut

Kammerscheidewand, wegen des Ursprunges der Hohlader, wegen der Weite der fötalen Vorhöfe und wegen andrer Gründe.[1] Soviel sich ersehn lässt, hatte Vesal den freiern Standpunkt bereits im Jahre 1544 zu Bologna (S. 188) vertheidigt.

Unter dem Neuen verdient Erwähnung die sorgfältige Beschreibung des Drillbohrers, den Vesal nunmehr zur Bearbeitung harter Knochen verwendet,[2] dann eine Notiz über Venenklappen.[3] Im Hinblicke auf mündliche Mittheilungen von Cananus (S. 208), der am Ursprung der Azygos und an andern Stellen Klappen beobachtet hatte — nach Cananus sollen sie den Rückfluss des Blutes (nach dem Herzen) verhindern —, und mit Anspielung auf Amatus Lusitanus,[4] der behauptet hatte, die in die Azygos eingeblasene Luft gelange wegen der Klappen nicht in die Hohlvene hinüber, geht Vesal auf die Frage ein. Er fasst die Klappen als Verdickungen oder Verstärkungen der Venenwand auf, die sich bloss im erschlafften Zustande als Membranen darböten.[5] Vesal verkannte die Venenklappen, hielt aber mit Recht am Rückflusse

septum, ipsumve sinistri ventriculi dextrum latus, quod aeque crassum compactumque ac densum est, atque reliqua cordis pars, sinistrum ventriculum complectens. adeo ut ignorem (quicquid etiam de foveis hac in sede commenter, et venae portae ex ventriculo et intestinis suctionis non sim immemor) qui per septi illius substantiam ex dextro ventriculo in sinistrum vel minimum quid sanguinis assumi possit: praecipue quum tam patentibus orificiis vasa cordis in suorum ventriculorum amplitudinem dehiscant: ut modo taceam verum venae cavae ex corde progressum u. s. w.

[1] Am Schluss des eben zitirten Passus: quae quia omnia referre longius esset, ipseque nihil privatim innovare (quum simul in omnibus mihi haudquaquam satisfaciam) modo statuerim, partium aereae substantiae reficiendae fabricatarum historiae nunc finem imponam.. Es ist eine Wendung wie bei seinen Zweifeln über die Galenische Lehre von den Eihüllen: Fab. 1555 V, 17 p. 676: quum tamen innumera circa foetus formationem me dubium et ancipitem habeant, quumque mihi ipsi magna ex parte in illis altercationibus neutiquam satisfaciam, pleraque me prorsus ignorare lubens fateor..

[2] Fab. 1555 I, 40 p. 196.

[3] Fab. 1555 III, 4 p. 442s.; hiezu Fall. Ex. 83. (Beobachtung bei Stephanus oben S. 211.)

[4] Vgl. S. 231,3. Amatus sagt: aer in vena sine pari contentus exire non potest ob ostiola sive opercula dicta, quae orificio suo ad venam cavam coniuncta habet.. Hierauf geht Vesals Bemerkung Fab. 1555 p. 443 pravi quorundam iudicii haud ignarus, qui integris venis ne flatum e vena pari carente in cavae caudicem duci posse, turpiter confingunt.

[5] Desshalb bildet er die Klappen nicht ab, beruft sich vielmehr auf die

des Venenblutes fest. Cananus (und mit ihm Amatus) irrte sich sowohl über die Richtung des Blutstromes als über die Bedeutung der Klappen. Die Hauptsache war zunächst, dass Vesal die Frage vor die Oeffentlichkeit brachte. Im Jahre 1574 wurde die Beobachtung durch Fabricius von Aquapendente vervollständigt und endlich 1628 durch Harvey richtig gedeutet.

Neu ist auch die Zusammenstellung der Kniescheibe mit den Sesambeinen,[1] die Beschreibung des Hymen,[2] der menschlichen Placenta[3] und was über Corpora lutea des Eierstockes mitgetheilt wird.[4]

Trotz allem Vorangegangenen schenkt Vesal seinem frühern Lehrer Sylvius zu viel Vertrauen. Noch immer hatte ihm Gelegenheit gefehlt eine Schwangre mit Musse zu zergliedern, und so schreibt er auf Grund von Thierpräparaten dem menschlichen Ei eine Allantois zu.[5] Im Jahre 1561 bekennt er, zu diesem Irrthum durch eine Behauptung des Sylvius verleitet worden zu sein.[6]

Dieselbe Sorgfalt wie dem Texte hat Vesal den Abbildungen der zweiten Ausgabe gewidmet. Eine überflüssige Wiederholung schaltet er aus,[7] trägt einige aus Versehen weggebliebene Figuren nach,[8] bringt in sehr zahlreichen Fällen die durch Schattirung verdeckten Buchstabenbezeichnungen und zwar auf Kosten der

scharfen Ränder welche die Venae hepaticae an der Einmündungsstelle in die Hohlader zeigen Lib. III c. 6 letzte Figur bei A und B (die Figur schon Ed. 1543).

[1] Fab. 1555 I, 32 Ende.

[2] Fab. 1555 V, 15 p. 654; vgl. oben S. 189.

[3] Fab. 1555 V, 17 und Lib. V Fig. 30. Die Thatsache schon 1546 Ep. Ch. 143.

[4] Zwei allerdings unvollkommene Beobachtungen Fab. 1555 V, 15 p. 658. Eine derselben stammt aus dem Jahr 1536: S. 73,3.

[5] Fab. 1555 V, 17 p. 674 mit Abbildung. Kurz zuvor hatte Vesal dem Sendling des Sylvius gegenüber (Sanctangelus S. 229,6) das Vorhandensein der Allantois geleugnet: Sylvius Cal. XXVIII depulsio.

[6] Fall. Ex. 153 s.

[7] Der Meniscus des Unterkiefergelenkes fehlt Fab. 1555 Lib. II, 16, weil er schon I, 10 vorkommt.

[8] Die Ansicht des Netzbeutels Lib. V, 5 p. 561; die Wiederholung der Schädelfigur Lib. VII Fig. 2 p. 755 aus Lib. I, c. 12 Fig. 4 (als Auslassung durch die Randbemerkungen d und f p. 625 der Ausg. 1543 gekennzeichnet).

künstlerischen Wirkung zum Vorschein[1] (auf einige zu dunkel gewordene Stellen hatte er schon in der ersten Ausgabe hingewiesen).[2] Die Nervenfigur ist berichtigt worden;[3] mangelhafte Zeichnungen haben bessern weichen müssen;[4] einige Bilder sind neu hinzugethan.[5]

Das ganze Werk erscheint sachlicher, gemessener, ernster; die jugendliche Frische der ersten Ausgabe hat es grossentheils eingebüsst.

Der prachtvolle zweite Druck der Fabrica stellt den klassischen Vesal dar, mit welchem Zeitgenossen und Nachfolger fast ausschliesslich rechnen.[6] Nur hie und da wird im sechzehnten und siebzehnten Jahrhundert der frühern Auflage Erwähnung gethan;[7] erst im achtzehnten fieng man an die Figuren der zwei Ausgaben zu vergleichen. Neben Anderm beruht es auf Vernachlässigung der Fabrica von 1543, dass die Vesalbiographie bis heute ungebührlich dürftig

[1] Man beachte unter Anderm die Calvaria Fab. 1543 I, 12 Fig. 4 p. 49; 1555 I, 12 (VII Fig. 2) p. 61. 755 bei Ω; die 13. Muskelfigur Lib. II bei δ, ε, ϑ, ν, ξ; den abgeschnittenen Unterschenkel ebenda bei ε, ψ u. s. w.

[2] Fab. 1543 I, 18 Fig. 2 p. 80 zu e — k hi characteres in secunda figura admodum latitant; Lib. VII Fig. 8 zu L, Fig. 1 JJ, Fig. 12 LL. — Ob diese Verdunklungen von mangelhaftem Drucke herrühren? fast möchte man es aus Vesals Brief an Oporin schliessen. — Ueber die Schattirung hatte Sylvius gespottet oben S. 228 und Vaesani cal. XXVIII depulsio am Ende.

[3] Oben S. 168,2.

[4] Ginglymus Lib. I, 4; Gehörräume I, 12; Eihäute und Placenta Lib. V Fig. 30 (S. 147,7). Das Titelbild und sämmtliche Initialen sind feiner gezeichnet und geschnitten, aber entbehren der frühern Urwüchsigkeit. — Der Uterus Lib. V Fig. 27 ist geblieben, jedoch als ungewöhnlich gross angemerkt.

[5] Cavitas glenoid. scapul. 1555 Lib. I, 21; Drillbohrer I, 40; Placenta von Hund und Rind V Fig. 31. 32 (S. 147,7); Eihäute V, 17 p. 674; die Buchinitiale V (mit dem Apoll S. 231).

[6] Einem verstümmelten Druck der Fabrica, Lugduni apud Joan. Tornaesium 1552, liegt noch die erste Ausgabe zu Grunde (laut Vanderhaeghen Bibl. belg. V 82).

[7] So macht Jul. Jasolinus (um 1570 Collegium anatomicum Hanoviae 1654 p. 38) darauf aufmerksam dass der Schluss von Lib. VI c. 8 in der spätern Ausgabe (er zitirt die Veneta 1568) fehle. J. C. Arantius Anatt. observ. 1587 p. 68 vergleicht wegen der Augenmuskeln beide Ausgaben. Einige Bemerkungen bei Riolan (vgl. S. 232,6). Für das 18. Jahrh. sei Haller (in Boerhaaves Methodus) und Leveling erwähnt. — Eine ziemlich gute Vergleichung der frühern und spätern Abbildungen bei Choulant Geschichte der anat. Abbildung S. 48.

und dunkel geblieben ist. — Auch die zweite Ausgabe hat Vesal seinem kaiserlichen Herrn dargebracht. Karl V scheint die Intriguen des Sylvius nicht im Geringsten beachtet zu haben.

Hofdienst 1551—1561.

Mit Ende Oktober 1551 war Karl V von Augsburg aufgebrochen, um nach Innsbruck überzusiedeln (S. 222). Sein Plan weltliches Oberhaupt der Christenheit zu werden schien sich erfüllen zu wollen, als die Dinge durch den Abfall des Kurfürsten Moriz von Sachsen und dessen Bündniss mit Frankreich eine andre Wendung nahmen. Rasch näherte sich Moriz mit einem Heerhaufen Innsbruck. Ein Versuch des Kaisers nach den Niederlanden zu entkommen, war fruchtlos geblieben. Wenn er nicht in Gefangenschaft gerathen wollte, so blieb ihm nur Flucht über die Tyroler Berge übrig. Der Aufbruch von Innsbruck erfolgte in einer kalten regnerischen Nacht, am 19. Mai 1552; der Kaiser litt an einem Gichtanfalle. Vesal hat seinen Herrn auf dem beschwerlichen Uebergange und durch das Pusterthal nach Villach begleitet;[1] es bezeichnet seinen stets regen Forschergeist dass er damals trotz ungünstigen Verhältnissen die pathologischen Schädel auf steirischen und kärntnerischen Kirchhöfen untersuchte.

In dasselbe Jahr gehört der Winterfeldzug vor Metz. Am 1. Januar 1553 hob Karl V die Belagerung auf und kehrte nach Brüssel zurück. Von nun an unternahm der immer hinfälliger werdende Kaiser ausser einer Digression gegen die Franzosen im September 1553 keine grössern Reisen mehr. Ob Vesal die Belagerung von Metz mitmachte, ist nicht bekannt. Ohne Zweifel verbreitete sich in jenem Winter die falsche Nachricht er sei gestorben. Dem Gerücht mochte der Tod des Doktor Franz Vesalius in Wien[2] zu Grunde gelegen haben; es ist von Bruno Seidel,

[1] Allerdings einzig erschlossen aus Fall. Ex. 17: Quum Oeniponto meis quibusdam lucubrationibus nimium sane accelerato itinere Villacum proficiscebamur, mirum dictu, quam differentes in Styriae, ac Carinthiae (quae varia raraque hominum et animo et corpore alunt monstra) coemiteriis viderim calvarias, quae multiplices in figura, naturae lusus proponebant.. In der Fab. 1555 I, 5 Ende — erschienen im Frühjahr 1552 — kannte Vesal diese Schädel noch nicht aus eigener Ansicht. (Pflugs Mittheilungen Fab. 1543 s. oben S. 118).

[2] S. Anhang Vesals Familie.

einem Verehrer Vesals, zu einem hübschen Epigramme gestaltet worden.[1]

Für Vesal folgten jetzt einige ruhige Jahre, die er wohl grösstentheils in seiner Vaterstadt verlebte. In diese Zeit setze ich den Bau eines Wohnhauses in Brüssel.[2] Wohlhabende Aerzte pflegten sich Häuser zu bauen oder käuflich zu erwerben.[3] (Vesals in der Haute Rue gelegenes Haus bestand nach einer Angabe noch um das Jahr 1770 als Kapuzinerkloster, nach andrer Nachricht trat das Kloster an Stelle der Aedes Vesalianae.)[4] Damals entfaltete Vesal eine umfangreiche ärztliche Thätigkeit.[5] Seine Rathschläge und Ansichten wurden von weit her eingeholt. Vom Ende des Jahres 1553 liegt ein kurzes an Markus Pfister (einen Augsburger Patrizier?) gerichtetes Konsilium vor.[6] — Um

[1] S. Anhang Vesal in Gedichten.

[2] Den Ginglymus vergleicht Vesal mit gewissen Thürangeln welche er beim Bau seines Hauses kennen lernte. Fall. Ex. 15 Quum ginglymi formam explicarem, in memoriam illos vocavi cardines, quibus mutuus quidam consurgit uno articulo ingressus, itaque is mihi non observabatur, quo nostrates suas grandiores portas (uti ante annos aliquot cum Galeni beneficiis aedificando didici) eleganter figunt, et Hispani hic omnia sua fere ostia, etiam citra ferri plerunque operam suspendunt. In der 2. Ausgabe der Fabrica (I, 4 p. 17) ist hievon noch nicht die Rede.

[3] Rembertus Dodonaeus in Mecheln kaufte 1555 ein Haus, 1556 ein zweites: van Meerbeeck Recherches hist. et crit. sur R. Dodoens p. 25, vgl. p. 33. 54. 63. Achilles Gasser in Augsburg baute 1573 ein Haus: J. Brucker in Schelhorn Amoenit. literar. X, 1729 p. 1001. Crato besass ein Haus in Breslau und ein Gut in Rückers: Henschel Crato von Kraftheim 1853 S. 95. 102. 107. Jakob Sylvius besass mehrere Häuser: Ren. Moreau vita Sylvii; ebenso der Chirurge Ambr. Paré: Malgaigne Oeuvres compl. d'A. Paré I, CCXCVII.

[4] Portal Hist. de l'anat. et de la chir. 1770 I, 399: La maison de Vésale sert aujourd'hui de Couvent aux Capucins de Bruxelles. Ces Religieux se font encore un honneur de dater leurs lettres ex aedibus Vesalianis. — Burggraeve Etudes p. 36, 1: Vésale demeurait dans la Haute rue (aujourd'hui rue Haute). Lors de l'érection du couvent des Capucins, l'habitation du célèbre réformateur de l'anatomie fut démolie. Pendant longtemps les religieux voulant conserver sa mémoire, datèrent tous leurs actes Ex aedibus Vesalianis.

[5] Man vergl. im Consil. pro M. Pfistero .. maximis meis occupationibus ..

[6] S. Anhang II: Pro Marco Pfistero, alte Abschrift eines Vesalischen Konsiliums die ich auf der Univ. Bibl. zu Basel auffand; das Konsilium ist vom 6. November 1553 datirt und vermuthlich in Brüssel geschrieben. — Ein Markus Pfister war 1548 Rathsherr in Augsburg, starb 1561: Gasser. Annal. Augsburg. bei Mencken I, 1844. 1852. 1893. Ein Consilium pro M. Pfister Augustano 1550 in den Consultatt. med. J. B. Montani 1583 p. 487.

das Jahr 1555 wurde er nach Augsburg zu dem Patrizier Leonhard Welser berufen, der seit einem Ritte an sehr heftigen nicht zu lindernden Schmerzen litt. Die behandelnden Aerzte waren Achilles Gasser und der jüngre Occo. Bei der Untersuchung entdeckte Vesal in der Gegend der Rückenwirbelsäule eine pulsirende Geschwulst, die er sogleich für ein Aneurysma der Aorta und für unheilbar erklärte.[1] Nach mehr als zweijährigem Leiden wandte sich der Kranke einem Quacksalber zu, worauf Bluthusten und der Tod eintrat. Bei der am 25. Juni 1557 von den beiden Occo, Ambrosius Jung und Lukas Stenglin vorgenommenen Sektion bestätigte sich Vesals Voraussage. An der Aorta fand man eine mindestens faustgrosse mit den Rippen und der Wirbelsäule fest verwachsene Erweiterung. Sie enthielt im Innern flüssiges Blut, nach aussen eine fingerdicke, weissliche speckähnliche Substanz. Die benachbarten Rippen erschienen wie kariös, eine zeigte sich völlig unterbrochen. Die Wirbel oberhalb des Zwerchfelles waren durch das Aneurysma schwammig geworden und so zerfressen dass man stellenweise die Spitze des kleinen Fingers einlegen konnte; sie besassen keinen auffallenden Geruch. An den Lungen keine Veränderung, obschon der Kranke kurz vor dem Tode reichlich Blut ausgeworfen hatte und daran erstickt zu sein schien. Die Haut des Rückens zeigte sich dort wo man am Lebenden Geschwulst und Pulsation hatte beobachten können, missfarbig und mit Blut unterlaufen. — Vesals Brief, worin er sich bei Achilles Gasser für die Uebermittlung des Sektionsberichtes bedankt, ist uns erhalten geblieben.[2] Gerne vernehme ich als gewiss, so schreibt er, was wir nur vermuthungsweise bei Kranken erschliessen können. Das Aneurysma komme häufig vor und zeige eigentlich nur Verschiedenheiten bezüglich seines Inhaltes der bald speckig, bald

[1] Adolph Occo in Observatt. medicarum .. studio atque opera Joannis Schenckii a Grafenberg .. retractatius vero a Jo. Ge. Schenckio, filio .. Francof. 1609 Lib. V p. 787 (auch in Bonetus Sepulchretum 1679 p. 1553, aber ungenau). Occo scheint in seinen Bericht Bemerkungen aus Vesals Brief einzuflechten. — Sektionsbericht aus dem Briefe Ach. Gassers an Vesal und Vesals Brief an Gasser in Jo. Udalr. Rumleri Augustani Observatt. medicae e Bibliotheca Ge. Hier. Velschii gedruckt in Ge. H. Velschii Sylloge Observatt. et curatt. medicinalium Aug. Vindel. 1667 p. 46 (auch in Bonetus Sepulchretum 1679 p. 1552 s., ungenau).

[2] S. Anhang II Briefe Vesals.

glaskörperähnlich oder fleischig erscheine. Bei der Schwester Granvellas findet Vesal unterhalb des Magens eine nach links und rechts bewegliche pulsirende Geschwulst die von Jugend an besteht und von ihm für ein Aneurysma gehalten wird. Seit dem Augsburger Falle habe er mindestens sechs ähnliche Beobachtungen gemacht. Seine erste Beobachtung betraf ein Aneurysma des obern Theiles der Brusthöhle welches einige Rippen in Mitleidenschaft gezogen hatte. — Vesal ist der Erste unter den Neuern gewesen, der eine deutliche Vorstellung vom Baue des spontanen Aneurysma besass[1] und überhaupt der Erste der ein inneres Aneurysma am Lebenden erkannte. Jene Diagnose blieb weit über ein Jahrhundert einzig in ihrer Art.[2]

Aber nicht nur ärztlicher Rath,[3] sondern Beistand und Vermittlung in sehr verschiedenen Angelegenheiten wurde bei Vesal gesucht.[4] So gelangt der Basler Buchdrucker Johann Herwagen im Jahre 1555 (1553?) an seinen Freund Vesal, den 'zweiten Aeskulap', damit er ihm zu einem Druckerprivilegium und einem Brudersohne zum Titel eines kaiserlichen Notars verhelfe.[5] Im Jahre 1556 musste Vesal seinen ganzen Einfluss aufbieten und schliesslich den Kaiser selbst angehen um einem andern Buchdrucker, Heinrich Petri in Basel den Adelstitel auszuwirken.[6]

[1] Fall. Ex. 97 enthält eine Notiz über Aneurysmen: Huc tibi in medium adferrem .. illos in arte nostra tam frequentes tumores, qui interdum duorum aut trium pugnorum mole constantes, arteriarum ritu pulsant, nisi illos propria arteriarum substantia efformari esses dicturus.

[2] Morgagni De sedib. et causis morb. XL, 27 nennt Vesalii diagnosin eo tempore admirabilem, nunc facile imitabilem. Er erwähnt eines Falles von Aneurysma der Bauchaorta, den Vallisneri 1720 richtig diagnostizirte (XL, 26).

[3] Beiläufig gebe ich eine Zusammenstellung der chronologisch nicht genau zu bestimmenden Konsilien Vesals: Es sind a) Bruchstücke aus Briefen an Dominus Pratensis bei Garetius 1592 (s. Anhang II). Pratensis = Louis de Flandre Seigneur de Praet, Vertrauensminister Karls V, starb 7. Oktober 1555 (Gachard Retraite et mort Introd. p. 65. 66). Das letzte Fragment ist in Augsburg geschrieben. — b) Zwei Konsilien bei Laur. Scholz (s. Anhang II). Der Haltung nach, besonders wegen der Zulassung der Facultas occulta der Arzneien (Scholz p. 109. 111) die in Ep. Ch. 22. 27. 36 bespöttelt wird, möchten sie der frühern Zeit, spätestens 1546 angehören. — c) Der in Brüssel ertheilte Rath zum Blasenschnitte, erwähnt bei Remb. Dodonaeus Medicin. observ. exempla rara Lugd. Bat. 1585 p. 100.

[4] Vgl. auch Joh. Sturm oben S. 221 f.

[5] S. Anhang IV.

[6] Das geht aus einem Briefe Vesals hervor, den ich auf der Univers.-Bibl.

Um jene Zeit vollzog sich in Vesals Leben eine Wendung. Karl V, der fortwährend kränkelte, schritt zur Verwirklichung eines vor Jahren in ihm erwachten Gedankens. Er wollte sein Leben in der Stille beschliessen. Nachdem er im Jahre 1555 die Niederlande und im Januar 1556 die spanischen Kronen seinem Sohne Philipp II abgetreten hatte, verliess er im August letztgenannten Jahres die Residenz Brüssel um sich nach dem Kloster San Yuste in Spanien zurückzuziehen. Unterwegs, zu Gent am 27. August 1556 wurde die Urkunde des Verzichtes auf die Reichsregierung aufgesetzt.[1] Schon im Juni war der grösste Theil des Hofstaates verabschiedet worden.[2] Karl nahm hundertundfünfzig Begleiter nach Spanien mit; in San Yuste zählte seine Umgebung vom Februar 1557 an bloss noch fünfzig Köpfe.[3] Unter den im Jahre 1556

in Basel auffand und im Anhang II zum Abdruck bringe. Der Brief datirt von Gent 28. August und gehört ins Jahr 1556, nicht nur weil Beck und Buxtorff (Suppl. zu Iselin Histor. Lexikon II, 1744, 644) sagen dass H. Petri 'an. 1556 von Carolo V in den Ritter-stand erhaben' worden sei, sondern weil Vesals Brief bestimmt auf die Tage der Abdankung Karls V deutet. Vgl. unten S. 242, 1. Der im Briefe zweimal erwähnte Martinus Verhasselt ist vielleicht identisch mit Martinus im Briefe an Joh. Sturm und mag Kaufmann oder Bücherkommissionär gewesen sein.

[1] Robertson Geschichte Karls V übers. 3, 430.

[2] Gachard Retraite et mort de Charles-Quint. Introduction p. 125. Vgl. oben S. 207, 3. Im Juni 1556, als Karl V seinen Hofstaat entliess, wird unter Furriera aufgezählt:

El doctor Cornelio, médico de cámara.
El doctor Vesalio, médico de familia.

Unter Ayudas de cámara:

Nicolas Bonart, barbero de corps.
Nicolas Benigne, ayuda de barbero.
Guillermo, ayuda de barbero.
Un barbero del comun.
Estienne Sale, cirujano.
Maestre Frans, cirujano.

(Aus dem Archiv von Simancas bei Gachard Retraite et mort II, 1855, p. 78.) Ueber Nicolas Bonart s. Anhang Vesals Familie; über Estienne Sale 206, 5.

[3] Mignet Charles Quint 10. éd. 1882 p. 120. 196. 221—224. Auf die zweite Einschränkung des Hofstaates mag sich die Notiz beziehen welche Simon Sulzer, Antistes in Basel nach einem Briefe Vesals dem Zürcher Antistes H. Bullinger am 6. Mai 1557 meldet: Ex Belgicis scribit Vesalius, Caesarem Cancellariam suam divulsisse et iam privatum agere, nec ultra XII hominum ministerio uti.. (Aus dem Mskr. der Stadtbibliothek in Zürich freundlichst mitgetheilt durch Hrn. Pfarrer G. Linder in Riehen, jetzt in Lausanne.)

Entlassenen befand sich Vesal. Er ward vom Kaiser mit einem lebenslänglichen Ruhegehalte bedacht und trat sofort in den Dienst Philipps II über,[1] dem er einst die Epitome gewidmet hatte. Die ihm vor Jahren gewährte Zulage von dreihundert rheinischen Gulden (S. 221) bezog er in der neuen Stellung weiter.[2] Petrus Forestus theilt ein Konsilium mit das Vesal als königlicher Leibarzt Ende 1556 oder Anfang 1557 schrieb.[3] Für das ganze Jahr 1558 liegt Nichts vor als das Urtheil eines Patienten über Vesals ärztliche Voraussagen. Vesal halte dieselben stets ungünstig, damit er wenn die Kranken stürben entschuldigt sei, falls sie aber gesund würden, als Wunderthäter erscheine.[4] Dieses Zeugniss steht vereinzelt da; es tadelt Vesals Prognosen die von den Andern angestaunt wurden.

Gleich im folgenden Jahre (1559) erhielt der allgemeine Glaube neue Nahrung. König Heinrich II von Frankreich hatte im Tourniere eine schwere Kopfverletzung davongetragen. Thuanus erzählt bloss, dass Vesal alsbald durch Philipp mit Extrapost von Brüssel nach Paris geschickt wurde, dass er spät kam und nicht helfen konnte; denn Heinrich II starb kurz darauf in Folge eines

[1] Brief an H. Petri vom 28. August (1556) .. si forte ego cum Rege nostro abero cuius posthac aulam sum secuturus. Quod Caesar me ad illius servitia dimiserit, data ad vitam meam pensione non contemnenda. — Als Beispiel diene der lebenslängliche Ruhegehalt des Arztes Angelo Candiano aus Mailand, der zur Königin Marie von Ungarn, Regentin der Niederlande berufen wurde und sie von einer schweren Krankheit heilte. Karl V verlieh ihm 1537 annuam.. pensionem morte eius finiendam ducentorum scutorum aureorum (bei Sangiorgio Cenni storici sulle due Università di Pavia e di Milano 1831 p. 132 ss.).

[2] Vesal hatte bei Philipp II 30 stuferi (Sous) Taggeld und 300 Gulden jährliche Zulage (der Chirurge und der Beichtvater bezogen täglich 12 Sous): Joachim Hopper bei van Meerbeeck Recherches historiques et crit. sur R. Dodoens 1841 p. 42. 44. 49.

[3] S. Anhang II. — P. Forestus S. 119.

[4] Monsieur de Lalaing, angeführt in einem Briefe Granvellas an den Präsidenten Viglius vom 20. Okt. 1558 (Papiers d'Etat du Cardinal de Granvelle V, 1844, p. 282): .. il [Mr. de Lalaing] se porte, ad ce que l'on me dict, mieulx et ne crains pas beaucoup les jugemens de Vesalius sur ses malades, parce qu'il les déclaire tousjours d'arrivée mortelz, afin que s'ilz meurent cela l'excuse, et s'ilz vivent qu'il ait faict miracle .. — Georges de Lalaing comte de Renneberg zeichnete sich in den niederländischen Kriegen aus, stand zuerst auf Seite der Konföderirten und gieng später zur Partei Philipps II über: Biographie universelle 23 (1819), 214.

Gehirnabszesses.[1] Nach Adam Henricpetri[2] hingegen würde Vesal die entscheidende Probe gemacht haben: 'Es wurden die fürnembsten Artzet im gantzen Land berůfft, die erfunden daz die wunden tödtlich ware. König Philip schicket auch den Hochgelehrten Herrn Andresen Vessalium auff der Post von Brüssel gehn Pariss, welcher als bald er in die Kammer getretten, und ein prob gethan, mit einem reinen weissen thuch, daz er den König in Mund geben, und ein wenig starck wider darauss zogen, hat der König die hand auff das haupt geworffen, und hefftig die wunden geklagt,[3] Darauss der Vessalius den innwendigen schmertzen, unwiderbringliche gesundheit abnemmen mögen, Chironium vulnus, Ach der unheilsamen Wunden.'

Die ruhigen in den Niederlanden verlebten Jahre hatten jetzt ihr Ende erreicht, da König Philipp seine Residenz nach Madrid verlegte. Im August 1559 fand die Einschiffung statt und am 8. September betrat der König zu Laredo den spanischen Boden. Zu Philipps Gefolge gehörte Vesal mit seiner Frau.[4] In

[1] Thuanus Lib. XXII. [an. 1559] ad famam rei mox Andreas Vesalius excellens medicus et egregio de corporis humani fabrica opere clarissimus Bruxellis a Philippo summa celeritate mittitur, ut vel hoc ultimo et inani officio propensam erga socerum voluntatem testaretur. verum is sero venit, et frustra fuit: nam icto cerebro et abscessu inde contracto rex VII. Non. quintil. decessit .. (Der Irrthum der Thuana oben S. 69,2.) — Nach Jean de Vandenesse (Journal des Voyages de Philippe II (in Gachard et Piot Coll. des Voyages des Souverains IV, 1882, 68s.) sandte der König zwei Chirurgen: [1559] Le deuxieme de juillet Sa Majesté fut advertie que le Roy de France, en une jouste, avoit esté blessé d'un esclat de lance, qui luy avait donné dessus l'oeil droict, et en grand dangier. Sa Majesté y envoya deux chirurgiens fort estimez .. — Ambr. Paré erwähnt bei Gelegenheit der Verletzung Heinrichs II Vesals Anwesenheit nicht: Oeuvres compl. par Malgaigne I, CCCIX. II, 25.

[2] A. Henricpetri Generalhistorien.. Basel s.a. (Vorrede von 1577) p. CCCLXI.

[3] Vgl. Joh. Dryander Artzenei Spiegel (1547) p. 126a Nim einen zwifachen faden, und gib jn dem verwundten in den mundt, dass er in beiss mit den zänen, nim du in mit einer handt am andern ort, und so du es gestreckt, alss dann schnürre daran mit den näglen, dass es schnürret und rauscht wie ein trummscheit, und das offt, Mag der siech solches leiden, so ist im die hirnschal nit entzwey. Mag er solches nit leiden, und es im sehr wee thůt, so ist im die hirnschal entzwey.

[4] Car. Clusius bei Thuanus Edit. Londin. 1733 VII, VI, 16: Is [Wesalius] regem Philippum e Belgio excedentem est sequutus cum uxore, nam regius medicus erat.

Madrid war er Arzt des niederländischen Hofstaates.[1] Die erste Spur von ihm seit der Uebersiedlung stammt aus dem Anfang des Jahres 1561; es ist ein Fastendispens den er für den französischen Gesandten, Sebastian de l'Aubespine, Bischof von Limoges ausstellte.[2] Am Schlusse desselben Jahres schrieb Vesal sein letztes grössres Werk, die Kritik von Falloppius' Observationes anatomicae, die der Brüssler Arzt Aegidius Hertoghe[3] nach Madrid überbracht hatte.

Litteratur bis 1561. Prüfung der Falloppischen Beobachtungen.

Bis zum Jahre der Neubearbeitung der Fabrica (1551) hatte die anatomische Litteratur fast nur einen Wiederhall von Galen und Vesal dargestellt; der jetzt zu betrachtende Zeitraum hingegen weist neben zahlreichen kompilatorischen Werken einige selbständige Arbeiten auf.

Auf deutschem Gebiete begegnen wir zunächst Philipp Melanchthons Schrift De anima. Es ist kein geringes Verdienst des berühmten Reformators, dass er für zahlreiche Fächer brauchbare Lehrbücher verfasst hat. Sein Kompendium der Psychologie (De anima) giebt zugleich eine Uebersicht der Anatomie. Schon in der ersten Ausgabe vom Jahre 1540 erklärt Melanchthon für schimpflich den Bau des eigenen Leibes nicht zu kennen;[4] er trägt hier

[1] Vesals Stellung in Spanien wird missverstanden; Morejon machte bereits darauf aufmerksam dass Vesal weder Arzt bei Karl V in S. Yuste war (Karl V hatte Heinrich Mathys aus Brügge bei sich und starb 1558) noch Protomedicus am Hof in Madrid. Entscheidend ist die Ausbietung seiner Stelle im J. 1574 (Joach. Hopper bei van Meerbeeck Recherches hist. et crit. sur R. Dodoens p. 49): Asschavoir de chercher ung bon medecin, homme de bien, et Catholique, et subject de sa Majesté illecq, pour servir a la Court de sadite Majesté, à la commune des Pays-Bas dicelle Court.. Auch in Spanien fand Vesal Gelegenheit zu chirurgischen Operationen, wovon weiterhin.

[2] S. Anhang II.

[3] Bei Vesal Aegidius Dux: s. Val. Andreas Biblioth. belg. 1643 p. 26. Vanderhaeghen Bibl. belg. V 112.

[4] De anima [1540] ed. Basil. 1543 p. 423 Turpe est homini prorsus ignorare sui corporis (ut ita dicam) aedificium..

die Anatomie nach Galen vor.[1] Uns interessirt die zweite Ausgabe von 1552,[2] weil sie die Einwirkung Vesals verspüren lässt. Sie enthält die richtige Unterscheidung von Glottis und Epiglottis, den wahren Ursprung der Vasa seminalia, die Einfachheit der Uterushöhle, sie erwähnt Hammer und Amboss des Gehörorganes. Der Verfasser sagt ferner, dass die menschliche Leber nicht die Lappen der Schweineleber besitze, dass die Poren der Herzscheidewand unsichtbar seien, dass man das Rete mirabile leugne. Beim Muskel schliesst er sich der Anschauung Vesals an.[3] — Melanchthon spricht sehr bescheiden von sich, er nennt seine Quellen und verweist ausdrücklich auf Vesals Tafeln und lichtvolle Beschreibungen. Das Räthsel wie ein allerdings hochbegabter und eifriger Laie manche Fortschritte der Anatomie so scharf zu erfassen und wiederzugeben vermochte, erklärt sich daraus dass zwei Aerzte, Jakob Milich und Kaspar Peucer ihm berathend zur Seite standen.[4] Letztrer hat sich später in bestimmtester Weise für Vesals Ansicht vom Muskelfleisch ausgesprochen.[5]

Noch ein andrer Deutscher verdient Hervorhebung. Renatus

[1] Dem Uterus schreibt Melanchthon 1540 zwei Fächer zu (ed. Basil. 1543 p. 472), der Herzscheidewand Löcher (ed. 1543 p. 483); er nimmt das Rete mirabile an (ed. 1543 p. 507) und denkt sich den Muskel aus Nervenfasern, Fleisch und Ligament zusammengesetzt (ed. 1543 p. 528, cf. p. 641).

[2] Liber de anima recognitus ab autore Philip. Melanth. Vorrede dat. 1. Nov. 1552. Ich zitire nach der Ausgabe Vitebergae 1558.

[3] Lib. de anima ed. Viteb. 1558 p. R8 cerebrum vibrat et ciet nervos, nervi spiritum transvehunt ad musculos. Musculi vibrati moventur sua carnis natura, et suis quibusdam fibris, et se dilatant et contrahunt..

[4] Lib. de anima recognitus Vorrede: Secutus sum scriptores optimos, Galenum, Vesalium, et Leonartum Fuchsium, et adhibui amicos interdum Jacobum Milichium et Peucerum generum meum. Sed quia nec vacuo animo huic uni operi intentus fui, et peregrinationes nostrae saepe hanc telam, quam contexere malebam, interruperunt, alicubi desiderari diligentia poterit. Oro igitur eos qui aliis haec initia enarrabunt, ut errata candide emendent, praesertim cum extent iam picturae Vesalii, et luculentae descriptiones, de quibus sic inquit Paulus Eberus (hier das im Anhang V mitgetheilte Epigramm P. Ebers).

[5] C. Peucer Commentarius de praecipuis divinationum generibus [1563]; ich kenne nur ed. Francof. 1593 wo sich die Stelle über den Muskel auf p. 441 s. findet. (Nach der oben gegebenen Darstellung ist Haeser II[3], 575 zu berichtigen.)

Hener aus Lindau[1] schrieb, ohne Vesal persönlich zu kennen,[2] aus blosser Wahrheitsliebe eine Vertheidigung von dessen Anatomie. Der junge Mann geht die achtundzwanzig Abschnitte des Sylvischen Pamphletes (S. 229) der Reihe nach durch, bezeichnet die Lehre von der Degeneration des Menschengeschlechtes als lächerlich, schleudert den Vorwurf des Plagiates und der Fälschung auf Sylvius zurück und zahlt dessen Grobheit gegen die Anhänger Vesals mit einem nicht übeln Wortspiele heim.[3] Wissenschaftlichen Werth besitzt Heners Apologie nicht, da sie sich durchaus auf Vesal stützt. Auch Hener meint übrigens wie sein Lehrer Fuchs (S. 227), Galen in Einzelnem gegen Vesal schützen zu müssen.[4]

Sehen wir uns nunmehr bei den französischen Autoren um. Zu diesen darf der Spanier Michael Servetus insofern gerechnet werden, als er jahrelang in Frankreich lebte und seine anatomische Schulung in Paris durchmachte. Johannes Guinterius äussert in den Institutionen vom Jahre 1539, nach Andreas Vesalius habe ihm Servetus bei der Zergliederung der Extrema Hilfe geleistet. Er rühmt ihn wegen seiner allgemeinen Bildung und als einen der besten Kenner Galens.[5] Im Jahre 1553 liess Servet ein

[1] Adversus Jacobi Sylvii depulsionum anatomicarum calumnias, pro Andrea Vesalio Apologia . . Renato Henero Lindoensi Medico authore. Venet. 1555. — Hener hatte unter L. Fuchs in Tübingen, unter Sylvius in Paris und in Montpellier unter Rondelet sich mit Anatomie befasst. — In die Matricula Universitatis zu Tübingen ist Renatus Hener Lindauiensis 3. Sept. 1548 unter dem Rektorate des Prof. med. Michael Rücker eingetragen (gütige Mittheilung von Herrn Bibliothekar Dr. F. Thomae in Tübingen).

[2] Ren. Hener Apol. Dedic. . . dicam brevi quod res est, me ad hoc scribendum, neque Vesalii amore (quem certe meis oculis nunquam vidi, sed tamen hanc meam operam, vel veritatis nomine, boni consulturum spero) neque Sylvii studio (cui tanquam praeceptori multum debeo) sed sola rei indignitate et veritatis defendendae studio, compulsum esse.

[3] Ren. Hener Apol. p. 30 (ad XI. depuls.): quas [Vesalii lucubrationes] tamen non sane asini bipedes Sylvani, sed politioris literaturae et sanioris iudicii homines, in Germania, Italia, Gallia, ob id maxime admirantur et suspiciunt quod concinno ordine et pure scriptae, tam nostri quam superioris seculi Anatomicorum errores detegant, pristinumque Anatomes nitorem restituant.

[4] Ren. Hener Apolog. (ad II. XVIII. depuls.) p. 14. 39 (beim Keilbein geht er mit Fuchs einig).

[5] S. 71, 5.

theologisch-philosophisches Werk, die Restitutio Christianismi ausgehen.[1] Die darin vorgetragenen Lehren erschienen den damaligen Gottesgelehrten so ketzerisch dass Servet auf Antrieb Calvins den Tod durch Feuer erleiden musste. Das Werk selbst wurde bis auf wenige Exemplare vernichtet. Auf einen vielbesprochenen anatomischen Abschnitt der Restitutio woraus die Entdeckung des kleinen Kreislaufes durch Servet gefolgert wird, müssen wir hier eintreten. Um seine Lehre vom heiligen Geiste verständlicher zu machen schickt Servetus im fünften Buche Einiges über die Einrichtung des menschlichen Körpers voraus. Für Servet ist das alttestamentliche Wort massgebend, dass die Seele Blut sei,[2] dass sie von Gott dem Erdenklosse eingeblasen worden sei.[3] Damit bringt er die Galenische Lehre von den Lebensgeistern in Zusammenhang. Sie gelten ihm als besondre Formen des Einen, göttlichen Geistes. Aus der Leber gelangt durch die Venen Spiritus naturalis in das rechte Herz, von da in die Lungen wo er mit der eingeathmeten Luft zusammentrifft und theils hier theils im linken Herzen zu Spiritus vitalis verwandelt wird. Durch die Arterien wird letztrer in die Gefässe der Schädelhöhle geführt und wandelt sich hier zu Spiritus animalis um. Während aber nach Galen der Seelengeist in die Hirnhöhlen abgesondert wird, wohnt nach Servet die Seele in den feinsten Gefässen der Hirnplexus und strömt auf ununterbrochener Bahn in die Nerven über. Servet betrachtet die Nerven als Fortsetzung der Gefässe; so behält das Wort der Bibel Recht, dass die Seele Blut sei.

Noch in einer andern Hinsicht weicht Servet von Galen ab. Galen lässt das venöse Blut grösstentheils durch die Poren der Ventrikelscheidewand in die linke Herzkammer treten, nur nebenher gestattet er ein Ueberträufeln von Lungenarterienblut in die Vena pulmonalis.[4] Servet hingegen leugnet die Durchgängigkeit des Septum ventriculorum cordis ganz oder nahezu ganz; nach seiner Ansicht geht das Blut ganz oder grösstentheils aus dem rechten Ven-

[1] Christianismi restitutio. Totius ecclesiae apostolicae est ad sua limina vocatio, in integrum restituta.. 1553. Ich kenne den Abdruck von 1790, wo sich die Stelle p. 169 ss. findet.

[2] 5. Mos. 12, 13.

[3] 1. Mos. 2, 7.

[4] Galen. De usu partium VI, 10 gegen Ende.

trikel durch die Lunge nach dem linken Herzen. Und damit hängt die dritte Abweichung Servets von Galen zusammen. Nach Galen ist das Aortenostium weiter als das der Lungenarterie und Lungenvene:[1] Servet hingegen beruft sich auf den bedeutenden Umfang der Lungenarterie der zu gross sei um bloss ernährendes Blut der Lunge zuzuführen. Unverkennbar weiss Servetus vom Bau des Herzens mehr als Galen; er hat auch eine richtigere Vorstellung von der Blutbewegung in den Lungen; andrerseits weiss er weniger als Galen, wenn er die Nerven als Fortsetzungen der Blutgefässe ausgiebt.

Die Frage erhebt sich wie Servet seine von Galen abweichende Anatomie gewonnen hat. Leider sind wir ausser Stande Servets Kenntnisse zu prüfen, da keine anatomische Schrift von ihm vorliegt. Er hatte einst für Guinterius präparirt, aber Guinterius' Institutionen vom Jahre 1539 lassen keine Fortschritte über Vesals Bearbeitung von 1538 gewahren; sie sind im Gegentheil hinter letztre zurückgegangen (S. 124). Das Entscheidende liegt nach meiner Ansicht in Folgendem: die Lehre vom Zusammenhange der Gefässe und Nerven stammt von Praxagoras[2] und ist von Galen und von Vesal widerlegt worden; die Solidität der Kammerscheidewand des Herzens[3] und die Weite der Arteria pulmonalis[4] sind Beobachtungen Vesals. Nimmt man dazu, dass Servet seine Abweichungen nicht als selbsterworbne Anatomie bezeichnet, sie nicht beschreibt, die entgegenstehenden Angaben nicht kritisirt, also keinen anatomischen Beweis führt, so bleibt meines Erachtens nur

[1] Galen. De usu partium VI, 17.

[2] Galen. De Hippocr. et Plat. decretis I, 6. — Hienach berichtigt sich Preyer (bei Tollin Entdeckung des Blutkreislaufs 1876, S. 5 Anm.), der die 'sonst sinnlose Stelle' Servets durch Konjekturen zu verbessern sucht. (Preyer ist wie ich nachträglich sehe, bereits von G. Ceradini Difesa della mia memoria intorno alla scoperta della circolazione del sangue Genova 1877 p. 13 widerlegt worden)

[3] Fab. 1543: S. 153. 233, 3. 4. Fab. 1555 mit ihrer bestimmten Fassung (S. 233f. 233, 3. 4) ist grossentheils 1552 (S. 224), vor Servets Restitutio erschienen. Vergl. Vesal in Bologna 1544 S. 188. (Hienach fällt Tollins Darstellung dahin: Entdeckung des Blutkreislaufs 1876 S. 26 f., Pflügers Arch. f. d. gesammte Physiologie 33 (1884), 489 f.; Biolog. Centralbl. 1885 S. 446. 474 ff.)

[4] Man beachte die naturgemässen Abbildungen Fab. 1543 Lib. VI Fig. 8 und 10 (in der schematischen Figur Lib. I, 20 allerdings nach Galen). Vgl. S. 188.

Eines übrig: Servetus hat nach Büchern gearbeitet. Er will Uebereinstimmung zwischen der Bibel und der Anatomie erzielen, und erzielt sie durch Kompilation: in die Galenische Lehre fügt er passende Bruchstücke aus Praxagoras und aus Vesal ein. An der Hand der Vesalischen Beobachtungen gelangte er zu einer angemessenern Idee von der Blutbewegung in den Lungen als sie Galen gehabt hatte, und indem er Praxagoras hineinzieht, machte er einen Schritt hinter Galen zurück. Mit andern Worten: Servet giebt hier nicht wirkliche, sondern spekulative Anatomie, nicht Anatomia sensibilis sondern Anatomia imaginabilis. Er schaltet hier mit der Anatomie ungefähr so wie es in der vorvesalischen Periode[1] zu geschehen pflegte.[2]

In jene Zeit fällt ein anatomisches Kompendium des oft erwähnten Jakob Sylvius in Paris. Sylvius war am 13. Januar 1555 gestorben; seine Isagoge wurde noch im gleichen Jahre durch Alexander Arnaud herausgegeben.[3] Wiederum ist für Sylvius Galen fehlerfrei, Vesal ein Verleumder; er legt den alten Hass gegen anatomische Abbildungen an den Tag.[4] Seine Ansicht von der Veränderung des menschlichen Körpers begründet er eingehend und beruft sich abermals (S. 230) auf Mundinus und Nicolaus Massa.[5] Galens Anatomie gilt ihm als Schilderung der ehemaligen Menschen. Er tritt für die Galenische Ansicht vom Muskelgewebe ein, für die Kotyledonen des menschlichen Uterus,[6] die Allantois (S. 235),[7] den Plexus mirabilis.[8] Bei Kindern findet er

[1] Vgl. die charakteristischen Stellen bei Berengar oben S. 43f. und S. 41; Paracelsus S. 56.

[2] Dazu stimmt dass Servet tief in der Astrologie befangen war: vgl. Apologetica disceptatio pro astrologia neu herausgegeben von H. Tollin 1880.

[3] In Hippocratis et Galeni physiologiae partem anatomicam isagoge, a Jacobo Sylvio . . conscripta, et in libros tres distributa, herausgegeben von Alex. Arnaud 1555. Ich kenne nur eine Ausgabe von 1561 und den Abdruck in Sylvii Opera medica 1635 p. 80. Arnaud bezeichnet das Werk als nicht ganz vollendet; einzelne Kapitel wie De tendonibus Lib. II c. 8 habe Sylvius noch im Laufe des Winters ausarbeiten wollen.

[4] Sylv. Isagog. III c. 4.

[5] Sylv. Isagog. III c. 16.

[6] Sylv. Isagog. III c. 13 cotyledones autem in muliere qui negat Hippocratem negat. (Vgl. dagegen Vesal S. 148. 148,4.)

[7] Sylv. Isag. III, 13. 23.

[8] Sylv. Isag. III, 21. 23.

häufig die Seitenkammern des Gehirnes in die Löcher des Siebbeines münden.[1] Daneben eignet sich Sylvius mit derselben Leichtigkeit wie früher (S. 229) Entdeckungen der modernen Anatomie an.[2] — Das Buch ist ausserordentlich kurz, stellenweise oberflächlich.[3] Das wirkliche Verdienst des Sylvius besteht darin, dass er viele der Galenischen, oft umständlichen Bezeichnungen durch einfache zum Theil noch heute gebräuchliche Namen ersetzt hat.[4] Während Vesal den Inhalt der Anatomie neu gestaltete, veränderte sein Lehrer Sylvius zwölf Jahre später die anatomische Nomenklatur.

Für Verbreitung bessrer Anatomie in Frankreich sorgte hauptsächlich der Chirurge Ambroise Paré im Jahre 1561 durch seine Schrift von den Kopfverletzungen, weit mehr noch durch seine Anatomie universelle du corps humain,[5] welche zahlreiche Ausgaben erlebt hat. Es ist als wäre Paré durch Sylvius' Tod von einem Banne erlöst worden. In der Briefve Collection, die Verschiedenes aus Vesal enthält (S. 225), hatte er sich noch den Anschein eines strengen Galenikers gegeben. Paré war aus mancherlei Gründen Sylvius Dank schuldig. Dieser hatte sich im Beginne der vierziger Jahre dem aufstrebenden Chirurgen sehr gnädig erwiesen, ihn zu Tische geladen, zur Veröffentlichung der Schrift über Schusswunden ermuthigt, hatte ihm auch chirurgische Praxis

[1] Sylv. Isag. III, 20. 23.

[2] Die zwei Gehörknöchlein unter Berufung auf Nic. Massa: Sylv. Isag. I, 1.; die Venenklappen I, 4 (vgl. S. 234).

[3] Beispielsweise sind die Knochen in einem einzigen Kapitel abgehandelt.

[4] Hierüber spricht Sylvius ausführlich im Prooem. zu Lib. II. Von Sylvius stammen viele Gefäss- und Muskelnamen: cystica, gastrica, intercostalis, cervicalis, renalis, cruralis, poplitea; obturator externus, internus u. A. Die Nerven bezeichnet er noch in alter Weise mit Zahlen. — Vgl. Vesal S. 104. 105.

[5] La methode curative des playes, et fractures de la teste humaine . . par M. Ambr. Paré . . a Paris 1561. Und:

Anatomie universelle du corps humain, composée par A. Paré, chirurgien ordinaire du roy et iuré à Paris: reveuë et augmentée par ledit auteur, avec J. Rostaing de Bignosc Provençal, aussi chirurgien Juré à Paris. Paris 1561 (s. Malgaigne Oeuvres compl. d'A. Paré I, CCCIX. CCCXI. Die weitern Ausgaben bei Malgaigne und bei E. Turner Gazette hebdom. de Médecine et de Chirurgie 1878 N. 8. Bei Turner die genauen Nachweise der Vesalischen Figuren).

zugewendet.[1] Jetzt, in der Abhandlung von den Kopfwunden sowohl als in der Anatomie universelle entlehnt Paré zahlreiche Abbildungen aus Vesal und ist ehrlich genug die Quelle zu nennen. Er bezeichnet Vesal als einen der bedeutendsten modernen Anatomen.[2] Eigene anatomische Leistungen hat Paré nicht aufzuweisen; seine Angaben widersprechen sich bisweilen.[3] Die Hauptsache an diesen Werken Parés ist, dass sie gute Kopieen Vesalischer Figuren enthalten und die Vesalische Anatomie öffentlich anerkennen. So bildeten sie ein ansehnliches Gegengewicht zu den galenistischen Darstellungen eines Stephanus und Sylvius.

Allerdings bestand in Frankreich, in Paris selbst noch zu Lebzeiten des Sylvius eine starke Vesalpartei. Renatus Hener der sich beim Erscheinen des Sylvischen Pamphletes zu Paris befand, erzählt, wie bei der öffentlichen Anatomie, so zu sagen unter den Augen des Sylvius galenwidrige Dinge gelehrt wurden. Derselbe Gewährsmann berichtet dass in Montpellier Sylvius' Degenerationslehre keinen Beifall geerntet und dass Rondelet bei der öffentlichen Anatomie Manches an Galen ausgesetzt habe.[4]

In Italien standen sich wie überall zwei Parteien gegenüber. Die eine vertheidigte nach Kräften Galen, die andre — und sie besass um die Mitte der fünfziger Jahre die Oberhand — wich keinen Finger breit von der Lehre Vesals ab.[5] Nichts kennzeich-

[1] Malgaigne Oeuvres complètes d'Ambr. Paré I, CCXXXVI. CCXLIV.

[2] A. Paré Méthode curative des plaies 1561 bei Turner a. a. O.: lesquelles [figures] j'ai extrait du livre d'André Wésal, auquel la république est grandement attenue, tant par sa grande diligence que pour les grands frais qu'il a soutenus en l'oeuvre de son anatomie. — Und in der Anatomie universelle (Malgaigne I, CCCXII): De l'invention desquelles figures ie ne me veuil pas par une gloire desmesurée si hautement eslever, que ie n'en reconnoisse une bonne part extraicte du livre d'André Vesale, homme autant bien versé en ces secrets qu'autre de nostre temps . .

[3] Wie Malgaigne (Oeuvres d'A. Paré I, 295) für Parés Meinungen über das Auseinanderweichen der Symphysis oss. pubis beim Geburtsakte nachweist.

[4] Ren. Hener Apologia 1555 p. 9. 12. — In die Zeit von 1552—1561 fällt eine Lyoner Ausgabe der Fabrica 1552 (oben S. 236, 6), eine Pariser Ausgabe der Epitome (1560 lateinisch), eine Lyoner Ausgabe der Epitome (1560 französisch): Vanderhaeghen Biblioth. belg. V, 88. 109. 123, 8.

[5] G. Falloppius Observatt. anatt. 1561 (geschrieben 1557) p. 2a Nosti enim plurimos reperiri doctissimos viros nostrorum temporum, qui omnibus viribus Galeni partes tueantur: alios vero, qui et adhuc plures sunt, ita Vesalii dog-

net den damaligen Buchstabenglauben besser als dass Gabriel Cuneus, Professor der Anatomie in Pavia eine Stelle der Vesalischen Fabrica, wo Galen nach seiner Meinung nicht völlig genau wiedergegeben wird, nach Art der Philologen emendirte. Cuneus schrieb zu Gunsten Vesals; doch wollte er hie und da auch Etwas für Galen thun.[1] Neben dem Buchstabenglauben aber zeigt sich in Italien ein erheblicher Aufschwung der öffentlichen Anatomie. Wir finden dieselbe in Neapel und Rom wo sie in der vorvesalischen Periode nicht bestanden hatte. Aus Neapel gieng zunächst die Kompilation des Chirurgen und Anatomen Franciscus Antonius Cattus hervor.[2] Cattis Leitfaden vom Jahre 1552 umfasst einige vierzig Seiten. In dem begleitenden Gedichte[3] wird geweissagt dass Vesal und Galen von nun an nutzlos seien. Das Büchlein will in die Lehre Galens und der übrigen grossen Anatomen einführen. Für die Administration verweist dasselbe auf Galen und die Neuern, deren Werke allgemeine Bewunderung fänden.[4] Damit ist Vesal gemeint, dessen Name bloss im letzten von den Muskeln handelnden Kapitel vorkommt. Cattis Leitfaden ist ein Gemisch aus Galenischer und Vesalischer Anatomie.[5] Auch Einiges aus der vorvesalischen, bar-

mata defendere, ut ne per latum quidem unguem ab ipsis recedere audeant.. (vgl. J. Sylvius 1551 oben S. 231,1).

[1] Ueber Gabriel Cuneus s. unten und Anhang I, 1, A, wo auch die hier erwähnte Stelle (Cuneus p. 120) zu finden ist. — Der Emendation des Cuneus gehn zur Seite die galenfreundlichen Konjekturen der Vesalianer Leonh. Fuchs (S. 227) und Renatus Hener (S. 246), die des Galenikers Sylvius (S. 228), die Drohungen des Galenikers Janus Cornarius (S. 213).

[2] Anatomes Enchiridion partes corporis humani, brevi ordine mire explicans, Medicinae candidatis admodum necessarium. Francisci Antonii, Catti Lucani, Neapoli Chirurgiam, et anatomen profitentis. Si reprehendes, Ignarus eris, aut Invidus. — Schlussblatt: Excudebat Neapoli Matthias Cancer 1552. 4. Widmung datirt Neapoli, pridie idus Januarii 1552. Das Enchiridion enthält zwölf Kapitel.

[3] S. Anhang V: Federici Pizzimentii Epigramma.

[4] F. A. Cattus Enchiridion 1552 Dedic. Quibus fiet, ut me nulli addictum, et veritatis studiosum esse omnes dignoscant. Erit itaque hoc, isagogicon ad Galeni reliquorumque anatomes procerum sententias percipiendas: in quo secandi rationem lubens praeterii: ne operis nomen vitiarem: hanc enim ex aliis petere licebit, tum veteribus, quorum Galenus primus est: tum neotericis, quorum etiam opera foelicissimis auspiciis, omniumque admiratione, nuper in lucem prodiere..

[5] Z. B. Enchiridion 1552 c. 3 das Sternum bestehe nicht aus 7, sondern

barischen Periode läuft mit.[1] Gewisse Ergänzungen und Berichtigungen zu Vesal stammen sicher theilweise, vielleicht alle von Cattis Kollegen Ingrassias.[2]

Johann Philipp Ingrassias ist der Führer der neapolitanischen Zergliederer.[3] Sein anatomisches Werk, der Kommentar zu Galens Knochenlehre erschien lange nach des Verfassers Tode, erst im Jahre 1603: unzweifelhaft aber gehören die darin enthaltenen Beobachtungen den vierziger und fünfziger Jahren des sechzehnten Jahrhunderts an, als Ingrassias eine Professur in Neapel bekleidete. Die Entdeckung des dritten Gehörknöchelchens, des Steigbügels setzt er selbst auf das Jahr 1546.[4] In dem Werke über Geschwülste[5] lenkt Ingrassias die Aufmerksamkeit auf die von Galen und Vesal übersehenen Gefässe der Substanz und Ventrikel des Gehirnes.[6] Ingrassias ist ein Verehrer Vesals, den er — vielleicht zuerst (1553) — als Fürsten der Anatomen bezeichnet.[7] Schon hier aber finden

aus 2, 3 höchstens 4 Knochen; c. 9 Ursprung der V. azygos nach Vesal; ebenda: cordis septum .. nullo evidenti foramine pervium; c. 10 rete mirabile: in bobus, Reticularis plexus manifeste cernitur, cum in homine hucusque ipsum non viderim. — Jul. Jasolinus Colleg. anat. Hanov. 1654 p. 21 führt den Cattus unter den Gegnern Galens auf.

[1] Enchiridion c. 9 behandelt Carotides und Jugulares als Synonyme; weiterhin wird Jugulares richtig auf die Venen bezogen.

[2] Bestimmt von Ingrassias rührt das dritte Gehörknöchelchen her (Enchiridion c. 3 .. in cuiuslibet auris foramine ossicula tria quibus nomina a similitudine imposita sunt, ut unum Incus, malleus aliud, tertium Deltoides dicatur.); wahrscheinlich auch die Angabe (Enchir. c. 3), das Os sacrum bestehe gewöhnlich aus 5, seltener aus 6 Theilen; die Angabe stimmt mit Ingrassias Commentaria 1603 p. 156.

[3] Cattis Abhängigkeit von Ingrassias geht aus dem eben Gesagten hervor; Julius Jasolinus (um 1570) war Ingrassias' Schüler (Jul. Jasolinus Collegium anatomicum Hanoviae 1654 p. 20: noster Praeceptor Philippus Ingrassias).

[4] Ingrassias In Galeni librum de ossibus commentaria 1603 p. 7s. (Auch Falloppius Obs. anatt. p. 25 und Vesal Fall. Ex. 24 schreiben ihm die Entdeckung zu.) Den Steigbügel nimmt ausserdem in Anspruch Re. Columbus De re anat. (1559) I, 7; dessgleichen Barth. Eustachius Opusc. anatt. 1564 p. 153s. Auch die Spanier Pedro Gimeno, Lud. Collado und Cosmus Medina (s. Morejon Hist. bibliogr. II, 341. III, 49), endlich Valverda (Anat., Erklärung zu Tab. 5 Fig. 4 des ersten Buches) behaupten den Steigbügel selbständig aufgefunden zu haben.

[5] Joannis Philippi Ingrassiae Siculi Rachalbutensis, De Tumoribus praeter naturam Tomus primus. (Neapoli 1553.)

[6] De tumoribus p. 310.

[7] De tumoribus p. 156 Vesalius Anatomicorum proculdubio princeps ..

wir das Bestreben, welches in seinem posthumen Werke noch ungleich stärker hervortritt, Galen so viel als möglich zu schützen. Dabei geht es freilich nicht ohne dialektische Künste ab.[1]

Zu Rom erschienen während unsres Zeitraumes die Werke von Valverda und Columbus. Valverda, ein Spanier von Geburt, hatte geraume Zeit in Italien gelebt und hier Anatomie getrieben. Wir begegnen ihm zu Pisa in den Jahren 1544 und 1545,[2] zu Rom in den Jahren 1554,[3] 1556 und 1559; an beiden Universitäten war er mit Realdus Columbus zusammen und nennt ihn seinen Lehrer.[4] Im Jahr 1556 kam die spanische Originalausgabe, 1559 die italienische Uebersetzung von Valverdas Anatomie heraus.[5] Auf zweiundvierzig Kupfertafeln (S. 173) wird der grösste Theil der Vesalischen Figuren nach dem Plagiator Thomas Geminus (S. 214)[6] wiederholt; einige derselben sind durch müssiges Beiwerk verunziert.[7] Bloss sechs Figuren sind neu.[8] Es wäre ihm leicht gefallen, sagt Valverda, die Abbildungen Vesals zu übertreffen; doch habe er darauf verzichtet, um nicht den Verdacht von Neid und Bösartigkeit auf sich zu laden. Dreist ändert er da und dort die Anatomie der Vesalischen Tafeln ab: gleich der ersten Skelettfigur verleiht er eine naturwidrige Stellung der Wir-

Dass er seinem Buch über Geschwülste Avicenna zu Grunde legt, geschieht unter Berufung auf Vesals Bearbeitung des Rhazes. Ein weitres Zeugniss über Vesal oben S. 220,1.

[1] So beim Penis De tumoribus p. 158.

[2] Valverda Lib. VI c. 11 Pisis anno 1544..; III, 14 Pisis observavimus anno 1545..

[3] Valverda Lib. I c. 16 nos Romae vidimus anno 1554..

[4] Valverda Dedic.

[5] Historia De la composicion del cuerpo humano, escrita por Joan de Valuerde. de Hamusco. En Roma 1556. — Anatomia del corpo humano. in Roma 1559. — Ich zitire in der Regel nach der lateinischen Ausgabe Venet. 1589. Die latein. Ausgabe Venet. 1607 ist (nach Turner) höchst mangelhaft.

[6] Nachweis bei E. Turner Gaz. hebd. de méd. et de chir. 1878 N. 5. Wie Geminus lässt Valverda die vergleichend anatomischen Figuren weg.

[7] Die Figur mit der Löwenhaut (Nachbildung bei Choulant Geschichte der anat. Abbildung S. 63) ist die wenig veränderte erste Muskelfigur der Fabrica. — Vgl. oben S. 166.

[8] Nicht aus Vesal entnommen sind: Valverda Lib. II Tab. 15 Fig. 20 und 22 (musc. levator palpebrae superioris und m. quintus oculi); Lib. III Tab. 6 Schwangere (ihr Aeussres erinnert an die nackte Figur in Vesals Epitome); der sitzende Foetus der gleichen Tafel; Lib. I Tab. 6 zwei Darstellungen der Hautvenen.

belsäule und des Beckens; in der zugehörigen Erklärung wird Vesals Zeichnung fehlerhaft genannt.[1] Wie mit den Bildern verfährt Valverda mit dem Texte Vesals; er kürzt denselben; die Sektionstechnik fehlt ganz. In der Auffassung der Galenischen Anatomie geht er mit Vesal einig. Valverda plündert nicht nur in grossem Stile, sondern behandelt den Geplünderten mit Herablassung und Verachtung; sich selbst giebt er den Schein anatomischer Meisterschaft.

Daneben weist Valverda einige wirkliche Fortschritte auf: mit Recht bezeichnet er Vesals siebenten Augenmuskel und den Heber des Kehldeckels als Thiermuskeln,[2] er verwirft den innern Nasenmuskel Vesals.[3] Auf der Abbildung erscheint die Linse vor dem Mittelpunkt des Auges, allein der Text weiss Nichts vom wahren Sachverhalte und vom Irrthume Vesals zu berichten.[4] Valverda schreibt sich die Entdeckung des Steigbügels zu, aber auf der Abbildung steht der Steigbügel verkehrt; er legt sich mit der Platte an den Amboss.[5] Diese und verwandte Fälle erklären sich, wenn man die richtige Darstellung in dem drei Jahre später veröffentlichtem Werke des Columbus daneben hält.[6] Was Valverda nicht aus Vesal nahm, hörte er, so dürfen wir schliessen, grossen Theils von seinem Lehrer und Freunde[7] Columbus, nur verstand er ihn zuweilen nicht ganz. Wie alle Plagiatoren nimmt Valverda so viel er kann. Selbst Colombo gegenüber tritt er unter Umständen wie ein Entdecker auf; beispielsweise da wo er auf Grund gemeinschaftlich angestellter Versuche sich für den Durchgang des Blutes durch die Lungen ausspricht.[8] — Vesal nennt den Valverda einen ungebildeten geldgierigen Büchermacher, der nie zergliedert habe.[9]

[1] Valverda Lib. I Index Vorbemerkung: Caeterum hic monitum volo Lectorem, primam figuram plurimum ab illa Vesalii differre, ut quae vitio non careat: quod facile animadvertet, quisquis partes in quibus ab eo dissentio, cum nativis contulerit.

[2] Valverda Lib. II c. 7. 14 (Schluss). — Vgl. oben S. 147 und S. 94.

[3] Valverda Lib. II c. 13.

[4] Valverda Lib. V Tab. 3 Fig. 1; Lib. V c. 11. Vgl. oben S. 153.

[5] Valverda Lib. I Tab. 5 und S. 253,4.

[6] Den siebenten Augenmuskel hatte Columbus schon im Winter 1542/43 verworfen: S. 182.

[7] Columb. De re anat. 1559 Lib. XIV p. 259 Excellens Joannes Valverdius Anatomicae Artis admodum studiosus, meique amantissimus.

[8] Valverda Lib. VI, 14.

[9] Fall. Ex. 72s. 92s.

Höher als Valverda, zwar nicht durch Bildung und Charakter, aber durch Fleiss steht Realdus Columbus von Cremona.[1] Wir kennen ihn bereits als strebsamen Schüler und falschen Freund Vesals.[2] Nach dessen Abgang war ihm die ersehnte Professur der Anatomie zu Theil geworden.[3] Man scheint dort nicht viel von ihm gehalten zu haben: für die öffentliche Zergliederung des Jahres 1544 war ihm bloss die Führung des Messers zugedacht, während Joh. Bapt. Montanus erklären, Paulus Crassus demonstriren sollte.[4] So scheint die wahre Unterrichtsmethode alsbald nach Vesals Weggange eine Unterbrechung erlitten zu haben. Ob Colombo jene Anatomie wirklich ausführte, bleibt dahingestellt. Thatsächlich treffen wir ihn schon im Jahre 1544 zu Pisa,[5] auch hier als Nachfolger Vesals. Um 1548 vertauschte er Pisa mit Rom.[6] Er berichtet dass er an allen drei Universitäten vor dreihundert und mehr Zuhörern Anatomie gelehrt habe.[7] Während einer fünfzehnjährigen Lehrthätigkeit setzte er, begünstigt durch reiches Material,[8] das Studium der Anatomie fort.

Columbus bekämpft gleich seinem Lehrer Vesal die Autoritäten, mit dem Unterschiede jedoch dass seine Kritik des Galen und Aristoteles oft gehässig wird. In ähnlicher Weise behandelt er Vesal, auf dessen Fabrica Columbus' Werk fusst.[9] Mit Behagen

[1] Realdi Columbi Cremonensis, In almo Gymnasio Romano Anatomici celeberrimi, De re anatomica Libri XV. (Venetiis 1559.)

[2] Vgl. S. 119. 181.

[3] Anhang III Urkunde XII.

[4] Facciolati Fasti Gymnas. Patav. 3, 386. Tosoni Della Anatomia degli Antichi e della Scuola anatomica Padovana 1844 p. 85.

[5] Valverda Lib. VI c. 11; eine öffentliche Anatomie des Columbus zu Pisa im J. 1545: Valverda III, 14. Vgl. S. 254, 2.

[6] 1547 befand sich Columbus noch zu Pisa laut Falloppius Obs. anatt. 1561 p. 25b.

[7] Columbus De re anat. V, 20 saepe enim tercentis, et amplius auditoribus in Academia Patavina, et Pisana, et Romae denique, ubi iam decem annos profiteor, me circundatum vidi.

[8] Bis zu vierzehn Leichen in einem Jahr: Columbus Lib. XV p. 262. Sicher sind damit grösstentheils privatim untersuchte Leichen gemeint — Columbus spricht viel von Spital- und Privatsektionen. — Nach einer gleichzeitigen Quelle (1553) kam in Rom alljährlich Eine Verbrecherleiche zur Anatomie: Bertolotti in Virchow und Hirsch Jahresbericht über die Leistungen und Fortschritte in der gesammten Medizin für 1886 I, 305.

[9] Stillschweigend nimmt Columbus die Keilbein-, Oberkiefer- und Zahn-

hält er ihm Entlehnungen aus der Thieranatomie vor, beim Kehlkopf,[1] bei den Augenmuskeln,[2] bei der Placenta.[3] Columbus gedenkt mit keinem Worte der Dürftigkeit von Vesals Material; er erwähnt nicht dass die Placenta in der zweiten Ausgabe der Fabrica richtig geschildert wird. Selten gewinnt er über sich Vesal Anerkennung auszusprechen. Es ist doch reine Bosheit dass er als seinen Lehrer in der Anatomie den vorvesalischen Jo. Antonius Leonicus bezeichnet.[4] Während Vesal aussagt dass Columbus seine Schulung von ihm empfangen habe,[5] giebt Columbus nur zu, Vesals öffentliche Anatomie häufig besucht zu haben.[6]

Bosheit und Undank verbindet sich in diesem Manne mit Eigenruhm und prahlerischem Wesen. Schwerlich hat er alle Entdeckungen gemacht, die er sich zuschreibt.[7]

höhle (De re anat. I, 5. 8. 10), die Solidität der Kammerscheidewand (De re anat. VII), die künstliche Respiration (Lib. XIV) und vieles Andre aus Vesal. Ich zähle gegen fünfzig Angriffe auf Vesal, mehr als siebzig auf Galen, zwanzig auf beide zusammen, mehr als zwanzig auf Aristoteles.

[1] Columb. De re anat. I, 13. II, 5. V, 14.

[2] Columb. De re anat. V, 9.

[3] Columb. De re anat. Lib. XII. XIV.

[4] Columb. De re anat. I, 5; vgl. I, 19. V, 7. Ueber J. A. Leonicus oben S. 9,3. 16,6. 19,2.3. 187,2.

[5] Fall. Ex. 73 Columbus, quem citra literas et cuiusquam commentarios anatomen apud me didicisse non paucis constat. Seine mangelhafte Kenntniss Galens: Fall. Ex. 93.

[6] Columb. De re anat. I, 13.

[7] Wegen des Steigbügels S. 253,2.4. — Arterien der Hirnsubstanz: De re anat. Lib. VII p. 185 und Ingrassias S. 253. — Einzelnes möchte ursprünglich dem Eustachius (ebenfalls in Rom) angehören; doch muss ich einen bündigen Beweis schuldig bleiben. (Auf wen Eustachius Opusc. anatt. 1564 p. 289 mit den bezahlten Spionen zielt, bleibt offen.) Man beachte die Uebereinstimmung welche zwischen Columbus und Eustachius besteht bezüglich der Lage der rechten Niere (Col. De re anat. Lib. VI; XI, 9 — Eustach. Opusc. anatt. De renib. c. 11) und bezüglich des Ursprunges des Nerv. trochlearis (De re anat. VIII, 3 — Eustach. Tabb. anatt. Tab. XVII Fig. 2). Doch können Beide richtig beobachtet haben. Auffällig aber scheint mir dass der Musc. attollens palpebrae von Valverda (Colombos Freunde S. 255,7) ziemlich richtig abgebildet, aber von Valverda (Lib. II c. 7) und Columbus (De re anat. V, 8) unrichtig beschrieben wird. Eine genaue Abbildung giebt Eustachius Tabb. anatt. Tab. XXXIX Fig. 2. (Vesal. Fall. Ex. 47. 48 schreibt die Entdeckung des Muskels 'römischem Fleisse' zu, womit doch nur Eustachius gemeint sein kann. Falloppius freilich nimmt die Entdeckung für sich in Anspruch: Observatt. anatt. 1561 p. 66a).

Doch wenden wir uns jetzt den Vorzügen seines Werkes zu. Vor Allem besitzt es eine gewisse urwüchsige Frische, ist klar geschrieben, so dass der Mangel an Abbildungen weniger fühlbar wird. Zwar geht Columbus in manchen Punkten hinter Vesal zurück: schon die Systematik lässt zu wünschen übrig; dem Herzen spricht er muskulöse Natur,[1] dem Penis Venen und Nerven ab,[2] dem Uterus schreibt er Acetabula zu;[3] seine stark hervorgehobene Lehre von den Augenmuskeln[4] ist grossentheils haltlos. Daneben findet sich viel Gutes: er zeigt sich eifrig im Skelettbau,[5] in der Vivisektion,[6] in der pathologischen Anatomie,[7] wenn er sie auch mit Unrecht hier einfügt. Er beschreibt das dritte Gehörknöchlein ziemlich genau,[8] hat Vesals innern Nasenmuskel nie gesehen,[9] verwirft dessen Kehldeckelmuskeln.[10] Die vordre Abflachung der Linse und ihre Lage vor der Mitte des Auges,[11] der Durchtritt der Arteriae vertebrales durch das Hinterhauptloch, ihre Vereinigung zur Arteria basilaris und abermalige Trennung ist ihm bekannt.[12] Seinen grössten Ruhm hat Columbus gewonnen durch die Darstellung des Lungenblutlaufes.[13] Fast allgemein, so sagt er, lasse man das Blut durch die Herzscheidewand in die linke Kammer treten, wobei dasselbe hell werde. Das sei irrig: vielmehr gehe das Blut durch die Lungenarterie zur Lunge, werde hier hell gemacht; von da gelange es mit Luft durch die Lungenvene zur linken Herzkammer. Die Lungenarterie sei zu geräumig um bloss die Ernäh-

[1] Columb. De re anat. Lib. VII.

[2] Columb. De re anat. XI, 15.

[3] Columb. De re anat. XI, 16; — vielleicht auf die Autorität des Sylvius hin S. 249,6.

[4] Columb. De re anat. V, 9 und X.

[5] Col. De re anat. Lib. IV; vgl. Anhang Skelettirungskunst.

[6] Col. De re anat. Lib. XIV. Er bevorzugt den Hund vor dem Schweine. Bei einem Herzversuche p. 258: ita ut ex hac vivi canis sectione plus una diecula discas, quam multis mensibus ex pulsu arteriarum . .

[7] Col. De re anat. Lib. XV.

[8] Col. De re anat. I, 7. Vgl. S. 255 und 257,7.

[9] Col. De re anat. II, 3; — gegen Vesal. Fab. II, 13.

[10] Col. De re anat. V, 14; — vgl. S. 147. 94; Valverda S. 255.

[11] Col. De re anat. Lib. X: der Glaskörper nehme drei Viertheile des Auges ein.

[12] Col. De re anat. Lib. VII p. 182.

[13] Col. De re anat. Lib. VII und XI, 2.

rung der Lunge zu besorgen. Man behaupte dass russige Dämpfe durch die Lungenvene in die Lunge austräten. Er glaube umgekehrt dass die Lungenvene das lufthaltige Blut nach der linken Herzkammer zu führen habe. Nicht nur in der Leiche, sondern auch im lebenden Thiere finde man dieses Gefäss mit Blut gefüllt, nicht mit Luft oder russigen Dämpfen. Auch pulsire die Lungenvene nicht. Durch die venösen Klappen werde dem Blute der Eintritt in das Herz, durch die arteriellen der Austritt aus demselben gestattet. Alle Klappen schlössen vollkommen und verhinderten den Rückfluss des Blutes. So gehe das natürliche Blut aus der Hohlvene nach der Lunge, das Lungenblut nach dem linken Herzen und von da durch die Aorta zum ganzen Körper. Schon in der Lunge werde das geistige Blut grösstentheils hergestellt, so dass dem Herzen nur wenig an dessen Ausarbeitung zu thun bleibe. — Man sieht: der Lungenblutlauf ist von Columbus im Wesentlichen richtig aufgefasst worden: er beruft sich dabei auf die Beobachtung am lebenden Thiere und betont den völligen Schluss der Herzklappen. Im übrigen fusst seine Darstellung auf Galen und Vesal.[1]

Columbus erlebte das Erscheinen seines Buches nicht. Text und Vorrede waren geschrieben,[2] das Werk befand sich im Druck als ihn der Tod ereilte. Es wurde von seinen Söhnen Lazarus und Phoebus mit einer Widmung an Papst Paul IV versehen und herausgegeben.

Weitaus am Höchsten zeigt sich die damalige italienische Anatomie in Gabriel Falloppio entwickelt. Nach Vesals Abgange hatte die Anatomie in Padua wechselnde Schicksale erfahren.[3] Neuen Be-

[1] Auf eine Einwirkung Servets (S. 247 ff.) deutet Nichts. Eher möchte Columbus eine frühre Anschauung Vesals aufgenommen und festgehalten haben. Man beachte erstens die S. 248,3.4 zitirten Stellen, sodann dass Vesal im J. 1536 und noch 1538 an die Suffizienz der rechtsseitigen und der Aortenklappen glaubte (wie sich aus der Einschiebung in Paraph. 1537 c. 58 und aus Guint. Inst. 1538 p. 60 ergiebt. Die Fab. von 1543 liess die Suffizienz der Klappen fallen und neigte sich der Lehre des Aristoteles zu, welche Columbus verwirft). Endlich beachte man dass Vesal Fab. 1543 VII, 19 sub fin. die aufmerksame Beobachtung der Lungenvenen am lebenden Thiere empfiehlt. — In Columbus' Darlegung erblickt Vesal 1561 (Fall. Ex. 93) eitle Prahlerei.

[2] Das Vorwort datirt vom 1. Juni 1559.

[3] Columbus 1544 (S. 256), J. Paulus Guiducius 1547 (S. 119), Alexander Sarego 1550/51 (Tosoni Della Anatomia degli Antichi e della Scuola anatomica di Padova 1844 p. 87,1).

stand gewann die junge Wissenschaft erst durch den Modenesen Gabriel Falloppio; von da an besass Padua während mehr als zweihundert Jahren eine fast ununterbrochene Reihe tüchtiger Zergliederer. Falloppio hatte sehr jung um das Jahr 1545 in Ferrara[1] zu lehren begonnen, seit 1548 Anatomie in Pisa[2] vorgetragen und wurde im Jahre 1551 als Professor der Anatomie, Chirurgie und Botanik nach Padua[3] berufen. Schon im Jahre 1562[4] fiel er einer fieberhaften Krankheit zum Opfer.[5] Während seines kurzen Lebens hat er zahlreiche, ihm aufrichtig ergebene Schüler in die Anatomie eingeführt.[6] Einer derselben, Theodor Zwinger,[7] rühmt den methodischen Unterricht, den Falloppio auf Grund eigens entworfener Tabellen ertheilt habe, und dessen Geschicklichkeit in der Zergliederung. Falloppio habe bei der öffentlichen Anatomie nach Vesals Methode zugleich vorgetragen und sezirt. Vesals habe er stets mit Ehrerbietung gedacht, ihn Vater und Wiederhersteller der Anatomie, ja den Göttlichen genannt, aus dessen

[1] Fall. Observ. anatt. 1561 p. 103a. — Wegen einer zu Modena im Dezember 1545 verrichteten Anatomie vgl. Corradi Annali universali di Medicina 265 (1883), 186.

[2] Fall. Obs. anatt. p. 25b.

[3] Ernennung vom 23. September 1551: Tomasin. Gymnas. Patavin. 1654 p. 96 und Tosoni Della Anatomia 1844 p. 88.

[4] Am 9. Okt. 1562: Corradi l. c. p. 193.

[5] Theod. Zwinger Theatrum vitae humanae ed. 1571 vol. III Lib. 2 p. 250 [anno 1562] Gabriel Fallopius Mutinensis, chirurgiae et anatomiae professor ad miraculum usque doctus, qui magna studiorum iactura lethali febre consumptus .. obiit.

[6] Fall. Obs. anatt. p. 207b; M. Adam Vitae Germanor. Medicor. p. 205 (Vita Curaei) Gabriel Fall. Mutinensis, facundus, ingeniosus, industrius, et mire felix in docendo et in operibus artis. Vix alius eo tempore in Gymnasio [Patavino] utilior fuit studiosis; qui etiam mirifice illum dilexerunt.

[7] Theod. Zwinger Theatr. vitae humanae 1571 II, Lib. 2 p. 235: Gabriel Fall. Mutin., Chirurgiae professor Patavinus, in docendo μεθοδικώτατος, in medendo feliciss. in secando expeditissimus, cuius nos dissectiones aliquot Patavii spectavimus, more iam inde a Vesalio introducto professionem et administrationem anatomicam simul obiit. E tabulis autem, quas ad hoc ipsum concinnarat, profitebatur: Vesalii nunquam sine praefatione honoris mentionem faciebat, parentem et restitutorem rei anatomicae, divinum quinetiam hominem appellans, e cuius fontibus suos caeteri rivulos deduxissent. Dissentiebat ab illo in multis, magnique momenti, sed philosophica modestia.. Unter den hier erwähnten tabulae verstehe ich nicht Abbildungen, sondern analytische Tabellen (vgl. die über Gelenke: Observ. anatt. 1561 p. 9b ss. und die Bemerkung p. 8a).

Quellen die Andern ihre Bächlein abgeleitet hätten. Ueber die eigenen zahlreichen und wichtigen Ergebnisse habe er sich stets in weiser Bescheidenheit geäussert. Falloppio besass grossen Fleiss. Wir erfahren dass er im Jahre 1557 sieben menschliche Leichen und Thiere aller Art zergliederte.[1] Er trug sich mit grossen Plänen: er wollte eine ausführliche Anatomie verfassen und mit vielen nach menschlichen und Affenpräparaten entworfenen Zeichnungen ausstatten.[2] Allein das Werk ist nie erschienen: wir besitzen nichts von ihm als die im Jahre 1557 geschriebenen,[3] 1561 herausgegebenen Observationes anatomicae.[4] Das Buch enthält keine Figuren. Er veröffentlichte dasselbe in der ausgesprochenen Absicht seine Entdeckungen gegenüber verschiedenen Plagiatoren zu wahren.

[1] M. Adam Vitae Germanor. Medicor. 1620 p. 205: Illo igitur anno [1557] Fallopius fuit maxime diligens. Secuit enim septem corpora humana; et praeterea brutorum omnis generis.

[2] Fall. Obs. anatt. p. 6 .. praecipue cum volumen anatomicum moliar, in quo anatomen integram complectar, atque minutissima quaeque ad hanc artem pertinentia. Illud erit quamplurimis figuris exornatum, quae corpus humanum, et simias etiam, ut Galeni dogmata faciliora sint, exprimant. Neque hae imagines solum eiusdem generis partes, ac similes inter se continebunt, sed etiam diversis ex classibus inter se simul complicatas, veluti in ipsomet corpore humano connectuntur, indicabunt. — Ebensowenig ist die in Aussicht gestellte (Fall. Obs. anatt. p. 135b. 168b) Schrift über die Gewebe des menschlichen Körpers veröffentlicht worden.

[3] Nachträgliche Aenderungen sind kaum auszuschliessen. Die Bemerkung gegen Diejenigen welche den Kehlkopf zu den Knochen rechnen geht doch wohl auf Columbus De re anat. 1559 I, 13; der Freund welcher die Aufstellung besondrer Musculi pyramidales verlacht und von Fall. Obs. anatt. p. 86b ss. eingehend widerlegt wird, ist Niemand anders als Columbus De re anat. V, 22 p. 143s. — Ueberhaupt sind die zwischen den damaligen Anatomen, besonders zwischen Eustachius, Columbus und Falloppio bestehenden Beziehungen unklar. Falloppio sagt mehrfach (Obs. anatt. Vorrede und p. 104a. 193b), dass seine Entdeckungen ausgeplaudert und von Andern verwerthet würden. Für Eustachius macht Morgagni (in Lancisis Ausgabe der Tabb. anatt. des Eustachius 1714 p. XIX. XXI) wahrscheinlich dass in die angeblich 1552 fertig vorliegenden Tabulae anatomicae die Fig. 2 der Taf. 45 erst nach Erscheinen von Falloppios Observationen eingeschoben wurde. Vgl. auch S. 257,7 und S. 253,4.

[4] Gabrielis Falloppii Medici Mutinensis Observationes Anatomicae. Ad Petrum Mannam medicum Cremonensem. Venetiis 1561. Alle andern Schriften sind posthum erschienen und dürfen nicht als echt betrachtet werden. Ihre Echtheit wurde von Anfang an in Frage gestellt: s. Jul. Jasolinus (um 1570) Colleg. anatom. Hanov. 1654 p. 46. Vgl. Anhang XI.

Die Observationen folgen der Ordnung von Vesals Fabrica und betreffen meist Abweichungen von derselben, so dass Falloppio reichlich Gelegenheit zur Kritik Vesals findet. Er spricht von letzterm in Ausdrücken der höchsten Achtung, nennt ihn Fürsten der Anatomen, ein Naturwunder, den Göttlichen;[1] er bekennt nur mit Vesals Hilfe vorwärts gekommen zu sein.[2] Er nimmt sich vor sachlich zu bleiben, da ihm nur an der Ermittlung der Wahrheit liege.[3] Zum Schlusse bittet er um Verzeihung falls er wider Willen verletzt habe.[4] Man darf sagen dass Falloppio bei vielen Einzelheiten seinem Grundsatze nachgekommen ist; in wesentlichen Dingen aber thut er Vesal Unrecht. In den meisten Streitfragen zwischen Galen und Vesal, so äussert sich Falloppio gleich zu Anfang, gehe er aus voller Ueberzeugung mit letzterm; jedoch fügt er hinzu dass Vesal den Galen zuweilen nicht ganz verstehe, die Textverstümmelungen nicht entschuldige und ihm manchmal auf unwürdige Weise mitspiele. Diesen Ausspruch beweist Falloppio nicht hinlänglich.[6] Wiederum nennt er Vesal einen ausgezeichneten Schwelger in Galens sämmtlichen Werken und einen Schüler Galens, wie er sich selbst wegen des Studiums der vesalischen Schriften als Schüler Vesals bezeichnet.[7] Er stellt damit Vesal auf gleiche Linie mit sich und scheint den Unterschied zwischen dem Gründer der Wissenschaft und dem Nachfolger zu übersehen. Aber thatsächlich bestreitet er Vesal die Gründung der Anatomie: allerdings hat er diesen nach Zwingers Zeugniss vor den Zuhörern Vater der Anatomie genannt,[8] jedoch

[1] Fall. Obs. anatt. p. 131a princeps anatomicus; p. 92b quem veluti miraculum aliquando admiror; divinus Vesalius p. 2b. 31. 34. 39.

[2] Fall. Obs. anatt. p. 222b Quoniam ita viam mihi stravit, ut ulterius licuerit progredi, quod nunquam certe hac ope destitutus facere potuissem.

[3] Fall. Obs. anatt. p. 6a.

[4] Fall. Obs. anatt. p. 222.

[5] Fall. Obs. anatt. p. 2.

[6] Cuneus Apol. 1564 p. 3 weist darauf hin dass Falloppio eigentlich nur bei den Hirnsinus für Galen eintrete (Fall. Obs. anatt. p. 134b s.).

[7] Fall. Obs. anatt. p. 4a uti Vesalius.. Galeni discipulus factus.. ita et ego in illius [Vesalii] schola (quia eius scripta diligenter legerim) versatus.. p. 134 divinus Vesalius, quem amo, atque uti praeceptorem colo; vgl. p. 138a. 181b. 191b. — Ueber Vesals Verhältniss zu Galen vgl. S. 108f.

[8] Oben S. 260,7; Th. Zwinger selbst hält Vesal für den Begründer der Anatomie; Theatrum vitae humanae 1571 III,2,235: Andreas Ves. Brux. ana-

in seinem Buche steht, Berengar von Carpi sei der unzweifelhafte Reformator der Anatomie, die alsdann Vesal vervollkommnet habe.[1]

Falloppius schrieb in einer Zeit wo es man möchte sagen Mode wurde die Belebung der Anatomie für Italien zu beanspruchen. Soweit ich sehe geschah es zuerst in den medizinischen Briefen des Nicolaus Massa: dieser gab sich selbst für den Erneurer der Wissenschaft aus. Soeben im Jahre 1558 war eine zweite vermehrte Auflage seiner Briefe erschienen.[2] Zwei Jahre später stellte der Kanonikus Bernardinus Scardeonius in Padua die unwahre Behauptung auf, Petrus Montagnana habe zuerst unübertreffliche anatomische Abbildungen geliefert und sei von Andern nachgeahmt worden.[3] Falloppios harmlos aussehendes, zwischen Schmeicheleien verstecktes Wort hat Vesals Ansehen nicht wenig und bis auf den heutigen Tag geschädigt (S. 42).

In wissenschaftlicher Beziehung bietet Falloppios Schrift ausser einigen weitschweifigen und spitzfindigen Abschnitten sehr zahlreiche

tomicarum administrationum commentariis editis, et antiquorum gloriam adaequavit, et recentioribus palmam praeripuit. Und Zwinger Methodus apodemica 1577 p. 33 Andreas Vesalius Bruxellensis, cui Anatomiae restitutionem debemus.. Zwinger lebte freilich in Basel, war Neffe Joh. Oporins und Kollege Felix Platers.

[1] Fall. Obs. anatt. p. 25 Haec [ossicula auditus] antiquis anatomicis.. ignota fuere, primusque, qui in lucem produxerit fuit Jacobus Carpensis, primus quoque procul omni dubio anatomicae artis, quam Vesalius postea perfecit, restaurator. — Wegen der Gehörknöchelchen S. 42,4. 54.

[2] S. 183,2.

[3] Bernardinus Scardeonius Historiae de urbis Patavii antiquitate et claris civibus patavinis libri tres [zuerst 1560] in Graevii Thesaur. antiq. et hist. Italiae VI, 1722, III, 241 extare vidimus opus perquam celebre, in quo [P. Montagnana] picturis et imaginibus interiora hominis ita in apertum produxit.. ut iam nihilo sane minus per haec ipsa sic efficta vere desecta artuatim animantium membra, ac patefacta, notiora esse ullatenus possint. Quod quidem opus medici omnes plurimi faciunt. De hac ipsa re plerique postea diffusius atque apertius, haec eadem et alia eiusmodi multa effinxerunt: huius tamen inventum fuisse comperio. Ein solches Werk von Montagnana kenne ich nicht. Vielleicht verwechselt Scardeone den Fasciculus Medicinae des Ketham von 1493 (S. 52) in welchem sich das Brustbild eines Mannes und dabei der Name Petrus de Montagnana findet (vgl. die Beschreibung bei Choulant Geschichte der anatom. Abbildung 1852 S. 19). — Man erinnre sich dass Columbus (1559) Schüler von J. A. Leonicus zu sein behauptete (S. 257). Eustachius (1564) stellt Vesal als Plünderer Berengars hin: s. weiterhin.

Beobachtungen, die mit vesalischer Sorgfalt, Ueberlegung und Unbefangenheit angestellt sind. Die Anatomie des Gehörorganes verdankt ihm eine Reihe wichtiger Entdeckungen.[1] Die von Vesal angegebenen Knöchelchen des Ligamentum stylohyoideum (S. 147), die Sechstheiligkeit des Os sacrum (S. 146) werden mit Recht als Ausnahme bezeichnet. Falloppio beschreibt genau den Musc. levator palpebrae und Musc. obliquus superior mit seiner Rolle,[2] er unterscheidet drei Muskelpaare des weichen Gaumens.[3] Dann verbessert er Vesal bezüglich des Umfanges der Vena jugularis interna[4] und in Betreff der Gehirnarterien, die nach Vesal in die Sinus ausmünden.[5] Falloppio kennt seit Jahren die Gefässe der Hirnsubstanz.[6] Auch für das Nervensystem wird manches Neue beigebracht: unter Anderm der Ursprung des Nervus trochlearis und sein Ende im Muscul. obliquus superior,[7] die Hals- und Lendenanschwellung des Rückenmarks.[8] Sehr bedeutende Fortschritte sind durch Falloppio in der Anatomie der weiblichen Geschlechtsorgane herbeigeführt worden: von ihm stammt der genaue Nachweis der Clitoris und ihrer Homologie mit dem Penis.[9] Gegen Vesal spricht er dem menschlichen Ei die Allantois ab.[10]

Begierig, alles Andre bei Seite legend, durchlief Vesal Falloppios Schrift; er verschlang sie förmlich, freudig bewegt darüber dass wahre Forschung Wurzel geschlagen und gerade in Padua, der Stätte seines frühern Wirkens Wurzel geschlagen hatte.[11] Schon am dritten Tage nach Empfang des Falloppischen Buches wirft Vesal seine Prüfung desselben hin;[12] er nennt seine Antwort einen

[1] Fall. Obs. anatt. p. 23ss.

[2] Fall. Obs. anatt. p. 66. Vgl. S. 257,7.

[3] Fall. Obs. anatt. p. 76.

[4] Fall. Obs. anatt. p. 121.

[5] Fall. Obs. anatt. p. 125.

[6] Fall. Obs. anatt. p. 134; vgl. Ingrassias S. 253 und Columbus De re anat. Lib. VII p. 185 (S. 257,7).

[7] Fall. Obs. anatt. p. 146s.

[8] Fall. Obs. anatt. p. 156 (vgl. C. Stephanus oben S. 212).

[9] Fall. Obs. anatt. p. 195. 197. 193 (gegenüber der Galenischen Homologie S. 28).

[10] Fall. Obs. anatt. p. 205. Vgl. Vesal 1555 oben S. 235.

[11] Fall. Ex. p. 1. 2.

[12] Andreae Vesalii, Anatomicarum Gabrielis Falloppii observationum examen. Venetiis 1564. — Fall. Ex. datirt Madritii, ex aula regia, 27. Decembris, anno 1561.

freundschaftlichen Brief und sagt man könne sie als Ergänzung oder Anhang zur Fabrica betrachten.[1] Den boshaften Bemerkungen Falloppios tritt er kurz und bestimmt entgegen. Vesal freut sich dass die Wissenschaft die er als junger Mann begründet habe, durch den unermüdlichen Eifer Falloppios vervollkommnet werde.[2] Er betont sodann von Neuem dass er nicht aus Galen, der Thiere zergliederte, die wahre Anatomie gewonnen habe sondern aus letztrer Galen habe verstehen lernen.[3] Vesal erklärt es für schmählich wenn man Galen durch Abänderungen des Textes zu retten suche.[4] Beiläufig macht Vesal für einzelne wichtige Kapitel seine Priorität geltend[5] und wundert sich wie oft Falloppio bei Kleinigkeiten verweile,[6] dagegen die grosse Frage vom Herzen (S. 233f.) mit Stillschweigen übergehe.[7] Es ist ihm unverständlich, dass dieser den Abschreiber Valverda als wirklichen Anatomen behandeln mag.[8]

[1] Fall. Ex. p. 2.. ne dicam veluti mei de Humani corporis fabrica operis appendicem..

[2] Fall. Ex. p. 1 totis viribus anatomen ab eo tempore, quo iam renata fuit, diligentissime tractas.. p. 2 Sic enim ex illa arena [schola Patavina].. artis nostrae ornamenta pullulare sentiam, illaque perfici videbo, quibus pro mea virili, ut tum ferebat aetas et iudicium, fundamenta non poenitenda ieci.

[3] Fall. Ex. 154.. probe semper memor, qui Galenus ex rerum cognitione — (vgl. S. 113, 3) — potius mihi ob tantam nimirum animalium, quae ipse secuit, ab homine differentiam, passim intelligendus fuerit, quam ex illius historia, veram hominis fabricam, adeoque res ipsas, assequerer.

[4] Fall. Ex. 86 Ne dicam, quam turpiter iam multi sese dederunt, indiesque se adhuc produnt, qui Galeni libros in uno aut altero verbo depravantes, illum meae sententiae adeoque humanae fabricae veritati, et sibi ipsi interdum volunt esse concordem. Es ist die Antwort auf Falloppio Obs. anatt. p. 2b (S. 262). Vgl. J. Sylvius und L. Fuchs S. 231. 252, 1.

[5] Gelenke, Muskelstruktur, Herz (unter Anderm Dicke des Septum): Fall. Ex. 10. 118. 155.

[6] Falloppios Nörgelei beim Foramen coecum: Fall. Ex. 30; bei der Cartilago cricoides: Fall. Ex. 35; bei den Wirbeln: Fall. Ex. 37; beim Sternum: Fall. Ex. 39 s.; beim Musc. pyramidalis: Fall. Ex. 63.

[7] Fall. Ex. 155 qui potuisti quaeso, illa paradoxa hic silentio praeterire, quae tam numerose in illo Capite meae anatomes occurrunt, quo cordis suarumve partium usum prosequor, illaque propono, quae in tuo literarum iucundo otio, ac in tanta doctissimorum antagonistarum copia, erant potius examinanda, quam illa, quorum occasione, multas tam parvi saepe momenti observationes accumulare tibi libuit?

[8] Fall. Ex. 73, 5. 6; bezieht sich auf Falloppius Observatt. anatt. 1561 p. 66b. 69ab. 78a. 79a. 90b. 103a. 104a. 105a.

Falloppios Angst vor Plagiatoren, sein geräuschvoll angekündigtes Werk über Anatomie und das Zaudern mit dem Drucke der Observationen berührt Vesal mit leiser Ironie.[1]

Es war ein gewagtes Unternehmen vom Studirzimmer aus eine Fülle von neuen Beobachtungen zu kritisiren. Mag man daraus Vesals Herrschaft über die Anatomie entnehmen und zur Entschuldigung sagen, dass ihm in Spanien, wo er nicht einmal einen Schädel bequem erlangen konnte,[2] keine andre Art des Antwortens offen stand: unleugbar vergieng sich Vesal gegen die eigne Methode welche zu Prüfung der Autoren am menschlichen Körper verpflichtet. Indem er sich auf sein Wissen verliess, unterschätzte er gleichzeitig den Gegner. So musste seine Kritik nothwendig irrthümlich werden. Kann er sich doch trotz vielen Worten nicht völlig zum Aufgeben des siebenten Augenmuskels entschliessen.[3] Er verwirft unbesehen die tiefen von Falloppio entdeckten Penisarterien,[4] sogar die Clitoris und ihre Homologie mit dem Penis, und hält an der verfehlten Parallele Galens fest.[5] Andrerseits mischt Falloppio Unrichtiges ein, und hier beharrt Vesal mit Rechte auf seinen frühern Erfahrungen.[6] Auch kommt er sich keineswegs unfehlbar vor: er gesteht, die sogenannte vierte Schädelform bloss der Theorie zu Liebe abgebildet zu haben.[7] Da und dort, wie bei der Auseinanderlösung der Pharynxmuskeln lobt er Falloppios Fleiss.[8] Was aber Vesals Uebereilung fast vergessen lässt, sind die neu von ihm mitgetheilten Thatsachen: Beobachtungen über fötale

[1] Fall. Ex. 2 .. quibus [familiaribus literis] ego, non obscuris certe titulis pollicitisque, et non levi metu, ne quis illa pro suis venditet, tandem abs te in lucem emissa, amice sum examinaturus.

[2] Vgl. oben S. 13,3.

[3] Fall. Ex. 50. 51; vgl. 126, 13. 160, 14. — Vgl. Columbus 1542/43 und 1559 S. 182. 257.

[4] Fall. Ex. 139s.

[5] Fall. Ex. 144. — Galens Parellele S. 264,9.

[6] Z. B. bei der Gallenblase: Fall. Ex. 123, Harnblase Fall. Ex. 126; den von Falloppio beschriebenen Nickhautmuskel des Ochsen stellt Vesal mit Rechte in Abrede Fall. Ex. 51. — Beiläufig die Bemerkung dass Falloppius Observ. anatt. p. 118b die Venenklappen leugnet. Vgl. S. 234f.

[7] Fall. Ex. 17s. (Thatsächlich ist die Figur in der Fabrica I, 5 nicht als schematische bezeichnet). — Wegen des sechstheiligen Sacrum S. 146 und wegen der Allantois S. 235.

[8] Fall. Ex. 55.

Verknöcherung,[1] über das knöcherne Gehörorgan,[2] den fötalen Kreislauf.[3] Nimmt man dazu die Unerschöpflichkeit seiner Gleichnisse,[4] die Schärfe des Urtheils und die Gewandtheit des Stiles: so erkennt man dass Vesal im Grunde derselbe geblieben ist; man darf glauben dass einzig der zweijährige Aufenthalt in Spanien, die zweijährige Enthaltung vom anatomischen Messer ihn straucheln liess.

Durch zufällige Hindernisse gelangte Vesals Antwort die er dem venetianischen Gesandten Paolo Tiepolo mitgegeben hatte, nicht mehr in Falloppios Hände. Als der Gesandte zu Hause eintraf, weilte Falloppio nicht mehr unter den Lebenden. Die Abhandlung blieb bei Tiepolo liegen und erschien erst im J. 1564.[5]

Hier sei noch des sehr heftigen Angriffes Erwähnung gethan, den Vesal im J. 1562 durch einen eingefleischten Galeniker Franciscus Puteus von Vercelli erfuhr.[6] Pozzis Buch enthält persönliche Beschimpfungen und stellt eine blosse Kompilation aus Galen dar. Einem solchem Gegner antwortete Vesal nicht. Gabriel Cuneus, der Anatome von Pavia übernahm Vesals Vertheidigung.[7] Seine Schrift ist eine Ehrenerklärung für Vesal und redet zugleich im Namen der oberitalischen Anatomen Petrus Martyr Tronus (S. 187) und Cananus (S. 208). Wissenschaftlich steht Cuneus' Schrift nicht wesentlich höher als die des Renatus Hener. Die Abhandlung erschien gleichzeitig mit Vesals Prüfung der Falloppischen Beobachtungen.

[1] Fall. Ex. 4 ss.

[2] Fall. Ex. 20 ss.

[3] Fall. Ex. 83. 90 ss. — Die vor dem Centrum des Auges gelagerte Linse: Fall. Ex. 162 (gegen früher: oben S. 153). Neue Methode der Sektion des Auges (Abtragung der Cornea): Fall. Ex. 161; frühre Methoden S. 84.

[4] Steigbügel mit Triangel verglichen Fall. Ex. 24; die Fimbriae der Tube Fall. Ex. 148 und vieles Andre.

[5] Fall. Ex. Vorwort des Verlegers. Falloppio starb im Oktober 1562 (S. 260,4), Tiepolo wird Ende 1562 zurückgekehrt sein; die Relation über eine dreijährige Gesandtschaftsperiode in Spanien datirt vom 19. Januar 1563 (Gachard Don Carlos et Philippe II p. 154. 152).

[6] Apologia in Anatome pro Galeno, contra Andream Vessalium Bruxellensem, Francisco Puteo Medico Vercellensi authore Venetiis 1562.

[7] Gabrielis Cunei Mediolanensis Apologiae Francisci Putei pro Galeno in anatome examen Venet. 1564. — Zu dieser Schrift vergleiche Anhang I Quellen der Vesalbiographie. — Cuneus S. 251 f.

Hofdienst 1562—1564. Konsilien. Ende.

So wenig Vesal bei den spanischen Aerzten in Gunsten stand,[1] sie konnten nicht hindern dass man ihm wenigstens im Auslande die Rettung des schwer erkrankten königlichen Prinzen zuschrieb. Don Carlos, Philipps II Sohn, auf den die freiheitdürstenden Niederländer grosse Hoffnungen setzten, hatte am 19. April 1562 in Alcalá de Henares durch Sturz von einer Treppe eine Verletzung am Hinterkopfe davongetragen.[2] Daraus entstand bei dem körperlich und geistig zurückgebliebenen Jüngling bedrohliches Wundfieber und eine auf das Gesicht übergreifende Zellgewebsentzündung die aber endlich in volle Genesung ausgieng. Während der Krankheit machten die Aerzte reichlichen Gebrauch vom Aderlasse; daneben kamen Purganzen, Syrupe und Bäder für Arme und Beine zur Verwendung.[3] Die Hauptsache scheint — soweit die gerade

[1] Vgl. S. 206,4 und das Folgende.

[2] Ausführliche Darstellung bei Gachard Don Carlos et Philipp II 1863. Ebenda p. 627ss. der offizielle bis zum 27. Mai reichende Bericht (aus dem Archiv von Simancas). Der Schlussbericht vom 21. Juli 1562, Relacion de lo succedido en la enfermedad del príncipe nuestro señor ist gedruckt in Papiers d'Etát du Cardinal de Granvelle VI, Paris 1846, 587ss. und wird hier dem Doktor Olivares, von Gachard jedoch dem Chirurgen Dionysius Daza Chacon (S. 219) zugeschrieben. In der Chirurgie des Letzteren (1609) findet sich nämlich derselbe Bericht, nur mit einigen Zusätzen versehen (abgedruckt bei Morejon Historia bibliográfica 3, 283ss.). Ich halte Gachards Annahme für unwahrscheinlich, da weit eher der Physicus als der Chirurgus mit einer so wichtigen Aufgabe betraut wurde. Vielmehr dürfte Daza den offiziellen Bericht des Olivares in seiner Chirurgie verwandt und ausgeschmückt haben. Besonders beachte man die Stelle: Don García de Toledo mandó llamarme á las dos de la noche; yo ví luego á S. A. y le allé con buena calentura. Hier schreibt Daza: Don García de Toledo mandó llamar al doctor Olivares.., el qual vió luego á su alteza, y le halló con buena calentura. — Zur völligen Klärung des Sachverhaltes fehlt mir Dazas Originalwerk.

[3] Laut dem ersten offiziellen Berichte. — Die Therapie erinnert lebhaft an die von Vesal angedeutete Schablone Ep. Ch. 1546 p. 39 qui [medici, vielleicht mit Beziehung auf die spanischen Leibärzte] nihil habent medicinae, praeter quaedam alvum lenientia pharmaca, et humores evacuationi praeparantes syrupos: ac demum, cum evacuantibus aliquot medicamentis, et nescio quibus unctionum et fotuum formulis, magnum supercilium, quo quae in morbis vena sit incidenda, ridicule contendunt.

hier unbestimmt lautenden offiziellen Berichte ersehen lassen — die gewesen zu sein dass durch mehrfache Einschnitte für Abfluss des Eiters gesorgt wurde. Ueber Vesals Antheil an der Behandlung wird Verschiedenes erzählt; jedenfalls kam er in Begleitung des Königs erst am eilften Tage der Krankheit aus Madrid herüber; nach Aussage des florentinischen Gesandten weil ihn die spanischen Kollegen nicht früher haben wollten.[1] Letztre dagegen geben an, Vesal habe unnöthiger Weise zur Trepanation gerathen,[2] während nach niederländischen Gewährsmännern auf Vesals Rath die Kopfgeschwulst und die geschwollenen Augenlider gespalten wurden.[3] Cardanus schreibt kurzweg, Vesal habe den Infanten dem Rachen des Todes entrissen.[4]

Dass sein ärztlicher Rath auch von Spaniern gesucht wurde, ergiebt sich aus einem Konsilium das er in den Weihnachtstagen

[1] Leonardo Nobili Brief an Cosmus I vom 1. Mai 1562 (bei Gachard l. c. p. 75. 78) chi non vede non può creder la poca prattica di questi cerujici.. E questi medici spagnoli hanno indugiato sino a ora a volere il Vesalio.. Der französische Gesandte Sébastien de l'Aubespine (S. 244) führt Vesals Ankunft und günstige Prognose an in einem Briefe vom 10. Mai 1562 bei Gachard p. 634 s.).

[2] So der Schlussbericht (S. 268, 2) und Daza. Im ersten offiziellen Berichte werden keine Namen genannt; auch die Trepanation wird hier nicht erwähnt.

[3] Charles de Tisnacq Brief an die Herzogin von Parma 22. Mai (Gachard p. 89): ce qu'a esté faict par le conseil du docteur Vezalius [Spaltung der untern Augenlider] qui avoit esté de cette opinion avec quelque suite, ores que les aultres avoient tenu le contraire, assavoir: que le pourquoy n'y éstoit.. — Hugo Blotius bei Schenck von Grafenberg Observatt. medicar. rarar. vol. I (1609) Lib. I p. 17: Itaque caput totum tuberis instar intumuit, et apoplectico similis puer aliquandiu iacuit. Tum demum Philippus, ut morituro extremum adesset filio, accersitus Andream Vesalium Bruxellensem secum adducit, quem Hispani in superficie tantum corporis versatum veri Medici appellatione indignum esse calumniabantur. Is in deplorato unicam spem in sectione pericranii sitam affirmans, data sibi potestate a Philippo, tuber decussatim aperuit, et pus foetidissimum sensim evacuavit. Rediit igitur ad se puer, tanquam e profundo somno excitatus, vitae restitutae beneficium Germano Medico se debere affirmans. (Danach M. Adam Vitae German. Medic. 1620 p. 132). — Daza spricht nicht vom Rathe Vesals.

[4] Hier. Cardanus Expositio Anath. Mundini Opp. Omnia 1663 X, 153 [Vesalius] Medicus Caesaris, Medicus Philippi Regis.., servato illi sua arte a morte evidenti Carolo unico eius filio, ita ut e faucibus orci vere rectus [ereptus?] dici posset..

des Jahres 1562 aufsetzte. Es ist das letzte auf uns gekommene Schriftstück Vesals. In diesem Aufsatze legt er seine Erfahrungen über die chirurgische Eröffnung der Brusthöhle bei traumatischem Empyem dar. Er hat zweifellos eine Menge solcher Konsilien verfasst.[1] Sie wurden an Kranke oder Aerzte gerichtet und besprachen die Heilmethode schwieriger Krankheitsfälle. Leider sind von den Konsilien Vesals nur sehr wenige vollständig oder stückweise vorhanden. Sie finden sich in verschiednen, nach Vesals Tode erschienenen Werken zerstreut[2] und wir verdanken ihre Rettung zum Theil dem blossen Zufall.[3] Desshalb gewähren sie auch kein ausreichendes Bild von Vesals Thätigkeit am Krankenbette. In dem ältesten Konsilium das er als Professor zu Padua im Jahre 1542 aufsetzte, bindet er sich fast ängstlich an die Vorschriften von Galen und Johann Manardus (S. 193) und mischt allerlei Spekulatives bei. Aus den spätern redet der erfahrene selbständige Praktiker, dem eine alle Einzelheiten des Heilapparates umfassende Kenntniss zu Gebote steht. Die Bereitung des Guajakdekoktes,[4] die Anlegung und Unterhaltung von Fontanellen werden eingehend beschrieben. Man erkennt den Anatomen und seine Methode, wenn er die Wirksamkeit einer am obern Ende des Unterschenkels angebrachten Fontanelle auf den unter dem Wadenbeinköpfchen verlaufenden Nerven zurückführt,[5] wenn er nur ungern und unter ausdrücklicher Verwahrung sich über Patienten äussert die er nicht gesehen hat.[6] Es bezeugt Muth und Liebe zur Chirurgie dass er schon als Professor sich zur Ausführung der Staaroperation bereit erklärt, falls kein geübter Okuliste zu finden sei.[7] Von allen auf uns gekommenen Konsilien steht unbedingt das letzte aus dem

[1] Schon im J. 1546 bewahrte Vesal Kopieen seiner Konsilien auf; Ep. Ch. 45: inter eas epistolas reponam, quas .. de quorundam implicatorum et peculiare quid sibi vendicantium affectuum curatione in consilii, ut vocamus, formam, aegris, aliisve medicis scribo, et nonnunqum inde excipiendas curo. — Unter die verlornen Konsilien gehört ein Skriptum über Empyemoperation: Ingrassias 1568 p. 98.

[2] Gesammelt im Anhange II. (Consil. Pfist. — S. 238,6 — ist Manuskript.)

[3] Consil. Montan., weil gerade Platz übrig war.

[4] Im Consil. XL. Scholz; Vermuthung über die Abfassungszeit S. 240,3.

[5] Consil. Garet.; vgl. Consil. Scholz.

[6] Consil. Montan.; Consil. Forest.

[7] Consil. Montan. p. 130 neque ipse administrationem obire usque adeo meis viribus diffiderem..

Jahre 1562 datirende am Höchsten, da es sich durchaus auf Thatsachen beschränkt, auf Anatomie und chirurgischer Thätigkeit beruht. Hier, bei der chirurgischen Behandlung des Empyemes erscheint Vesal in seiner ganzen Grösse. Ich wüsste nicht dass ihm ein Arzt vor dem achtzehnten Jahrhundert die Operation nachgemacht hätte. Denn die welche sich eingehend mit Chirurgie beschäftigten, überliessen das Messer Andern.[1] Wir fassen Veranlassung und Inhalt des Konsilium kurz zusammen.

Im Frühling des Jahres 1562 erhielt ein spanischer Grande — Don Carolus ab Aragona, Dux Terraenovae —, den Vesal am Hofe hatte schätzen lernen, beim Tournier in Palermo eine penetrirende Wunde der linken Brust und einen Bruch der fünften Rippe. Es blieb eine eiternde Thoraxfistel zurück. Ingrassias (S. 253), seit einiger Zeit Protomedicus von Sizilien, leitete die Behandlung und schrieb Mitte Dezember ein ausführliches Konsilium an den Bruder des Patienten, welches von den Söhnen des letztern Vesal vorgelegt wurde. Während Ingrassias die operative Behandlung durchaus verwirft, ist Vesal gerade umgekehrt für dieselbe eingenommen und würde sie auch in dem vorliegenden Falle angewandt haben. Im Interesse des Patienten theilt er dem befreundeten Kollegen zu Palermo die von ihm befolgte Methode mit.[2] Vesal pflegt bei hohem Sitze der Brustwunde sobald sich Schmerzen in der Zwerchfellgegend und grosse Athemnoth einstellen, der Ansammlung von Blut oder Eiter durch eine Gegenöffnung abzuhelfen. Hiezu führt er am obern Rande der zehnten Rippe hinten in der Gegend des Angulus einen bis auf den Knochen reichenden Schnitt, eröffnet vorsichtig die Brusthöhle und dringt mit dem Finger vor. In die

[1] Von der klassischen Empyemoperation soll schon Valescus (1418) ein Beispiel enthalten (laut Marcellus Donatus Lib. III c. 9). Jedenfalls ist Vesal der erste Medicus der sie mit eigener Hand und oft ausführte (Zeugniss für 1547 oben S. 219). Des Amatus Lusitanus Vorschlag der Operation gehört in das J. 1551, sein Leichenversuch auf 1547: Curat. medic. Cent. I. cur. 61. (Des Chirurgen Paré Angaben fallen später: bei Malgaigne Oeuvres de Paré I, 391s. II, 102. III, 684s.; vgl. oben S. 219,5). Heinrich Smet (Waltz in Virchows Archiv f. pathol. Anatomie 104, 391) hat die Operation im J. 1575 — vielleicht auf Vesals Konsilium bei Ingrassias 1568 hin — von einem Chirurgen ausführen lassen.

[2] Pro magni et illustr. Terraenovae Ducis fistula .. bei J. Ph. Ingrassias De purgatione per medicamentum 1568 p. 92ss. (Etwas gekürzt bei Jo. Schenck Observ. med. ed. 1665 Lib. II p. 254); abgedruckt im Anhange II.

Wunde wird alsdann ein Liniment gegeben. Der Schnitt könne keine wesentlichen Theile, weder das Zwerchfell noch die am untern Rande der neunten Rippe verlaufenden Gefässe verletzen.[1] Auch der Lunge drohe keine Gefahr da sie durch die in die Brusthöhle eingetretene Luft klein und schlaff geworden sei. In den seltenen Fällen, wo er auf eine Verwachsung mit der Lunge stosse, erreiche er seinen Zweck durch Vorschieben des Fingers bis ans Zwerchfell. — Dass sich diessmal äussre und innre Wunde nicht entsprechen, führt Vesal auf die beim Tournier erforderte Hebung der linken Schulter und dadurch bedingte Verschiebung der Weichtheile zurück. Die wechselnde Menge und Beschaffenheit des entleerten Eiters deute auf zwei Entzündungsherde, von denen der eine dem Rippfelle, der andre den Muskeln in der Nähe des Rippenbruches angehöre. Auf Eiteransammlung im untern Theile der Brusthöhle und erschwertem Eiterabflusse beruhe das Fieber und die schwere örtliche Störung. Zum Schlusse erwähnt Vesal vier Kranke bei welchen er in Madrid während der letzten Monate die Operation verrichtete, dreimal bei Stichverletzungen, einmal bei spontanem Empyem. Ein Fall der ersten Gruppe verlief tödtlich, die drei übrigen kamen zur Heilung. Einmal wo das Schulterblatt durchstochen worden war, bildete sich hinter demselben ein Abszess, dem ein besondrer Ausweg verschafft wurde.[2]

Vergleicht man mit dem vesalischen Konsilium die unbedeutenden Aeusserungen des Barth. Eustachius über den vorliegenden Fall,[3] und nimmt man die verwandten Konsilien des Montanus, Frisimelica und Montagnana hinzu,[4] so tritt Vesals Wissen, Ueberlegung und Muth um so glänzender hervor. Gewiss hat er noch andre damals wenig von den Chirurgen geübte Operationen vollzogen.

[1] S. 219,4.

[2] Ingassias nahm Vesals Rath mit einigen verbindlichen Worten für den Fürsten der Anatomen (S. 253) und den Vater der Anatomie entgegen; er äussert dass er wohl Vesal (S. 220), aber nicht einen unwissenden Chirurgen die Operation würde ausführen lassen (Antwort an Vesal Weihnachten 1563 bei Ingrassias l. c. 1568 p. 99; s. Anhang IV). Inzwischen hatte Ingrassias die Heilung durch Medikamente bewirkt; die Reinigung der Fistel geschah mit einem aus Faeces, Kinderharn u. A. gewonnenen Destillate (Ingrassias p. 91).

[3] Bei Ingrassias l. c. 1568 p. 5—7. 34—36.

[4] Vom J. 1545 (freilich gelten die Konsilien des Montanus für entstellt) in J. B. Montani Consultatt. medicae 1583 p. 968.

So viel ergiebt sich aus dem Sendschreiben an Falloppio, dass er mit der damals selten geübten Amputation der krebsig entarteten Brustdrüse vertraut war.[1]

Vergegenwärtigen wir uns zum Schlusse was Vesals ärztliche Thätigkeit so nutzbringend machte: es war seine Vertiefung in die pathologische Anatomie.[2] Noch die Abhandlung über Falloppios Beobachtungen enthält höchst zahlreiche darauf zielende Notizen. Vesal kennt aus einer Zergliederung die Bindegewebswucherungen des Penis die zur sogenannten Chorda Veranlassung geben.[3] Er hat Sektionen bei verschiednen Geisteskrankheiten vorgenommen.[4] Er weiss dass die Lunge weit häufiger Sitz langdauernder tödtlicher Krankheiten ist als die Leber oder irgend ein andres Organ.[5] Mehr als je betont er die Nothwendigkeit seines pathologisch-anatomischen Werkes.[6]

Falloppios Buch hatte ihn mit neuer Freudigkeit erfüllt. Sehnsüchtig blickt er nach Italien hinüber (S. 190); er hegt die Hoffnung noch einmal jenes unerschöpfliche Füllhorn, das wahre Buch des menschlichen Körpers oder den Menschen selbst durchforschen zu dürfen.[7]

Und wirklich finden wir Vesal im Frühling des Jahres 1564 zu Venedig. Er besuchte den Buchladen des Francesco Sanese, traf hier seinen alten Freund Augustinus Gadaldinus (S. 119), Andreas Marinus[8] und andre hervorragende Aerzte. Man kam auf seine Kritik Falloppios zu reden. Vesal wies deren Verbleib nach, und man wurde schlüssig dass Francesco dieselbe verlegen solle.

[1] Fall. Ex. 89 ut taceam, quam paucae seu propemodum nullae arteriae in mamillarum cancro affectarum ablatione, sanguinem profundunt. — Barthol. Cabrol, ein in Montpellier gebildeter Chirurge und Prosektor rühmt sich einer (nicht vor dem J. 1558 ausgeführten) Operation dieser Art: Observatt. variae obs. 32 ed Hanoviae 1654 p. 20.

[2] S. 200ff. 222ff.

[3] Fall. Ex. 139s.

[4] Fall. Ex. 123.

[5] Fall. Ex. 108s. — Thierkrankheiten: Fall. Ex. 88. 115. 129.

[6] Fall. Ex. 154; s. oben S. 200,3.

[7] Fall. Ex. 171 verum illum nostrum humani corporis librum, — [vgl. Fab. 1543 VI, 16 p. 600, 42] — hominemve ipsum, adhuc aliquando me perlustraturum spero. Quod autem is tum pro ingenti suo copiae cornu.. animadversione insuper dignum exhibebit, vicissim tibi in artis complementum, impartiar.

[8] Andreas Marinus Herausgeber und Kommentator des Mesue Venet. 1561 (laut Choulant Bücherkunde 356).

Vesal war damals, wie sein Verleger erwähnt, im Begriffe eine Reise nach Jerusalem zu unternehmen.[1] Von jener Reise ist Vesal nicht zurückgekehrt. Die Meldung seines Todes gelangte gegen Ende des Jahres nach Brüssel. Pierre Bordey,[2] Beamter am Hofe der Regentin der Niederlande schreibt am 4. Dezember dem Kardinal Granvella (S. 221), dass Vesal auf der Heimreise von Jerusalem in einer griechischen Stadt einem Katarrhe erlegen sei. Pilger hätten ihn bestattet und die Nachricht seiner in Brüssel wohnenden Wittwe überbracht. — Diess die ältesten Mittheilungen über Vesals Jerusalemfahrt und Ende. Alsbald entstanden weitläufige Erzählungen in denen Wahrheit und Dichtung auf unentwirrbare Weise verflochten ist. Wir unterscheiden die spanisch-französische, die spanisch-belgische und die italienische Darstellung, die von spätern Autoren in mannigfacher Weise verknüpft, ergänzt und umgestaltet worden sind.

Der spanisch-französischen Relation begegnen wir zuerst in einem vom 1. Januar 1565 datirten und an den Arzt Kaspar Peucer (S. 245) gerichteten Briefe des Hubertus Languetus. Languet hielt sich damals im Auftrage des Kurfürsten August von Sachsen in Paris auf. Er schreibt:[3] 'Man sagt, Vesal sei gestorben. Ohne Zweifel hast Du gehört dass er nach Jerusalem gereist war. Jene Reise hatte, wie man uns aus Spanien schrieb, einen sonderbaren Grund. Ein vornehmer Herr war seiner Behandlung anvertraut, dessen Krankheit ihm nicht klar zu liegen schien. Als er ihn gestorben wähnte, bat er die Verwandten um die Erlaubniss zur Sektion. Sie wurde gestattet; aber als er die Brusthöhle eröffnet hatte, fand er das Herz noch in Bewegung. Die Verwandten verklagten ihn nicht nur wegen Tödtung, sondern ver-

[1] Vorwort des Franc. Sanese zu Fall. Ex. dat. vom 24. Mai 1564: Quum And. Vesalius nuper hac Hierosolymam proficiscens, in taberna mea libraria ab Augustino Gadaldino et Andrea Marino aliisque quibusdam qui una casu convenerant praestantibus medicis salutaretur, illi ab ipso sunt percunctati, ne quid de suo anatomicarum Gabrielis Falloppii observationum examine factum esset.. Vgl. S. 267 und Anhang III Urkunde XIII.

[2] Papiers d'Etat du cardinal de Granvelle VIII (1850), 525: L'écuyer Pierre Bordey au cardinal de Granvelle. — Bruxelles 4 décembre 1564 .. On vient de l'assurer que Vésalius était mort d'un catarrhe, au retour de Jérusalem, en une ville non désignée de la Grèce 'et en a été advertie sa veuve (qui réside à Bruxelles) par aulcuns pelerins qui lui ont donné sépulture'..

[3] Zuerst gedruckt bei M. Adam Vitae Germanorum Medicorum 1620 p. 133.

klagten ihn auch bei der Inquisition wegen Gottlosigkeit, um eine strengere Bestrafung zu erwirken. Da die Tödtung feststand und bei einem so erfahrenen Arzte nicht leicht zu entschuldigen war, wollte ihn die Inquisition zum Tode verurtheilen. Nur mit Mühe konnte ihn der König durch sein Ansehen oder besser durch sein Bitten aus grosser Gefahr befreien. Endlich wurde er dem Könige und dem Hofe, der sich ebenfalls für ihn verwandte, unter der Bedingung herausgegeben dass er zur Sühnung des Verbrechens eine Reise nach Jerusalem und dem Berge Sinai unternehme.' — Wenig anders lautet der Bericht des Pariser Chirurgen Ambroise Paré (S. 250); nur dass er Vesal nicht nennt, sondern von einem grossen Anatomen in Spanien redet und statt eines Granden eine vornehme Dame setzt die in Folge von Suffocatio uteri scheintodt geworden war.[1] — Der Geschichte wurde bis in das neunzehnte Jahrhundert Glauben geschenkt.[2] Man bedachte zu wenig dass Vesal in Spanien schwerlich zu einer Zergliederung gelangte (S. 266); man stiess sich nicht im Geringsten an der Zergliederung eines Scheintodten.[3] Denn die Angst vor dem Scheintode währte so lange als das Ansehen Galens.[4] Der berühmte Morgagni liefert einen überzeugenden Beleg hiefür.[5] Nur einzelne bezweifelten die Erzählung;[6] erst Richerand leugnete ihre Möglichkeit.[7] — Mir

[1] Ambr. Paré (zuerst in der Schrift De la génération 1573) bei Malgaigne Oeuvres d'A. Paré 2, 755: Ainsi que de ce siecle est arrivé à un grand anatomiste, je dis grand et celebre, duquel les livres reparent aujourd'huy les estudes des hommes doctes, lequel estant pour lors resident en Espagne, fut mandé pour ouvrir une femme de maison qu'on estimoit estre morte par une suffocation de matrice. Le deuxieme coup de rasoir qu'il luy donna, commença la dite femme a se mouvoir u. s. w. (auch bei Burggraeve Etudes p. 38).

[2] Mit Bezug auf Paré Andr. Dudith bei Laur. Scholz Epistolae philos., medic.. volumen Francof. 1598 p. 39. 40. ep. XXX. XXXI; Parés Erzählung nach der lateinischen Uebersetzung bei Schenck von Grafenberg Obs. med. Lib. IV (ed. 1609 p. 707); Paré ausgeschmückt bei Jo. van Horne Microtechne (1668) ed. Lips. 1707 p. 473. Goelicke Histor. Anat. 1713 p. 72.

[3] Boerhaave und Albinus, A. von Haller halten die Erzählung für wahr.

[4] Galen. De loc. affect. Lib. VI c. 5.

[5] Morgagni De sedd. et causis Ep. XLV, 23 (vom J. 1709; die Sektion der an Suffocatio uteri Gestorbenen sollte 10 Stunden nach dem Tode gemacht werden. Santorini war beherzter als Morgagni).

[6] Rolfinck Diss. anatt. 1656 p. 32, vgl. p. 21; Lauth Hist. de l'Anatomie 1815 p. 530s.

[7] Biographie universelle 43 (1827), 254.

scheint als ob missverstandene oder böswillig ausgedeutete Stellen in Vesals Werken zu Grunde lägen: ich erinnre an die Sektion eines unter den Erscheinungen der Strangulatio uteri gestorbenen Mädchens (S. 203), an die Viertheilung in Padua, wo Vesal das noch klopfende Herz in eine Apotheke bringen liess;[1] ich vermuthe man habe ihm noch zu Lebzeiten Vivisektion am Menschen nachgeredet.[2]

Sehr verschieden erzählt der spanisch-belgische Bericht den Hergang der Dinge. Der Gewährsmann ist kein geringrer als der Botaniker Carolus Clusius der seine Notizen im Jahre 1565 am Hofe zu Madrid und zu Brüssel sammelte. Im Jahre 1607 theilte er sie dem Historiker Thuanus brieflich mit.[3] Nach Clusius konnte sich Vesal in Spanien nicht einleben. Gerne wäre er in die Heimat zurückgekehrt, wenn ihn der König hätte entlassen wollen. So verfiel er in eine Krankheit, von der er sich nur langsam erholte, und bat von Neuem um Entlassung, da er auf den Fall seiner Genesung eine Wallfahrt nach Jerusalem gelobt hatte. Der König gewährte ihm die Bitte. Vesal reiste im April mit Frau und Gepäck aus Spanien; in Cette trennten sie sich, indem seine Frau nach Belgien, er nach Venedig sich wandte. Am Hofe zu Madrid habe er belgischen Edelleuten Geld geliehen, das bei seiner Rückkehr von Jerusalem nebst hohem Zinse zurückgezahlt werden sollte. An der spanischen Grenze sei er lieber vierzehn Tage liegen geblieben statt die Zollbeamten mit einer mässigen Summe nachgiebig zu machen. Ueberhaupt sei Vesal sehr geizig gewesen. Auf der Rückfahrt von Jerusalem habe er zu wenig Nahrung mit-

[1] (S. 100) Fab. 1543 VI, 8 Viertheilung in Bologna; dann: Patavii huius aquae [pericardii] intuendae cupidi, pulsans adhuc cor cum pulmone reliquisque visceribus ilico atque exemptum erat, in proximam pharmacopolae officinam deferri curavimus, ac in involucro aquam nonnullam reperimus. Wohl nicht ohne Grund schiebt die Ed. 1555 hinter ilico atque die aufklärenden Worte ein: ex his quos vivos in quatuor partes dissecant, (exemptum erat).. Vergl. den nackten, 1555 bekleideten Mann des Titelblattes (S. 81,7); dann die Herzexperimente VS. 1539 p. 64; Fab. 1543 VI, 8. VII, 19 p. 661, 13ss. 662, 53ss.

[2] Um jene Zeit wurden auch andre Anatomen der Vivisektion am Menschen beschuldigt: s. Anhang XI.

[3] Thuanus ed. Londin. VII (1733), VI, 13. 16. Clusius will Einiges von Charles de Tisnacq (S. 269,3) damals Grosssiegelbewahrer am spanischen Hofe vernommen haben.

geführt und Mangel gelitten ohne es einzugestehen, bis ihm ein deutscher Edelmann aus der Verlegenheit half. Seine Kräfte waren geschwächt und er starb auf der Insel Zanthe, kurz nachdem man daselbst vor Anker gegangen war. Dort wurde er von seinen Reisegefährten bestattet. Seine Wittwe heirathete bald einen jungen Edelmann Namens Vandernoot. — So Clusius. Doch wer möchte an den Geiz Vesals glauben, der für seine Tafeln grossartige Geldopfer gebracht hatte und bis zuletzt die Geldgier der Aerzte, Plagiatoren und Verleger geisselte.[1] Immerhin fand die spanisch-belgische Erzählung Gläubige.[2] Reinerus Solenander[3] schreibt im Jahre 1566 ziemlich dasselbe, nur bezweifelt er das von Vesal abgelegte Gelübde, da dieser die Religion stets gering geachtet habe,[4] lässt die Trennung von der Frau durch ein Zerwürfniss und zu Marseille erfolgen und hat die Geschichte mit den Zollwächtern nicht. Als Gewährsmann für die Heimreise von Jerusalem führt er einen Nürnberger Kaufmann an.[5]

Völlig abweichend von den zwei vorigen lautet der italienische Bericht, den Petrus Bizarus im Jahre 1573 giebt.[6] Vesal sei im April 1564 mit dem venetianischen Truppenführer Jacopo Malatesta aus Rimini Vergnügens halber nach Cypern gereist und bald hernach vom venetianischen Senate als Nachfolger Falloppios nach Padua berufen worden. Auf der Rückreise wurde er durch einen Sturm nach Zanthe geworfen, wo er erkrankte und verlassen lag, weil ihn die Einwohner für pestkrank hielten. Ein venetianischer Goldschmied der zufällig am Ufer spazierte, entdeckte, pflegte und

[1] Fab. 1543 I, 39 p. 162; Brief an Oporin; praef. p. *2b, 31 s. Ep. Ch. 40. Fall. Ex. 73, 1. (S. 199. 255.)

[2] Thuanus hat sich in der 2. Ausgabe nicht von Clusius beeinflussen lassen; nur animi gratia ist in Hispaniae pertaesus abgeändert und die in Folge eines Gelübdes unternommene Jerusalemreise eingefügt. Thuanus folgt im Wesentlichen dem P. Bizarus.

[3] Solenanders (S. 190, 4) Brief vom Mai 1566, zuerst 1722 gedruckt in (Th. Crusius) Vergnügung müssiger Stunden XVIII, 483 ff.

[4] Religione non arbitror: eam enim semper nihil fecit. — Vgl. dagegen S. 179 und S. 74 f.

[5] Qui haec retulit Norimbergensis mercator, is una Venetiis cum Vesalio navim ingressus est... Auch Pantaleon Prosopogr. 1566 und Heldenbuch 1570 deutet Vesals Geiz an.

[6] P. Bizarus Pannonicum bellum sub Maximiliano II Rom. et Solymano Turcarum imperatoribus gestum Basil. 1573 p. 284.

beerdigte ihn. Bizarus selbst hat jenen Goldschmied gesprochen. — So poetisch und versöhnend Bizarus' Nachricht klingt und so viel Vertrauen ihr die ältern Biographen entgegenbrachten:[1] sie ist gleichwohl nicht besser begründet als die übrigen Relationen.

Keine unter ihnen wird von einem Augenzeugen erzählt; Niemand von den Berichterstattern hat Vesals letzte Reise mitgemacht. Der italienische Bericht weiss nicht einmal dass die Reise nach Jerusalem gieng, was doch hinlänglich gesichert ist. Auch die Berufung nach Padua lässt sich nicht erweisen: die Akten der Universität Padua enthalten Nichts davon. Einzig Das liesse sich anführen dass Falloppius' Stelle während mehrerer Jahre ungenügend besetzt war und erst nach Vesals Tod in feste Hände gelangte.[2] Es wäre zwecklos zu verfolgen wie sich weitre Einzelheiten in die Vesalbiographie eingebürgert haben. All diese Dinge sind zweifelhaft oder irrthümlich.[3] Das Wichtigste, das Motiv der Jerusalemreise ist und bleibt unaufgeklärt.

[1] Crusius, Thuanus, Miraeus, Castellanus, Melch. Adam.

[2] 1562 Francesco Lendenara, 1563/64 Prosper Borgarutius: Tomasin. Gymn. Patav. 302. 1565 wurde Fabricius ab Aquapendente berufen, s. Anhang III Urkunde XIV.

[3] Am Ehesten lässt sich glauben dass Vesals Tod auf Zante erfolgt sei. (Doch giebt Zwinger noch im J. 1571 Zara an). — Auf den Oktober (1564) setzt seinen Tod zuerst Pantaleon 1566; Idibus Octobr. findet sich zuerst bei Miraeus 1609. Letztrer bringt auch zuerst die (fehlerhafte) Grabschrift. (Nach ihm ist Fürer von Haimendorff 1621 interpolirt; vgl. oben S. 59,2). Nach Giov. Zuallardo Il devotissimo viaggio di Gierusalemme. In Roma 1595 p. 85 s. wäre die Grabschrift im J. 1571 von den Türken geraubt worden.

Vesal in der Nachwelt.

Vivitur ingenio. Vesal ist Begründer der Anatomie, seine Methode Vorbild echter Forschung. Wollte man Vesals Bedeutung für die Medizin darlegen, es würde eine Geschichte dieser Wissenschaft daraus entstehen. Die ganze Bedeutung Vesals wird freilich erst Der würdigen, der eine wahre Geschichte der modernen Kultur zu schreiben vermag. Dem Biographen Vesals erwächst die einfache Aufgabe zu zeigen wie die Nachwelt den Begründer der Anatomie beurtheilt und behandelt hat. Geschichte der Medizin kommt dabei nur soweit in Betracht als sie jene Beurtheilung und Behandlung erklären hilft. Thatsächlich zeigt sich Vesals Ansehen enge verbunden mit dem Gange der Anatomie: es sinkt mit ihrem Rückgange und steigt mit ihrem Aufschwunge.

Bis zum Jahre 1649.

Vergegenwärtigen wir uns den Zustand der Anatomie kurz vor Vesals Tode, um das Jahr 1561. Unter den heftigsten Widersprüchen hatte die neue Lehre sich Bahn gebrochen; sie war durch Vesal und seine zahlreichen Bearbeiter über die ganze ärztliche Welt verbreitet.[1] Einzelne Italiener hatten sie durch eigne

[1] Man vergl. ausser unsern Angaben Choulant Gesch. d. anat. Abbild.; Turner Gaz. hebdom. de Méd. et de Chir. 1878; Vanderhaeghen Bibl. belgica. — Ueber die Schicksale seiner Bilder wäre noch Vieles nachzutragen. Vesals Bilder gelangten sogar in mittelalterliche und klassische Schriften: in den Lanfrancus Venet. 1546 (laut Haller Bibl. anat. I, 143); in Galen (De ossibus Hafniae 1579: laut Haller Bibl. anat. I, 88). Vielleicht das Merkwürdigste ist

Arbeit bereichert. Von Padua und Pavia bis hinunter nach Neapel wurde sie von Männern vorgetragen die es nicht unter ihrer Würde hielten das Messer mit eigner Hand zu führen. Soeben hatte der wahre anatomische Unterricht auf deutschem Gebiete Eingang gefunden: in Basel vollzog Felix Plater (S. 129) seit dem Jahre 1559 öffentliche Anatomie.[1] Bis zum Jahre 1583 hatte er mehr als fünfzig Leichen zergliedert.[2] Nicht so weit war man in Frankreich gelangt: die Professoren in Montpellier — von Paris wird später die Rede sein — überliessen die anatomische Arbeit dem Chirurgen.[3] Immerhin verfügten jetzt die französischen Chirurgen über mehr Wissen als zu Vesals Studienzeit.[4] In Montpellier gelangten jährlich drei Leichen zur öffentlichen Anatomie;[5] der Professor Rondelet sezirte wenigstens Fische.[6]

Sehr bald traten Verhältnisse ein welche die junge Wissenschaft und zugleich Vesals Ansehen schädigten. Im Dezember des Jahres 1563 war aus dem Tridentinischen Konzil die römische Kirche neu gestärkt hervorgegangen und entfaltete nunmehr alle Energie zur Vernichtung der Lutherischen Reformation. Jetzt

die vesalische Uterusfigur im griechischen Texte des Moschion (vgl. Ausg. von Casp. Wolph 1566, Gynaecea von 1597 und Moschion von Dewez 1793). Choulant Gesch. d. anat. Abb. S. 1, Graphische Incunabeln S. XII hegt die sonderbare Meinung Vesal habe die Figur aus Moschion entlehnt.

[1] Thomas Platter und Felix Platter Ausg. von Boos S. 326. Anatomie des Jahres 1560 (die 15. Januarii: Notiz von Wurstisen nach gefälliger Mittheilung von Herrn Oberbibliothekar Sieber); 1563: Miescher Die medizinische Facultät in Basel 1860 S. 47; zwei im J. 1571: Miescher a. a. O.

[2] De corporis Humani structura et usu Felicis Plateri .. Libri III 1583 Dedic. (Hiebei sind wohl sämmtliche Privatsektionen, auch die von Plater in Montpellier zergliederten Leichen mitgezählt. Platers erste Privatsektion in Basel fällt auf das Jahr 1557: Observatt. Fel. Plateri Libri tres Basil. 1680 Lib. III p. 618. — Platers Skelett s. Anhang X.

[3] Für Montpellier um 1555 bezeugt durch Felix Plater Ausg. Fechter S. 153.

[4] Man erinnre sich an Ambr. Paré (S. 225. 250), Pierre Franco (Anhang X), Cabrol (S. 273,1).

[5] Drei Leichen berechnen sich aus Fel. Platers zum Theil ungedruckten Angaben; gegen Ende des 16. Jh. waren es jährlich vier, wenn man Dulaurent Hist. anat. (1600) Lib. I c. 9 glauben darf.

[6] Laut Clusius im Thuanus ed. Lond. 1733 VII, vi, 14. Hienach ist L. Joubert zu interpretiren (Opp. lat. 1599 II, 154): anatomen .. exercuit [Rondelet] dissectione propriis manibus facienda apprime delectatus.

kamen die Jesuiten zu unumschränkter Macht. In Italien griffen Inquisition und Bücherzensur mit rücksichtsloser Strenge ein.[1] Auf den dem Jesuitismus verfallenen Universitäten deutschen Gebietes wie Löwen,[2] Wien,[3] Prag[4] geschah für Anatomie vor dem achtzehnten Jahrhundert so viel als Nichts; einzig Löwen hat sich etwas früher aufgerafft. Im Lager der Protestanten übten theologische Zerwürfnisse einen ähnlichen, wenn auch nicht gleich verderblichen Einfluss. Ausser Basel zeigte im sechzehnten Jahrhundert bloss Wittenberg und Helmstädt Eifer für Anatomie.[5]

Noch verhängnissvoller wirkte die Entzweiung der Anatomen. Wir kennen die Stellung die Realdus Columbus und Falloppio Vesal gegenüber einnehmen. Ihnen reiht sich Bartholomäus Eustachius in Rom an. Seine Opuscula anatomica vom Jahre 1564[6] kennzeichnen ihn als vorzüglichen Beobachter und als heftigen Gegner Vesals. Im Vorworte erklärt er dass seine Vorbilder und

[1] In meinem Exemplare des lateinischen Galenus Venet. 1565 sind die ketzerischen Namen Erasmus, Melanchthon, Cornarius mit Tinte durchstrichen. — In einem botanischen Werke findet sich der Vermerk dass Cesalpin dasselbe lesen dürfe: Conceditur licentia D. Andreae Cisalpino artis medicae doctori tenendi et legendi hunc librum. Romae, die 15 Martii 1595 (laut Daremberg Histoire des sciences médicales II, 597 n. 4).

[2] Wo Vesal sezirt hatte: S. 74; vgl. S. 14f. Im Jahre 1557 wollte man in Löwen einen Professor der Medizin anstellen, der die Sektion des menschlichen Körpers verrichten könne: van Meerbeeck Recherches sur R. Dodoens p. 333 s.

[3] Wien bis zum J. 1536 oben S. 13f.; im J. 1555: s. Anhang VII unter Franc. Vesalius.

[4] S. 14,3. Die Anatomie des Jessenius im J. 1600 war eine Ausnahme; dann 1631? (Anhang XI am Ende).

[5] In Wittenberg lehrte Sal. Albertus (dessen Historia plerarunque partium humani corporis 1585); in Helmstädt Joh. Bokelius (dessen Anatome vel descriptio partium humani corporis mit Vorrede von 1585 sagt aus, dass in Helmstädt alljährlich zwei Leichen zergliedert würden). — In Tübingen (S. 14 und S. 227,3) ist öfter von menschlicher Anatomie die Rede; die erste sicher gestellte Zergliederung eines Menschen fällt auf das Jahr 1610 (Froriep Ueber die anatomischen Anstalten zu Tübingen 1811 S. 6). — Für Heidelberg finde ich im 16. Jahrhundert bloss die Anatomie Pigafettas (um 1574): Jo. Cratonis Consil. et Epist. medicin. Lib. V ed. 1655 p. 344; Lib. VI ed. 1671 p. 593.

[6] Bartholomaei Eustachii Sanctoseverinatis Medici ac Philosophi Opuscula anatomica. Venetiis 1564. (Libellus de dentibus trägt die Jahrzahl 1563). — Leider liegt die Biographie Eustachios im Argen.

Führer beim Erforschen der Wahrheit Hippocrates und Galen gewesen seien.[1] An einer andern Stelle versteigt er sich zu der Behauptung er wolle lieber mit Galen irren als von den Neuern die Wahrheit annehmen.[2] Sein ganzes Buch ist gegen Vesal gerichtet, der sich falschen Ruhm anmasse, der Berengar von Carpi geplündert habe.[3] Nirgend ein Wort der Anerkennung, geschweige des Dankes für Vesal, den Eustachio auf das Genauste kennt.[4] Nebenbei stichelt er auf Falloppio und Padua, das neue Athen.[5] Mit der Kampfesweise des Galenverehrers Jakob Sylvius will er freilich Nichts zu thun haben.[6] Man sagte ihm in Rom nach, er suche bei der öffentlichen Anatomie die Studirenden über Galen zu täuschen.[7] Der höchst fleissige Eustachius zeigt sich so unklar und verblendet dass er gleichzeitig sich als Beschützer der Alten benimmt und die neue Anatomie wesentlich fördert. Vielleicht darf es ein Glück genannt werden dass ein von ihm verheissenes kritisches Werk[8] nicht erschienen ist.

Das Aergste was der Anatomie widerfahren konnte, war der frühe Tod ihres Begründers. Jetzt durften buchhändlerische Spe-

[1] Eustachius Opusc. anatt. (Lectori): Tantum semper apud me valuit veterum scriptorum Authoritas; tantumque et studii, et operae, in veri inquisitione investigationeque ponendum esse existimavi; ut summos in re medica viros, qui vere principes eius facultatis authores, et habentur, et sunt; quos imitarer, et sequerer Hippocratem, et Galenum, Duces in primis delegerim..

[2] Opusc. anatt. p. 189: dubiis in rebus dissentire ab eo [Galeno] honeste non possumus. Sed magis expedire decereque putandum est, illo duce errare, quam his illisve magistris hodie erudiri, ne dicam cum eis vera sentire.

[3] Opusc. anatt. p. 153: Jacobus Carpensis chirurgus et anatomicus non ita contemnendus, quanquam eum ingratissimi quidam postquam expilarunt, ut ab omnibus parvifieret, anatomicorum foecem nominare non erubuerunt. (Vgl. Vesal S. 149 und Falloppio S. 263).

[4] Die Zitate allein würden diess beweisen. Eustachio zitirt Fab. 1543 bei der V. azygos, Fab. 1555 Opusc. anatt. p. 180; Ep. Ch. p. 312; Vesals Galenbearbeitung p. 294.

[5] Opusc. anatt. p. 155, 31.

[6] Opusc. anatt. p. 191, 24—27 (wegen der Länge der Unterschenkelknochen; oben S. 228); p. 270 (wegen der Veränderung des Menschengeschlechtes; oben S. 228. 230 und S. 249).

[7] Opusc. anatt. p. 165.

[8] (Opusc. anatt. Lectori) De Dissensionibus ac controversiis Anatomicis. Eine Probe daraus ist der Abschnitt über die V. azygos. — Von Eustachios Tabulae anatomicae wird später gehandelt. — Vesals Urtheil über Eustachius oben S. 257,7.

kulation, Galenismus, Neid und Lüge ohne jede Scheu auftreten.

Im Jahre 1568 gab Francesco Sanese, der Vesals letzte Schrift verlegt hatte (S. 273f.), die Fabrica in kleinerm Formate und mit verkleinerten Abbildungen heraus und glaubte damit ein gutes Werk zu verrichten.[1] Im gleichen Jahre förderte Prosper Borgarucci die gefälschte Chirurgie Vesals zu Tage.[2] Es folgten die Angriffe von Jo. Caius Britannus und Jo. Guinterius: jener verdächtigte Vesals Arbeit am lateinischen Galen und setzte Vesals Anatomie herunter;[3] dieser, der greise Jo. Guinterius stellt sich an, als hätte Vesal bei ihm Anatomie gelernt.[4] Guinterius gesteht jetzt zu dass Galen mehr Thiere als Menschen zergliedert habe, versichert aber Galens Unfehlbarkeit in der praktischen Medizin.[5]

Die überaus wichtige Professur der Anatomie in Padua hatte Fabricius ab Aquapendente, ein Schüler Falloppios, seit dem Jahre 1565 und für eine lange Reihe von Jahren inne.[6] In seiner ersten Publikation hält er Vesal ein förmliches Sündenregister vor,[7] und

[1] A. Vesalii De Humani corporis fabrica Libri septem. Venetiis, Apud Franciscum Franciscium Senensem, et Joannem Criegher Germanum. 1568. Dedic. nunc autem [Vesalii volumen] a me ex vasta illa mole in angustiorem typum est redactum studiosorum gratia, eorum praesertim quibus res domi est angustior.

[2] Andreae Vessalii .. Chirurgia magna. Venetiis 1568. Den Nachweis der Fälschung siehe im Anhang I, I, B.

[3] Jo. Caii Britanni De libris propriis [1570] ed. Lond. 1729 p. 141. 144. 150. 151 s. 153 s. (Einiges daraus ist früher S. 110. 110,3. 152. 152,6 mitgetheilt worden).

[4] (Wegen Guinterius' Anatomie vgl. oben S. 67. 71 f. 124. 149 f. 216). Joannis Guintherii De medicina veteri et nova Basil. 1571. Comment. I. Dial. 4. p. 91: .. Hanc nos quoque docendi rationem olim Lutetiae ante annos triginta in anatome celebranda observavimus. Deinde cum alii, tum Andreas Vesalius, qui antea mihi medicinam publice profitenti operam dabat, et post hunc Realdus Cremonensis .. imitati sunt. (Guinterius war um das Jahr 1539 nach Strassburg übergesiedelt; ihm gilt der Gruss in Vesals Briefe an Sturm Anhang II).

[5] Jo. Guinterii De medicina veteri et nova I dial. 5 p. 261. — (Das Umgekehrte hatte J. Sylvius behauptet: oben S. 196 f.)

[6] Anhang III Urkunde XIV (oben S. 278,2).

[7] Hier. Fabricii ac Aquapendente De Larynge vocis instrumento [1600] Dedic. (nach Albins Ausg. 1738) .. omnis illa oratio tam uber et copiosa, contra unum pene Galenum videtur esse suscepta atque instituta. Quem virum et ingenio praestantissimo, et variarum rerum scientia admirabilem ..

rühmt nicht bloss Galen, sondern noch mehr sich selbst. Gegenüber den acht und vierzig mässiggrossen Figuren Vesals spricht er von mehr als dreihundert eignen und viel vorzüglichern Foliodoppeltafeln, deren Ausgabe von aller Welt sehnlichst gewünscht werde.[1] — Was wohl Fabricius unter jenen achtundvierzig Figuren meint? jedenfalls nicht die Originalbilder Vesals. Seine eignen dreihundert Doppeltafeln sind unveröffentlicht geblieben. Mangel an Fleiss kann man diesem Anatomen wenigstens in seiner frühern Zeit nicht nachweisen.[2] Aber eine gewisse Gleichgiltigkeit gegen den anatomischen Unterricht bedeutet es, dass unter Fabricius (1607) wie in der vorvesalischen Zeit Mundinus der öffentlichen Anatomie zu Grunde gelegt wurde.[3]

In Rom stand es schon zwei Dezennien nach Eustachius sehr schlimm um die Anatomie. Archangelo Piccolhomini (1586)[4] fährt über Vesal los und droht mit dem Nachweise dass dieser alles Gute aus den Alten gestohlen, alles Falsche selbst hinzugethan habe.[5]

tam facile reprehendi, multi non ferunt; praesertim cum id fieri sine causa saepenumero animadvertant.. (weitre Proben daraus in Anm. 1 und S. 152,7). — Seine Beschreibung der Venenklappen S. 235.

[1] H. Fabr. ab Aquap. ebenda: octo solum et quadraginta dedit Vesalius, easque non valde magnas: nos vero amplius trecentas, atque eas in macrocolo. Quid, quod nostrae figurae qualitate ac perfectione longe praestantiores? .. Omnes autem tabulas voluimus esse geminas; alteras coloratas, non coloratas alteras.. id [opus] nimium jam diu ab omnibus ferme nationibus.. exspectatum, expetitum, efflagitatum..

[2] Drei Leichen bei der Anatomie von 1579: Chr. Schilling in Jo. Cratonis Consil. et Epist. medicin. Lib. VI ep. 36 (Francof. 1671). Sieben Kadaver im Lauf von zwei Jahren (um 1578) bezeugt Kasp. Bauhin De corporis humani partibus externis Basil. 1588 p. A4b. Bei der Anatomie von 1576 kam auch ein trächtiges Schaf zur Sektion, die Anatomie dauerte zwanzig Tage und gegen Ende waren die Lehrer erschlafft: P. Monau in Cratonis Consil. et Epist. medicin. 1671 p. 343.

[3] Statuta Gymn. Patav. von 1607 Lib. II Rub. 27 p. 90 laut Corradi Reale Istituto Lombardo di Scienze e Lettere. Rendiconti. Serie II Volume VI (1873) p. 861.

[4] Anatomicae Praelectiones Archangeli Piccolhomini Ferrariensis ... Romae 1586.

[5] Piccolhomini Lib. IV lectio 3 p. 207: Si mihi aliquando per otium licebit, luculenter commonstrabo quaecunque bona scribuntur a Vessalio in illo volumine, omnia ex Hippocrate, Aristotele, Galeno, aliisque antiquioribus, esse transcripta, horum virorum, nulla prorsus facta mentione: Quaecunque vero falsa, ab eodem scribuntur, quae quamplurima sunt, ex suo furibundo Marte prodiisse.

Aber Piccolhomini kennt Vesals Werke gar nicht,[1] sein anatomisches Wissen ist höchst oberflächlich,[2] die wenigen Abbildungen in seinem Werke erscheinen roh und unwahr. Die Handarbeit und Demonstration bei der öffentlichen Anatomie überlässt Piccolhomini seinem Prosektor Biondinus.[3] Nichtsdestoweniger erhebt er sein eignes Buch über alle andern.[4]

Höchst bemerkenswerth finde ich wie frühre Anhänger Vesals im Laufe der Zeit sich ändern. Johann Philipp Ingrassias, der einst Vesal als Fürsten der Anatomen, als Vater der Anatomie bezeichnet hatte, freilich gleichzeitig Beschützer Galens sein wollte,[5] stellt sich in der nachgelassnen Schrift über Osteologie[6] als Parteigänger Galens dar. Zwar habe dieser, sagt Ingrassias, die Anatomie des Affen auf den Menschen übertragen, aber er dürfe nicht verspottet, müsse vielmehr gegen die allzukühnen Verleumder vertheidigt werden.[7] Ingrassias greift Vesal vielfach, mitunter auf das Heftigste an. Ueber die sieben Knochen, welche Galen dem Sternum zuschreibt, kommt er damit hinweg, dass er das fötale

[1] Piccolhomini (l. c. Lectori) redet von Valverdas Figuren (die doch aus Vesal stammen S. 254). — Vesals Fabrica erwähne der fötalen Gefässverbindungen nicht; Vesal sei in der Zergliederung des Fötus träge und unwissend gewesen. Aber Vesals Fall. Ex. (S. 267) setzt die Sache ausführlich auseinander.

[2] Beispiel: De Sterno Lib. VIII lect. 8 p. 371 (das Brustbein bestehe aus vier Knochen und der Cartilago ensiformis).

[3] Piccolhomini l. c. Lectori: Quae.., quum inter docendum verbis a me explicarentur, nonnullis incredibilia putabantur. At vero, quum Leonardus Biondinus noster diligentissimus rei anatomicae incisor, et ostensor, palam et evidentissime oculis omnium commonstraret, ... haec sensuum fide et testimonio stabilita et confirmata, utrisque brachiis omnes sunt amplexati et admirati..

[4] Piccolhomini l. c. Lectori .. sed dicimus, si legendo accurate, nostra cum aliorum scriptis conferantur, nullo negotio quisque exploratum habebit quantum facilitatis, perspicuitatis, splendoris, ordinis atque inventionis, rei anatomicae attulerimus ..

[5] Ingrassias 1553 S. 253; 1563 (1568) im Briefe an Vesal (S. 272, 2): Anhang IV.

[6] Joan. Philippi Ingrassiae .. In Galeni Librum de Ossibus doctissima et expectatissima commentaria. Panormi 1603.

[7] Ingrassias auditoribus: Nostra enim intentio semper fuit, in quibus omnibus veteres defendere interpretando, elucidare atque excusare possimus, eos defendamus .. ac tandem pro viribus omnino a nimium liberis, audacibusque detractoribus liberemus ..

Brustbein zu Grunde legt.[1] Er schreibt hier den Falloppio aus,[2] der beim Fötus acht Stücke annimmt und aus diesen einen einfachen Knochen hervorgehn lässt. Indem Ingrassias mit Falloppio die senile Synostose als reguläre Form des Brustbeines bezeichnet, verleugnet er die Natur und die naturgemässe Darstellung Vesals (S. 139). Seiner Abhandlung hat Ingrassias zahlreiche Figuren der Fabrica in Valverdischer Depravation (S. 254) beigegeben.

Kaspar Bauhinus, der Schützling und vieljährige Kollege Felix Platers, vollzog in Basel vom J. 1581 bis 1592 sieben öffentliche Anatomieen.[3] Sein erstes Kompendium der Anatomie vom J. 1590 führt denselben Namen wie Vesals Hauptwerk, De corporis humani fabrica, ist mit fortlaufenden Hinweisen auf die Tafeln Vesals versehen und hebt diese Einrichtung schon auf dem Titelblatte hervor.[4] Unter den litterarischen Quellen wird Vesal an erster Stelle genannt.

Sieben Jahre später zeigt sich Bauhin von einer neuen Seite. In der Vorrede des umgearbeiteten Werkleins[5] kehrt er sich gegen die Galeniker die mit Unrecht aussetzen dass viele seiner Angaben nicht in Galen ständen. Thatsächlich werde er Galen mit aller Kraft gegen die vielfachen Verleumdungen schützen.[6] Selbst seine

[1] Ingrassias p. 189 .. Sunt enim octo in principiis sterni ossa, deinceps vero, dum aliqua invicem coalescunt, usque adeo paucificantur, ut in unum saepenumero tandem reducantur ..

[2] G. Falloppii Observationes anatomicae Venet. 1561 p. 50bs. (Eine genauere Darstellung der Brustbeinentwicklung hätte Ingrassias bei Eustachius Opuscula anatomica 1564 p. 200s. finden können).

[3] (Ausserdem — 1587? — eine Anatomie am Hunde.) Nach dem Dekanatsbuche der mediz. Fakultät (J. W. Hess Beitr. z. vaterländ. Geschichte Basel VII, 134ff.) und nach Angaben in Bauhins Werken. (Die Bibliographie Bauhins ist noch zu machen.)

[4] Caspari Bauhini Basil. Medici et Profess. De Corporis humani fabrica: Libri IIII. Methodo Anatomica in praelectionibus pub. proposita: ad And. Vesalii Tabulas instituta: sectionibusque publicis et privatis, comprobata .. Basileae (1590).

[5] Anatomica Corporis virilis et muliebris historia Caspari Bauhini D. Anato. Botanic. Basileens. ord... Lugduni 1597.

[6] Anatomica historia 1597 Vorrede: Non desunt tamen viri et docti et ingeniosi, qui .. multa ex nostris (etsi revera Galenica sint) reprehendant, sinistre interpretentur, non sane aliis rationibus, quam quod Galenus non dixerit .. Patebit enim liquido, nos totos esse in vindicando praesertim Galeno a multorum calumniis, ut ex universali nostra historia plenius colligere erit ..

eigne Entdeckung, die Darmklappe, scheint ihm jetzt Galen anzugehören. Am Rande des Textes treten reichlich die Namen Galen, Aristoteles und Hippocrates auf; Vesals wird auf dem Titel und in der Vorrede nicht mehr, in dem Texte so wenig als möglich gedacht. Das Brustbein schildert Bauhin fast genau mit den Worten Galens, doch schiebt er die entscheidende Berichtigung Vesals ein.[1] — Ist Bauhins Gebahren ein bloss äusserliches Zugeständniss an den Galenismus? Nicht doch; in der Sache selbst wird Bauhin lässig. Er behauptet unter Anderm, das Gehirn studire man besser am Kalbe als am Menschen.[2] Während der Jahre 1592 bis 1614 hat er nur sieben öffentliche Anatomieen verrichtet.

Das Theatrum anatomicum,[3] sein grosses Handbuch vom J. 1605 behandelt Galen noch freundlicher, Vesal noch abschätziger als die frühre Schrift. Galen wird vorzugsweise an die Spitze der Kapitel gestellt, während Vesal mit den Modernen in die Randbemerkungen verwiesen ist. Hippocrates, Aristoteles und Galen nennt Bauhin die gemeinsamen Lehrer, aus welchen die neuern Klassiker geschöpft hätten.[4] Das Register führt die Stellen an wo Galen geschützt und wo Vesal angegriffen oder widerlegt wird. Noch die letzte Seite ist mit einem Motto aus Galen bedruckt. Unter den einhunderteinunddreissig Tafeln der Appendix zähle ich siebenundneunzig, die ganz oder theilweise aus Vesal stammen. Manche davon sind abgeleiteten Quellen entlehnt, verändert und kaum noch als vesalische erkennbar.[5]

[1] Anatomica historia 1597 p. 86: Sternum seu os pectoris .. licet unum appareat os, at membranis derasis plura esse apparet. Nam in adultioribus ex tribus, in pueris ex septem ossibus .. constat. — Galen. Anatt. admin. VIII, 1 Pectoris os, unum quidem os apparet..: membranis autem derasis, quod et plura ossa sint .. palam innotescit.

[2] Anat. historia 1597 p. 136: Caput ergo humanum,.. vel etiam vituli caput, recentissimum (cum in eo non minus quam in humano, imo melius, omnibus pene Cerebri partibus maioribus, conspiciuntur omnia) accipias ..

[3] Mir liegt vor: Theatrum anatomicum. 8. 1314 pp. und Index. (Epist. dedicat. datirt prid. kal. Aug. 1605. Basileae). Angebunden: Appendix ad Theatrum anatomicum Caspari Bauhini: sive Explicatio Characterum omnium, qui figuris totius Operis additi fuere .. Francofurti Excudebat Matthaeus Becker impensis Jo. Theo' et Jo. Israel de Bry frat. 1600 (auf der Rückseite des Titelblattes Bauhins Porträt mit der Jahrzahl 1605). 8. 197pp.

[4] Theatrum anatomicum p. 1281.

[5] Vgl. die Bemerkungen S. 157,2 und S. 166.

Den Verkleinerern Vesals stand freilich eine weit grössre Zahl seiner Verehrer gegenüber. Unter den Italienern zollen ihm Vidus Vidius,[1] Leonardus Botallus,[2] Julius Caesar Arantius,[3] Marcellus Donatus,[4] Julius Casserius,[5] unter den Deutschen zollen ihm Jo. Wierus,[6] Theodor Zwinger,[7] Volcher Coiter,[8] Felix Plater,[9] Joh. Böckel,[10] Bruno Seidel[11] Anerkennung, einige wie Aranzio und Seidel spenden ihm begeistertes Lob. In Venedig erschien noch einmal Vesals Fabrica,[12] in Deutschland seine Kritik Falloppios.[13] Allein man berücksichtige dass die Mehrzahl dieser Kundgebungen noch dem sechzehnten Jahrhundert angehört und dass die vesalisch gesinnten Anatomen weit überstrahlt wurden vom Ruhme

[1] Vidi Vidii Florentini De anatome corporis humani libri VII.. Venetiis 1611 Lib. I c. 2. (Das Werk scheint nach einer Bemerkung Lib. I c. 5 zu Lebzeiten Falloppios geschrieben, wenigstens begonnen zu sein.)

[2] Leonardi Botalli Astensis Commentarioli duo . . Lugduni 1565. (Er beschreibt hier das Foramen ovale von dem Vesal Fall. Ex. handelt) p. 181 s.

[3] Julii Caesaris Arantii Bononiensis . . De humano foetu liber. Tertio editus.. Eiusdem Anatomicarum observationum liber ac de tumoribus . . liber. Nunc primum editi. Venetiis 1587. Anatt. observ. c. 19 p. 67; c. 38 p. 103 s.

[4] De medica Historia mirabili Libri sex .. Marcello Donato .. Authore. 1588. Venetiis Lib. II c. 11; IV c. 9; VI c. 2.

[5] Julii Casserii Placentini De vocis auditusque organis historia anatomica Ferrariae (1601) Lib. I c. 5. — Vgl. ausserdem Jo. Argenterius Opera Hanoviae 1610 Ad Lectores.

[6] Jo. Wieri Medicar. Observationum Lib. I Basil. 1567 p. 96.

[7] Th. Zwinger Theatrum vitae humanae 1571 und Methodus apodemica 1577: u. A. oben S. 263,1.

[8] Externarum et internarum principalium humani corporis partium tabulae,.. Autore Volchero Coiter Frisio .. Noribergae 1573 Introductio cap. 6.

[9] F. Plater in seiner Anatomie 1583. Vgl. die Skelettinschrift im Anhang X.

[10] Joh. Bokelius, Anatome vel descriptio partium humani corporis Helmstadii 1588 (Anrede an den Leser vom J. 1585). Vgl. S. 281,5.

[11] Brunonis Seidelii Commentarius didascalicus Hanoviae 1594 p. 33; vgl. S. 237 f. und Anhang V. — Von Deutschen sind noch zu erwähnen P. Monau (1576) in Cratonis Consil. et Epist. medicin. Lib. V ed. 1655 p. 343; Fabricius von Hilden De gangraena (vgl. Anhang I, 1, B) und Vom Nutzen der Anatomey 1624; Schenck von Grafenberg oben S. 224,1; überdiess Casp. Bartholin Anatt. Institutt. [1611?] Praef. und Lib. I c. 31.

[12] Wiederholung der Fabrica von 1568 (S. 283) durch Fabius Paulinus 1604 (Anhang V).

[13] Fall. Ex. in Jessenius' Ausgabe Hanoviae 1609 (mir unbekannt geblieben).

zweier Bekenner Galens, des Fabricius von Aquapendente und des Kaspar Bauhin. Zu Anfang des siebenzehnten Jahrhunderts beherrschte jener die italienische, dieser die deutsche Anatomie.

Inzwischen hatte die Zergliederungskunst eine Pflegestätte in den Niederlanden gefunden. In Leyden war zum Andenken an die Befreiung vom spanischen Joche im Jahre 1575 eine Universität gestiftet worden. Unter den ersten Professoren[1] befanden sich Petrus Forestus,[2] Rembertus Dodonaeus[3] und Jo. Heurnius, sämmtlich Vesalianer. Heurnius, ein Schüler von Gabriel Cuneus in Pavia wird als derjenige bezeichnet der zuerst an der jungen Universität Anatomie mit eigner Hand verrichtet habe.[4] Eifriger Betrieb trat mit dem J. 1592 ein, als Peter Paaw die ordentliche Professur der Anatomie und Botanik übernahm. Im Verlaufe von zweiundzwanzig Jahren zergliederte derselbe öffentlich sechzig menschliche Leichen. Er brachte das anatomische Theater zu Stande und sammelte zahlreiche Skelette und getrocknete Weichtheile.[5] Paaw ist der Begründer der einflussreichen Leydner Schule geworden. Das sinkende Ansehen Vesals gieng ihm wie keinem Andern zu Herzen. Im Jahre 1616 bei der Neuausgabe der Epitome[6] verlieh er seinem Schmerze unumwundnen Ausdruck. Die Italiener, sagt er,[7] hätten es nicht ertragen können, von einem Deutschen auf ihrem eigensten Gebiete überholt zu sein. So habe sich

[1] Zum Folgenden: Album Studiosorum Academiae Lugduno Batavae Hagae Comitum 1875 p. XXVI.

[2] S. 119. 242; ein von Forestus aufbewahrtes Konsilium Vesals im Anhang II.

[3] Vgl. S. 240,3. 238,3.

[4] M. Adam Vitae Germanor. Medicor. 1620 p. 370. 372: primusque in Academia Leydensi propria manu anatomiam administravit, efflagitantibus id studiosis cum insolens hoc exercitium patriae eo tempore esset.

[5] M. Adam Vitae Germanor. Medicor. 1620 p. 432. Jo. Meursi Athenae Batavae Lugd. Bat. 1625 p. 34s. (mit Abbildung des anatomischen Theaters; eine andre in Paaws Ausgabe von Vesals Epitome 1616. Vgl. oben S. 17,3).

[6] Andreae Vesalii Bruxellensis Epitome anatomica. Opus redivivum. Lugd. Bat. 1616.

[7] P. Paaw in Vesals Epitome 1616 Lectori benevolo: .. Principis imo Anatomicorum titulum ipsi [Vesalio] conferente totius humani generis consensu. Solis exceptis Italis, qui se ab homine Transalpino superatos in studio quo ipsi prae ceteris mortalibus perdiu excellere credebantur indignati, ingenuam admirationem in invidiam verterunt, et quem favore suo prosequi debebant, eum non sunt veriti privatim publiceque suggillare ...

ihre Bewunderung in Neid und Verleumdung verwandelt. Selbst diesseits der Alpen sei bei der Jugend das Andenken Vesals durch Columbus verdrängt worden.[1] Desshalb ziehe er die Epitome aus ihrer unverdienten Vergessenheit hervor und füge, um sie nützlich zu machen, einen Kommentar bei. So enthalte das Buch die Quintessenz der vesalischen und seiner eignen Anatomie.

Paaws Beginnen war ein verfehltes. Als wenn die Epitome die Wissenschaft Vesals umschlösse! Paaw verstiess gegen Vesals nachdrücklich geäusserte Absicht (S. 134), und mit dessen Figuren verfuhr er durchaus willkürlich. Mit dem Opus redivivum ist Paaw unter die Kompilatoren Vesals gegangen.[2]

Mehr noch als in Italien und Deutschland hatte die Anatomie in Frankreich gelitten. Der freiern Richtung des Ambroise Paré (S. 250) waren bloss einige Chirurgen, ein Jacques Guillemeau,[3] ein Barthol. Cabrol gefolgt, während die Physici von Paris und Montpellier um die Wende des sechzehnten Jahrhunderts eine entschieden galenische und antivesalische Gesinnung bekundeten. Bezeichnend dafür ist André Dulaurents anatomisches Werk.[4] Der Verfasser, in Paris gebildet,[5] später Professor in Montpellier, liess als königlicher Leibarzt seine Historia anatomica erscheinen.[6] Er vertheidigt darin Galen gegen die Angriffe der Neuern. Galen habe, so heisst es bei Dulaurent, sowohl Thiere als Menschen zergliedert, doch habe er nicht Alles gewusst und widerspreche sich. Unter den Neuern sei Vesal der bedeutendste, doch werde er von Vielen getadelt, weil er fast Alles aus Galen abgeschrieben habe und letzterm auf boshafte Weise entgegentrete. Vesal habe wie Herophilus, Erasistratus und Berengar von Carpi lebendige Menschen

[1] Columbus war durch Posthius zu Frankfurt 1593 herausgegeben worden (wegen weitrer Ausgaben vgl. Haller Biblioth. anat. I, 215).

[2] Paaw meint Vesals Epitome sei im J. 1542 erschienen. Hiegegen S. 130, 3.

[3] Tables anatomiques avec les pourtraicts .. par Jac. Guillemeau d'Orléans, chirurgien du Roy et Juré à Paris. A Paris 1586. Guillemeaus Kritiklosigkeit ergiebt sich aus der Vorrede. Die Figuren sind mit Ausnahme von vieren vesalischen Ursprunges.

[4] Andreas Laurentius Historia anatomica humani corporis Francof. s. a. (Vorrede von 1599). — Die frühre Ausgabe die er als Professor in Montpellier schrieb — vgl. Lib. I c. 14 — kenne ich nicht. — Wegen Mundinus S. 23, 7.

[5] Riolan. Anthropogr. 1626 I c. 19 p. 110.

[6] Das Folgende nach Laurentius Lib. I c. 9. 11. 14.

zergliedert, was ruchlos, unmenschlich und unnöthig sei.[1] Jakob Sylvius habe zuerst die verworrene Lehre von den Muskeln und Gefässen ins Reine gebracht.[2] Gewisse Leute — Dulaurent deutet auf Sylvius (S. 125) — seien gegen Abbildungen eingenommen; er selbst finde sie nicht ganz werthlos, denn viele neue Entdeckungen würden dadurch verdeutlicht.

Thatsächlich zeigt sich Dulaurent bei der Benutzung Vesals so wenig skrupulös als die meisten seiner Zeitgenossen. Die grosse Mehrzahl der beigegebenen Tafeln sind Valverda das heisst Vesal entnommen. — Dulaurents Werk verbreitete sich in vielen Ausgaben über Frankreich und Deutschland.[3]

Aber Dulaurents Vesalkritik wird völlig in den Schatten gestellt durch die des hochangesehenen jüngern Riolan. Dieser, während sehr langer Zeit Professor der Anatomie in Paris, mag die Missachtung Vesals von seinem Vater gelernt haben.[4] Seit Jakob Sylvius' Tode war von den Pariser Doktoren nichts Nennenswerthes für die Anatomie geschehen.[5] Die Zergliederung in der Ecole de Médecine wurde noch am Anfange des siebenzehnten Jahrhunderts von den Chirurgen ausgeführt.[6] Was Vesal einst

[1] Vgl. hiezu Anhang XI.

[2] In Wirklichkeit hat Sylvius die Gefäss- und Muskelnamen vereinfacht: S. 250. 250,3.

[3] Bis zum Jahr 1646 erschienen mindestens fünf Ausgaben in Paris (eine davon französisch) und drei in Frankfurt (laut Choulant Geschichte der anat. Abbildung S. 75 und Turner Gazette hebdom. de méd. et de chir. 1878 N. 9).

[4] Vgl. des alten Riolan Bemerkung über die (unechte) Chirurgia magna Vesals: Possis operandi modum pluribus descriptum legere apud Fallopium et Vesalium, nam alter ex altero totum caput de Gangraena transcripsit vix una vocula immutata (Joannis Riolani altera Chirurgia ex ore dictantis excerpta Sect. I cap. 11; Opp. omnia Paris. 1610 p. 624).

[5] Was auch Riolan von Marescot und Courtin sagen mag: Anthropogr. 1649 I c. 19 (Opp. anatt. p. 63).

[6] Ein solcher Chirurg-Prosektor war zu Anfang des 17. Jh. Nic. Habicot. Er erwähnt einer von ihm öffentlich in der Ecole de Médecine zergliederten Leiche (La Semaine ou pratique anatomique 1660 [zuerst 1610] p. 53). Beleg aus viel spätrer Zeit: der Chirurge Lud. Gajanus führte das Messer bei einer Anatomie des Professor Jak. Mentel (um 1650: J. Pecquet Experimenta nova anatomica sub fin.). — Das schliesst nicht aus dass einzelne bedeutendere Aerzte eigenhändig Privatsektionen vollzogen: z. B. Théodore de Mayerne aus Genf, Schüler Casserios, führte bald nach 1600 eine Privatsektion in Paris aus: Bonetus Sepulchretum 1679 p. 1345.

zuerst in Paris geleistet, eigenhändige Zergliederung, vollbrachte jetzt Riolan der Jüngre. Er griff selbst zum Messer und empfahl sein Vorgehn den Aerzten dringend an. Unsre Chirurgen, schreibt er im Jahre 1626, haben mit Hilfe der Anatomie ihr Fach in die Höhe gebracht. Wir Aerzte sollten jene, die uns untergeordnet sein müssten, zum Vorbilde nehmen. Wenn wir Kopf und Hand anwenden wollten, würden wir ihnen überlegen sein.[1] Riolan zählte fünfundvierzig Jahre als er sich rühmte im Verlaufe von vierundzwanzig Wintern mehr denn hundert Leichen mit eigner Hand privatim oder öffentlich zergliedert zu haben.[2] Mit Dulaurents, seines Gönners Unterstützung gelang ihm die Errichtung eines anatomischen Theaters.[3] Länger als vier Jahrzehnte versah er Frankreich und die übrige Welt mit anatomischen Schriften. Sie zielen darauf hin Vesal zu erdrücken, Galen zu erheben,[4] Paris als die Mutter der Anatomie, Jakob Sylvius als deren Vater hinzustellen. Wie Sylvius verwirft Riolan die anatomische Abbildung[5] und huldigt der Veränderlichkeit des Menschengeschlechtes.[6] Er legt masslose Eitelkeit an den Tag.[7]

[1] Jo. Riolani Filii Anthropographia Parisiis 1626 I c. 17 p. 97: vidimus nostros Chirurgos, priusquam Anatomen usurpassent, sibique propriam fecissent, in arte sua rudes et ignaros, quam auxilio Anatomes tam feliciter excoluerunt et illustrarunt, ut nunc de sua perfectione, cum antiqua Chirurgia certare queat. Pudet me nostras clades, nostraque damna referre, et ad imitandum eos proponere, quos habere debemus subditos, sed haec exprobratio, incitamentum esse debet, ad restituendam Anatomen in antiquam possessionem, ut deinceps Medicorum manu tractetur, gaudeatque cultores habere Medicos. Quamvis enim videamus Chirurgos nunc Anatomen tractantes, eam sibi proprietariam fecisse, non est tamen existimandum, illos in hac arte maiorem peritiam adeptos fuisse, vel unquam adepturos supra Medicos, si mentem et manum rebus Anatomicis adhibere velimus.

[2] Anthropogr. 1626 praef. In eo studio tam alacriter me gessi, tamque strenue vacavi, ut improbo et indefesso labore per viginti quatuor hyemes repetito, in cadaveribus plusquam centum propria manu dissectis, Anatomen docendo, et demonstrando, peritiam aliquam adeptus: Possim nunc Anatomen recte profiteri, atque perfecte literis mandare, absit dicto invidia.

[3] Vgl. S. 17,3.

[4] Schon die Schola anatomica von 1608 (ich kenne nur die Ausgabe Genevae 1624).

[5] Anthropogr. I c. 16.

[6] Anthropogr. (Opp. omnia 1649) I c. 5.

[7] Man vergleiche die Auslassung über eine ihm gewidmete Schrift des Breslauers Friedr. Monau: Anthropogr. 1626 praef.

Das Stärkste gegen Vesal bietet die letzte Ausgabe der Anthropographie dar, welche Riolan im Jahre 1649 als sein anatomisches Vermächtniss drucken liess.[1] Hier wo die neuern Zergliederer 'bescheiden und milde'[2] beurtheilt werden, liest man unter Anderm, Berengars Anatomie enthalte sehr viele Entdeckungen. Aus Berengars anatomischem Schutte habe er wie einst Virgil auf Ennius' Dunghaufen Perlen gesammelt.[3] Nicolaus Massa von Venedig beklage sich über einen Plünderer, der sich mit fremden Federn schmücke und sich die Ehre anmasse Gründer der Anatomie zu sein. Wahrscheinlich ziele Massa mit dieser Andeutung auf Vesal.[4] Der Pariser C. Stephanus habe noch vor Vesal die Anatomie durch Abbildungen erläutert.[5] Von Jakob Sylvius hebt Riolan den 'göttlichen' Kommentar zu Galens Osteologie und die Streitschrift gegen Vesal hervor.[6] Sylvius habe der Verwirrung in der Muskel-, Gefäss- und Nervenlehre gesteuert.[7] Dessen Isagoge wäre unvergleichlich, wenn ihr nicht die letzte Glättung abgienge.[8] Doch stehe mehr darin als in dem übergrossen Buche Vesals. Ziemlich gleichzeitig mit Sylvius hätten Fernel und Guinterius zu Paris Anatomie vorgetragen. Bei letzterm habe Vesal Anatomie gehört, bei Sylvius Anatomie gehört und gesehen. Freimüthig bekenne Vesal auf dem Friedhofe S. Innocents und auf Montfaucon viel Anatomisches gelernt zu haben. Desshalb bezeichne dieser die Pariser Aerzte als seine Lehrer und nenne sich Schüler des Sylvius.[9] Die erste Ausgabe der Fabrica bezeuge dass

[1] Joannis Riolani Filii Opera anatomica Lutetiae Parisiorum 1649. Fol. Nova Praefatio: Universum Opus recognovi, interpolavi, ac emendavi, atque plurimum auxi: ut nunc .. merito dici queat Riolani ultimum Testamentum Anatomicum, suam mentem in Anatomicis explicans ..

[2] Cum omni modestia et humanitate. Zum Folgenden Anthropogr. (Opp. anatt. 1649) I c. 6 nebst dem Zusatze p. 860.

[3] Man erkennt darin Falloppius (S. 263) und Eustachius (S. 282) wieder. Den Processus vermiformis (S. 45) habe Berengar entdeckt antequam natus esset Vesalius: Anthropogr. Lib. II c. 14 (1649 p. 102).

[4] Vgl. hiezu oben S. 183f.

[5] Vgl. hiezu oben S. 210f.

[6] Vgl. S. 227ff. 229ff.

[7] Vgl. Dulaurent S. 291. Die Namen der Nerven änderte Sylvius nicht (S. 250,3).

[8] Vgl. S. 249,3.

[9] Vesal als Zögling der Pariser Fakultät: Riolan Schola anatomica Praef.;

sich Vesal unter Sylvius im Zergliedern von Thieren geübt habe; die zweite Auflage tilge dieses Lob. (Der Leser weiss aus dem Frühern wie es um die Anatomie von Vesals Lehrern bestellt war.) Nachdem Vesal zu Paris die Grundlagen geholt, habe er in Padua gelehrt und die Epitome, dann die Fabrica erscheinen lassen.[1] In der zweiten Ausgabe habe er Vieles geändert und verfahre glimpflicher mit Galen.[2] Unter Berufung auf Jo. Caius Britannus behauptet Riolan, Vesal habe die Texte Galens absichtlich verdorben um diesen Schriftsteller tadeln zu können (S. 283). Wer den wahren Galen wolle kennen lernen den verweist Riolan auf Guinterius' Uebersetzung der Administrationes anatomicae[3] und auf Sylvius' Bearbeitung von Galens Werke De usu partium.[4]

Weiter sagt Riolan, Vesal schreibe bombastisch, seine langen Sätze brächten in eine an sich dunkle Sache noch mehr Schatten. Vermuthlich rühre diese Art Latein nicht von dem Arzte Vesal, sondern von einem andern Gelehrten; um so mehr als die Chirurgia magna, die Kritik Falloppios, der Brief von der Chynawurzel und der vom Aderlass einen verschiednen Stil darböten.[5] Für den Anfänger sei Vesal zu dunkel, für den Vorgerückten aber nützlich und nothwendig. — An einem andern Orte schreibt Riolan, Vesal sei ein fruchtbarer Anatome gewesen, aber zu anmassend.[6] — Der mehrfach, auch im Jahre 1649 herausgegebene Kommentar zu Galens Osteologie enthält zahlreiche Angriffe auf Vesal. Einer derselben lautet:[7] 'Wo anders, frage ich, hat Vesal seine Anatomie her als von Galen? Nichts hat Vesal gesagt, das nicht bereits Ga-

Anthropogr. 1626 I c. 19 p. 110; Animadversiones in Casp. Hofmanni Anatomica: Opp. anatt. 1649 p. 803. — Aehnlich, nur weniger zuversichtlich drückt sich ein andrer Pariser Professor, Ren. Moreau (S. 65,1) in der Vita Sylvii (J. Sylvii Opera medica Genevae 1635) aus: Unum tamen non dissimulabo (quod aegre ferre Vesalii manes non debent) nisi habuissemus Sylvium, ingeniosis Vesalii laboribus et inventis nobis in aeternum carendum fuisse.

[1] Wegen dieses chronologischen Irrthumes vgl. oben S. 167,3; er führt auf P. Paaw S. 290,2 zurück.

[2] Vgl. S. 232,6.

[3] Vgl. wegen dieser Uebersetzung S. 66f. 111.

[4] Die Vorlesungen des Sylvius über dieses Werk oben S. 65f.

[5] Wahr ist diess für die Chirurgia magna: s. Anhang I, 1, B.

[6] Anthropogr. I c. 19 (Opp. anatt. 1649 p. 64); vgl. Schola anat. Praef.

[7] In Librum Galeni de ossibus commentarius c. 3 (Opp. anatt. 1649 p. 434).

len sagte.[1] Mit Recht könnte ich jenem das Wort vorhalten das Alexander zu dem prahlerischen Hephaestio sprach: Was wärest du ohne Alexander? Sobald Jemand Galens Lehre aus Vesal herausnimmt, wird die ihres entlehnten Schmuckes beraubte Krähe Gelächter erregen.'

Wiederum rühmt Riolan die vollendete Treue der meisten vesalischen Figuren; alle Anatomen hätten dieselben kopirt, nur wenige hätten neue hinzugefügt.[2] Den Falloppio stellt er als den grössten Anatomen hin;[3] doch ist er geneigt den Eustachius für noch bedeutender zu halten.[4] Riolan verabscheut die bestialische Rohheit eines Vesal und Berengar welche lebende Menschen zergliedert hätten.[5]

Man durchschaut die Unselbständigkeit von Riolans Urtheil: gegen Vesal führt er wesentlich die ungünstigen Zeugnisse der Autoren ins Feld;[6] daneben verdreht er Vesals Worte. Es kommt ihm nicht darauf an die Wahrheit der vesalischen Tafeln anzuerkennen und gleichzeitig die anatomische Abbildung zu verwerfen. Riolan verräth Spuren bessrer Einsicht; in der Hauptsache ist seine Kritik ein unentwirrbares Gemisch von Autoritätsglauben, Willkür,

[1] Man vgl. dazu J. Sylvius S. 230,7; Jo. Caius S. 152,6; Piccolhomini S. 284,5; Dulaurent S. 290 und die allgemeine Bemerkung S. 145.

[2] Anthropogr. I c. 16 (Opp. anatt. 1649 p. 53): Omnes autem Anatomici ex Vesalio suas picturas deprompsere, pauci novas addidere .. Vesalii figurae sunt .. ex ipso Naturae Prototypo accurate delineatae: in quibusdam tamen depravatae .. Vergl. dazu Casp. Bartholini De studio medico 1628 (hinter Conring-Schelhammer Introductio 1687): Quoad Icones, omnes pene quotquot hactenus exierunt, et videre mihi contigit, ex Vesalio desumptae sunt, nisi quod Aquapendens et Casserius nonnullas accuratiores de Organis sensuum edidere u. s. w. (C. Bartholin S. 288,11.)

[3] Anthropogr. I c. 6: Fallopius .. artem Anatomicam plurimum illustravit, novisque inventis locupletavit supra Sylvium et Vesalium, ut Divinum illud opus Observationum attestatur. — Animadversiones in Casp. Hofmanni Anatomica (Opp. anatt. 1649 p. 804): quem [Fallopium] Anatomicorum Coryphaeum, et Musagetem merito vocabo ..

[4] Anthropogr. I c. 6 Barth. Eustachius .. Opuscula quaedam Anatomica, tam accurate et erudite elaborata .. pnblicavit, ut nobis dulce desiderium totius Anatomes sic explicatae reliquerit: quam si perfecisset, labores Vesalii et Fallopii longe superasset ..

[5] Vgl. Dulaurent S. 290 und zur Sache Anhang XI.

[6] Riolans Zeitgenosse Melch. Adam sammelt nur die günstigen Zeugnisse aus der Litteratur: vgl. Anhang I, III.

Bosheit, ein Rest mittelalterlicher Scholastik. Offenbar hat Riolan das anatomische Messer nicht so rastlos gehandhabt als er vorgiebt.[1] Sein anatomisches Vermächtniss veröffentlichte er nachdem er sich fast zwei Jahrzehnte der Anatomie enthalten hatte.

Bis zum Jahre 1706.

Riolan zeigt auf das Deutlichste wie weit es der Galenismus in Paris gebracht hatte. Aber auch auf deutschem Gebiete und in Italien war um jene Zeit die Anatomie tief gesunken. Durchweg zeigte sich mangelhafte Bildung, Hingabe an die Autoritäten, Aberglaube. Sogar Anatomen, Kaspar Bartholinus (1628), Petrus Castellus (1637) nahmen keinen Anstand dem jungen Mediziner das Studium der Astrologie zu empfehlen.[2] Dass in Deutschland, dem Schauplatze schrecklichen Krieges der Betrieb der Anatomie stockte, bedarf keiner Auseinandersetzung. In Basel das vom Kriege verschont blieb, fanden vom J. 1620 bis 1644 höchstens sieben Zergliederungen statt.[3] In Leyden fehlt nach Peter Paaws Tode (1617) unter Heurnius dem Jüngern und Falcoburgius die frühere Thätigkeit. In Padua war es kurz nach 1625 dahin gekommen, dass bei der öffentlichen Anatomie ein Chirurge zergliederte.[4] Man musste dort zuschauen wie die Deutschen nach Man-

[1] Riolans improbus et indefessus labor (S. 292, 2) muss doch Grenzen gekannt haben, wenn das Pariser Leichenmaterial wirklich so bedeutend war als er angiebt. Schon seit 1576 wurden der Fakultät alle Verbrecherleichen zugewiesen: Anthropogr. I c. 19 Opp. anatt. 1649 p. 65. Riolan preist die Universität Paris glücklich dass ihr jedes Semester zehn oder fünfzehn Leichen zur Verfügung stehn: quam fortunata Academia, cui nullum cadaver ad Anatomen denegatur, ita ut decem vel quindecim semestri spatio suppetant, vel concedantur: Anthropogr. 1626 und 1649 I c. 16).

[2] Casp. Bartholini De studio medico 1628 und Petri Castelli Romani Optimus Medicus 1637, beide in Schelhammers Ausgabe von Conrings Introductio Helmestadii 1687 Pars posterior p. 11. 26. 33s. (Castellus hatte damals hundert Leichen zergliedert: l. c. p. 39).

[3] W. His Gedenkschrift zur Eröffnung des Vesalianum 1885 Sep.-Abdr. S. 6.

[4] Guern. Rolfincii Dissertationes anatt. 1656 p. 37: Quam infeliciter enim post obitum immaturum Adriani Spigelii .. publico in theatro anatomiae cesserint, uno ad demonstrationem, altero ad sectionem deputato, Solis novit domus utraque [Es war die Zeit des Pompeius Caimus]. Revixit antiquum decus novo sidere affulgente Johanne Weslingio .. utrumque munus manu et ore laudabiliter expediente.

tua[1] und nach Venedig[2] übersiedelten, bis wiederum Johannes Wesling die Sektion mit eigner Hand vollzog.[3]

Die vesalische Saat war weithin verkümmert und doch bewies sie plötzlich Lebenskraft und Fruchtbarkeit. Gerade als die katholische Kirche auf dem Gipfel der Macht angelangt war, erlitt die Autorität Galens neue, schwere Niederlagen. Im Jahre 1627 wurde des verstorbnen Professors der Anatomie zu Pavia, Gasparo Asellis Entdeckung der Chylusgefässe[4] bekannt gemacht. Asellis Schrift trägt die Spuren der Zeit an sich: sie ist weitschweifig, zitatenreich, vertheidigt Galen gegen Vesal; aber sie zeigt — und das ist die Hauptsache — Einrichtungen im Thierkörper von denen Galen keine Kenntniss gehabt. Ein Jahr später kam aus dem ketzerischen England, wo bisher Nichts von anatomischer Forschung zu Tage getreten war, kam aus London die Entdeckung des Blutkreislaufes. William Harvey hatte um das Jahr 1600 Fabricius ab Aquapendente in Padua gehört. Seither beschäftigte ihn unablässig die Bewegung des Herzens und des Blutes. Galen, Vesal, Columbus hatten an diesem Räthsel gearbeitet und nur Bruchstücke davon gelöst; Falloppius (S. 265), Eustachius, Fabricius ab Aquapendente waren demselben aus Wege gegangen. Harvey versenkte sich in den Gegenstand, griff zur Vivisektion, untersuchte Thiere verschiedner Art, selbst Schnecken, prüfte Herz, Arterien, Venen gesondert, auf mannigfache Weise und immer von Neuem. Indem er die gewonnenen Thatsachen zusammenfasste, verglich und ordnete, gelangte er zum Schlusse, dass die Blutbewegung nichts Andres sei als ein durch den regelmässigen Herzschlag erzeugter und unterhaltner Kreislauf. Das Ergebniss sechzehnjährigen Stu-

[1] Zu Fabricius Bartoletti: Tomasin. Gymnas. Patavin. 1654 p. 449.

[2] Zu Johannes Wesling: Tomasin. l. c. In Venedig sezirte Wesling 1627 oder 1628 (Aktenfragment bei Bernardi Prospetto storico-critico.. Venezia 1797 p. 51: 1627. 28 Genn. Fatto Incisor G. Veslingio). — Frühere Anatomie in Venedig oben S. 9f. 77,3.

[3] Unter Wesling vergieng von fünfzehn Jahren keines ohne öffentliche Anatomie; er konnte fünf Leichen von Schwangern demonstriren. Als Zuhörer hatte er Ungarn, Franzosen, Engländer, Dänen und (trotz dem Kriege) jährlich mindestens fünfzig Deutsche: Jo. Veslingii Syntagma anatomicum Patav. 1647 Dedic. und Auctoris consilium.

[4] De Lactibus sive Lacteis Venis Quarto Vasorum Mesaraicorum genere Novo Invento Gasparis Asellii Cremonensis Anatomici Ticinensis Dissertatio.. Mediolani 1627.

diums und zwölfjähriger Wiederholung des Studiums theilte er kurz und bestimmt auf einigen sechzig Seiten der Welt mit.[1] Harvey sagt nicht Mehr, als er verantworten kann. Seine Entdeckung ist der erste grosse Erfolg vesalischer Methode auf physiologischem Gebiete. — Ueberall verräth Harvey Kenntniss Vesals; er bezeugt ihm Hochachtung;[2] im Ganzen freilich behandelt er ihn als die gemeinsame Quelle aus der Jeder nach Belieben schöpft.[3]

Harvey wurde von Riolan in demselben Bande bekämpft der die heftigsten Vorstösse gegen Vesal enthält. Harvey widerlegte diesen gefürchteten Mann sofort, noch im Jahre 1649.[4]

Asellis und Harveys Nachweise brachten Bewegung in die Anatomie. Doch halfen auch die Zeitumstände mit. Aus der Nähe Harveys war die Erfahrungsphilosophie ausgegangen und weckte die Lust an der Naturbeobachtung. Philosophen und Laien zeigten wie im fünfzehnten Jahrhundert und zu Vesals Zeit Interesse für Anatomie,[5] einzelne sogar tiefgehendes Interesse. Unter den neu gestifteten anatomischen Theatern verdient das von Kopenhagen in erster Linie Erwähnung. Dazu kam der Abschluss des westfälischen Friedens (1648).

Es ist als wenn mit der zweiten Hälfte des siebenzehnten Jahrhunderts allenthalben Anatomen aus der Erde wüchsen. Nicht nur England, auch die nordischen Reiche treten in Wettbewerb. Für England mögen Willis und Glisson, für Italien Malpighi, Borelli, für die Niederlande und den Norden Ruysch, Regner de Graaf und Nicolaus Stenonis genannt sein. Ein mächtiger Drang beseelt die Untersucher. Auf den verschiedensten Gebieten, an Thie-

[1] Exercitatio anatomica de motu cordis et sanguinis in animalibus, Guilielmi Harvei Angli . . Francof. 1628.

[2] Harvey De motu cordis 1628 p. 23 (oben S. 105); Exercitationes duae [1649] in Harvei Opera Lugd. Bat. 1737 I, 129 ss.

[3] Die Ungleichzeitigkeit von Herzschlag und Arterienpuls (oben S. 94. 98,5), die Vertheilung der Ring- und Längsmuskeln des Herzens (Harvey De motu cordis 1628 p. 70), die Deutung des dritten Herzventrikels (Harvey p. 67; oben S. 148,2) gehört Vesal an. Dieser hielt bereits am Rückflusse des Venenblutes fest (S. 234 f.) und begründete ausser der Anatomie des Herzens die der Gefässe. Wegen der Venenklappen S. 234.

[4] Exercitationes duae anatomicae de circulatione sanguinis [1649] in Harvei Opera Lugd. Bat. 1737 T. I.

[5] Man denke an Peyresc, Cartesius, Gassendi, Leeuwenhoeck und die Fürstlichkeiten.

ren, Pflanzen, kranken Menschen wird beobachtet; man nimmt Chemie und Physik zu Hilfe, verwendet die Injektionsspritze,[1] das Mikroskop,[2] konservirende Flüssigkeiten, sammelt trockne und feuchte Präparate. Mit Gewalt reisst man sich vom Bücherglauben los und ergeht sich in eignem Denken. Der lateinische Galen erlebt nach dem Jahre 1625 keine weitre Ausgabe mehr.[3] Jean Pecquets Abhandlung über den Ductus thoracicus vom Jahre 1651 erwähnt Galen kein einziges Mal. Ein oder zwei Jahre später meint Thomas Bartholinus in Kopenhagen, die moderne Wissenschaft enthalte kaum noch einen Schatten des Alterthumes;[4] er treibt mit Galen förmlich Spott.[5]

Allein so rasch liessen sich die vorausgegangenen Zeiten nicht verwischen. Neben manchem Fortschritte begegnet in der zweiten Hälfte des siebenzehnten Jahrhunderts vielfach ungenaue Arbeit, schrankenlose Spekulation, unruhige fragmentarische Forschung: man möchte die Räthsel des Lebens am liebsten auf Einen Schlag lösen.[6] Noch immer wird in der Schule mehr disputirt als sezirt.[7] Man kennt die Litteratur nicht genugsam; mit Galen entschlägt man sich zugleich Vesals. Letztrer wird selten im Originale gelesen. Was er längst gesagt, taucht in gleicher oder wenig veränderter Form als Neuigkeit auf.[8]

[1] Ob damals die Pincette häufiger verwandt wurde? Habicot Semaine anatomique 1610 (1660), Lyser Culter anatomicus 1653 (1665) nennen dieselbe nicht. Ich finde sie zuerst bei L. Heister Compendium anatomicum (Ed. 2. 1719 p. 5) als bekanntes anatomisches Instrument angeführt. — Für die frühre Zeit vgl. S. 82 und S. 23. Ausnahmsweise wurde die Pincette schon im 16. Jh. gebraucht: Vidus Vidius (ed. 1611) erwähnt derselben Lib. I c. 8.

[2] Das Mikroskop war bereits von Harvey verwandt worden.

[3] Anhang IX.

[4] Th. Bartholini De Lacteis thoracicis in Hemsterhuis Messis aurea Lugd. Bat. 1654 p. 34: Vix umbram ex antiquis servamus, quos non tam sequimur quod naturae instituta aut aeterna placita adinvenerint, quam quia aetate praecesserunt.

[5] Th. Bartholin. Vasorum lymphaticorum Historia nova c. 8 (bei Hemsterhuis l. c. p. 232 ss.): Post inventa Vasa Lymphatica, Hepatis Exsequiae.

[6] Vgl. Malpighi Anatomes plantarum idea im Eingang.

[7] C. V. Schneider Lib. de osse cribriformi Witeb. 1655 p. 505: Adeo usque omnia per contentionis disputationes a Medicis adhuc tractantur.

[8] Beispiele: Th. Bartholins Triumph über die Leber (oben Anm. 5; S. 153); Hooks künstliche Respiration (1667 in Boneti Sepulchretum 1679 p. 459 und Vesal oben S. 152).

Von Anfang an wiesen einzelne Männer auf die Leistungen des sechzehnten Jahrhunderts zurück und suchten das gesunkne Ansehen Vesals zu heben. Wenn ich nicht irre geschah diess zuerst durch Hermann Conring, Professor in Helmstädt (S. 281). Seine Einführung in die Medizin vom Jahre 1654[1] kehrt sich direkt gegen die Angriffe Riolans (S. 292ff.). Conring betont dass Jakob Sylvius mehr Schriftsteller denn Anatome, Vesal ein gottbegnadeter Mensch gewesen sei, der schon als Knabe Anatomie getrieben, unglaublichen Eifer für sein Fach bekundet und es ohne Lehrer zur Meisterschaft gebracht habe.[2] Conring belegt seine Angaben mit Stellen aus Vesals Briefe von der Chynawurzel. Die Fabrica sei ein unvergleichliches, in grossem und reinem Stile geschriebenes Werk und verrathe solche Kenntniss der Anatomie, dass man bis ans Ende der Tage staunen werde, welche Vollkommenheit der achtundzwanzigjährige Mann erreicht habe.[3] Einzig könne man ihm wohl mit Recht vorwerfen, dass er Galen gegenüber nicht immer Mass halte.[4]

Conrings Apologie meint es gut, besitzt aber nicht viel grössres Gewicht als Riolans Angriffe. Denn sie baut auf Vesals Aussagen und beruht mehr auf Eindrücken statt aus Vesals Wissenschaft den Beweis zu führen. Auch Conring beugt sich noch vor Galen.

Aehnlich verhält es sich mit der Darstellung Vesals durch den Jenenser Anatomen Werner Rolfinck vom Jahre 1656. Er rühmt Vesal auf Grund der im Briefe von der Chynawurzel enthalt-

[1] Hermanni Conringii In universam artem medicam singulasque eius partes Introductio .. cura ac studio Guntheri Christophori Schelhammeri. Helmestadii 1687.

[2] Conring c. IV, 22: [Vesalius] ingenio pene unico immo divino natus .. quanquam, si ipsi Vesalio fides habenda, uti omnino habenda est, a Sylvio in Anatomicis quidem nihil didicerit; quod tamen Riolanus non sine Vesalii iniuria persuadere hominibus voluit.

[3] Conring c. IV, 23: Annos viginti octo natus, edidit de fabrica corporis humani ut grande, ita regium profecto opus, cuique nullum aliud comparari meretur. Nam et stylo magnifico et Latino est perscriptum, et tantam ipsius experientiam in Anatomicis prodit, ut totus eruditorum orbis ad extremum usque diem nunquam satis sit admiraturus, juvenem nullo magistro ad illud fastigium eruditionis pervenisse ..

[4] Conring c. IV, 23: Unum in Vesalio forte iure reprehendas, quod in Galeno insectando modum nonnunquam excedat .. Conring scheint hier dem von ihm hochgeschätzten Falloppio zu folgen. Vgl. S. 262.

nen Mittheilungen und nach sonstigen Zeugen. Dass Vesal lebende Menschen zergliedert habe (S. 295), erklärt Rolfinck für reine Verleumdung. So thöricht werde jener nicht gewesen sein, an einem Scheintodten die Sektion vorzunehmen.[1]

Die Absicht eines Conring und Rolfinck fand Unterstützung in den Bestrebungen der zeitgenössischen Kunst. Während der ersten Hälfte des siebenzehnten Jahrhunderts waren Vesals Tafeln von den Künstlern wenig beachtet worden;[2] nunmehr erscheinen Bearbeitungen von de Piles in Paris (1668) und Giacopo Moro in Venedig (1679).[3] Sandrarts Kunstgeschichte (1675) berichtet über Vesals Zeichner Johann Stephan von Kalker.[4] — Nicht ganz gleichgiltig für die Auffrischung des vesalischen Namens war die Ausgabe verschiedner ältrer Schriften, der Werke des Hieronymus Cardanus in denen Vesal häufig wenngleich nicht immer günstig beurtheilt wird,[5] der Papiere des Augsburger Arztes Rumler mit einem Briefe Vesals,[6] der angeblichen Aussprüche des Thuanus[7] und der Scaliger[8] die Vesals mit Auszeichnung gedenken.

Vor Allem musste die menschliche Anatomie gehoben werden. Freilich that sich die zweite Hälfte des siebenzehnten Jahrhun-

[1] Guerneri Rolfincii Dissertationes anatomicae Norib. 1656 p. 31. 40. 32. vgl. 21. Vivisektion oben S. 275,6. (Rolfinck hatte in Padua studirt; vgl. oben S. 296,4).

[2] Carel van Mander hatte im J. 1604 ausführlich über Vesals Maler Jan van Calcker gehandelt (S. 174, 78,4). 1634 erschien Jac. van der Grachts Anatomie für Künstler und Chirurgen mit 15 Tafeln nach Vesal: s. Choulant Graphische Incunabeln 1858 S. 146.

[3] Daselbst Montanis Urtheil über Vesals Tafeln: oben S. 156,1 und S. 166,2. — Ueber eine dritte Künstleranatomie jener Zeit Notomia di Titiano per Domenico Bonavera vgl. Choulant Geschichte der anatom. Abbildung S. 57.

[4] Joach. von Sandrart Teutsche Academie .. Nürnberg 1675 II, 243 (vgl. oben S. 174f.).

[5] Hier. Cardani Opera Lugd. 1663. (Cardani Vita propria zuerst 1643: oben S. 119,5. 219,1.)

[6] Abgedruckt im Anhang II.

[7] Thuana (S. 69,2), zuerst 1669: vergl. Thuanus ed. Lond. 1733 VII, XI, 200 und 185.

[8] Prima Scaligerana. Ultrajecti 1670 p. 99: Vesalius solertissimus ac diligentissimus anatomes corporis humani instaurator a Patre Jul. Scaligero non parum laudatus.

derts nicht wenig auf Forschung und Errungenschaften zu Gute. Thomas Bartholinus (1652) giebt zwar zu dass die Wissenschaft noch Jahrtausende hindurch vervollkommnungsfähig sei, aber sein eignes Zeitalter preist er als das weitaus grösste und glücklichste.[1] Im Jahre 1702 geräth Bernhard Albinus bei Antritt der Leydner Professur in Verzückung über Harvey, Aselli und Pecquet; vier Lustren hätten Mehr und Wichtigeres zustande gebracht als die viertausend Jahre zuvor. Die Einrichtungen des menschlichen Körpers lägen so offen da dass kaum noch Etwas zu wünschen bleibe. 'Das ist unser Zeitalter', ruft Bernhard Albin aus, 'ein wahrhaft goldnes Zeitalter!'[2]

Prüfen wir einmal die damalige Anatomie an dem sichersten Werthmesser, den Abbildungen (S. 49). Bis zum Jahre 1650 hatte man fast ausschliesslich an den vesalischen Figuren gezehrt;[3] Johannes Wesling in Padua (S. 297) hatte sie beim Unterrichte benutzt.[4] Für die Zeit nach 1650 wähle ich die Anatomia reformata des Thomas Bartholinus (1651), desselben der sich weit über die Alten stellt. Von seinen siebenzig Tafeln reproduziren dreiundzwanzig vesalische Darstellungen, die übrigen mit wenigen Ausnahmen sind spätern Autoren entnommen; und Bartholin verhehlt die Entlehnungen nicht.[5] Aber wie plump und grobschema-

[1] Th. Bartholini De Lacteis thoracicis in Hemsterhuis Messis aurea 1654 p. 34: Multum restat operis, multumque restabit, nec ulli nato post mille secula praecludetur occasio aliquid adhuc adiiciendi. Nulla tamen unquam aetas aut inveniendis naturae arcanis felicior, aut indagandis curiosior hac nostra illuxit, cuius felicitatem coelo referimus acceptam et oculatis scrutantium manibus. — Vgl. Th. Bartholin S. 299,4.

[2] Bernhardi Albini Oratio de ortu et progressu medicinae Lugd. Batav. 1702 p. 24 ss.: En nova medicinae primordia!.. Auroram medicinae dixeris sereni solis praenunciam quae supra Angliae horizontem conspicua omnium attentionem ad se convertebat; eventu faustissimo, praesto enim erant Asellius et Pecquetus qui Harveanis tabulis ad delubrum medicinae lactes et ductum thoracicum suspendebant; et ne quid deesset, maximo ambitu lymphatica addebantur, ut quatuor lustra quatuor mundi millennia inventorum numero et pondere longe superent.. id modo dixero, totum corporis mechanismum sine litura cognitum esse.. Patet corporis structura ut ulteriori voto vix locus vacet.. Haec nostra sunt tempora! Tempora vere saturnia!

[3] Vergl. u. A. Kasp. Bauhin oben S. 287 (Kasp. Bartholins und Riolans Urtheil oben S. 295,2).

[4] Jo. Veslingi Observatt. anatt. 1664 p. 58 s.

[5] Th. Bartholini Anatomia reformata Lugd. Batav. 1651 Lectori.

tisch erscheinen die meisten seiner Illustrationen. Wie unwahr und theilweise unverständlich zeigen sich Abbildungen der Nieren, Nebennieren, des Hoden, Penis und der Falloppischen Tube, des Herzens und Gehirnes. Die Extrema, Gefässe, Nerven, Muskeln und Knochen werden willkürlich und oberflächlich behandelt. Noch gewahrt man bei Bartholin das Sacrum sechstheilig,[1] das Sternum siebentheilig, die Linse in der Mitte des Auges: Dinge die Vesal nachträglich verbessert hatte. Noch theilt sich wie bei Vesal die Aorta in einen vordern und hintern Stamm. Nirgend vesalische Genauigkeit; man wird eher an die Weise Berengars erinnert.

Vierzig Jahre später (1691) trat die Künstleranatomie von Bernardino Genga hervor.[2] Das Werk ist um so lehrreicher als an demselben zwei Anatomen und ein Künstler, Genga, Jo. Maria Lancisi und Errard, Direktor der französischen Akademie in Rom gearbeitet haben. Der Titel besagt dass die Bilder nach der Natur gefertigt wurden; der Name Lancisi[3] scheint für redliche Arbeit zu bürgen. Es sind neun osteologische und vierzehn myologische Tafeln; zum Schlusse werden der Farnesische Herkules und Laokoon, der Fechter und Faun der Villa Borghese als Muskelmänner und in verschiedenen Ansichten dargestellt.[4] Das Ganze bildet einen Atlas von neununddreissig sauber gestochenen Foliotafeln. — Wir untersuchen Gengas Osteologie.[5] Die erste Tafel bringt sechs Abbildungen des Schädels; auf den drei folgenden gewahrt man die vordre, hintre und seitliche Ansicht des Rumpfes. Die fünfte bietet drei Ansichten des Armes, die siebente und achte stellen die Knochen des Beines von vorn, hinten, innen und aussen dar.

[1] Th. Bartholini Anatomia reformata 1651: Skelett p. 522 (das isolirte Sacrum Libell. IV Tab. 5 ist fünftheilig).

[2] Anatomia per uso et intelligenza del disegno . . per istudio della regia Academia di Francia Pittura e Scultura sotto la direzzione di Carlo Errard . . preparata su'i cadaveri dal dottor Bernardino Genga regio Anatomico. Con le spiegazioni et indice del Sigr. Canonico Gio. Maria Lancisi . . in Roma 1691. — Choulant (Gesch. der anat. Abb. 1852 S. 97) sagt: 'Die Tafeln sind sämmtlich von anatomisch sowohl als künstlerisch vorzüglicher Ausführung, das Werk noch jetzt eines der brauchbarsten für den bildenden Künstler.'

[3] Lancisi zergliederte nach eigener Aussage seit dem Jahre 1676: Tabulae anatomicae Barthol. Eustachii 1714 p. XIII.

[4] Drei weitre Figuren sind ohne anatomisches Interesse und, nach Choulant, spätre Zuthat.

[5] Der Leser erinnre sich der Bemerkungen über Vesals Bilder.

Die neunte zeigt in grössrer Form Fuss und Hand, jenen von unten, oben, innen und aussen, diese von oben und von unten. Auf der sechsten Tafel endlich werden die Theile des Schulter-, Ellenbogen-, Hüft- und Kniegelenkes freigelegt. Neben dieser Fülle vermisst man Eines, die für den Künstler unentbehrliche Gesammtansicht des Skelettes. Das Licht fällt auf den fünf ersten Tafeln von links, auf den vier nächsten von rechts ein. Bei den Extremitäten wird die linke Seite bevorzugt, doch macht die sechste Tafel hievon eine Ausnahme. Am Schädel wird die linke,[1] am Rumpf die rechte Seite gezeigt. Der Rumpf wird nur in Verschiebung, der Kopf bald verschoben bald unverschoben dargestellt.[2]

Man sieht, es mangelt ein durchgreifendes anatomisch-künstlerisches Prinzip; die Verfasser haben Vesal nicht genug studirt; jedoch haben sie ihn gekannt. Denn Gengas obre und untre Ansicht des Fusses[3] ist die offenbare, bloss linksseitig gewordne Wiederholung aus Fabrica I, 33; die zwei Darstellungen der Hand[4] stammen aus Fabrica I, 25. Das Kreuzbein erscheint auf den Rumpfansichten Gengas sechstheilig, der Thorax so stark gewölbt und kurz wie bei Vesal. Die seitliche Rumpfansicht zeigt Genga desshalb von rechts, weil sie der zweiten Skelettfigur Vesals nachgebildet ist; die vordre Rumpfansicht bei Genga entspricht dem ersten Skelette Vesals. Nur hat Genga diese Figuren von einem Fünftel auf ein Drittel natürlicher Grösse gebracht.[5] Der von hinten links aufgenommene Schädel Gengas steht dem der dritten Skelettfigur Vesals sehr nahe.

Und welche Gleichgiltigkeit herrscht bei Genga im Vergleiche zu Vesals Bildern. Am Schädel[6] fehlt das Foramen supraorbitale, die Begrenzung der Nasenbeine, die Naht der Ober-

[1] Genga 1691 Tab. I Fig. 2. 3. 4. — Fig. 6 hingegen ist von rechts sichtbar.

[2] Genga Tab. I Fig. 1: vordre Schädelansicht genau symmetrisch; Fig. 2 reine Profilansicht.

[3] Genga Tab. IX Fig. 1. 2; Fusslänge 10,2 und 10,7 cm.; bei Vesal 10,3 und 10,8 cm.

[4] Genga Tab. IX Fig. 5. 6: Länge der Hand 10,5 und 10,0 Cm; bei Vesal 11,6 und 11,9 Cm.

[5] Wie schon Vesal Fab. I, 14 mit der dem zweiten Skelett entsprechenden Ansicht der Wirbelsäule gethan hatte; vgl. S. 175, 3.

[6] Genga Tab. I Fig. 1.

kieferbeine, die Linea semicircularis des Scheitelbeines.[1] Die Gegend zwischen Hinterhauptloch und Gaumendach erscheint verschwommen.[2] Die richtigere Zeichnung des Thorax, die Vesal an andrer Stelle bietet,[3] wurde nicht verwerthet. Genga lässt die Intervertebralscheiben weg und presst die Wirbelkörper fest auf einander. Einmal reicht das Schulterblatt bei Genga bis auf die zehnte Rippe.[4] Becken,[5] Kreuzbein,[6] Trochanter maior[7] sind unwahr dargestellt. Die aus Vesal reproduzirten Füsse sind breit und plump geworden, die Sesambeine[8] befinden sich an unrichtiger Stelle. Die äussre Ansicht des Fusses[9] zeigt naturwidrige Kleinheit des Metatarsus und der Endphalangen. Sämmtliche Knochen erscheinen wie polirt, ihres charakteristischen Gepräges grossentheils beraubt.

Es wäre Raumverschwendung wenn die Myologie des Gengaschen Werkes gleich eingehend behandelt würde. Thatsächlich steht dieselbe in anatomischer und künstlerischer Beziehung nicht höher als die Osteologie. Genga hat Vesals Muskelfiguren ebenso ausgiebig und oberflächlich benutzt[10] als dessen Knochenbilder.

Bartholin und Genga zeigen was die menschliche Anatomie

[1] Genga Tab. I Fig. 2. 3.
[2] Genga Tab. I Fig. 6.
[3] Vesal. Fab. 1543 I, 19 Fig. 1. 2; vgl. oben S. 169.
[4] Genga Tab. IV.
[5] Genga Tab. VI Fig. 4.
[6] Genga Tab. III.
[7] Genga Tab. VI. VII. VIII.
[8] Genga Tab. IX Fig. 2.
[9] Genga Tab. IX Fig. 4.
[10] Einige Belege: Der Muskelmann bei Genga Tab. XXI entspricht Vesal Lib. II Tab. 1 (mit Benutzung von Valverdas Figur oben S. 254,7) in 4/5 der Originalgrösse. — Die vier Ansichten der untern Extremität Genga Tab. XIX. XX = Vesal. Fab. Lib. II Tab. 1 links, Tab. 2 links, Tab. 16 und Tab. 9 links, bei Genga sämmtlich im Massstabe der Epitome. — Torso bei Genga Tab. X und ff.: Muskeln nach Vesal, Massstab der Epitome (vgl. besonders Genga Tab. XIII und Vesals Epitome 4. Muskelfigur).

Kniffe Gengas Vesal gegenüber: Veränderung der Grösse und Zerlegung der Mannesfiguren in Theilbilder (vgl. Vesal S. 157 und K. Bauhin S. 157,2).

Zur Anatomie Gengas: weit nach innen reichender Darmbeinkamm (nach Art der Antike); daher zu steiler Verlauf des Musc. sartorius. Unsicherheit in der Zeichnung und Benennung der Oberarmmuskeln: Tab. XV—XVIII mit Lancisis Erklärung (vgl. Tab. XXII und die Antiken).

jener Periode war: sie enthielt wenig Neues, in der Hauptsache den verstümmelten, wunderlich aufgeputzten Vesal.

In den siebziger Jahren macht sich der Aufschwung bemerkbar. Paris, das so lange zurückgebliebne, geht mit gutem Beispiel voran: die aufstrebende Chirurgie verlangte dort gebieterisch ausgiebigern Betrieb der menschlichen Anatomie. Man fieng an das ungeheure Leichenmaterial zugänglich zu machen und besser zu verwenden. Der fleissige Joseph Guichard Duverney erlangte um das Jahr 1678 das Recht der Zergliederung von Spitalleichen.[1] Bald strömten die Studirenden aus allen Ländern nach Paris. Im Beginne des achtzehnten Jahrhunderts wurde daselbst an drei Stellen, im Hôtel-Dieu, in St. Côme und im königlichen Garten Anatomie und chirurgische Operation gezeigt.[2] Auf ähnlicher Bahn wandelte seit Ende der achtziger Jahre Malpighis Schüler Anton Maria Valsalva in Bologna. Für seine sorgfältige Untersuchung über das Ohr[3] hat er im Laufe von sechzehn Jahren mehr als tausend menschliche Köpfe verwandt.[4] Valsalva und Duverney vermitteln den Uebergang zur folgenden Periode.

Bis zum Jahre 1801.

Das Jahr 1706 nimmt eine wichtige Stelle in der Geschichte der Anatomie ein. Die Expansion weicht der Konzentration, die Spekulation den Thatsachen: wir befinden uns im Zeitalter der Aufklärung. Sorgfältige, nüchterne Beobachtung, stete Berücksichtigung der Litteratur bezeichnet die rasch zur Herrschaft gelangende Richtung. An ihrer Spitze stehen der Italiener Morgagni, der Däne Winslow, der Deutsche B. S. Albinus, der Schweizer

[1] J. C. Peyer Methodus historiarum anatomico-medicarum Parisiis 1678 Dedic. Wegen des Leichenmateriales seit 1576 vgl. S. 296, 1. — Unter Duverney möchten die regelmässigen Präparirübungen der Studirenden aufgekommen sein. In Strassburg soll sie J. Salzmann (Professor seit 1708) eingeführt haben. Daselbst wurden im Winter 1725 dreissig Leichen anatomisirt (Wieger Geschichte der Medicin und ihrer Lehranstalten in Strassburg. Strassb. 1885 S. 84. 82).

[2] Cours d'operations de chirurgie.. par Mr. Dionis. A Bruxelles 1708. Preface.

[3] De aure humana tractatus .. Auctore Antonio Maria Valsalva.. Bononiae 1704.

[4] .. dissectis eius rei causa capitibus amplius mille: Morgagni in der Vita Valsalvae (Morgagni Opusc. miscellan. 1763 II, 19).

Haller, Männer von eiserner Arbeitskraft und Beharrlichkeit. Alle vier haben lange gelebt, als Schriftsteller und Lehrer in Padua, Paris, Leyden und Göttingen unermesslichen Einfluss ausgeübt. Morgagni machte den Anfang; Winslow widmete sich der systematischen Anatomie, Albin der anatomischen Abbildung; von der Anatomie aus unternahmen Haller und Morgagni Vorstösse auf benachbarte Gebiete: jener hat die Physiologie, dieser die pathologische Anatomie von dem wuchernden Unkraute gesäubert. Die Viere sind die Restauratoren unsrer Wissenschaft. Mit Bewusstsein giengen sie und zahlreiche Forscher zweiten und dritten Ranges[1] neben ihnen auf historischem Wege; sie griffen zurück auf die Alten, vor Allem auf Vesal und seine tüchtigsten Nachfolger. Wie sich die Restauratoren an den Alten heranbildeten, jene zu erreichen und übertreffen suchten, bietet ein merkwürdiges Schauspiel, das hier nur angedeutet werden kann.

Im Jahre 1704 trug Jo. Bapt. Morgagni, ein Schüler Valsalvas in der Akademie der Unruhigen zu Bologna eine Reihe anatomischer Beobachtungen vor. Frühreif, trefflich gebildet, war Morgagni mit einundzwanzig Jahren Präsident jener Akademie geworden die er aus einem Schauplatze scholastischer Disputationen in eine Pflegestätte der Naturkunde verwandelte. Sein Vortrag sollte den Mitgliedern zeigen, wie er Philosophie verstand: als Wahrheitsliebe, als Gerechtigkeit gegen sich und Andre. Der Vortrag bestand aus drei Abschnitten; im ersten theilte er einige Entdeckungen mit, sodann rief er alte, abhanden gekommene Kenntnisse ins Gedächtniss, endlich entschied er zweifelhafte Dinge durch eigne Untersuchung. Zwei Jahre später erschien Morgagnis Vortrag durch neue Beobachtungen vermehrt im Drucke.[2] Genauigkeit, klare Beschreibung, deutliche Abbildungen und grosse Belesenheit zeichnen diese Erstlingsschrift aus.[3] Sie giebt nur Thatsachen und Kritik, und umfasst sechsundvierzig Quartseiten nebst vier Tafeln. Seit

[1] Ich nenne J. Douglas; P. Senac; J. D. Santorini (S. 275,5); L. Heister; P. Camper. (Von Einigen unter ihnen weiterhin.)

[2] J. B. Morgagni Adversaria anatomica prima Bonon. 1706. Ich urtheile nach der Gesammtausgabe der Adversaria Patavii 1719. — Ueber Morgagni Fabronius Vitae XII.

[3] Es werden ungefähr 70 Schriftsteller zitirt, darunter die damals unbeachteten vorvesalischen Anatomen Benedictus, Achillinus, Berengar.

Harveys Abhandlung vom Kreislaufe war keine so präzise, gehaltreiche Arbeit dagewesen. Sie bezeichnet die Wiederaufnahme sorgfältiger Forschung.

Was bei Morgagni zur That geworden war, erörterte Bernhard Siegfried Albinus theoretisch beim Antritte der anatomischen Professur in Leyden.[1] Der Gegensatz zwischen der Rede des jungen Bernhard Siegfried und der seines Vaters Bernhard (S. 302) — es lagen noch keine zwanzig Jahre dazwischen — kann nicht grösser gedacht werden. Die Vertrauensseligkeit hat ein Ende; aller Spekulation, aller unsichern Technik wird bedingungslos Krieg angekündigt.

Für Bernhard Siegfried ist die Anatomie eine schwierige Wissenschaft. Die Einrichtungen des menschlichen Körpers seien so verwickelt dass hiegegen die kunstreichste Maschine reines Kinderspiel bedeute. Die Enträthselung des menschlichen Körpers dürfe kaum gehofft werden. Um so mehr falle die richtige Methode ins Gewicht. Niemand könne durch Denken allein seinen Körper durchschauen: zwischen erdachten und wirklichen Einrichtungen bestehe derselbe Unterschied wie zwischen Gewissheit und Zweifel, wie zwischen Wahr und Falsch. Dermassen hätten die Denker die Wahrheit verhüllt, dass man in ihren Wahngebilden vergeblich den Menschen suche. Der Körper selbst müsse befragt, müsse mit Augen und Händen durchforscht werden. Nur die Zergliederung bahne hiezu den Weg. Es brauche Sorgfalt für die Erforschung der Organe und ihres Zusammenhanges; wichtig und sehr schwer sei das Vordringen bis zu den letzten Bestandtheilen. Denn noch kenne man bisher kein Gewebe im menschlichen Körper hinlänglich. — Albinus kommt dann auf die Gefässinjektion, das Aufblasen des Zellgewebes und verschiedene trügerische Mittel zu reden. Er betont dass die Ergebnisse der Thieranatomie nicht ohne Weitres sich auf den Menschen übertragen lassen. Die Litteratur, alle Schriftsteller ohne Ausnahme, aus allen Perioden müssten sorgfältig studirt, unter sich und am Präparate verglichen und danach beurtheilt werden.[2] Selbst dem besten Autor dürfe man nicht

[1] Bernhardi Siegfriedi Albini Oratio qua in veram viam, quae ad fabricae humanae corporis cognitionem ducat, inquiritur, publice habita .. Lugd. Bat. 1721.

[2] B. S. Albini Oratio 1721 p. 51: Omnes ad unum, omnium aetatum scriptores accurate pervolutemus, inter se laboriose comparemus, sedulo undiquaque, quidquid bonum et verum tradiderunt, decerpamus et colligamus ..

rückhaltlos trauen, sondern erst nachdem eigene Untersuchung des menschlichen Körpers die Bestätigung geliefert habe. Auf dieselbe Weise seien Streitfragen zu entscheiden. Ein Schriftsteller sei widerlegt wenn der Gegenbeweis erbracht und die Ursache des Irrthumes aufgedeckt werde. Wo das Thatsächliche aufhöre, könne Nachdenken zu weitern Entdeckungen führen. Stets aber müsse der Thatbestand sorgfältig von dem Erschlossnen gesondert werden. — Aus dem Gesagten ergebe sich die Schwierigkeit der Anatomie. Desshalb dürfe man sich nicht wundern dass unter so vielen Zergliederern nur wenige erträglich, sehr wenige ausgezeichnet waren. Einige hätten auf beschränkten Gebieten Vollkommnes geleistet, ganz wenige auf allen.[1] — Zum Schlusse stellt sich Albin seinen Schülern zur Verfügung. Was die Alten entdeckt, was die Zeitgenossen hinzugethan, was er etwa selbst finden werde, wolle er ihnen getreulich mittheilen.

Mit bessrer Handarbeit und geschärfter Kritik verband sich das Aufsuchen und Auffrischen der ältern Litteratur.

Für das Bekanntwerden Vesals half der Zufall mit. 'Durch sonderbares Glück-Geschick' war der Augsburger Buchhändler Maschenbauer in Besitz der originalen Holzstöcke der vesalischen Tafeln gekommen und druckte im Jahre 1706 für Künstler, im Jahre 1723 für Künstler und Aerzte eine Anzahl derselben ab.[2] Zwischen beide Ausgaben fällt die Bearbeitung von acht Tafeln Vesals durch James Douglas in London.[3] Der gleiche Anatome zog im Jahre 1715 die sehr selten gewordne Epitome Vesals ans Licht.[4] Die Hauptsache leisteten Hermann Boerhaave und B. S. Albinus im Jahre 1725 mit der Prachtausgabe von Vesals Werken,

[1] B. S. Albini Oratio 1721 p. 63: Quis igitur miretur, ex omni temporum memoria, inter tot Anatomes cultores, paucos tolerabiles, paucissimos fuisse excellentes? .. Et licet in singulis Anatomes partibus non defuerint perfecti quidam, peraeque tamen perpaucos in omnibus extitisse deprehendimus.

[2] Ueber Maschenbauers I. und II. Ausgabe vgl. Choulant Geschichte der anat. Abbildung S. 50. Ich kenne nur die von 1723.

[3] Dieses Werk muss sehr selten geworden sein. Ich berichte nach einer Notiz in Jac. Douglas Bibliogr. anat. specimen [1715] ed. 1734 p. 86. — Nur Haller Bibl. anat. I, 184 erwähnt dasselbe: Coram habeo octo tabulas, quas Jacobus Douglas excudi fecit, ante bibliographiam, et quas circa annum 1750. recusas dederunt. Varia in iis Ce. editor correxit: sceleti etiam adiectae sunt.

[4] Jac. Douglas Bibliogr. anat. specimen [1715] ed. 1734 p. 83ss.

denen sie zum Schulgebrauche die moderne anatomische Nomenklatur beifügten.[1] Ihre Lehrbücher versahen sie mit fortlaufenden Hinweisen auf die vesalischen Abbildungen.[2] Dadurch und durch die in grossem Stile gehaltne Biographie haben sie sich um die Anatomie und Vesal verdient gemacht. Was einst Peter Paaw (S. 289) anstrebte, ist von ihnen mit grossem Aufwande und mit Geschick durchgeführt worden. — Nach ihnen dauern die Vesalforschungen bis zum Schlusse des Jahrhunderts fort;[3] das Jahr 1800 brachte den Kunstfreunden die erste Nachricht von der Wiederauffindung der Tabulae anatomicae.[4]

Neben Vesal wurde hauptsächlich Barthol. Eustachius (S. 281) ins Auge gefasst. Dessen Opuscula waren nie allgemein bekannt geworden. Im siebenzehnten Jahrhundert fand man sie nur selten.[5] Für den Leydner Neudruck vom Jahre 1707 stand kein vollständiges Exemplar zur Verfügung; man musste die Abbildungen und ihre Erklärungen in Padua kopiren lassen.[6] Die Italiener wussten von dem Werke noch weniger als die Nordländer. Im Jahre 1664 demonstrirte Borelli (S. 298) vor dem Grossherzoge von Toscana die Faltungen des Sehnerven eines Fisches, welche Malpighi in Messina kurz zuvor entdeckt hatte. Einige Tage nachher zeigten zwei Engländer die bei der Demonstration zugegen gewesen waren,

[1] Andreae Vesalii Opera omnia cura Herm. Boerhaave et B. S. Albini Lugd. Bat. 1725. — Eine Gesammtausgabe ist es übrigens nicht.

[2] Vergl. B. S. Albini De ossibus corporis humani ad auditores suos Leidae Bat. 1726 und vor Allem Boerhaaves weitverbreitete Institutt. medicae (zuerst Lugd. Bat. 1708).

[3] Sandifort veranstaltete im J. 1782 eine Schulausgabe von Vesals osteologischen Tafeln (mit den Platten der Boerhaave-Albinschen Ausgabe). — Leveling druckte im J. 1783 sämmtliche noch vorhandenen Originalholzstöcke und fügte einen Text nach Winslow bei. — Bearbeitungen für Künstler (nach de Piles S. 301) siehe bei Choulant Geschichte der anatom. Abbild. S. 57. — Die angebliche Auffindung von Holzstöcken zu Vesals Tafeln in Padua (C. G. von Murr Journal zur Kunstgeschichte II, 1776, 173) steht vielleicht mit einer verworrenen Notiz bei Papadopoli I, 1726, 317 in Verbindung. — Noch im Jahre 1812 liess Thomas Lauth (Histoire de l'anatomie 1815 p. 393) dem pathologischen Werke Vesals (S. 224) in Madrid nachforschen.

[4] Durch Morelli: s. Choulant Geschichte der anatom. Abbildung S. 45. 58.

[5] Conring Introductio IV, 28 (ed. 1687 p. 164); J. van Horne Galen. De ossibus 1665; Almeloveen Inventa Nov—antiqua 1684 p. 211.

[6] H. Boerhaave im Vorworte zu B. Eustachius Opusc. anatt. Lugd. Bat. 1707.

dass Eustachius in den Opuscula anatomica eine ähnliche Beobachtung anführe. Borelli suchte damals Malpighi die Ehre der Entdeckung zu wahren.[1] Auf Malpighi scheint jener Nachweis anders gewirkt zu haben. Wenigstens wird berichtet dass Malpighi Erkundigung über die verschollenen Kupferplatten des Eustachius einzog.[2] Indess erst Boerhaaves dringend ausgesprochner Wunsch machte das Interesse für dieselben rege. Lancisi (S. 303) fand jene Platten auf und veröffentlichte sie im Jahre 1714.[3]

Es ist ein räthselhaftes Fragment, wie geschaffen um den Scharfsinn der Restauratoren herauszufordern und zu erproben. Eines ergab sich auf den ersten Blick: Eustachius kannte Vieles das lange nach ihm entdeckt wurde; er war um die Mitte des sechzehnten Jahrhunderts fast ebenso weit, in Manchem weiter gewesen als die Anatomen zu Beginne des achtzehnten. Das Interesse für die Tafeln des Eustachius erhielt sich durch das ganze Jahrhundert; es kam eine ansehnliche Litteratur darüber zu Stande. Morgagni begleitete die Originalausgabe mit Erläuterungen;[4] auch in andern Schriften brachte er solche; in seinem handschriftlichen Nachlasse befindet sich ein druckfertiger Band über Eustachius.[5] Albinus trug Jahre hindurch über die Tafeln Eustachs vor und gab sie im Jahre 1744 mit Einleitung und Kommentar heraus. Haller kommt bei den verschiedensten Anlässen auf Eustachius zu sprechen und bekennt sehr Vieles von ihm gelernt und ihn überaus häufig berathen zu haben.[6] Man wird vielleicht keinen Anatomen des vorigen Jahrhunderts finden, der sich nicht eingehend mit Eustachius beschäftigt hätte.[7]

[1] Borellis Brief von 1664 in M. Malpighii Opera posthuma Amstelod. 1698 p. 152 ss. (auch sonst interessant für die zweite Hälfte des 17. Jh.)

[2] Lancisi im Vorwort zu Eustachius Tabb. anatt. 1714 p. Vs. — Malpighis Urtheil über Eustachius ebenda p. X.

[3] Tabulae anatomicae clarissimi viri Bartholomaei Eustachii quas e tenebris tandem vindicatas .. praefatione, notisque illustravit .. Jo. Maria Lancisius .. Romae 1714.

[4] Vergl. oben S. 261,3.

[5] Mich. Girardi in J. D. Santorini Septemdecim Tabulae 1775 praef. p. XIX.

[6] Haller Bibl. anat. I, 226.

[7] Letzte Ausgabe der Eustachischen Tafeln Amsterdam 1800 (laut Choulant Geschichte der anatom. Abbildung S. 61).

Neben Vesal bildete Eustachio das wichtigste litterarische Hilfsmittel anatomischer Belehrung. Dass ausser diesen Zweien auch Falloppius, Fabricius ab Aquapendente, Harvey herausgegeben[1] und studirt wurden, bedarf blosser Erwähnung.

Bei so lebhaftem historischem Treiben der Restauratoren erscheint es von grosser Wichtigkeit zu erfahren was sie von Vesal gehalten haben. Ihre Aussprüche wirken im ersten Augenblicke geradezu verwirrend.

Winslow theilt in den Vorbemerkungen seines anatomischen Werkes mit, er habe dasselbe ursprünglich nach dem Muster von Vesals Fabrica anordnen wollen, um so mehr als er mit dem Plane umgegangen sei einen Vesalius renovatus zu geben.[2] Weiterhin äussert er sich über die bisherigen anatomischen Abbildungen und bekennt unumwunden dass nur ganz wenige darunter dem Kenner Genüge thäten; selbst diese wenigen seien unvollkommen.[3] Von Eustachius' Figuren glaubt er sie würden zu allen Zeiten die Bewunderung der Gelehrten erregen, immerhin beabsichtigt er auch diese bei Gelegenheit zu kritisiren.[4] Zum Schlusse trägt Winslow seinen Dank ab — nicht etwa an Vesal oder Eustach — sondern an Nicolaus Stenonis (S. 298) dessen Abhandlung über das Gehirn ihm bei seinen anatomischen Arbeiten als Quelle und Vorbild gedient habe.[5]

Morgagni macht in seiner Erstlingsschrift (S. 307) vor Galen Reverenz;[6] in seinen Bemerkungen zur Originalausgabe der Eu-

[1] Sie sind sämmtlich von B. S. Albinus herausgegeben (Falloppius in dem Boerhaave-Albinschen Vesal).

[2] Winslow Exposition anatomique de la structure du corps humain [1732] ed. Amsterd. 1743 I p. VI: J'avois d'abord suivi en général le même ordre que Vésale a suivi dans sa grande Anatomie . . Je m'étois d'autant plus attaché à cet ordre, que je m'étois proposé auparavant de donner un Vesalius Renovatus.

[3] Winslow Exposion anatomique éd. 1743 I p. XIII.

[4] Winslow l. c. I p. lxvj.

[5] Winslow Exposition anatomique éd. 1743 I, XVII s.: Je finis en avertissant avec une sincere reconnoissance, que le seul Discours de feu M. Stenon sur l'Anatomie du Cerveau, a été la source primitive et le modele général de toute ma conduite dans les travaux Anatomiques.

[6] Morgagni Advers. anat. I N. 16 ed. 1719 p. 18: Inde enim Galenus, qui

stachischen Tafeln spricht er von Vesals Figuren in einem ziemlich abschätzigen Tone.[1] Allmählich wird er freundlicher gegen Vesal: in Morgagnis Zimmer hängt unter den Bildnissen berühmter Männer durch die er sich zum Studium entflammt fühlt, zugleich das von Jakob Sylvius und das von Vesal.[2] Es thut ihm wohl den Eifer seines Lehrers Valsalva mit dem Vesals zu vergleichen.[3] Allein von Bekanntwerden der Eustachischen Tafeln an bis in sein hohes Alter gilt ihm Eustachio als der grösste, scharfsinnigste Anatome.[4]

B. S. Albinus scheint Vesal die Krone zuzuerkennen: in der Antrittsrede vom Jahre 1721 (S. 308) lässt er diesen die verfallene Anatomie aufrichten und vielfach bereichern;[5] im Jahre 1725 nennt er mit Boerhaave zusammen (S. 309) die Fabrica ein unvergleichliches, unvergängliches, unerreichtes Werk; Vesals Anatomie, sagen sie, trägt die Palme davon.[6] Doch all Das ist eben Schein: thatsächlich wird das Lob nur im Hinblick auf die Vorgänger ertheilt;[7] ebenso hoch und noch höher als Vesal stellt Albin einen Falloppio,

ut incomparabili et studio, et ingenio fuerit, scire tamen omnia non potuit solus, tam multa in humani corporis descriptione peccavit, ut a Vesalio, aliisque industriis Anatomicis ostensum est.

[1] Barth. Eustachii Tabb. anatt. ed. Lancisius 1714 p. XVIII.

[2] Morgagni Brief an Gaub (1732) in Opusc. miscellanea II p. 7.

[3] Morgagni Vita Valsalvae vor Epist. anatt. 1740 (im Abdruck bei Fabronius Vitae V, 67. 73. vgl. 75). — Valsalva oben S. 306.

[4] Morgagni in Lancisius' Ausgabe der Eustachischen Tafeln 1714 p. XVIII; De sedibus et causis morborum 1761 Ep. 66, 14: Gravissimus certe, siquis alius, et perspicacissimus inter eos [veteres Anatomicos] fuit Eustachius . .

[5] B. S. Albini Oratio . . 1721 p. 5s.: Donec tandem Andreas Vesalius, juvenis, magno ausu, maiori labore, maxima successus felicitate, eam in primis iterum excoluerit, jacentem erexerit, et multis accessionibus amplificaverit. — Bei Boerhaave heisst Vesal schon 1703 Instaurator Anatomes: H. Boerhaave De usu Ratiocinii Mechanici in Medicina Oratio habita . . A. 1703 Ed. altera 1709 p. 19.

[6] Vesal. ed. Boerh. et Albin. 1725 praef. p. xxxxb und xxxxxx 2a.

[7] B. S. Albini Oratio . . 1721 p. 54: Facile propterea magnus Vesalius his antecelluit, qui in primis corporum dissectionem iterum sedulo adgressus, plus boni praestitit, quam caeteri post Galenum, ad sua usque tempora omnes. — Praef. (Opera Vesalii) 1725 p. xxxxb: [Fabrica] opus incomparabile anatomicum, quod periturum nunquam, omnis aevi tempore praeclarissimum habebitur omnium, quae in hanc usque horam ab ullo mortalium edita fuerunt.

einen Eustachio und Harvey.[1] Dem Eustachius widmete Albin einen grossen Theil seines Lebens.[2]

Bei Haller, der Albins Vorträge über Eustachius angehört hatte[3] kommt es Einem vor als müsse er zeitweise die Wahrheit geahnt haben. Bezeichnet er doch einmal Jakob Sylvius als Verleumder und Plünderer Vesals;[4] er weiss dass dieser von den Meisten ausgeschrieben wird;[5] er durchschaut das unredliche Gebahren des Eustachius.[6] Vesals glühender Eifer für Anatomie fällt ihm auf.[7] Allein auch hier täuscht man sich. In der Bibliotheca anatomica wird Vesal als blosser Nachbesserer Galens betrachtet, zusammengestellt mit den Plagiatoren und Kompilatoren Dryander, C. Stephanus, Montaña, Leonh. Fuchs, Guinterius, Jakob Sylvius, mit den Humanisten Leonicenus, Alex. Benedictus, mit den Barbaren Berengar und Massa.[8] Für Haller treibt erst Falloppius wahre Anatomie; dieser erst darf bei ihm die Schola italica eröffnen. Falloppio heisst bei Haller ein fleckenloser Charakter; dessen anatomische Beobachtungen seien ausgezeichnet, kein frühres Werk könne sich damit messen.[9] Noch grössern Ruhm erhält Eustachio der das weiteste Gebiet umfasse, die meisten

[1] Falloppius und Eustachius als ipsi [Vesalio] aequales bezeichnet von B. S. Albin. Oratio 1721 p. 55. — Vgl. Praefatio Opp. Vesalii 1725 p. *****2ab; ******2b. Wegen Harveys Albinus Praef. zu Harvei Opera 1737: fere satis erit, unum Harveum protulisse, ejusque exercitationes de motu cordis et sanguinis; in quibus ita interpretatus est naturam, ut non verear, eum inprimis proponere in exemplum. — Aehnlich Boerhaave Oratio ed. 1709 p. 19 in Bezug auf Eustachius, Falloppius, Harvey.

[2] Vgl. S. 311. Eine zweite veränderte Ausgabe von Albins Kommentar zu Eustachius erschien 1762 (laut Haller Bibl. anat. I, 228).

[3] Haller Biblioth. anat. I, 228.

[4] Haller Icones anatt. Fasc. VII (1759) p. 37: Jacobus Sylvius idem et obtrectator et plagiarius Vesalii.

[5] Haller Icones anatt. Fasc. II (1745) Explic. zu Tab. 2: Unum enim Vesalium plerique anatomicorum exscribunt.

[6] Haller Bibl. anat. I, 224.

[7] Haller Bibl. anat. I, 181: Ardentis ingenii vir und I, 184.

[8] Haller Bibl. anat. I (1774) Lib. IV Restauratores Anatomes.

[9] Haller Bibl. anat. I Lib. V Schola italica p. 218: Haec Schola a renatis literis universam Europam per sesqui seculum erudivit, ut paucissimi incisores sint, qui ex ea non prodierint. Hanc epocham a Gabriele Fallopio .. ordior .. Candidus vir .. [Observatt. anatt.] Eximium opus, et cui nullum priorum comparari potest.

Entdeckungen und Verbesserungen zu Tage gefördert habe. Als Grössten aber preist Haller den Entdecker des Blutkreislaufes, Harvey.[1]

Von welchem Einfluss diese Urtheile, besonders die von Albinus und Haller auf die Folgezeit gewesen sind, braucht hier nicht ausführlich dargelegt zu werden. Genug, die heutige Geschichtschreibung bewegt sich grossentheils in den Anschauungen des achtzehnten Jahrhunderts.[2] Um so nothwendiger ist es die Stichhaltigkeit jener Urtheile zu untersuchen.

Wir besehen uns zunächst die Eustachischen Tafeln. Sie stellen ein Fragment dar: kein Text, keine Erklärung liegt vor. Auf den Tafeln fehlen Buchstabenbezeichnungen: so bleibt man in vielen Fällen zweifelhaft was Eustachius sagen wollte. Er selbst spricht von sechsundvierzig Tafeln;[3] Lancisis Ausgabe enthält siebenundvierzig, und darunter befinden sich die acht kleinern Bilder aus Eustachios Opuscula anatomica vom Jahre 1564.[4] Ob Eustachio diese noch einmal geben wollte, wissen wir nicht. Wollte er das, dann erwächst ihm der Vorwurf der Raumvergeudung, da sehr viele der Figuren sich wiederholen. Die Nieren mit ihrer

[1] Haller Bibl. anat. I, 223: [Eustachius] ad inveniendum, et ad subtiles labores a natura paratus, omnium incisorum ad nostra usque tempora maximum in sua arte ambitum suis laboribus complexus est, omniumque, quos ego novi, plurima inventa, plurimasque correctiones ad perficiendam artem adtulit. — Wegen Harveys Haller Bibl. anat. I, 363.

[2] Beleg aus der medizinischen Litteratur: die Konfusion in Haesers Geschichtswerk. Beleg aus der allgemeinen Litteratur: L. Rankes Deutsche Geschichte im Zeitalter der Reformation, wo Vesal bei den Humanisten und Kompilatoren untergebracht ist.

[3] Eustachius Opusc. anatt. 1564 Lectori: Itaque factum est, ut sex, et quadraginta tabulas aereas, in quibus nostra haec diligentia apparere facile possit; librumque de dissensionibus, ac controversis Anatomicis — [vgl. S. 282] — propediem sim editurus.

[4] Sunt vero septem et quadraginta [Tabulae aereae], quia trigesima duas continet, cum utraque facie incisa fuerit: Lancisi in Tabulae anatt. Barth. Eustachii 1714 p. VIII. — Die Angabe von Choulant (Geschichte der anatom. Abbildung S. 60): 'Man vereinigte damit [mit 38 Kupferplatten] die . . acht Octavtafeln' ist also unrichtig. — Uebrigens kann man sich leicht überzeugen dass Taf. I—VIII bei Lancisi mit den Originalplatten der Opusc. anatt. hergestellt und nur einige Nachbesserungen (hauptsächlich an Taf. I) vorgenommen wurden.

Umgebung beanspruchen fünf Tafeln völlig[1] und fünf andre theilweise.[2] Eustachius versinnlicht nicht die ganze Anatomie: kein Wirbel wird einzeln dargestellt;[3] die innre und untre Ansicht der Schädelbasis fehlt. Die Ordnung der Tafeln, wofür vielleicht Eustachius nicht die Verantwortung trägt, lässt zu wünschen übrig.[4] Im Allgemeinen wird der analytische Gang befolgt so dass die Knochen den Schluss machen. Aber am Anfang stehen die Nieren, und die Venen sind durch das ganze Buch zerstreut. — Kann man wohl Osteologie lernen an Bildern die dem Becken eine Grösse von 4,5 Cm., dem Oberschenkel wenig mehr als 7 Cm. Länge verleihen? an Figuren welche die Knochen gleichsam polirt erscheinen lassen? Die Patella wird verschieden, selbst nach vorvesalischer Weise (S. 137) gezeichnet. Wie oft auch das Brustbein vorkommt, nirgend zeigt es seine natürliche Dreitheiligkeit.

Möglich, sogar sehr wahrscheinlich dass die Tafeln als Illustrationen zu Eustachios Streitschrift gegen Vesal dienen sollten (S. 282): unter keinen Umständen durfte das jetzt vorliegende Fragment als Schulatlas der Anatomie gebraucht werden. Wie haben sich die Männer des achtzehnten Jahrhunderts um diese Blätter bemüht: über alle Mängel, über die unpraktische irreführende Randskala, über die Steifigkeit und Unwahrheit vieler Abbildungen sahen sie hinweg[5] oder fanden die Mängel sogar nachahmenswerth;[6] über dem Tadler und Verbesserer Vesals übersahen sie dessen heimlichen Nachahmer.[7] Nach aller Arbeit

[1] Eustachius Tabb. anatt. Tab. I. II. III. V. VI.

[2] Eustach. Tabb. anatt. Tab. IV. VII. XI. XII. XIII.

[3] Ausser der Totalansicht der Wirbelsäule findet man nur Atlas und Epistropheus im Zusammenhange: Eustach. Tabb. anatt. Tab. XXXXVII.

[4] Nach Soldati (in Lancisis Ausgabe 1714 p. XXXV) scheint Eustachios Freund P. Matth. Pinus (s. Anhang V) so geordnet zu haben.

[5] Die Randskala welche Eustachius an Stelle der Vesalischen Buchstabenbezeichnung verwendet, ersetzte B. S. Albin in seiner Ausgabe durch Linearfiguren mit Buchstabenbezeichnung. Albin weiss auch dass die Eustachischen Figuren unschön sind (vgl. B. S. Albini De ossibus 1726 Vorrede; Albins Explicatio Tabb. anatt. Barth. Eustachii 1744 Praef. p. 12s.)

[6] Santorini nahm in den Tabb. septemdecim (ed. Girardi 1775) die Eustachische Randskala an.

[7] Hiefür einige Belege: die Nervenfigur Eustachios (Tab. XVIII, 2) erinnert an die Gehirnnervenfigur der Fabrica Lib. IV und zugleich an den Nervenmann der Epitome; der Gefässmann (Eustach. Tab. XXV) ist dem der

mussten sie freilich bekennen dass die Tafeln nicht völlig erklärt seien.[1]

Haben diese Bewunderer des Eustachius, die so strenge auf Fleiss, Beobachtung, Belesenheit, Wahrheitsliebe und andre Tugenden hielten, haben sie Vesal genau studirt und ihm Gerechtigkeit widerfahren lassen? Zur Beantwortung dieser Frage betrachten wir die Arbeit der Restauratoren etwas näher;[2] wir erproben damit zugleich die Methode und das Ergebniss vorliegender Vesaluntersuchung.

Winslow hat Vesal nicht genug gewürdigt: sonst hätte er seinem Lehrbuche der Anatomie Abbildungen beigegeben. Um so mehr war er hiezu verpflichtet, als ihm keine andern, nicht einmal die Bilder Eustachs genügen (S. 312). Allerdings stellt Winslow einen Atlas von mindestens achtzig Foliotafeln in Aussicht, aber nur um sich sofort der Pflicht mit einer Ausflucht zu entziehen.[3] Er fügt endlich weil man ihn darum gebeten hatte, vier Tafeln des Eustachius bei; die Auswahl derselben überlässt er den Bittstellern.[4] Er selbst benutzt die Gelegenheit um eine Spielerei an der Randskala jener Tafeln anzubringen.[5] — Winslow giebt sich den Anschein als habe er die Anordnung seines Buches

Epitome nachgebildet; Eustachs Mannesfiguren (ich lege Eustach. Tab. XX. XXII. XXIV. XXIX. XXXIV zu Grunde) messen 27,2 - 27,6 Cm., im Durchschnitt 27,4 Cm. Diese Zahl lässt kein näheres Verhältniss zur natürlichen Körpergrösse erkennen, wohl aber zu den Mannesfiguren der Vesalischen Fabrica. Offenbar hat Eustachius letztre Figuren um $^1/_5$ verkleinert ($^{34}/_5 = 6{,}8$; $6{,}8 \times 4 = 27{,}2$ Cm.). Wenn man Das weiss, gewinnen manche Bemerkungen B. S. Albins (Explic. Tabb. anatt. Barth. Eustachii 1744 Praefatio p. 10ss.) und G. Martines (In B. Eustachii Tabulas anatt. Commentaria 1755 p. 41ss.; vgl. oben S. 160,7) ihre richtige Beleuchtung.

[1] Z. B. Haller Bibl. anat. I, 228: Et tamen supersunt, et in nervis, et in vasis, quae egent interprete.

[2] Von ihren Irrthümern in der Biographie Vesals: Anhang I, I, B und I, IV.

[3] Winslow Exposition anatomique éd. 1743 I, XIIs.: A l'égard des Figures, comme je n'en ai voulu que d'Originales, tirées d'après nature sous mes yeux, ..je me suis proposé d'en faire un Ouvrage à part, qui contiendra pour le moins quatre-vingt Planches in folio.. Mais je prévois que cet Ouvrage surpassera les forces d'un particulier.

[4] Winslow Exposition anatomique éd. 1743 I, LXIV.. J'ai été enfin obligé de ceder aux instances; et comme je me bornois absolument à quatre de ces Tables, en donnant à choisir, on m'a demandé celles-ci.

[5] Winslow Exposition anatomique éd. 1743 I, LXVs.

nach dem Vorbilde Vesals bloss beabsichtigt: in Wirklichkeit befolgt er sie genau, nur dass er die Arterien vor den Venen bespricht.[1] Und zwar geht Winslow nach der Fabrica, nicht nach der Epitome: denn gleich der Fabrica handelt er das Herz getrennt von den Gefässen, das Gehirn getrennt von den Nerven ab. Wie rathlos Winslow ohne Vesals Hilfe war, mag daraus entnommen werden, dass er die seit Aselli und Pecquet[2] viel besprochenen Lymphgefässe unter die drei Körperhöhlen vertheilt. — Winslows Werk ist nach Aussage des Verfassers lediglich auf eigne, langjährige Erfahrung begründet.[3] Der Leser vergleiche einmal Winslows Abschnitt über die Kniescheibe oder das Brustbein mit Vesals Darstellung (S. 137 ff.): er wird Vesal vielfach wiederfinden und gewahr werden dass dieser anschaulicher, gehaltreicher, wahrer, schöner schreibt. Winslow verzichtet nicht nur auf Abbildungen, sondern auch auf Administration und Streitfragen; er gewährt dürftige Physiologie, keine Thieranatomie, nichts Pathologisches. Sein Werk erscheint gegenüber der Fabrica Vesals trocken und öde.

Demnach muss sich Winslow in der Wahl seines Vorbildes geirrt haben. Aber es war ihm damit gar nicht rechter Ernst gewesen: nicht etwa weil er Stenonis' Abhandlung vom Gehirne für musterhaft erachtet, druckt er sie in seinem Werke ab, sondern um dem Leser ein Vergnügen zu bereiten mit einem rar gewordnen und manches Gute bietenden Aufsatze.[4] — Man sieht, Winslow verfährt mit den anatomischen Bildern und mit der litterarischen Beigabe in ähnlicher Weise wie einstmals Berengar (S. 54).

Man missdeute das Gesagte nicht: es bezieht sich nur auf Winslows Verhältniss zu Vesal. Gegenüber dem siebenzehnten Jahrhundert bezeichnet Winslows Werk einen sehr grossen Fortschritt. Die mundinische Eintheilung in Ventres und Extrema, die Verkürzung der Extrema, das Zusammenwerfen von menschlicher und thierischer Anatomie, die Beimischung von Spekulation: all Das hatte sich seit Vesal wieder in die Lehrbücher eingeschlichen

[1] Vgl. S. 312, 2; Ordnung der Fabrica S. 132, Ordnung der Epitome S. 135.

[2] Aselli S. 297; Pecquet S. 299.

[3] Winslow Exposition anatomique éd. 1743 I, XI.

[4] Winslow Exposition anatomique éd. 1743 I, XVIII: Je l'ai [le Discours de feu Mr. Stenon — oben S. 298] inséré dans le Traité de la Tête, croyant faire plaisir au Public de lui communiquer de nouveau cette piece, qui étoit devenue rare et qui renferme beaucoup d'excellens avis . . .

und ist von Winslow endgiltig aus der Anatomie des Menschen entfernt worden. Dass letztrer überdiess seinem Fache zahlreiche Einzelheiten hinzugefügt hat, darf bei einem Führer der Wissenschaft als selbstverständlich gelten. — In keinem andern Sinne verstehe man die Prüfung der drei übrigen Restauratoren.

Hinsichtlich Morgagnis will ich mich kurz fassen. Seine Briefe über A. Cornelius Celsus thun das Mögliche für Interpretation und Emendation des alten Schriftstellers; aber wo Morgagni auf den entscheidenden Punkt, die Quelle der Anatomie des Celsus zu reden kommt, zeigt er sich schwankend und ausweichend.[1] Er scheint nicht zu wissen, erwähnt wenigstens mit keinem Worte, dass die Angelegenheit schon von Vesal klar und überzeugend erledigt wurde (S. 147). — Man greife sodann zu Morgagnis Hauptwerke De sedibus et causis morborum vom Jahre 1761: es beweist dass der Verfasser Vesals Methode nicht hinlänglich würdigt, sonst hätte er ihr auf dem neuen Gebiete nicht so augenfällig zuwidergehandelt. Absichtlich mischt Morgagni Fremdartiges hinein um die Aufmerksamkeit von dem schreckhaften Leichenwerke abzuziehen.[2] Er bringt es über sich dem ganzen grossen Werke nicht eine einzige Abbildung beizufügen. Zwei Fünftheile des Materiales, an dem er die Litteratur prüft, kennt er nicht aus eigner Anschauung: er verwendet die Berichte von Freunden, die hinter lassnen Zeddel und mündlichen Mittheilungen seines Lehrers Valsalva als gleichwerthig mit Autopsie.[3] Vielleicht, wenn ihm Vesals pathologisches Werk vorgeleuchtet hätte, würde er

[1] Jo. Baptistae Morgagni In A. Cornelium Celsum Epistolae ad Jo. Baptistam Vulpium. Epist. IV (vom J. 1749): in Vulpius' Celsusausgabe Patav. 1750 II, 97 s.

[2] Jo. Baptistae Morgagni De sedibus, ac causis morborum per anatomen indagatis. Venet. 1761. Praefatio p. XIII N. 13.. libentiusque interjeci alia ad faciendam Medicinam spectantia, alia ad eius, alia ad Anatomes historiam, alia denique ad alia studia illius ad quem scriberem, Juvenis attinentia, ut vel sic eius animum paulisper abducerem ab horrida morborum, et cadaverum perpetua tractatione. — Vgl. Alex. Benedictus oben S. 30 und weiterhin Albinus.

[3] Morgagni De sedibus ac causis morborum Praefatio p. XII, N. 12. — Man überschätzt ohne Zweifel Morgagnis Material: ich zähle 626 Sektionen (ausserdem einige Untersuchungen von Fötusleichen): davon gehören 235 Valsalva, 44 Verschiedenen, 347 Morgagni und seinen Prosektoren an. Valsalvas Notizen beginnen mit dem Jahre 1688, Morgagnis Beobachtungen erstrecken sich über den Zeitraum von 1702 bis 1760.

seine Aufgabe anders angegriffen haben. — Nehmen wir endlich Morgagnis Unterricht, in den er uns gegen Ende seines Lebens kärglichen Einblick verstattet.[1] Als Professor der Anatomie leitete er die öffentliche Zergliederung und schickte ihr jeweilen eine Betrachtung der Gewebe voraus. Dann gab er eine vorläufige Demonstration der Knochen, Gelenke, Gefässe und Nerven (auf welche Weise, lässt sich aus dem Berichte nicht ersehen). In frühern Jahren begann Morgagni die Sektion entweder mit den Knochen oder mit dem Fötus oder mit dem Kopfe. Einmal (im J. 1717?) machte er den Anfang mit Gehirn und Rückenmark, liess die Nerven und Sinnesorgane folgen, gelangte an die äussern, dann an die Muskeln der Eingeweide.[2] In spätern Jahren, als die Kadaver reichlicher wurden, befolgte er den ihm selbst und den Zuhörern geläufigen Ordo veslingianus (will sagen den mundinischen Gang). Doch habe er, fügt Morgagni bei, immer neu, unter Berücksichtigung eigner und fremder Entdeckungen vorgetragen und auf die Varietäten aufmerksam gemacht. Sein Auditorium sei während siebenundvierzig Jahren stets gefüllt gewesen. — Die Ausführung der meisten anatomischen Präparate besorgte der von Morgagni ausgebildete Prosektor.

Der Leser entsinnt sich der öffentlichen Anatomie Vesals (S. 83ff.); er möge entscheiden von wem geordneter, lehrreicher, hingebender unterrichtet wurde.

Wir gelangen an Bernhard Siegfried Albinus der als junger Professor die anatomische Methode so scharf gezeichnet hatte (S. 308). Er forderte damals genaue Lektüre der Schriftsteller. Hätte er seine Forderung bei der Ausgabe Vesals[3] erfüllt, so würde er in der Chirurgia magna die Einschiebung der Epitome entdeckt und daraus den Verdacht der Fälschung geschöpft haben.[4] Seine

[1] Morgagni Opusc. miscellan. 1763 I, 8 ss. De via atque ordine ab se in tradenda publice medicina et anatome servato epistola (vom J. 1761).

[2] Der Rest fehlt; statt dessen: quid multis opus est? ad singulas partes, atque adeo particulas totius corporis novo hoc neque ineleganti, neque ita prolixo, sed laborem non mediocrem, nimiamque animi attentionem requirenti, hoc, inquam, ordine perveniebam.

[3] S. 310, 1.

[4] Albin hat die Einschiebung nicht bemerkt; sonst würde er die sinnstörenden, in der Originalausgabe der Epitome angemerkten Druckfehler beim Drucke der Chirurgia magna so gut getilgt haben wie beim Drucke der Epitome (vgl. Anhang I, B). — Ein andrer Irrthum Albins oben S. 167, 3.

Reproduktion der vesalischen Tafeln ist elegant, aber entbehrt hinlänglicher Sorgfalt und Ueberlegung. Indem er die nackten Gestalten anders vertheilte, erschwerte er ihr anatomisches und künstlerisches Verständniss.[1]

Doch verfolgen wir Albin lieber bei seinen eignen Tafeln. Man behauptet wohl sie seien das Vollkommenste was je geschaffen worden.[2] Albin sagte dasselbe, liess aber die Möglichkeit zu, dass er übertroffen werden könne.[3] Als Albins bedeutendste Leistung gilt der Atlas des Skelettes und der Muskeln vom Jahre 1747.[4]

Um die Zeit des Erscheinens seiner Vesalausgabe, gegen Ende des Jahres 1725 gewann Albin einen geeigneten Leichnam, den er unter Schonung der Gelenkknorpel und Bänder skelettirte. Das Skelett wurde mittelst eines komplizirten Stützapparates und eines an die Decke gehenden Seiles in passende Stellung gebracht, letztre durch Vergleichung mit einem magern, nackten Manne möglichst berichtigt. Zwischen dem Skelette und dem Maler, dem von Albin hochgeschätzten Wandelaar, befand sich ein doppeltes Fadengitter. Nach Vollendung der vordern Ansicht wurden die Bänder eingeschnitten, die Gelenke in die Zeichnung eingetragen, hierauf das Skelett gedreht und in ähnlicher Weise die seitliche und hintre Ansicht aufgenommen. Um die Umrisse der drei lebensgrossen Bilder herzustellen bedurfte es dreier Monate; eben so lange mussten Bänder und Knorpel feucht erhalten werden. Einmal war das Skelett bei eintretender Kälte steif gefroren. Zur Erwärmung des Aktenstehers liess Albin einen Ofen setzen. — Später wurde das Skelett auseinander genommen, die einzelnen Knochen wurden gereinigt. Nachdem der Künstler beim Zeichnen der letztern genü-

[1] Die Grube auf der ersten Skeletttafel Vesals (S. 162) ist bei Albin in eine Unebenheit des Bodens verwandelt. (Man vergleiche das Verfahren des Geminus, Valverda und K. Bauhin S. 165 f.) — S. auch S. 159,4.

[2] Choulant Geschichte der anatom. Abbildung 1852 S. XV: 'Alles .. überragten bald die Bemühungen des .. Albinus in welchen die gelehrte Behandlung der Anatomie .., die sorgfältigste Erforschung des Einzelnen in der Natur und künstlerischer Sinn für anatomische Auffassung und Darstellung fruchtbar sich vereinigten. Hierdurch ward eine neue Richtung der Anatomie begründet, wie früher durch Vesal' ..; vgl. Choulant S. 113.

[3] B. S. Albini Academ. Annotatt. Lib. VIII (1768), 64.

[4] B. S. Albini Tabulae sceleti et musculorum corporis humani Lugd. Bat. 1747. — Zum Folgenden vergleiche Albins Vorrede (Historia huius operis).

gende Uebung erlangt hatte, kehrte man im Jahre 1733 zu den drei Skelettansichten zurück. Sie wurden zuerst auf das erforderliche Mass gebracht — die Mannesfiguren der albinischen Tafeln besitzen ungefähr 49 Cm. Höhe —, wurden nach dem Präparate völlig ausgeführt und endlich in Kupfer gestochen. Die hintre Ansicht des Skelettes ist eine genaue Wiederholung der vordern; beide zeigen das Skelett stehend, während auf der seitlichen Ansicht das Gehen versinnlicht wird. — Lange wurde für die Muskelanatomie gesammelt und im Jahre 1738 mit Eintragen der Muskeln auf die Skelettfiguren begonnen.

Diess und Andres von seiner Mühe, Umsicht und Absicht erzählt Albin auf sieben Seiten grössten Folioformates. Die drei Skelettfiguren erschienen im J. 1740, die neun Muskelmänner 1739 bis 1743; das Ganze (fünfundzwanzig Tafeln) lag im Jahr 1747 vollendet vor.

Der Leser hat beachtet: Albin lässt die Muskeln nachträglich auf die Knochenfigur setzen, während bei Vesal Alles nach der Natur gezeichnet wird (S. 169f.); Albin geht — im Gegensatze zu Vesal — so umständlich und langsam als möglich vor. Was dabei herauskam ist höchst bemerkenswerth. Albins vordre Skelettansicht[1] stellt eine Nachahmung des ersten vesalischen Knochenmannes dar: letztrer ist von der Gegenseite dargestellt[2] und mit der Kopfhaltung der dritten Muskelfigur Vesals versehen worden.[3] Die Figur wird in vier Muskelmännern wiederholt und kehrt in der Rückansicht des zweiten Skelettes und vier weitrer Muskeltafeln wieder. Albins Eigenthum beschränkt sich — neben einigen unbedeutenden Abänderungen — auf den einen Vorderarm, der bei Vesal gebogen, bei Albin gestreckt erscheint.[4] Auf diese Weise

[1] Nach Choulant (Geschichte der anatom. Abbildung S. 183) 'das männliche Skelet in seiner vollkommensten Form und seinen Eigenthümlichkeiten.'

[2] Die Nachahmung springt an Choulants gegenseitiger Reproduktion des albinischen Bildes (a. a. O. S. 116) in die Augen.

[3] Auf dem Porträte Albins (Bruckers Bildersal V. Zehend Augsburg 1746) gewahrt man die verrätherische erste Skelettfigur Vesals in gegenseitiger Zeichnung.

[4] Da Sömmerrings berühmte weibliche Skelettfigur vom J. 1797 (gegenseitig reproduzirt bei Choulant a. a. O. S. 135) als Kontrastbild zu Albins I. Skelette gedacht ist, erscheint auch Sömmerring als Nachahmer Vesals. Er nimmt sogar die vesalische, von Albin ausgemerzte Verschiebung des Thorax wieder auf. — Derselbe Sömmerring erwähnt in seiner grossen Ana-

war für zehn von den zwölf Mannesfiguren Albins gesorgt. Die seitliche Skelettansicht und ihre Wiederholung, der von der Seite gesehene Muskelmann[1] zeigen Verwandtschaft mit Vesals zweitem Muskelbilde: Albin vertauscht hier die Beine und erfindet neue Arme, indem der rechte Arm seiner Figur gerade herunterhängt, der linke horizontal ausgestreckt ist.

Die Grösse der albinischen Mannesbilder steht nicht in einem einfachen Verhältnisse zur natürlichen Körpergrösse, wohl aber zu dem ersten Skelette der Fabrica: Albin vergrössert dasselbe genau um die Hälfte.[2] Sogar die Neigung des Beckens hat Albin bei Vesal entlehnt: beide Autoren lassen oberhalb des horizontalen Schambeinastes drei ganze und einen Theil des vierten Kreuzbeinwirbels sehen. Während Vesal die Muskeln an einem herkulischen Körper demonstrirt (S. 165), wählt Albin ein magres Subjekt dessen Oberarm fast genau so dick erscheint als auf Vesals um ein Drittel kleinern Bildern. Man nehme dazu die übermässig langen Beine, die geleckte Plastik, die schlaffe, nichtssagende Haltung und die stete Wiederkehr der albinischen Figuren: sie sind im Vergleich zu denen Vesals langweilig, phantomartig.

Vesal hatte seine Figuren mit Hilfe des Beiwerkes vertieft, vergeistigt. Bei Albin zeigt sich das Beiwerk in erdrückender Fülle und Mannigfaltigkeit. Hier ein Engel, der seinen Mantel schützend über das Skelett ausbreitet, dort ein kolossaler Sarkophag,[3] hier eine Felslandschaft mit Wasserfall, dort ein grasendes Rhinozeros. Albin der sich nicht wenig auf die Leitung und Ueberwachung seines Künstlers zu Gute thut, gestattet diesem die Beifügung der Zuthaten,[4] duldet eingestandenermassen dass der

tomie (Vom Baue des menschlichen Körpers I, 1791, S. IX) 'der für ihre Zeiten nicht genug zu lobenden Abbildungen bei Vesalius und Eustachius nicht, weil sie doch schlechterdings nichts enthalten, was nicht, ohne allen Vergleich trefflicher, Santorini, Albinus, Haller, Walter und Andere darstellten.' — Sömmerring war der Erste der (1791) gleich wie Vesal in der Epitome (S. 135; vgl. 318) das Herz bei den Gefässen, das Hirn bei den Nerven abhandelt.

[1] B. S. Albini Tabulae sceleti et musculorum 1747 Tab. III und IX.

[2] Scheitel-Fersenlänge der ersten Skelettfigur Vesals c. 32,5 Cm; Albins Figuren messen c. 49 Cm. — Uebrigens vergleiche man S. 160.

[3] Der Sarkophag offenbar nach Genga (S. 303) 1691 Tab. XXXIX.

[4] B. S. Albini Academic. Annotatt. Lib. I, 1754, p. 10: Nolite vitio dare, quod artifici concesserim, ut parerga illa tribus sceleti, novemque primis musculorum figuris adjiceret . .

Eindruck des Anatomischen abgeschwächt wird.[1] Aber ganz passiv steht er dem Beiwerke doch nicht gegenüber; Albin sagt vielmehr er gebe ein junges Rhinozeros in zwei genau nach der Natur angefertigten Aufnahmen bei; das Thier sei selten, er hoffe dem Beschauer damit angenehm zu sein.[2]

Noch als Greis rühmt er sich seines Werkes; er nennt die Summe die er für die Tafeln ausgab;[3] er vergleicht die dabei gehabte Noth und Sorge mit der Vesals[4] und schätzt seine Bilder höher als die Vesals und Eustachios, höher als die welche ihm die höchste Kunst bedeuten, die des Bernardino Genga.[5]

Albin zeigt uns klar die Stellung die man im achtzehnten Jahrhundert zu Vesal einnahm; sie ist nicht durchaus verschieden von der im siebenzehnten und sechzehnten. Nach stillschweigender Uebereinkunft wird Vesal als gemeinsamer Schatz betrachtet,[6] aus dem Jeder nach Bedarf nimmt. Aber Niemand fühlt sich gedrungen den ganzen Schatz zu heben, und so hat auch Niemand dessen vollen Werth erkannt.

Es erübrigt noch die Prüfung Hallers, der so viel Geschichte getrieben und geschrieben hat. Obschon ihm das Original der Epitome

[1] B. S. Albini Tabulae sceleti et musculorum 1747 Historia huius operis: Figuris . . [artifex] parerga adjecit, non solum ut occurreretur inanitati spatiosioris amplitudinis tabularum, et ut adspectus blandior esset u. s. w. Man vergleiche Morgagni S. 319,2 und die folgende Anmerkung.

[2] B. S. Albini Tabulae sceleti et musculorum 1747, Explanatio der vierten Muskeltafel am Ende: hac in tabula et in octava, exhibita quoque figura Rhinocerotis foeminae, quae ineunte hoc anno [1742] apud nos fuit, annos habens, ut custodes ferebant, duos cum dimidio. Ob raritatem belluae putavi figuras eius gratiores fore, quam alia quaecunque ornamenta ad arbitrium excogitata. Accuratae sunt, justaeque magnitudinis ad rationem figurarum hominis, quae his iisdem Tabulis continentur. — Vergl. Winslow S. 318,4 und die vorausgehende Anmerkung.

[3] Im Ganzen 24000 Fl.: B. S. Albini Academic. Annotatt. Lib. III (1756) p. 73.

[4] B. S. Albini Academ. Annotatt. I (1754) p. 4 (unter Berufung auf Vesals Ep. Ch. 194; vgl. oben S. 172,1).

[5] B. S. Albini Academ. Annotatt. VIII (1768) p. 18. 19. Vgl. S. 303ff. 323,3.

[6] Bezeichnend ist das Wort Boerhaaves: Libri de corporis fabrica nunquam satis commendari possunt, ita ut bibliotheca Medici illis carere nequeat, quin primario instrumento se instruendi privetur (Methodus studii medici ed. Haller Amstel. I (1751), 271. Vergl. Falloppios Ausspruch S. 260f. und neben den übrigen Nachweisen die Bemerkung zu Harvey S. 298.)

vorlag, setzt er ihr Erscheinen in das Jahr 1542.[1] Er behauptet Vesal sei am Hofe Karls V und Philipps II aller Gelegenheit zur Zergliederung beraubt gewesen; höchstens habe Vesal zuweilen einen merkwürdigen Krankheitsfall sezirt.[2] Haller wirft hier Vesals Aufenthalt in Madrid mit der im Norden verbrachten Zeit zusammen. Hätte er Vesals pathologisches Wissen erwogen, er würde andrer Ansicht geworden sein. — Von Vesals kritischer Durchdringung des Galen besitzt Haller keinen klaren Begriff; das zeigt sich in der Bibliotheca anatomica mehrfach. Im Paragraphen über Galen sagt Haller, er habe Galen sorgfältig gelesen und finde Vesal im Rechte; dieser leugne aus verschiednen Gründen, unter Anderm wegen des Verhaltens der Nabelgefässe dass Galen Menschen zergliedert habe.[3] Wie gleichgiltig Haller Das hinschreibt! Nicht aus verschiednen Gründen, sondern durch hunderte von unwidersprechlichen Thatsachen war Vesal zu dem entscheidenden Schlusse gekommen. Haller fügt ein Zitat aus dem Briefe von der Chynawurzel bei; als wenn nicht die Fabrica vom Jahre 1543 die wahre kritische Arbeit enthielte![4] Im Paragraphen über Vesal (S. 314) finden wir dieselbe Haltung bezüglich der Galenkritik, Schwanken und Oberflächlichkeit in verschiednen Dingen. Der ganze Vesal mit biographischen Notizen, Ausgaben und Nachdrucken beansprucht nur sieben Seiten.[5] Haller nennt die Fabrica ein unsterbliches Werk, das alles Frühre überflüssig mache.[6] Er zählt ihre Entdeckungen auf,

[1] Haller Biblioth. anat. I, 181; er hat sich dabei von den Autoren beeinflussen lassen: vgl. Paaw S. 290,2; Riolan, Boerhaave und Albin S. 167,3 (Moderne Nachklänge bei E. Turner: S. 167,3 und Haeser: Anhang I, IV).

[2] Haller Biblioth. anat. I, 186. 185 (n). — Dass Vesal in jener Zeit auch der normalen Anatomie Beachtung schenkte, hätte Haller schon aus dem Entdeckungsjahre des Steigbügels (1546) entnehmen können: Vesal. Fall. Ex. 24 und oben S. 253.

[3] Haller Biblioth. anatom. I, 83: Sollicite legi [Galenum], et recte Vesalium sensisse reperio, qui variis ex causis, etiam ob vasa umbilicalia in animalibus evanescentia, in homine secundum vesicam superstitia, negavit homines ab eo viro incisos fuisse (mit dem Zitat Ep. Ch. 117; lies Ep. Ch. 82).

[4] Sollte Haller vom Titel der Ep. Ch. irregeführt worden sein? Dann wäre er das Gegenstück zu Konrad Gesner (Anhang I, III, letzte Anmerkung).

[5] Sich selbst widmet Haller 22 Seiten der Biblioth. anatom.

[6] Haller Biblioth. anatom. I, 181: immortale opus, et quo priora omnia, quae ante se scripta fuissent, pene reddidit supervacua. — Man vergleiche dazu Boerhaave und Albin S. 313,7. — Beim Ausdrucke immortale opus erwäge

notirt einige an Hippocrates und Galen vorgenommene Verbesserungen. In der Gefäss- und Nervenlehre gewahrt Haller zahlreiche galenische Irrthümer; selbst Vesal, so wird beigefügt, habe nicht binnen wenigen Jahren die feinern Dinge zu umfassen vermocht. Auch dessen Untersuchung des Gehirnes, der Knochen und Muskeln erscheint Haller nicht eingehend genug. Von den Tafeln äussert er, sie hätten bei dem damaligen Mangel an guten Bildern die Aufmerksamkeit der Buchdrucker auf sich gelenkt. Vesal habe durch sein Werk den Dank der Nachwelt verdient und den Hass der Zeitgenossen sich zugezogen, weil sie sahen dass Galens Autorität ins Wanken gerathe. — Erst beim Briefe von der Chynawurzel kommt Haller ausführlicher auf Vesals Verhältniss zu Galen: der Brief enthalte eine scharfe Kritik Galens und sei bemerkenswerth für die Geschichte Vesals und für die Verbesserung der galenischen Anatomie. Hier stehe, Galen habe nicht Menschen zergliedert, sondern Affen, und oft die Beschreibungen der alten Autoren mit seinen Vermuthungen gemischt. Haller giebt dann einige Belege aus dem Briefe. — Am Schlusse des Paragraphen finden sich Notizen über Vesals Kritik des Falloppio, über die Apologie des Cuneus und Borgaruccis Chirurgia magna. Die Apologie erklärt Haller für eine Schrift Vesals;[1] an der Echtheit der Chirurgie äussert er hier keinen Zweifel.[2]

Doch lassen wir für einmal Hallers Geschichtschreibung und betrachten wir ihn als Lehrer der Anatomie. Mit Recht rühmt man ihm Hebung des Unterrichtes nach. In Göttingen floss ihm ungewöhnlich reiches Material zu. Während siebenzehn Jahren zergliederte er dort etwa dreihundert und fünfzig Leichen;[3] seine Werke bezeugen mit welchem Gewinne für die Wissenschaft. Gegen Ende seiner Göttinger Zeit kam ihm der Gedanke talentvolle, strebsame Studirende an eigene Arbeit zu gewöhnen. Jeder erhielt ein schwierigeres Thema aus der Anatomie oder Physiologie, dem er zwei Winter hindurch obzuliegen hatte. Haller half dabei mit.

man, dass Haller auch von Winslowii immortalibus descriptionibus spricht (Prima lineae physiologiae, praef. von 1747).

[1] Vgl. Anhang I, I, A.

[2] Vgl. Anhang I, I, B.

[3] Haller Elementa physiol. I (1757), IX: Cadavera humana incidi fere trecenta et quinquaginta, viva animalia numerosiora, quam absque gloriae suspicione enumerare fas sit.

Noch im Alter erinnert er sich mit Freuden der Reihe so entstandner Disputationen.[1] — Ausgewählte Leute hat Haller zur Forschung angeleitet; ob aber die grosse Masse der Studirenden eines geordneten anatomischen Unterrichtes theilhaft wurde, ist eine andre Frage. Wenigstens gieng es in Hallers anatomischen Vorträgen zu Basel — und er kam doch aus Albins Schule — ziemlich kraus zu.[2] Wahrscheinlich ist das im Laufe der Jahre anders geworden; allein man übersehe nicht dass Hallers Bibliotheca anatomica Winslows mangelhafte Systematik ungerügt lässt.[3]

Auf Grundlage der Anatomie errichtete Haller sein grosses physiologisches Werk; denn Physiologie ist für ihn lebendige Anatomie.[4] Er setzt den ungeheuren Umfang des Gebietes auseinan-

[1] Haller Biblioth. anat. II, 197 und Elementa physiol. I, IX.

[2] Auf der Basler Bibliothek findet sich ein von Dr. Em. König über Hallers anatomische Vorträge in Basel (1728/29) geführtes Heft. W. His (Gedenkschrift zur Eröffnung des Vesalianum 1885 Sep.-Abdr. S. 36) hat das Heft eingesehen und schreibt darüber: 'Dasselbe umfasst, ohne den sehr detaillirten Index, 227 geschriebene Quartseiten und es sind ihm zwei Federzeichnungen eingeklebt. Im Ganzen wird über 71, an fünf Leichen vorgenommenen Demonstrationen berichtet. Die Leiche 1 (7 Demonstrationen) wird zur Betrachtung des Gehirns und seiner Gefässe, zu derjenigen der Venensinus der Dura mater und zur Demonstration der Bauch- und der Brustorgane benutzt. An der zweiten Leiche (22 Demonstrationen) werden die Sinnesorgane, das Auge nebst dem sonstigen Inhalt der Augenhöhle, das äussere und das innere Ohr, die Mund- und die Nasenhöhle, sowie die vollständige Anatomie des Halses durchgenommen. Die dritte und die vierte Leiche (zusammen 39 Demonstrationen) dienen zu einer sehr eingehenden Behandlung aller Körpermuskeln. Ausserdem sind an der vierten Leiche die Carotis und die V. jugularis mit Wachs injicirt und in ihre Verzweigung verfolgt worden. Dabei wird eine sorgfältige Anatomie der am Hals und in der Brust befindlichen Nerven gegeben und an einer fünften Leiche (3 Demonstrationen) werden auch die sympathischen Geflechte des Unterleibes behandelt. Einzelne Gebiete, wie die Gesichtsmuskeln, das Gehirn und vor allem die Baucheingeweide kommen bei diesen Demonstrationen wiederholt an die Reihe. Mit Ausnahme von gewissen Details der Nerven- und der Gefässausbreitung giebt der Demonstrationscursus eine ziemlich vollständige Anatomie der Weichtheile. Am Rande des Manuskriptes finden sich zahlreiche Hinweise auf die Eustachischen Tafeln und auf sonstige Litteratur. Einige wenige Demonstrationen sind von Haller's Freund Gessner ertheilt worden.'

[3] Winslows Ordnung S. 318; man vergleiche Morgagnis Unterricht S. 320.

[4] Haller Primae lineae physiologiae Praefatio von 1747: Erunt, qui obiiciant, meram me scripsisse anatomen. Sed physiologia est animata anatome.

der und sagt, es lasse sich berechnen dass allein die Anatomie mehr als zwanzigjähriges Studium fordre.[1] Und trotzdem findet er Zeit und Raum historische Exkurse über die Entdecker einzuschalten; er thut es absichtlich um den Leser für die ermüdende Darstellung der Physiologie zu entschädigen.[2] — Einen wichtigen Vorläufer des grossen Werkes bildet Hallers experimentelle Arbeit über Irritabilität und Sensibilität:[3] es wird darin unter Anderm gezeigt dass die Muskelkontraktion eine Leistung des lebenden Muskels ist. Warum wohl erwähnt Haller, der physiologische Dinge so oft bis auf Fernel oder Galen und noch weiter zurück verfolgt, warum erwähnt er mit keinem Worte dass Vesal nach sorgfältigster Untersuchung des Muskels zu derselben Auffassung gelangt war?[4] Und Vesals Ansicht hatte im sechzehnten Jahrhundert Aufsehen erregt: sie war beispielsweise von Jakob Sylvius

[1] Haller Elementa physiologiae I (1757), p. II.

[2] Haller Elementa physiologiae I, p. XI: In historicas nonnunquam de inventoribus disquisitiones non invitus me demisi, ut aliqua leviori disputatione animum lectoris laxarem, quem minutae rerum delineationes fatigant.

In ähnlicher Weise glaubten Albin S. 324, Morgagni S. 319, Winslow S. 318 ihr Fach aufbessern zu sollen.

Dass die historischen Erörterungen der Elementa physiologiae dem Entdecker nicht immer gerecht werden, mag ein Beispiel zeigen. Haller ist zweifelhaft ob die lichtbrechende Kraft der Linse zuerst von Kepler oder Fel. Plater erkannt worden ist und fügt bei, man habe schon zu Vesals Zeiten das Sehorgan in die Retina verlegt; Vesal deute dunkel an dass er es nicht in der Linse suche (Elem. physiol. V, 468: Nescio an non primus Keplerus lentis crystallinae naturam refringentem detexerit; exque eo sumserit Felix Plater... Erant tamen jam Vesalii tempore, qui in retina organum visus ponebant: et demonstrat ipse, se non credere in lente esse crystallina, obscure tamen). — Thatsächlich ist Vesal über diesen Gegenstand nicht dunkel, sondern hat die erste entscheidende Beobachtung gemacht (oben S. 153. Haller übersah nämlich die zwei ersten in der Anmerkung 2 zu S. 153 ausgesetzten Stellen und beruft sich bloss auf die dritte). Plater und Kepler fallen chronologisch weit später als Vesal. — Da aber Hallers Bibliotheca anatomica I, 183 und I, 255, 1 den Irrthum nicht berichtigt, sondern noch steigert, so ist Vesals Priorität bis auf den heutigen Tag unerkannt geblieben; man vergl. A. Hirsch Geschichte der Augenheilkunde in Graefe-Sämisch Handbuch der gesammten Augenheilkunde VII, 2, 300 (1877).

[3] Gedruckt im Jahr 1753; ich kenne nur die französische Uebersetzung von Tissot: Dissertation sur les parties irritables et sensibles des animaux. Par M. de Haller. A Lausanne 1755.

[4] Vgl. oben S. 233, 1. 152.

verworfen, von Melanchthon und Kaspar Peucer angenommen worden.[1] Nirgend bei Haller, auch nicht in den Elementa physiologiae und der Bibliotheca anatomica wird Vesals Ansicht angeführt.

An eine wissentliche Verschweigung darf bei Haller der Jedem das Seine zu lassen bestrebt war,[2] nicht gedacht werden. Ohne Zweifel liegt der Grund in Hallers Art des Arbeitens. Man weiss dass er um Boerhaaves willen nach Leyden gieng und dessen Vorträgen bewundernd folgte.[3]

Boerhaave der vermeinte die freie Wissenschaft zu lehren,[4] giebt in seiner Physiologie eine neuristisch-mechanistische Erklärung der Muskelaktion und fügt eine schematische Zeichnung bei — sie ist aus jener umgeändert die Vesal zur Erläuterung der galenischen Theorie entworfen hatte. Boerhaave weist die Ansicht Galens ab; die Auffassung Vesals erwähnt er nicht.[5] Bald nach seiner Rückkehr in die Heimath, vom Jahre 1729 an machte Haller Studien zu Boerhaaves Physiologie, las und exzerpirte Bücher verschiedenster Art, selbst weit abliegende.[6] Daraus und aus seiner anatomischen Thätigkeit entstanden im Jahre 1739 und den folgenden die Anmerkungen zu Boerhaaves Praelectiones academicae.[7] Bei dieser Gelegenheit notirte er sich alle Zweifel um sie später an der Natur zu lösen.[8] Im Kommentare nimmt Haller die Mus-

[1] Jak. Sylvius oben S. 230. 249; Melanchthon S. 245; Kasp. Peucer S. 245,5.

[2] Haller Elementa physiologiae I, 1757, p. XI: Putidum enim mihi dudum visum est, neque dignum bono viro, vel tacendo inventoris nomen, mihi tribuere, quae priores alii proprio labore invenissent.

[3] Haller Bibl. anat. II, 195: perculsus a vi veri [nämlich der Institutionen Boerhaaves], Leidam pene puer me contuli, ut ex ore tanti viri doctior redirem. Incredibili cum voluptate Boerhaavii praelectiones audivi, adeo candide, dilucide, diserte, vir incomparabilis sua praecepta tradebat, ut alios pares in rebus ipsis habuisse possit, in arte docendi neminem.

[4] Institutiones medicae . . digestae ab Hermanno Boerhaave Lugd. Bat. 1708 p. 3: Hi [Arabes] dein sunt interpretati tantum Galenica, et sequentia secula sequacia habuere . . . [Medicina] libera . . ab omni secta hodie colitur.

[5] Boerhaave Institutt. medicae 1708 p. 90 ss. p. 93: Quid ergo opus facultate incorporea inflante Galenica? — Zu der schematischen Zeichnung vgl. Vesal. Fab. 1543 Lib. II, 2 Fig. 1. Die vierte Ausgabe der Institutionen (1727) enthält die schematische Zeichnung nicht mehr.

[6] Haller Elem. physiol. I, VIII s.

[7] Herm. Boerhaave Praelectiones academicae in proprias Institutiones rei medicae edidit, et notas addidit Albertus Haller. 1739—1744.

[8] Haller Elementa physiol. I, IX.

kellehre seines Meisters ruhig hin; die Anschauung Vesals trägt er nicht nach. Der Umschwung bei Haller begann, wie er selbst sagt, mit dem Jahre 1746.[1] Wir schliessen dass Haller zu einer Zeit Vesal studirte als er noch an Boerhaave glaubte. Damals schien ihm Vesals Ansicht vom Muskel unwahr und so nahm er sie nicht in seine Kollektaneen auf.

Zugleich öffnet sich damit der Blick in Hallers und seiner Zeitgenossen Betrachtungsweise der Geschichte. Das eigne, mangelhafte Wissen bildet den Massstab an dem sie den Werth der Autoren abschätzen. Da sich die Kenntnisse im Laufe der Jahrhunderte mehren, erscheint ihnen die Entwicklung der Anatomie wie eine aufsteigende Linie. Je moderner der Autor, um so näher steht er dem Gipfel. Die Abstufung im Einzelnen wird sowohl durch Quantität als Qualität der Entdeckungen beeinflusst. Vesal scheint ihnen wenig, Eustach Vieles, Harvey Unerhörtes geleistet zu haben. Für den Ersten aber hält Jeder sich selbst, wenn es auch nicht alle so offenherzig sagen wie Albinus.

Diese oberflächliche Auffassung der Geschichte — sie erinnert an den Zwerg der auf der Schulter des Riesen sich für den Grössten hält — diese Auffassung duldet zugleich die schneidendsten Widersprüche: scheinbar genau und gerecht ist sie voll von Bücherwissen und Autoritätsglauben,[2] ein buntes Durcheinander von Thatsachen und Willkür.[3] Zahlreiche Beweise hiefür liefert Hallers Bibliotheca anatomica.[4]

[1] Dissertation sur les parties irritables et sensibles des animaux. Par M. de Haller 1755 p. 1. 12.

[2] Eine ihrer Quellen ist Riolan; vgl. S. 325,1. Bei Riolan findet sich die von Falloppio (S. 263) stammende Ueberschätzung Berengars, die Ueberschätzung Falloppios und Eustachios (S. 295). — Bei Conring Introd. IV, 26 heisst Falloppio vir summi candoris (vgl. Haller S. 314,9) und IV, 23 Vesal tanto ingenii ardore iuvenis (vgl. Haller S. 314,7). — Die Ueberschätzung Harveys schreibt sich von Th. Bartholin und Bernhard Albin (S. 302) her.

[3] Ein Index zu Morgagnis De sedibus et causis morborum 1761 will ausgesprochenermassen den Verdiensten der Autoren gerecht werden, jedoch so dass nur die Modernen gelobt, von den ältern Schriftstellern bloss einige Irrthümer angeführt werden. Praefatio p. XV: Morem enim servavimus nostrum, ut diserte sua cuique tribueremus, itemque ut Recentiores bene de nostra Facultate, aut de nobis meritos (qui utinam omnes viverent) Auctores plerosque Clarissimos laudaremus; Veterum autem dumtaxat, aut certe non amplius viventium lapsus aliquos, ne juniores eorum falleret auctoritas, nominatim indicaremus.

[4] Zu dem Frühern noch ein Beleg. Haller beabsichtigte den zweiten

Man entschuldige die Restauratoren nicht mit der Behauptung dass geschichtliche Kritik eine Errungenschaft unsres Jahrhunderts sei. Ein Vorbild historischer Kritik gab vielmehr Vesal, der die Autoren an der echtesten Quelle, an der Anatomie prüfte.

Wenn aber die Restauratoren auf unrichtige Weise Geschichte trieben, so können sie auch Anatomie nicht mit voller vesalischer Methode geübt haben; denn Geschichte und Anatomie ist bei ihnen Eins. Im Vorausgehenden finden sich Belege des Gesagten; der Hauptmangel ihrer Arbeit muss jetzt zur Sprache kommen.

Welcher Erfolge konnte sich denn die nachvesalische Anatomie berühmen? Georg Ernst Stahl in Halle spricht geradezu aus, die Anatomie gehöre nicht zur Medizin, weil der Arzt mit ihr nicht heilen könne.[1] Jo. Konr. Barchusen in Utrecht meint, Anatomie nütze den Chirurgen, im Uebrigen sei sie eine blosse Verzierung. Was sie denn vermöchte? Die Krankheiten seien unsichtbar, im Blute, die etwaigen Organveränderungen seien Folgen jener unsichtbaren Ursachen.[2] Die Anatomen des achtzehnten Jahrhunderts verwahren sich oft genug gegen Angriffe dieser und andrer Art.[3] Im Grunde enthalten die Angriffe Wahrheit. Bernhard Albinus der in seiner Antrittsrede so viel Aufhebens von der neusten Anatomie macht (S. 302), geht über seine Pflichten — er war Professor der theoretischen und praktischen Medizin in Leyden — mit einigen Phrasen hinweg. Das Reich des sinnlich Wahrnehm-

Band der Bibliotheca anatom. und das VIII. Buch (Anatome doctior) mit Morgagni 1706 zu beginnen. Jedoch dem Buchhändler zu Gefallen schliesst Haller den I. Band mit dem Jahre 1700. So gelangt Pacchioni an die Spitze der Anatome doctior. (Bibl. anat. II, p. 3: Librum hunc VIII. cum Morgagno ordiri volebam, qui certe verus doctae anatomes auctor est ... Cum hoc vero anno 1701. novum librum ordiri typographis necesse visum est, ut Tomus I. huius Bibliothecae ad nundinas paratus esset et absolutus).

[1] G. E. Stahl Paraenesis ad aliena a medica doctrina arcendum Halae 1706 p. 18: Non adspernor rem ipsam [die Anatomie], aut simpliciter dissuadeo, aut negligi volo; in Medicinam solum ingeri, ad Medicinam pertinere, ad Medicinam facere, ne dum ad Medicinam necessariam esse, ut vere, ita firmiter et constanter, nego. Dazu p. 16 s.

[2] J. C. Barchusen Historia medicinae Amstelaed. 1710 Dial. III und Ed. II. 1723.

[3] Z. B. Morgagni De sedibus et causis morborum 1761 in den Vorworten der fünf Bücher. — Domin. Cotunnii De ischiade nervosa Viennae 1770 p. 4. — Ant. Scarpa In solemni Theatri Anatomici Ticinensis dedicatione Oratio (1785): Index rerum Musei anat. Ticinensis Ticini 1804 p. 70.

baren, sagt er in jener Rede,[1] sei unermesslich, aber bedeute wenig gegen die unsichtbare, noch kaum betretne Welt der Krankheiten. Diese schulgerecht zusammenzufassen scheine ihm Sisyphusarbeit.

Wir verstehn Bernhard Albinus: die damalige Medizin wusste fast Nichts; sie bestand aus einzelnen abgerissnen Thatsachen und sehr viel Spekulation. In der neuen Ausgabe von Bonetus' Sepulchretum lag die Mehrzahl jener wenigen Thatsachen in einem Wuste von halb und ganz unwahren Dingen begraben.[2] Und was thaten die Restauratoren? Bernhard Siegfried Albinus der bei Uebernahme der Professur die anatomische Methode so scharf zeichnet, hat kein Wort für den Nothstand der Medizin. Er und Winslow liessen pathologische Anatomie fast ganz bei Seite. Von Haller ist im Verhältniss zu seiner sonstigen Thätigkeit wenig für dieselbe geschehen. Und er hätte sie mächtig fördern müssen; denn er bekleidete gleich wie Albin die Professur der Chirurgie. Allein man weiss wie Haller das Amt auffasste. Das Wort Chirurge war für ihn leerer Schall. Hier wird es sonnenklar dass selbst der Grösste unter den Restauratoren mit der Tradition nicht gebrochen hatte. So blieb Hallern der Kern vesalischen Wesens verborgen.[3] Morgagni macht in dieser Beziehung eine rühmliche Ausnahme; endlich, im achzigsten Jahre hat er De sedibus et causis morborum erscheinen lassen. Indess auch dieses Werkes kann man nicht recht froh werden: es enthält wie wir sahen (S. 319) zu viel Gelehrsamkeit, zu wenig lebendige Wissenschaft.

Was den Restauratoren abgeht, ist die Begeisterung, die rückhaltlose Hingebung an die Sache. Hätten sie gearbeitet wie Vesal,[4] sie hätten die Wichtigkeit der Anatomie erkannt, Bücher

[1] Bernhardi Albini Oratio de ortu et progressu medicinae Lugd. Bat. 1702 p. 27.

[2] Vermehrte Ausgabe durch Manget 1700.

[3] Haller Bibl. chirurg. I (1774), 193: Andreas Vesalius. Illustris incisor, etiam manu medicinam fecit, suasque passim curationes tangit, dum de anatomicis agit. In L. de fabr. corp. humani, nobiles eius sanationes gravissinorum morborum passim laudantur: in Carolo etiam Philippi Regis filio, quem adflicto ex lapsu capite graviter laborantem inciso pericranio servavit. Bella secutus est, Caroli V. comes. An dieser Stelle äussert Haller Zweifel an der Echtheit der Chirurgia magna (vgl. dagegen S. 326). — So weit Haller; Vesals grosse Absichten entgiengen ihm.

[4] Durchaus bezeichnend für die Restauratoren ist die über Dezennien hingezogene Arbeit: vergl. Albins Tafeln S. 321 f.; Morgagni fasste den Plan

und Autoren anders betrachtet, sie selbst wären andre Menschen geworden.[1]

Nichtsdestoweniger hat ihre korrekte Art der Medizin unendlich Vorschub geleistet. Es brauchte bloss Männer die mit idealer Absicht ans Werk giengen; und sie kamen, die ersten noch zu Lebzeiten der Restauratoren. Die neue Richtung tritt um die Mitte des achtzehnten Jahrhunderts auf. Sie zeigt sich auch auf allgemeinem Gebiete: als Auflehnung gegen die materialistische Philosophie, als Bewusstwerden der Menschenrechte; sie führt zur Vertiefung der Alterthumswissenschaft,[2] zur Vertreibung der Jesuiten, endlich zur französischen Revolution. Durch eine besondere Fügung durfte die Medizin gerade dort sich erheben, wo gegen Vesal und die Anatomie am Schwersten gesündigt worden war, in Paris. In Paris sind es Südfranzosen die dem Ideale zum Durchbruche und endlich zum Siege verhelfen. Der Aufschwung der Medizin war vorbereitet durch die Chirurgie. Riolan hatte einst richtig gesehen (S. 292): das anatomische Messer machte die Chirurgen den Physicis überlegen. Als Demonstratoren der Anatomie begannen nicht wenige Chirurgen und gelangten von da in angesehene praktische Stellungen.[3] Der junge Haller, den seine Studienreise nach Paris geführt hatte, verräth für diese Dinge kein Interesse; er gewahrt an der Anatomie der Chirurgen nur die Schattenseite.[4]

seines pathologischen Werkes unmittelbar nach Erscheinen von Manget (S. 332,2; vgl. 319,3). — Vesals Fabrica halten Boerhaave und Albin (Vesal. Opp. 1725 p. xxxxxx 2b) und Haller (S. 326) gleich wie einstmals Jakob Sylvius (1546 oben S. 214) wegen der Jugend des Verfassers für unreif.

[1] Die weitre Ausführung obiger Skizze bleibt einer andern Gelegenheit vorbehalten.

[2] Unter Anderm zu G. E. Lessings Nachweise Wie die Alten den Tod gebildet 1769; was nach unsrer Ansicht bereits Vesal gewusst und in seiner Art verwandt hatte (oben S. 171).

[3] Auf ähnlicher doch mehr gelehrter Bahn bewegten sich die Chirurgen in London: ich nenne J. Douglas (S. 307,1. 309), Cheselden, John Hunter. Auf des Letztern Anregung enstanden Edward Jenners Untersuchungen über die Kuhpocke (1798).

[4] Hallers Tagebuch (Hirzel A. v. Hallers Gedichte 1882 S. XXXV): 'Mit welcher Nettigkeit aber hier [in Leyden] alles zugegangen, ist nicht zu sagen, wie dann Albinus immer mit sogenannten Manchetten an der Hand gearbeitet. Diese Sauberkeit ist auch von grösserer Nothwendigkeit, als man meinen möchte, welches jeder erfahren, wer zu Paris denen französischen Schweinen arbeiten geholfen.' — Haller Bibl. anat. II, 196: Lutetiae le Dranium hospes

Pierre Senac war wohl der erste Physicus dem der Jammer der Medizin nahe gieng (1749). Seiner Untersuchung über das Herz,[1] die zwölf Jahre vor Morgagnis pathologischem Werke erschien, schickt er eine Reihe von Gedanken voraus. Dem Philosophen, sagt Senac, möge eine spielende Betrachtung der Herzthätigkeit hingehen; in der Medizin sei Ernst am Platze. Da habe man mit den Krankheiten und ihren Gefahren zu thun, mit ihren verborgnen Ursachen und den Heilmitteln, die man der Natur so zu sagen abstehlen müsse. Es sei eine mörderische Untreue die Zeit die man dem Leben der Menschen schulde, auf Spielerei zu verwenden. Er habe vor mehr als zwanzig Jahren den Bau des Herzens in Angriff genommen um Licht zu finden für die Heilung der Herzkrankheiten. Man wisse fast Nichts über dieselben. Bei den Autoren finde man bloss unbestimmte Angaben über Herzklopfen, Vorurtheile über Herzpolypen, ungenaue Beobachtungen über Herzbeutelwassersucht, Erzählungen sonderbarer, Nichts beweisender Fälle. Lägen nicht einzelne bessre Beobachtungen in der Litteratur verstreut, so wären die Herzkrankheiten noch so dunkel wie zu Hippocrates' Zeiten. Senac kennt das Wechselnde der Symptome und verhehlt sich nicht die Schwierigkeiten die der Heilung der Herzkrankheiten entgegenstehen. Ihr Studium scheine nur die Einsicht in ihre Unheilbarkeit zu ergeben. Aber man dürfe sich nicht entmuthigen lassen; oft habe unverdrossne Arbeit die Natur zur Enthüllung gezwungen. Oft könne man doch ihre Ursachen, ihre Art, ihren Zusammenhang durchschauen, die unheilbaren Formen unterscheiden: der Arzt erspare sich zum Mindesten die Schande ein ihm unbekanntes Uebel zu bekämpfen und mit dem Kranken gefährliche Versuche anzustellen.

Die Fortsetzung der Vorrede verwickelt sich in Widersprüche. Das Werk selbst behandelt sehr eingehend Anatomie und Physiologie; für pathologische Anatomie bietet es wenig. Senacs Bemühung hat das Erstrebte nicht geleistet. Gleichviel, der Mann zeigt Muth; er denkt auch gross von Vesal. Obschon nicht frei von der hergebrachten Meinung moderner Vortrefflichkeit und befangen in Riolans Darstellung der alten Pariser Schule, äussert er

audivi, cadavera apud eum incidi. Fateor, parcat mihi bonus senex, offensum me fuisse sordibus eius, quod dicebatur theatrum; et praecipiti nimis incisione, quae non sciebat curiosius investigare quidquam.

[1] Traité de la structure du coeur, de son action, et de ses maladies. Par M. Senac, Médecin Consultant du Roy. A Paris 1749. T. I Préface.

Vesal habe, noch nicht achtundzwanzig Jahre alt, im menschlichen Körper gleichsam eine neue Welt entdeckt. Sein Beispiel sei fast unerreichbar. Ohne Uebertreibung dürfe man Vesals Beschreibung des Herzens neben die Winslows stellen; aber die Vesals sei die erste gewesen und unterscheide sich nur wenig von der Winslows.[1]

Weiter als Senac gelangte Théophile de Bordeu.[2] Seit dem Jahre 1742 beschäftigte ihn lebhaft die animistische Lehre G. E. Stahls (S. 331). Seine Thätigkeit in Paris eröffnete er mit einer Abhandlung die das besondre Leben der Drüsen auf deren anatomische Einrichtung zurückführt. In einer spätern Arbeit wies er das allgemeine Vorkommen des Schleimgewebes nach[3] und bezeichnete dasselbe als Sitz von Krankheiten. Beide Schriften gehören neben Hallers Irritabilitätslehre zu den wichtigsten Vorläufern unsrer allgemeinen Anatomie. Freilich lässt sich Bordeu oft fortreissen; aber es bezeichnet seinen offnen Blick dass er Vesal unter die philosophischen Aerzte rechnet[4] und sagt, Vesal sei wegen seiner freien Ansichten verfolgt worden. Bordeu ist der erste Franzose der Vesals Gegner Jakob Sylvius blossstellt; er meint Sylvius hätte als Fälscher und Verleumder vor das Parlament gehört und giebt dessen Andenken der Verachtung Preis.

Vollends Antoine Portal[5] der sich von frühe an auf den ver-

[1] Senac Traité de la structure du coeur 1749 I, 24: Une longue suite de siécles n'a été éclairée que par les Ecrits de Galien.. Alors parut le divin Vesale, formé dans l'Ecole de Paris par les leçons d'Andernac et de Jacques Sylvius. En fouillant dans le corps humain, il découvrit, pour ainsi dire, un nouveau monde avant l'âge de vingt-huit ans. Cet Anatomiste, que la Faculté de Paris peut revendiquer, examina avec des yeux attentifs la structure du coeur..; vgl. I, 26. I, XI.

[2] Oeuvres complètes de Bordeu par Richerand Paris 1818. Für die Recherches anatomiques sur la position des glandes, et sur leur action giebt Richerand das Jahr 1752, Haller (Bibl. anat. II, 346) 1751 an. — Die Recherches sur le tissu muqueux sind nach Richerand 1767, nach Haller 1766 erschienen; Recherches sur l'histoire de la Médecine nach Richerand Liège 1768 ohne Nennung des Autors, nach Haller Paris 1764 erschienen. Ohne Zweifel hat Richerand in dem letzten Falle einen Nachdruck vor sich gehabt.

[3] Die Verbreitung des Zellgewebes kennt schon Haller, ohne viel damit anfangen zu können.

[4] Bordeu Recherches sur l'histoire de la Médecine (1764?) in Richerands Ausgabe p. 663 s.

[5] Portal Histoire de l'anatomie et de la chirurgie I à Paris 1770, p. 399. — Portal besass eines der angeblichen Originalporträte Vesals: Anhang VI.

schiedensten Gebieten der Medizin versuchte, lässt der Bewunderung für Vesal freien Lauf. Unmöglich hätte ein so junger Mann, äussert sich Portal, ein Werk verfassen können das die gewaltigsten anatomischen Studien voraussetze, wenn er nicht eines der grössten Genies war und unerhörten Eifer für Anatomie besass. 'Vesal scheint mir', fährt Portal fort, 'einer der grössten Männer die je gelebt haben. Mögen die Astronomen Copernicus, die Physiker Galilei oder Toricelli, die Mathematiker Pascal, die Geographen Christoph Columbus rühmen; ich werde stets Vesal höher als ihre Helden stellen. Vesal hat den edelsten Gegenstand zu seiner Forschung gewählt, den Menschen. Indem der Mensch sich selbst kennen lernt, wird er gewissermassen grösser; die Entdeckungen der Geographie und Astronomie berühren den Menschen nur mittelbar.'

Bordeus und Portals Urtheile haben tiefen Grund; sie beruhen auf einem starken Gefühle von der Macht und Würde der Anatomie. Schade dass weder der eine noch der andre seine Ansicht erhärtet hat; ihre Geschichtschreibung wimmelt von Irrthümern.

Es bleibt nur Weniges zu ergänzen.

In Paris herrschte während der letzten Dezennien des achtzehnten Jahrhunderts eine geistige Bewegung ohne Gleichen. Zu keiner andern Zeit hat Paris so viele bedeutende Naturforscher und Aerzte vereinigt. Unter den Chirurgen stand Pierre Joseph Desault obenan. Er gestaltete den chirurgischen Unterricht neu. Im Hôtel-Dieu bekamen seine Zuhörer seit dem Jahre 1788 den ganzen Verlauf der Krankheit, bei tödtlichem Ausgange die Sektion zu sehen. Es wurden regelrechte Krankengeschichten geführt und vor den Zuhörern kritisirt. Jetzt hatte die anatomische Methode Eingang in die Chirurgie gefunden: es war die erste wirkliche Klinik. Fast zu gleicher Zeit richtete Desaults Schüler Jean Nicolas Corvisart die medizinische Klinik der Charité nach dem Muster von Hôtel-Dieu ein.

Mitten in dieses Drängen fiel die französische Revolution. Durch sie wurde Xavier Bichat veranlasst sich nach Paris zu begeben. Als zweiundzwanzigjähriger Jüngling kam er im Jahre 1793 dorthin, eignete sich Desaults Chirurgie, Corvisarts Medizin an, warf sich mit Feuereifer auf Anatomie und Physiologie, auf pathologische Anatomie und Krankenbeobachtung. In wenigen Monaten zergliederte er mehr als sechshundert Leichen.[1] Thatsächlich war Bichat seit Vesal der erste Arzt der das ganze Gebiet der Medizin beherrschte und pflegte. Die von Vesal ersehnte Vereinigung des ärztlichen Standes war angebahnt. Bichat gieng darauf aus eine haltbare Grundlage der Medizin zu gewinnen. Nach kurzer Zeit gelang ihm der Nachweis von der entscheidenden Bedeutung der Gewebe; die allgemeine Anatomie bildet die Grundlage der modernen Medizin. Die grosse Idee welche Vesal von der Anatomie hegte (S. 199), hat in Bichats Gewebelehre ihre erste Verwirklichung gefunden. Als Bichat sein Hauptwerk schrieb, zählte er noch nicht dreissig Jahre; auch in dieser Hinsicht stand er Vesal nahe. Das Werk erschien im Jahre 1801.

[1] F. R. Buisson in Bichat Traité d'anatomie descriptive III (1802), XXIV: En quelques mois, il ouvrit plus de six cents cadavres, soit à l'Hôtel-Dieu, soit ailleurs, et suivit en même-temps toutes les maladies remarquables que l'Hôtel-Dieu renfermoit.

Anhang.

I. Quellen der Vesalbiographie.[1]

I. Vesals Schriften.

Unter den Quellen der Biographie Vesals nehmen die Schriften des Autors selbst den ersten Rang ein. Zahlreiche Vergleichungen haben gezeigt, dass den Worten Vesals ein sehr hoher Grad von Zuverlässigkeit innewohnt.[2] Nirgend kann man ihm geflissentliches Entstellen und Verbergen der Wahrheit nachweisen. Um so dringender wird die Pflicht, seine sämmtlichen Schriften zu berathen, Echtes von Unechtem streng zu sondern. Die Prüfung muss an den Originalausgaben geschehen. An der Echtheit der unter dem Namen und zu Lebzeiten Vesals erschienenen Werke besteht kein Zweifel und hat auch keiner bestanden.[3] Der Inhalt, die Berufung des Verfassers auf seine frühern Arbeiten, die Zeugnisse glaubwürdiger Zeitgenossen thun unwiderleglich den vesalischen Ursprung dar. Auch gegen die wenigen nach Vesals Tod zum Vorschein gekommenen Konsilien lässt sich kein begründeter Einwand erheben. Anders verhält es sich mit der unter dem Namen Gabriel Cuneus gehenden Streitschrift und der vier Jahre nach dem Tode Vesals von

[1] Zum Theil wiederholt aus den Verhandlungen der Naturforschenden Gesellschaft in Basel VIII (1889) 1890.

[2] Man vergleiche u. A. die Notizen bei Vitus Tritonius Athesinus Anhang VIII. Der beste Beweis ist die Wahrheit der vesalischen Anatomie.

[3] Nur die Echtheit der Paraphrasis ist im 17. Jahrh. (s. Mercklin Lindenius renovatus) angezweifelt worden. Mit Unrecht, denn sie erscheint unter Vesals Namen auch im Rhazes seines Freundes Alb. Torinus, Basil. 1544, und was die Hauptsache ist, Vesal selbst tritt für seine Arbeit ein. Epistola Chyn. 1546 p. 195 (oben S. 190,5); illa [paraphrasis] quae in nonum librum [Rhazes] prostat a me conscripta...

Prosper Borgarutius herausgegebenen Chirurgia magna. Da beide Werke in neuerer Zeit ziemlich allgemein als vesalische gelten,[1] so muss die Sache einlässlicher geprüft werden.

A. Die Schrift des Gabriel Cuneus 1564.

Die Schrift des Gabriel Cuneus (S. 267) enthält eine Vertheidigung der vesalischen Anatomie gegen die Angriffe eines starren Galenikers, Francesco Pozzi von Vercelli (Apologia in Anatome pro Galeno, contra Andream Vessalium Bruxellensem, Francisco Puteo Medico Vercellensi Authore 1562). Zuerst behauptete den vesalischen Ursprung jener Vertheidigung der Arzt und Mathematiker Hieronymus Cardanus, welcher bei Cuneus p. 70 rühmlich erwähnt wird und in seiner nicht vor dem Jahr 1576 vollendeten Autobiographie unter Testimonia clarorum virorum de me aufführt: Andreas Vesalius in Apologia contra Puteum: sed sub titulo Gabrielis filii Zachariae.[2] Die Angabe wurde später von Jakob Douglas[3] aufgegriffen und von Boerhaave und Albinus[4] in die Vesalbiographie eingebürgert. Stil und Orthographie, vor Allem dass Cuneus als Feldarzt deutsche und schweizerische Kriegsknechte zergliedert habe, sprechen ihnen für die Verfasserschaft Vesals. Nachdem dann noch Martine[5] den scheinbar schwerwiegenden Grund beigefügt hatte, dass die vom 26. März 1563 datirte Schrift des Cuneus die vesalische, erst im Jahr 1564 veröffentlichte Antwort auf Falloppios Observationes kennt, schlossen sich viele Autoren wie Haller (S. 326), Sprengel, Haeser dieser Ansicht rückhaltlos an.[6]

Vor Allem erinnre ich daran, dass Gabriel Cuneus wirklich existirt hat und zwar als Professor der Medizin zu Pavia. Im

[1] Vgl. beispielsweise Haeser Lehrbuch der Geschichte der Medizin II[3], 1881, 36; Vanderhaeghen Bibliotheca Belgica.

[2] Hier. Cardani Mediolanensis De propria vita liber c. 48. Erste Ausgabe Paris 1643.

[3] Bibliogr. anat. specimen, ed. 1734, p. 124.

[4] Vesalii opera I, 1725, praef. *****2a. — Cuneus ist in die Vesalausgabe von Boerhaave und Albinus aufgenommen.

[5] In Barthol. Eustachii Tabulas anatomicas commentaria 1755 p. 16.

[6] H. Tollin Biol. Centralbl. 1885 V, 413 meint, Vesal nenne sich desshalb Cuneus, weil ‘es sich in dem Streit vornämlich um einen Knochen handelt, der einem Keile ähnlich sieht (cum cuneo assimilatum os)’. In Wirklichkeit beschäftigt sich kaum der sechzigste Theil der Schrift mit dem Keilbeine.

Jahr 1552 wurden ihm Gelder überwiesen um ein anatomisches Theater zu errichten; 1554 wurde er zum Lehrer der Anatomie ernannt, und erst 1573 auf 74 trat an seine Stelle Jo. Bapt. Carcanus.[1] Gabr. Cuneus war nebst einigen Anatomen von Franc. Puteus in einer Weise erwähnt worden als wären sie mit ihm einverstanden.[2] Um sich und seine norditalischen Kollegen von dieser Verdächtigung zu reinigen, ergreift Cuneus die Feder[3] und bekennt sich unumwunden als Anhänger Vesals. Cuneus als Lehrer der Anatomie in Pavia und Mailand kann gar wohl einige deutsche und schweizerische Söldner zergliedert haben.[4] Die Behauptung von der Uebereinstimmung seines Stils mit dem Vesals wird nicht näher begründet, lässt sich also auch nicht genauer untersuchen. Treffend aber ist die Bemerkung Martines, dass Cuneus Vesals Falloppii observationum Examen kennt. Wirklich bezieht sich Cuneus mehrfach (z. B. p. 13. 21. 39. 73) auf letztgenannte Schrift und entlehnt daraus Sachliches und selbst Wendungen.[5] Allein da Vesal, damals in Madrid, seine Antwort an Falloppio bereits Ende 1561, mehr als ein Jahr vor der Abfassung von Cuneus' Vertheidigung geschrieben hat[6] und beide Abhandlungen beim gleichen Verleger zu Venedig 1564 erschienen sind, so ergeben sich verschiedene Möglichkeiten einer Kommunikation vor der Veröffentlichung. Einmal könnte eine Abschrift des für den Anatomen Falloppio bestimmten Manuskriptes noch von Spanien aus in Cuneus' Hand gelangt sein,[7] oder der Buchhändler, welcher bei der Durchreise Vesals nach Jerusalem dessen Manuskript in Verlag

[1] (A. Corradi) Memorie e documenti per la storia dell' Università di Pavia I, 1878, 127.

[2] Fr. Puteus 1562 p. 37b.. Ticini ubi est Gabriel Cuneus .. cum Petro Martire Trono .. singulis annis Anatomen publice profitentes ... (Tronus S. 187.)

[3] Cuneus 1564 p. 3.

[4] Cuneus p. 15 .. Germanorum et Helvetiorum militum aliquos expendi, quibus caput latius, quam longius .. extitit. Von einem Feldarzt kommt Nichts vor.

[5] Z. B. Vesal. Fall. Ex. gegen Ende: levi opera .. und Cuneus gegen Ende: levi labore ...

[6] Fall. Examen p. 171: Madrilii, ex aula regia, 27 decembris, anno 1561.

[7] Von solchen Sendschreiben liefen im 16. Jahrh. öfter vor dem Druck Kopieen um: lehrreich in dieser Hinsicht ist Vesals Epist. Chyn. 1546 Dedicat.

nahm,[1] theilte dasselbe vor der Drucklegung dem G. Cuneus zur Einsicht mit. Wie Dem auch sei, der Beweis Martines kann nicht als zwingend erachtet werden.

Endlich noch ein Wort über den Urheber der jetzt landläufigen Angabe: Cardanus ist eitel und nicht völlig zuverlässig. Vesals erwähnt er verschiedene Male, bezeugt Hochachtung vor seinen Leistungen und Theilnahme an seinem Schicksal, er nennt ihn Freund, aber er hat ihn nach eigenem Zeugniss nicht persönlich gekannt[2] und berichtet nicht durchweg genau über ihn. Die Aussage über das Buch des Cuneus ist geschrieben nach Vesals und wohl auch nach Cuneus' Tod († 1573? s. oben). Sie gelangte an die Oeffentlichkeit erst im Jahre 1643. Kein anderer Zeitgenosse Vesals hat Derartiges geäussert; auch nicht Aselli in Pavia.[3] Cardanus' Angabe gilt uns nicht als Beweis.

Die Verfasserschaft Vesals ist aber nicht nur unbewiesen, sie erscheint geradezu unmöglich bei eingehender Prüfung der in Frage stehenden Abhandlung. Wir wollen kein grosses Gewicht darauf legen, dass der Autor seine Anatomie durchweg aus Vesal holt, kaum Spuren von selbständiger Beobachtung zu erkennen giebt, dass folglich die hier vorgetragene Anatomie schattenhaft bleibt und weit hinter jener plastischen Wirkung von Vesals Epist. Chyn. 1546 und auch Fall. Examen 1564 zurücksteht. Man könnte das allenfalls einer Abnahme der schöpferischen Kraft Vesals zuschreiben. Dagegen finden sich in der farblosen Darstellung des Cuneus einige Stellen, welche meines Erachtens direkt gegen die Urheberschaft Vesals zeugen. Hiezu gehören folgende:

Man versteht nicht, wie Vesal in Bezug auf die Abzugswege des Gehirnschleimes sich an Leonhard Fuchs und Valverde anschliessen kann, gleich als hätten diese etwas Bessres gesagt als er. Hatte doch Vesal in der 2. Ausgabe der Fabrica (1555) Fuchsens Versuch, Galen in jener Sache zu retten, ausführlich widerlegt und seinen frühern Freund als Plagiator, und eben noch in Fall.

[1] Fall. Examen 1564, Typographus lectori. Das gleichzeitig für Vesals und Cuneus' Werk genommene Privilegium s. unten Urkunde XIII.

[2] Brasavolum . . nunquam vidi: ut neque Vesalium quamquam intimum mihi amicum. De libris propriis. Opp. omnia 1663 I, 138a. Das Buch ist von 1554. Auch später fand sich kaum Gelegenheit zu persönlichem Verkehr. — Zwei weniger günstige Urtheile: S. 200,1. 220,1.

[3] De lactibus Mediol. 1627 c. 3 p. 8.

Examen den Valverda als unerfahrenen, ungebildeten, gewinnsüchtigen Buchmacher gebrandmarkt.[1] Wie Cuneus kann nur schreiben, wer sich im Grund nicht ganz von Galen losgesagt und zwischen selbständiger Forschung nud Plagiat nicht klar zu unterscheiden vermag.

Vesal hatte in der Fabr. 1543 V, 8 (und ebenso 1555) die Beobachtung eines überzähligen in den Magen mündenden Gallenganges mitgetheilt (S. 101). Sein Gegner Puteus (Apologia p. 151[a]) hält den Fall für erdichtet: Vessalius potest suspicari mendax, quia fortasse non vidit id quod scripsit. Und Cuneus p. 97 ist diessmal weit entfernt davon für Vesal einzutreten, giebt vielmehr, da er selbst und die ihm befreundeten Anatomen jene Beobachtung nie gemacht haben, den Meister in wenig schonender Weise Preis. Er sagt, Puteus möge hier nicht so Unrecht haben . . quem [Vesalium] etiam portionem illam non vidisse forsan merito suspicaris. Auch hier steckt Galen im Hintergrund.[2]

Bei den Gehirnhöhlen, wo abweichende Ansichten über Galen in Einklang gebracht werden sollen, meint Cuneus durch eine Galen begünstigende Aenderung am Texte von Vesals Fabrica helfen zu können (Fab. 1555 VII, 6 p. 789a). Abermals zeigt sich der Galeniker und zugleich die Aeusserlichlichkeit von Cuneus' Anatomie.[3]

Cuneus führt den berühmten Mathematiker Gemma Frisius als lebend auf, welcher doch schon am 25. Mai 1555, nach andrer Angabe allerdings erst 1558 zu Löwen verstorben war.[4] Ein sol-

[1] Cuneus p. 16: Atque ita Fuchsii et Hispani illius [Valverdae] et Vesalii sententiae accedo . . . Die Auseinandersetzung Vesals mit Fuchs über das Keilbein Fabrica 1555 I, c. 6 p. 40s. Die Stelle richtet sich gegen L. Fuchsii De humani corporis fabrica, ex Galeni et Andreae Vesalii libris concinnatae Epitomes pars prima (1551) p. 30: oben S. 226f. Fuchs als Plagiator: Vesal. Fabr. 1555 II, c. 6 p. 281 Z. 1 ff. (oben S. 231.) — Valverda hatte fast sämmtliche Abbildungen aus Vesal entlehnt und ihn dazu häufig angegriffen; vgl. S. 254 f.

[2] Nach Galen (De usu part. V, 4) ruft Eintritt von Galle in den Magen Brechen hervor, welches in Vesals Fall nicht beobachtet wurde (S. 101).

[3] Cuneus p. 120: Interim tamen, ne Galeni sententiam sibi dissonam arbitrer, et tu non aliquid saltem (etsi minimum sane) in Vesalio iure desiderare, per universum tuum scriptum videaris, in sexto Capite libri ipsius septimi in hunc modum lego . . (folgt der abgeänderte vesalische Text). Vgl. S. 252.)

[4] Beide Angaben bei M. Adam Vitae Germanor. Medicor. 1620 p. 73—75; VIII. kal. Jun. 1555: Thuan. Lib. XVI.

cher Irrthum konnte wohl einem Italiener, nicht aber Vesal begegnen, der bis in das Jahr 1559 den Niederlanden angehörte und früher enge mit Reinerus Gemma Frisius befreundet gewesen war.[1]

Man sieht, die Schrift des Cuneus darf nicht unter die besten Quellen einer Vesalbiographie gerechnet werden. Sie stammt von einem äusserlich zur Anatomie Vesals schwörenden, innerlich von Galen nicht ganz abgelösten Zeitgenossen.

B. Die Chirurgia magna des Prosper Borgarutius 1568.

Wichtiger als die eben erörterte Frage ist die nach dem Verfasser der vier Jahre nach Vesals Tode von Prosper Borgarucci herausgegebenen Chirurgia magna. Dass dieselbe nach Sprache und Inhalt weit unter den von Vesal selbst veröffentlichten Werken steht, wird bei der ersten Betrachtung klar.[2] Sie ist nach eigener Aussage des Herausgebers von Etlichen noch vor dem Erscheinen als Vesals unwürdig erklärt worden.[3] Jo. Bapt. Carcanus De vulneribus capitis 1583 p. 4 hielt die Chirurgia magna für eine Schrift Falloppios;[4] Fabricius von Hilden,[5] Antonio Cocchi[6] haben auf Entlehnungen aus Falloppio aufmerksam gemacht; Portal[7] betont die ausgiebige Benützung von Guido de Cauliaco. Richerand[8] nimmt eine Fälschung an. Da indess Boerhaave und Albinus die Schrift ihrer Vesalausgabe einverleibt und biographisch verwerthet haben, sind ihnen die meisten Autoren hierin gefolgt oder sie bezeichnen, wie Haller, Burggraeve und Haeser gewisse Bestandtheile derselben als echt. Niemand hat indess die Angelegenheit, so tiefgreifend sie für die Auffassung Vesals ist, einer eingehenden Untersuchung für werth erachtet.

Um ein zuverlässiges Ergebniss zu gewinnen, setzen wir die

[1] Vesal. Fab. 1543 I, 39 p. 161.

[2] Die Haltung der Chir. magna unterscheidet sich auch von dem chirurgischen Fragmente bei Vitus Tritonius Athesinus (S. 88f.).

[3] Chir. m. 1568 Dedic. p. b5[b].

[4] Marcell. Donatus De medica historia mirabili 1588 Venet. V, 4 p. 281[a] schreibt: Author Chyrurgiae Vessalio adscriptae..

[5] Fabr. Hildanus De gangraena 12. Ausgabe in den Opera Francof. 1646 c. 13 p. 790; c. 17 p. 801.

[6] Graecorum chirurgici libri .. editi ab Antonio Cocchi Flor. 1754 p. 47.

[7] Histoire de l'Anat. et de la Chirurgie I, 1770, 451.

[8] Biographie universelle T. 48 (ed. 1827). — Alf. Corradi Memorie dell' Istituto Lombardo Sc. matem. XIII, 1874 p. 142 zweifelt sehr an der Echtheit.

einheitliche Entstehung des Werkes voraus. Allerdings weist das Titelblatt auf verschiedene Eingriffe des Herausgebers hin. Da sich indess die Aenderungen und Zuthaten des Letztern nirgend im Einzelnen angemerkt finden, lassen sich Vesals und Borgaruccis Antheile von vornherein in keiner Weise sondern.

Borgarucci will der Handschrift Vesals zu Paris im Jahre 1567 begegnet sein und dieselbe um hohen Preis angekauft haben. Wirklich hat sich Vesal, wie eine Notiz der Fabrica von 1543 zeigt, eine Weile mit dem Plan eines chirurgischen Werkes getragen; doch spricht er später nicht mehr davon.[1] Auch das Ausbieten des Manuskriptes in Paris erweckt keinen Verdacht, da die Holzstöcke zu den anatomischen Bildern von den Erben Felix Plater in Basel angetragen worden sind.[2] Sollte es sich aber, wie Burggraeve meint, bei der Pariser Handschrift um blosse Notizen gehandelt haben, so war ihre Veröffentlichung ein Verstoss gegen den Sinn Vesals.[3] — Die Vollendung der Chirurgia magna verlegen Boerhaave und Albinus später als 1561; wir können sie genauer auf 1564, Vesals Todesjahr, ansetzen, da Borgaruccis öffentliche Zergliederung in Padua und seine Schrift über Anatomie erwähnt werden.[4]

Nach der Chirurgia magna gewinnt es den Anschein, als ob Vesal im Jahre 1528, also in seinem vierzehnten Altersjahr, Pestkranke behandelt habe: Chir. magna V, 13 p. 346s. In den übrigen Werken Vesals kommt hievon Nichts vor.[5] — Nur in der Chir. magna I, 8 p. 59 ist von Vesals Studium in Montpellier die

[1] (S. 118) Fabr. 1543 IV, 9 in der Erklärung der Initialen E und F. In der Ausgabe 1555 fehlt diese ganze Einschiebung.

[2] Fel. Plater De corporis humani structura. Vorwort zu Lib. III.

[3] Ep. Chyn. 1564 p. 196: Es gereut ihn nicht seinen Galen verbrannt zu haben — S. 190 —, da er in die Hände solcher Leute hätte kommen können, qui male a bene in marginibus scripta haud valuissent distinguere u. s. w.

[4] Chir. magna III, c. 16 p. 198b. — Tomasini Gymnas. Patavin. 1654 p. 302: 1564 die 17 Januarii Prosper Borgarucius destinatus fuit ad Anatomes administrationem. — Della contemplazione anatomica sopra tutte le parti del corpo umano, Venet. 1564; laut Haller Bibl. An. I, 231. Zur Untersuchung der Contemplazione fehlte mir die Gelegenheit.

[5] Auch nicht wo der Pestbubonen gedacht wird: Brief vom Aderlass 1539 p. 11.

Rede.[1] — An der gleichen Stelle der Chir. magna heisst Joh. Tagault Vesals Studiengenosse, während doch Tagault spätestens seit 1528 als Doctor med. zu Paris lebte.[2] — Ein ander Mal theilt der Verfasser der Chir. magna I, 16 p. 73 eine Beobachtung aus dem Türkenkrieg mit; in den echten Werken lässt Nichts auf Vesals Theilnahme an einem Türkenfeldzug schliessen. — Gabriel Falloppio ist nach der Chir. magna II, 2 p. 103 in Padua Schüler Vesals gewesen, während Falloppio selbst sich als dessen geistigen Schüler bezeichnet.[3]

Die anatomischen und physiologischen Bemerkungen der Chir. magna finden sich[4] auffallend sparsam und weichen vielfach von Vesal ab. Barbarische Benennungen wie spathula, siphac, adiutorium kommen sehr häufig vor, bei Vesal ausschliesslich bei Feststellung der Synonymik. Vesals musculus cubitum flectentium anterior s. primus (Fabr. II, c. 46) heisst in der Chir. magna III, 9 p. 166: cubitum in anteriorem partem musculus superficialis flectens u. dergl. mehr. — Die Chir. magna macht die gröbsten Verstösse gegen die vesalische Anatomie; II, c. 12 sagt, die Fingerknochen seien solid, während Vesal Fabr. 1543 I, c. 1 p. 2 (oben S. 230) zuerst ihren Markraum erwiesen hat. Die Patella wird Ch. m. II, c. 15 os cartilaginosum genannt, obschon Vesal Fabr. 1543 I, 32 (S. 137 f.) dieselbe nachdrücklich als Knochen bezeichnet. Nachdem Vesal Bänder, Sehnen, Muskeln und Nerven auf das Schärfste geschieden und den Bändern stumpfe Empfindung zugeschrieben hatte (Fabr. 1543 II, 1. II, 2. IV, 1), so werden hier die Dinge zusammengeworfen und die Bänder als sehr empfindlich dargestellt (Ch. m. I, c. 11 p. 66[b]; III, 5 p. 152; III, c. 15 p. 194[a]). Chir. magna endlich lässt den Falloppio bloss fünf Augenmuskeln annehmen, da doch dieser im Jahre 1561 auf sechs Muskeln besteht und Vesal von sieben oder sechs Muskeln spricht.[5]

[1] Astruc Mémoires pour servir à l'histoire de la Faculté de Médecine de Montpellier 1767 schweigt von Vesal.

[2] Jo. Guinterius Andernacus wohnte damals bei Tagault: s. E. Turner, Jean Guinter d'Andernach S.-A. p. 302. Tagault las seit ungefähr 1536 in Paris über Chirurgie: s. das Vorwort in seiner Chirurgica Institutio 1543. Ueber Tagaults an Vesal verübtes Plagiat weiterhin.

[3] G. Fall. Observ. anatt. 1561 p. 4: in illius [Vesalii] schola (quia eius scripta diligenter legerim) versatus ... Vgl. S. 262.

[4] Wegen Lib. I c. 2—7 s. unten.

[5] Fall. Obs. anatt. p. 69: Sunt itaque sex numero musculi a me describendi; Vesal. Fall. Ex. p. 50. Vgl. S. 266.

Ueber das Gemisch des chirurgischen Inhaltes nur wenige Andeutungen. Zahlreiche barbarische von Vesal grösstentheils verachtete Schriftsteller treten darin als Autoritäten auf. Von dem selbständigen denkenden Chirurgen, als welchen sich Vesal in dem Konsilium von 1562 zu erkennen giebt, findet man hier sehr wenig. Fast überall bewegt sich die weitschweifige Darstellung in den herkömmlichen Allgemeinheiten. Nur in einigen Abschnitten redet der Verfasser freier und berichtet von eigenen Erfahrungen. Am Auffallendsten ist das Fehlen der Vesal eigenthümlichen Ansichten, Kenntnisse und Behandlungsmethoden. Vesal erwähnt 1543 (Fabr. I, 6 p. 27) die Epiphysenlösungen, während die Ch. magna hievon schweigt. Vesal warnt vor Brennen und Trepaniren der Fontanellgegend wegen des Blutleiters und der Knochengruben (S. 201), während die Chir. magna II, 2 die Nähte zu meiden räth. In der letztern steht Nichts über die chirurgische Behandlung des traumatischen Empyems, Vesal dagegen empfahl und übte vielfach den Brustschnitt.[1] Vesal kannte schon 1555 das spontane Aneurysma,[2] Chir. magna V, 1 p. 269[b] erwähnt bloss das Aderlassaneurysma. In der Aderlassfrage weicht die Chir. magna V, 6 gänzlich von Vesals ältrer und neuerer Ansicht ab.[3] Karzinome will der Verfasser der Chir. magna V, 17 p. 370 im äussersten Falle mit Arsenik ätzen, Vesal hat wie Fall. Examen (S. 273) andeutet, mit dem Messer operirt. Und wenn Letztrer die angebliche Heilwirkung des galenischen Herzknochens im Jahre 1543 als Betrug entlarvt hat (Fabr. I, 20; vgl. S. 154), so wird im Antidotarium der Chir. magna VI, 10 p. 414[a] das Mittel ohne ein Wort der Aufklärung schlechthin verordnet.

Die aufgezählten und manche andre Abweichungen nöthigen zur Frage, aus welchen Quellen die Chirurgia magna geschöpft ist. Die Beantwortung wird durch häufige Anführungen von Schriftstellern erleichtert. Thatsächlich finden sich zahllose wörtliche oder wenig veränderte Entlehnungen an Stellen, wo die Quelle gar nicht oder aber in einer Weise genannt wird, dass man ohne nachzuschlagen die Entlehnung nicht gewahrt.

[1] S. 219. 271 und Anhang II Consil. Ingrass.

[2] S. 239 f. und Anhang II Brief an Gasser.

[3] S. 97 f.

Solche Plagiate stammen:

Aus Celsus De medicina.[1]

Aus Mesue[2] und Nicolaus[3] viele Vorschriften im Antidotarium (Chir. m. Lib. VI).[4]

Aus Guido de Cauliaco.[5]

Besonders ergiebig erweisen sich Jo. Tagaultii De chirurgica Institutione Libri quinque, Paris. 1543, ein Werk das selbst sehr stark aus Guido geborgt hat.[6]

[1] Celsus V, 26, 8. 9 findet sich wieder in der Chir. magna III, 16 p. 198ᵇ: Igitur, corde percusso, sanguis multus fertur, venae elanguescunt [Chir. m.: Signa percussi cordis sunt sanguinis effluxio magna, venae languidae], color pallidissimus [Ch. m.: color corporis admodum pallidus], sudores frigidi, malique odoris, tamquam irrorato corpore oriuntur [Ch. m.: qui tanquam in rotato corpore oriuntur]: extremisque partibus frigidis matura mors sequitur [Ch. m.: frigidis, et tandem matura mors sequitur].

Pulmone vero icto spirandi difficultas est: sanguis ex ore spumans, ex plaga ruber [Ch. m.: sanguis spumans exiens tum ex vulnere, tum etiam ex ore, ex plaga rubens tamen] simulque etiam spiritus cum sono fertur; in vulnus inclinari iuvat: quidam sine ratione consurgunt [Ch. m.: consurgunt, inflammantur, tussiunt]: multi si in ipsum vulnus inclinati sunt, loquuntur; si in aliam partem, obmutescunt.

Celsus V, 26, 10 Leberwunden = Chir. m. III, 17 p. 202ᵇ, Zeile 7—13. Celsus V, 26, 11. 12. 13. 16. 18. 19 = Ch. m. III, 17 p. 202ᵇ, Zeile 18—21. Z. 13—17. p. 202ᵇ, Z. 25 — p. 203ᵃ, 1. p. 202ᵇ, Z. 2—7. III, 16 p. 198ᵇ, 20. 27—29. III, 17 p. 202ᵇ, Z. 21—25. Weitre Stellen aus Celsus Lib. I prooem., Lib. II praef., Lib. VIII, c. 7. 9. 10. 15. 17. 22. 24 trifft man in der Chir. magna Lib. I methodus; I, c. 1; II, c. 5; II, c. 13 und 10; I, c. 11. 13. 17. 18.

[2] Ich verglich Jac. Sylvii Opp. omnia 1635 p. 702ss.

[3] Mir war zur Hand Antidotarium Nicolai hinter Mesuae . . opera ed. J. Costa Venet. 1570.

[4] Zum Beispiel Emplastrum diachylon parvum Mesue p. 853: Chir. magna VI, 6 p. 388ᵇ, Z. 26 bis p. 389ᵃ, Z. 1. Ungt. Martianum, Arigon, de Althaea, Agrippae bei Nicolaus p. 225, III, H; IV, G; p. 226, I, C; I, A. B: Chir. magna VI, 7 p. 395ᵃ bis 396ᵇ.

[5] Z. B. Guido V, 1, 6 ed. Joub. p. 231, Z 6 von unten bis p. 232, 12 ist in der Chir. magna II, 13 p. 125ᵃ, Z. 25 bis p. 125ᵇ, Z. 11 verwendet worden.

[6] Z. B. Tagault V, 3 p. 347, 22—25. 27—30. 35—37 zu vergleichen mit Chir. magna I, 8 p. 59ᵇ. 16—27. 30 bis p. 60ᵃ, 3. — Tagault II, 4 p. 141, 33—38 und Ch. m. III, 4 p. 142ᵇ, 24 bis p. 143ᵃ, 1. — Tag. II, 4 p. 173, 20—37 und Ch. m. III, 5 p. 151ᵃ, 21 bis p. 151ᵇ, 19. — Tag. II, 4 p. 176, 11—14. 26—31 und Ch. m. III, 5 p. 153ᵇ, 4—8. 17—23. — Tag. II, 12 reichlich benutzt in Ch. m. III, 12. — Einiges aus Tag. II, 4 in Ch. m. III, 14. — Einiges aus Tag. II, 11 in Ch. m. III, 20; Tag. II, 13 in Ch. m. III, 15; Tag. II,

Auch die Materia chirurgica des J. Hollerius (Lib. VI Tagault) hat Viel geliefert.[1]

In grossartiger Weise sind zwei posthume Schriften Falloppios[2] geplündert worden: Libelli duo, alter de ulceribus, alter de tumoribus 1563[3] und: In Hippocratis Librum de vulneribus capitis .. expositio; letztere erschien im Jahr 1566, zwei Jahre nach Vesals Tod.[4]

Alles zusammengenommen enthalten zehn Kapitel des ersten Buches, neun des zweiten, eilf des dritten, fünfzehn des vierten, neun des fünften, sieben des sechsten, zwei des siebenten Buches, das heisst mehr als die Hälfte der Kapitel der Chirurgia magna kleinere oder grössere Plagiate. Die ausgeschriebenen Autoren gehören dem Alterthum, dem Mittelalter und der jüngsten Zeit an; eine Quelle ist so neuen Datums, dass der angebliche Verfasser der Chirurgia magna ihr Erscheinen nicht mehr erlebt hat.[5]

Eines verdient noch besondre Hervorhebung. Fast Niemand scheint bemerkt zu haben, dass auch Vesals Werke in Kontribution gesetzt worden sind. Fürs Erste ist Vesals Abriss der grossen

4 in Ch. m. III, 16; Tag. II, 11 in Chir. m. III, 20; Tag. III, 8—12 in Ch. m. IV, 8—12; Tag. III, 14. 15 in Ch. m. IV, 14. 15; Tag. I, 6 in Ch. m. V, 8—10; Tag. I, 15 in Ch. m. V, 17.

[1] Z. B. Hollerius bei Tagault Lib. VI, c. 2 p. 361—364 an Chir. magna VII, 5 p. 450b bis 451b.

[2] Wegen der Echtheit der posthumen Schriften Falloppios vgl. S. 261,4 und Anhang XI.

[3] Mir lag vor Ed. secunda, Venet. 1566.

[4] Falloppio De ulceribus c. 7—10 kehren grossentheils in der Chir. magna IV, c. 1—4 wieder; Falloppio c. 11. 14. 16 in Ch. m. IV, c. 6. 7; Fall. c. 18. 19. 21—23. 27. 26 in Ch. m. IV, c. 8. 11. 13. 14. 16.

Falloppio De tumoribus c. 26—30 werden in der Chir. m. V, c. 12—16 verwandt.

Falloppio De vulneribus capitis c. 13 giebt Stoff an Chir. magna II, c. 1; Fall. c. 14. 16. 17. 28a. 46. 47 an Chir. m. II, c. 2; Fall. c. 36 an Chir. m. II, c. 16; Fall. c. 20. 21. 22. 37—42. 44. 48. 45. 49 an Chir. magna III, c. 5.

[5] Sicherlich würden sich zahlreiche weitere Entlehnungen nachweisen lassen. Unter Anderm wäre Jo. de Vigo zu vergleichen; man beachte Vigo VI, 7. 8 und Chir. magna II, 9 p. 120b. 121a; Vigo VI, 16 und Chir. m. II, 15 p. 129b. 130a.

Anatomie, der Text der Epitome wörtlich in die Chirurgia magna[1] übergegangen, und ihr Verfasser macht daraus auch kein Hehl.[2] Zweitens erkennen wir Vesal wieder in drei anatomischen Figuren. Die meisten Abbildungen der Chirurgia magna sind chirurgischen Inhaltes und stammen fast sämmtlich aus Tagault. Auch jene anatomischen Bilder, drei Ansichten des Skelettes, finden sich bereits bei Tagault. Nun hat E. Turner[3] erkannt, dass die Skelette Tagaults nichts Andres sind als hässliche, verstümmelte und auf Umwegen gewonnene Kopieen der drei Skelettbilder in Vesals Tabulae anatomicae von 1538. Da aber die Zeichnungen in der Chirurgia magna viel sorgfältiger ausgeführt sind als bei Tagault (Paris. 1543), so vermuthet Turner, Borgarucci habe sie für die Ausgabe der vesalischen Chirurgia magna neu schneiden lassen. Allein die Sache liegt etwas anders. Die drei Skelette der Chirurgia magna von 1568 finden sich bereits in der 1544 zu Venedig bei Vincentius Valgrisius erschienenen Oktavausgabe der Chirurgie Tagaults, und die Officina Valgrisiana hat beim Druck der Chirurgia magna einfach die alten Holzstöcke von 1544 verwendet (S. 122, Anm. 5). So gelangten drei der ältern Tafeln Vesals nach wechselvollen Schicksalen zum zweiten Mal unter dem Namen ihres Urhebers an die Oeffentlichkeit.

Der thatsächlich von Vesal herrührende Antheil der Chirurgia magna besteht sonach aus drei anatomischen Figuren vom Jahre 1538 und dem Texte der Epitome von 1543. Nun glauben aber einige Schriftsteller den Geist und die Beobachtung Vesals in diesem oder jenem chirurgischen Abschnitte des Werkes zu erkennen.

[1] Lib. I, c. 2—7. Wiederholungen einiger Zeilen am Anfang von Kapitel 10. 15. 17 des ersten Buches und p. 159[a], Z. 26 bis p. 159[b], Z. 6 von Buch III, c. 7.

[2] Chir. magna I, 1 p. 19: Unde operae precium esse duximus.. Epitomen humani corporis fabricae hoc loco reponere . . qui Epitomen hac tantum de causa coegimus, ut cum chirurgia hac nostra iungi posset ex magna septem librorum mole...

[3] Gazette hebdom. de Méd. et de Chir. 1877 p. 270 s. 1876 p. 819. — Wo das vierte Skelettbild der Chirurgia magna herstammt, vermag ich so wenig als Turner anzugeben. Jedenfalls ist es kein Original, wie sich aus dem unterhalb des Kinnes angebrachten, in der Chir. magna überflüssigen Pfeile ergiebt. Die Zeichnung ist fehlerhaft (eilf Rippen), übrigens möglicherweise Verballhornisirung der zweiten Skelettansicht von Vesals Fabrica.

Haller (Bibl. chirurg. I, 193) hält trotz mancher Zweifel Einiges in der Chirurgia magna für echt. Ipse tamen Vesalius apud B. [Borgarutium] loquitur adque sua provocat experimenta. De calamitate: eam saepe se vidisse confirmat, et in vitreis vasis est imitatus. Aber die Stelle, welche Haller im Auge hat (Chir. magna II, 2 p. 91), ist fast wörtlich aus der zwei Jahre nach Vesals Tod erschienenen Abhandlung Falloppios De vulneribus capitis 1566 c. 14 abgeschrieben. Und wenn Haller fortfährt: Saniem fractae calvariae per os vidit egestam, so stammt auch diess aus der genannten Quelle.[1] Was Haller (Biblioth. med. pract. II, 32) zwar nicht geradezu als vesalisch bezeichnet, aber doch mit einigen Zeilen bedenkt, die Pest vom Jahre 1528 (oben S. 347), ergiebt sich als ein ungefähr zwölf Seiten umfassendes Plagiat aus Falloppius De tumor. c. 27.[2]

Besonders kühn ist das Verfahren, welches A. Burggraeve eingeschlagen hat. Willkürlich greift er das ihm Zusagende aus der Chirurgia magna heraus[3] und verbrämt es mit wirklich Vesalischem aus der Fabrica und aus einem Konsilium. Betrachte ich die neununddreissig der Chirurgia magna entnommenen Anführungen, welche doch wohl Kernstellen bedeuten sollen, so sind acht- oder neunundzwanzig davon Zitate oder Plagiate aus fremden Schriftstellern: drei aus Celsus, neun aus Tagault u. s. f.; nicht weniger als vier stammen aus Falloppios De vulneribus capitis,[4] jener Schrift, deren Erscheinen Vesal nicht mehr erlebt hat.

Folgen wir endlich dem Kritiker Haeser (Lehrbuch der Geschichte der Medizin II[3], 1881, 154). Haeser hebt die Abschnitte

[1] Fall. De vuln. cap. 1566 c. 47: Ego vidi homines expuere saniem a 4. ad. 14 vel a 7. ad 14. — Chirurgia magna II, 2 p. 96b: Ego vidi homines expuere saniem a quar. ad 14. vel a sept. ad 14. — Das vulnus vesicae sanatum Hallers vermag ich nicht aufzufinden; sollte aber Heilung einer Bauchwunde gemeint sein, so stehen zwei Stellen zur Verfügung: Chir. m. II, 2 p. 94b s.: Adferunt exemplum in vulneribus abdominis . . und II, 2 p. 95b s.: ego habeo historiam unam superiorum annorum . ., welche beide wörtlich aus Falloppio De vuln. capitis 1566 c. 46 p. 56a und 56b entnommen sind.

[2] Haller fährt fort: Inde aliqua ad erysipelam, scirrhum. Auch diese Abschnitte stammen aus Falloppio.

[3] Burggraeve Etudes sur A. Vésale 1841 p. 343 . . en laissant de côté les détails parasites qui déparent l'ouvrage.

[4] Burggraeve p. 364 = Fallopp. De vuln. capitis 1566 c. 16 p. 27b. — Burggr. p. 366 = Fallopp. 1566 c. 17 p. 28b. — Burggr. p. 380 = Fallopp. 1566 c. 21 p. 35b. — Burggr. p. 382 (etwas gekürzt) = Fall. 1566 c. 22 p. 36b.

von den Kopfverletzungen und von der Amputation hervor, welche mit glühenden Messern vorgenommen werden soll, um den Fortschritten des Brandes und den Blutungen vorzubeugen. Nun ist aber das Kapitel von den Kopfverletzungen (Chir. m. II, 2) fast ganz aus Falloppius De vuln. cap. zusammengetragen und das Kapitel von der Gangrän (V, 12) mit sammt dem glühend gemachten Messer fast wörtlich der Abhandlung Falloppios De tumoribus c. 26 entnommen.[1]

Wir erachten die Untersuchung als geschlossen. In jeder Hinsicht enthält die Chirurgia magna Befremdliches: Vesals Leben, seine Zeitgenossen, seine Anatomie und praktische Medizin zeigen sich in ungewohntem Lichte; Vesal tritt uns als Plagiator entgegen, während seine andern Werke eine Fülle von eigenen Beobachtungen und Gedanken darbieten. Vielleicht möchte sich der Leser mit Ausmerzung der sicher nach Vesals Tod hinzugekommenen Abschnitte Falloppios begnügen, im Uebrigen die Chirurgia magna für eine Kompilation Vesals erklären. Aber sofort stellt sich dieser Anschauung die Vesals Leben durchkreuzende Episode vom Jahre 1528 (S. 347 und 353) entgegen, welche wir in einer falloppischen Schrift vom Jahre 1563 nachgewiesen haben. Will man etwa den ganzen Falloppio ausscheiden, also einen guten Theil dessen was die Eklektiker Haller, Burggraeve, Haeser für echt vesalisch erklärt hatten, so reicht auch Das nicht aus; denn Vesal müsste dann immer noch seine eigenen, später von ihm weit überholten Figuren aus der Hand seines Plagiators Tagault zurückgenommen haben. Wie man sich auch wenden mag, man geräth da oder dort auf unlösbare Widersprüche.

Sie lösen sich alle mit Einem Schlage, wenn man sich dazu entschliesst die ganze Chirurgia magna als eine Fälschung zu erklären. In der That liegen die Absichten und Wege des Fälschers ziemlich offen da. Das gemeinsame Studium Vesals mit Tagault,

[1] Einer weitern Bemerkung Haesers liegt wohl ein Quidproquo zu Grunde: Vesal 'selbst erzählt, dass er die im Felde vorkommenden Operationen seinem Freunde Castellanus überliess'. Ich finde hievon Nichts; die Angabe mag entstanden sein aus Burggraeve Etudes sur A. Vésale p. 44: il [Vésale] s'en remettait presque constamment de ce soin au Chirurgien Castillan qui servait avec lui. Aber dieser Chirurgien Castillan ist, wie sich aus Burggraeve p. 420 ergiebt, kein Andrer als der spanische Chirurge Dionysius Daza Chacon, der Obiges in seiner Chirurgie erzählt. Vgl. oben S. 219.

das Studium Falloppios unter Vesal, das Rühmen Beider und hinwiederum ihre Bezeichnung als Plagiatoren,[1] all Das bezweckt doch wohl nur, die Ausnutzung Tagaults und Falloppios durch den angeblichen Vesal zu beschönigen. Vesals Epitome fand, wie ich denke, desshalb Aufnahme, damit wenigstens etwas Echtes ausser den aus Tagault geholten Figuren in dem Werke enthalten sei. Ihre Wiederholung wird mit der Behauptung begründet, die Schrift sei von Anfang an zur Einfügung in die Chirurgia magna bestimmt gewesen, während sie Vesal 1543 ausdrücklich für Anfänger in der Anatomie und als Vorbeugemittel gegen Gelüste der Plagiatoren herausgegeben hatte (S. 134). Um die Entlehnungen zu verbergen hat der Verfasser verschiedene kleine Listen angewandt, das Ego, welches Falloppio so oft in seiner zuversichtlichen Art gebraucht, häufig zu Nos abgeschwächt, auffallende Bemerkungen weggelassen,[2] allgemeine Abschnitte unter das Besondre eingereiht[3] u. dergl. m. Im Ganzen hat der Fälscher recht dreist abgeschrieben und daneben flüchtig gearbeitet. Einzelne Stellen sind durch Auslassungen unverständlich geworden.[4] Celsus muss in einer mangelhaften Ausgabe vorgelegen haben. Selbst die Epitome Vesals wird höchst sorglos behandelt; nicht einmal die sinnstörenden in der Originalausgabe von 1543 angemerkten Druckfehler sind verbessert, und der Kompilator beachtet nicht, dass eine Stelle dieser Schrift (Chir. magna I, c. 7 Anfang) ohne Beifügung der zugehörigen Abbildungen widersinnig wird.

Fragt man nach dem wirklichen Verfasser der Chirurgia magna, so kann die Antwort kaum zweifelhaft sein. Das Buch rührt von einem ungebildeten, mit Vesals wahrer Anatomie und Chirurgie

[1] Tagault 'eruditissimus', 'recentium maximus chirurgus' Chir. m. V, 10 p. 332b; IV, 14 p. 253b; Plagiator I, 15 p. 71b; III, 12 p. 180b. — Falloppius als Schüler (oben S. 718) und Plagiator Chir. magna II, 2 p. 103a.

[2] Falloppios De vuln. cap. c. 17 p. 28b 'ego fui in causa mortis centum hominum' fehlt der Chir. magna II, 2 p. 89b wo sie sonst wörtlich abschreibt.

[3] Ausziehung der Geschosse Tagault II, 4 findet sich in der Chir. magna III, 14 unter Verletzung des Oberarmes.

[4] Z. B. Falloppius De vulner. capit. c. 21 p. 36 und Chir. magna III, 5 p. 146: Sed [quare] si vasa secta [secta fehlt Chir. magna] sint in temporibus, semper laqueo comprehendatis [comprehendimus], deinceps consuatis corium relicto musculo inconsuto [deinceps corium rel. musc. consuimus], et ut cavitas humiditate [humiditate fehlt Chir. magna] non impleatur supra medicamentum ponite [ponimus] duplicatum linteolum [linteum].

nicht vertrauten Manne her. Prosper Borgarucci, welcher sich von Vesal bald bekämpfen, bald loben und als zünftigen Anatomen behandeln lässt,[1] welcher kein Wort der Entrüstung gegen die angeblich von Vesal ausgesprochene Billigung des Plagiates äussert,[2] Borgarucci besass die nöthigen Eigenschaften um die Chirurgia magna nicht nur herauszugeben, sondern auch zu verfassen.

Man mochte gehofft haben mit dem Namen Vesalius ein gutes Geschäft zu erzielen; der Buchhändler konnte dabei seine alten Holzstöcke (S. 352) verwerthen. Allein das Unternehmen war nicht vom Glück begünstigt; zwar sind im folgenden Jahre, 1569, scheinbar drei weitere Auflagen erschienen, in Wahrheit ist es stets der erste Druck, nur mit geänderten Vorstücken.[3] Die erste Ausgabe blieb die einzige; der Verdacht der Fälschung belastete das Werk von Anfang an.

Nach unsern Auseinandersetzungen mit Recht. Die Chirurgia magna gehört nicht zu den echten Schriften Vesals, sie stammt von einem unzuverlässigen Gewährsmanne und ist für den Aufbau einer nach Wahrheit strebenden Vesalbiographie untauglich.

C. Die lateinische Ausgabe anatomischer Schriften Galens Venet. 1541. Basil. 1542.

An Stelle der soeben als unecht erwiesenen Werke dürfen wir nunmehr eine bisher unbekannt gebliebene, echte Schrift Vesals aufführen, die lateinische Uebersetzung einiger anatomischer Abhandlungen Galens. Melchior Adam schreibt noch im Jahr 1620: Emendavit [Vesalius] etiam translationem Anatomicorum aliquot Galeni librorum. Douglas p. 88 macht die Uebersetzung der Schriften De administrat. anat. und De nervorum dissectione namhaft. In Folge der Notiz von Boerhaave und Albinus, Vesal sei

[1] Chir. magna III, 7 p. 159a. III, 8 p. 165a. III, 16 p. 198b.

[2] Chir. magna I, 9 p. 61a . . ut satis argute nos docuit Leonardus Fuchsius lib. VIII de meden. morb. cap. 2 quo loco dum agit de luxatis ossibus in universum, integram tum historiam, tum verborum seriem ex Tagautio suscepit, furtumque manifestum abscondere arbitratur dum idem per eadem verba descripsit; sed quoniam exacte uterque rem pertractavit, propterea culpa uterque vacat. Zur Ehre von Leonh. Fuchs muss gesagt werden, dass er im angeführten Werke (De curandi ratione libri VIII. Lugd. 1548 Vorrede) den Tagault als Quelle der chirurgischen Abschnitte nennt. — Die wirkliche Ansicht Vesals über Fuchs oben S. 345,1.

[3] Nachweis von F. Vanderhaeghen Biblioth. belgica V 115. 116. 117.

vom Buchdrucker 'Aldinus Junta' in Venedig mit Reinigung des griechischen Textes und der lateinischen Uebersetzung des Galenus beauftragt worden,[1] verbreitete sich die Ansicht, als wenn Vesal den ganzen Galen, sei es in beiden Sprachen, sei es in der einen oder der andern veröffentlicht hätte.[2] Aber Niemand legte der Sache grosses Gewicht bei und so gab man allmählich die Angelegenheit ganz Preis. Haeser spricht 1881 und 1888 nicht mehr davon.[3]

Vesal selbst deutet auf seine Arbeit am Galenus mehrmals hin, sehr bestimmt da, wo er seinen frühern Lehrer Guinterius wegen der unglücklichen Uebersetzung von Os hyoides verspottet (S. 67) und fortfährt: cuiusmodi tamen mendas pro nostra virili nuper ex Galeno, quem et Italia et Germania latinum dedit, subduximus: Fab. 1543 I, 13.[4] Demnach musste spätestens 1542 eine lateinische Ausgabe des Galen, an welcher Vesal mitgearbeitet hatte, in Italien und in Deutschland erschienen sein. Und so verhält es sich wirklich: Vesal hat sich an der Galenübersetzung betheiligt, welche im Jahr 1541 zu Venedig und im folgenden Jahr zu Basel erschienen ist. Diese zwei Drucke enthalten:

1. Galeni De nervorum dissectione liber ab Antonio Fortolo Joseriensi latinitate donatus, et ab Andrea Vuesalio Bruxellensi aliquot in locis recognitus.

2. Galeni de venarum arteriarumque dissectione liber ab Antonio Fortolo Joseriensi latinitate donatus et ab Andrea Vuesalio Bruxellensi plerisque in locis recognitus.

3. Galeni de anatomicis administrationibus libri novem ab Joanne Andernaco latinitate donati, et nuper ab Andrea Vuesalio Bruxellensi correcti, ac pene alii facti.

Mehreres hierüber S. 109ff.

[1] Boerhaave et Albinus Vesal. Opp. 1725 praef. **2a.

[2] Broeckx Essai sur l'histoire de la méd. belge 1838 p. 129. Burggraeve Etudes 1841 p. 17. 60. Haeser Lehrbuch 2. Aufl. S. 400.

[3] Haeser Lehrbuch II³ (1881). Biogr. Lexikon der hervorragenden Aerzte VI (1888). Tollin Biolog. Centralbl. V (1885), 247. 380 meint u. A., vielleicht liege eine Verwechslung mit Vesals von ihm selbst 1546 zu Regensburg — Tollin wollte schreiben: 1544 in Italien — verbrannten Anmerkungen zu Galen vor.

[4] Vgl. Fab. 1543 II, 43 p. 309 und Praef. p. *3b, 13.

D. Sonstige Schriftstücke Vesals.

Ausser den zu Lebzeiten Vesals erschienenen Werken kommen einige nach seinem Tode ausgegebene Konsilien in Betracht. Sie sind aus ihrer Zerstreuung gesammelt und um eine bisher unbekannte Nummer vermehrt worden.[1] Auch um Vesals Briefe habe ich mich bemüht und kann deren drei vorlegen.[2]

II. Urkundliches.

Aus Vesals Schriften lassen sich die sichern Umrisse seiner Biographie gewinnen; über eine Menge bedeutsamer Ereignisse jedoch sagt der zurückhaltende Mann Nichts oder er berührt sie bloss nebenher. Zur Ergänzung dieser Lücken muss man sich daher nach andern Quellen umsehen. Nehmen wir ein Beispiel. Es ist nicht ohne Belang zu wissen ob, wann und wo Vesal den Doktortitel erworben habe. Der Autor selbst nennt sich nicht Doktor, er erwähnt der Sache mit keinem Wort. Nach Haeser[3] ist er zu Basel im Jahre 1537 Doktor geworden und seine Erstlingsschrift — Paraphrasis Basil. 1537 — stellt die Inauguraldissertation dar.[4] Thatsächlich wird Vesal von unverdächtigen Zeitgenossen als Doktor der Medizin bezeichnet; auch musste er wohl den Titel spätestens 1537 erlangt haben, da die Universität der Artisten in Padua einen graduirten Lehrer der Chirurgie forderte.[5] Nun ist Haesers Angabe unbegründet; denn die Basler Quellen melden Nichts von Vesals Promotion; wäre sie in Löwen gesche-

[1] Abgedruckt im Anhang II.

[2] Abgedruckt ebenda.

[3] Haeser Lehrbuch II³, 32. 36; Lexikon hervorr. Aerzte VI, 1888, 96. 97.

[4] Tollin Biol. Centralbl. V, 1885, 341. 380 kommt dagegen zum Schluss: 'Vesal war Professor geworden, ohne Doktor zu sein'; und: 'Ob er überhaupt jemals zum Doktor promovirt ist, steht.. dahin.'

[5] Facciolati Fasti Gymnasii Patavini III, 1757, 385: 1530. 13 kal. sept... sed schola illi [Jo. Bapt. de Lombardis] interdicta est, quod nondum Doctoris titulum obtinuisset. Die im Jahre 1495 neu veröffentlichten Statuten der Artisten in Padua sagen Lib. II, 5 (Favaro Die Hochschule Padua zur Zeit des Coppernicus, übers. Thorn 1881 S. 55f.): Ad nullam de nostris lecturis quispiam proponatur.. nisi habuerit publicam et privatam in facultate in qua lecturus est, Doctoratus licentiam: Praeterquam in rhetorica et poesi et lectura universitatis. In quibus non requiritur talis gradus. Vgl. oben S. 21.

hen, so hätte es Val. Andreas in den Fasti academici studii generalis Lovaniensis 1650 unzweifelhaft angemerkt. Die Hoffnung, dass in Paris ein unbeachtet gebliebenes Aktenstück sich finden könnte, erwies sich als irrig.[1] Aber noch eine Möglichkeit war gegeben: Heinrich Pantaleon,[2] der älteste und nicht überall zuverlässige Vesalbiograph berichtet, Vesal habe den Doktortitel in Italien erworben. Zieht man in Betracht, dass Vesal vor Antritt seines Amtes sich der Studien wegen in Italien aufhielt, so klingt Pantaleons Angabe nicht unwahrscheinlich. Und in der That, Pantaleon hat Recht: Vesal ist in Padua zum Doktor promovirt worden.

Ein andres Beispiel: Vesals Schriften reichen hin, um die Zeit seiner Lehrthätigkeit und des sie unterbrechenden Urlaubes mit genügender Sicherheit zu bestimmen; allein man möchte über jene Periode noch viel Mehr und Genaueres erfahren. Dass Akten vorhanden sind, ergiebt sich aus den die Universität Padua behandelnden Werken von Tomasini, Papadopoli, Facciolati und Tosoni. Doch machen sie nur fragmentarische Mittheilungen und ziehen widersprechende Schlüsse. Diese Angelegenheit und die Frage von der Doktorpromotion war einer nähern Prüfung werth. Meine im Merz 1886 zu Venedig und Padua unternommenen Nachforschungen förderten nicht nur das bisher unbekannt gebliebene Protokoll von Vesals Promotion, sondern eine Reihe lehrreicher Dokumente zu Tage,[3] welche unten (Anhang III) in chronologischer Ordnung zum Abdruck gelangen.[4]

[1] Für die Bemühungen, denen sich Herr Dr. Ad. Streckeisen auf meinen Wunsch zu Paris im Jahre 1885 unterzogen hat, spreche ich ihm meinen aufrichtigen Dank aus.

[2] Prosopogr. 1566 III, 271: cum hoc modo Andreas per multos annos in Italia vixisset et Doctoris insignia comparasset, in Germaniam rediit, und: Teutscher Nation Heldenbuch 1570 III, 273.

[3] In zuvorkommender Weise haben mich damals unterstützt der gelehrte, inzwischen verstorbene schweizerische Konsul, Caval. Victor Céresole in Venedig und der Galileiforscher Caval. Prof. Antonio Favaro in Padua; nicht minder der Vizedirektor des Museo Civico in Padua, Herr Pietro Baito, der mir bei der Lesung der meisten Urkunden behilflich war; die Herren Bibliothekar Camillo Soranzo und Archivdirektor Cecchetti in Venedig sowie die Herren Professor Gerardi in Padua und Archivdirektor C. Malagola in Bologna.

[4] Gedruckt sind bisher wohl nur XII. XIV, ausserdem Bruchstücke von III und V bei P. Tosoni Della Anatomia degli Antichi e della Scuola anat. Padovana 1844, p. 74. 84 s.

I. Protokoll von Vesals Doktorpromotion in Padua. Die Zulassung erfolgte am 1., das Tentamen am 3. und das Rigorosum am 5. Dezember 1537. (Am folgenden Tage, 6. Dezember, begann Vesal seine erste öffentliche Anatomie; vgl. S. 78.) Die Gebühren betrugen cum ultima diminutione 17½ Dukaten.

II. Das auf zehn Jahre ausgestellte venetianische Privilegium für den Druck der Tabulae anatomicae.

III. Erneuerung von Vesals Anstellung. (Die Urkunde der erstmaligen Ernennung zum Professor der Chirurgie fehlt.)[1]

IV. Rotulus für das Studienjahr 1541 auf 42. Die Urkunde deutet auf Bevorzugung hin, welche von gewisser Seite dem Realdus Columbus zu Theil wurde.

V. Entscheidung zu Gunsten Vesals.

VI. Bezieht sich auf die letzte öffentliche Anatomie, die Vesal vor Antritt des Urlaubes (1542) abhielt.

VII. Erneuerung der Anstellung.

VIII. Handelt von der während Vesals Abwesenheit durch Realdus Columbus verrichteten Anatomie.

IX. Rotulus für das Studienjahr 1543 auf 44 (im Rotulus vom 19. August 1542 werden Chirurgie und Vesal nicht aufgeführt).

X. Entwurf eines Gesuches um Auszahlung der rückständigen Besoldung Vesals. Das Schreiben ergiebt bestimmt, dass Vesal mit Urlaub gereist war.

XI. Entwurf eines Gesuches um Verschiebung der Anatomie bis nach Epiphanias (1544). Die letzten sechs Zeilen und einige Verbesserungen rühren von einer andern Hand.

XII. Ernennung des Re. Columbus zum Nachfolger Vesals.

XIII. Druckerprivilegium für Vesals Schrift Anatomicarum Gabr. Fall. observatt. examen und für die Vertheidigungsschrift des Gabr. Cuneus (oben S. 343).

XIV. Thut dar, dass kein urkundlicher Beleg für Vesals Berufung an Falloppios Stelle vorhanden ist.[2]

[1] Vielleicht kannte sie noch Ant. Riccobonus De Gymnas. Patav. 1598. Wenigstens setzt er p. 25ᵃ unter den Explicatores Chirurgiae Andr. Vesal. Bruxell. richtig zum Jahre 1537 an.

[2] Die Datirung der doppelt vorhandenen Urkunden bezieht sich einmal

III. Zeitgenossen und etwas spätere Schriftsteller bis 1649.

Aussagen gleichzeitiger Schriftsteller über Vesal liegen in ansehnlicher Zahl vor; sie besitzen sehr verschiedenen Werth und bedürfen sorgfältiger Abwägung. Jede Notiz dieser Art muss mit glaubwürdigen Quellen, in erster Linie mit Vesal selbst verglichen werden. So erweisen sich manche Angaben als zweifelhaft, irrig oder erfunden — man vergleiche oben Cardanus und Borgarutius —, wieder andre als möglich oder als wahr. Leider ist Viel vom Bedeutendsten unrettbar verloren gegangen: von den zahlreichen an Vesal gerichteten Briefen[1] haben sich nur drei auffinden lassen.[2] Auch der Untergang einer Vita Vesalii von Hieron. Cardanus[3] ist trotz der Unzuverlässigkeit ihres Verfassers sehr zu bedauern; war doch Cardanus einer der begabtesten Fachgenossen des grossen Anatomen gewesen. Nicht geringes Interesse bietet das bisher unbekannt gebliebene Manuskript des Vitus Tritonius Athesinus[4] sowie ein Brief des Buchdruckers Oporinus.[5]

An die gleichzeitigen schliessen sich die nachzeitgenössischen Berichterstatter an — ich ziehe die untre Grenze mit dem Jahr 1649 —; sie verdienen Aufmerksamkeit weil sie hie und da aus alten Quellen schöpften und jedenfalls den Kampf um die vesalische Anatomie miterlebten. Vor Allem wichtig ist diese spätere Periode desshalb, weil sie die zusammenhängende Vesalbiographie zur Entwicklung bringt. Gegenüber der einzigen ältern, von Pantaleon (S. 359) herrührenden Lebensbeschreibung erscheinen nunmehr rasch nach einander die von Miraeus, Castellanus und Melchior Adam. Adam, der gelehrte Verfasser der Vitae Germano-

auf die Beschlussfassung, das andre Mal auf die Mittheilung des Beschlusses an die zuständige Behörde.

[1] Literae cumulatim mihi absenti acervatae Epist. Chyn. 1546 p. 11.

[2] Sie sind abgedruckt im Anhang IV.

[3] Nachricht hierüber (nach Argelati) in Cenni storici sulle due Università di Pavia e di Milano. Opera postuma di P. Sangiorgio . . pubblicata . . per cura di F. Longhena. In Milano 1831 p. 171—173.

[4] Anhang VIII.

[5] Anhang IV.

rum Medicorum 1620, muss als Schöpfer desjenigen Vesaltypus bezeichnet werden der während eines vollen Jahrhunderts fast allgemein gegolten hat und zum Theil noch heute gilt.[1] Der grosse Erfolg der Adamschen Vesalbiographie zwingt uns zu ihrer genauern Untersuchung.

Nach einer etymologischen Spielerei über den Städtenamen Wesel behandelt Adam die Vorfahren Vesals, giebt Ort und Zeit seiner Geburt nebst Varianten, erwähnt der philosophischen Studien in Löwen und der Zergliederungsversuche an Mäusen und andern Thieren. Es folgt die Lehrthätigkeit in Basel, Padua und 'fast allen italienischen Universitäten'. Im achtundzwanzigsten Jahre schrieb Vesal die Fabrica, 'ebenfalls zu Basel' die Paraphrase des neunten Buches von Rhazes, den Brief über den Aderlass und den über die Chynawurzel. Dann wurde Vesal zum Leibarzt Karls V. und Philipps II. ernannt und schenkte im Jahre 1542 bei seinem Wegzug von Basel der Universität ein Skelett. Die Inschrift dieses Skelettes (mit der Jahrzahl 1546) wird beigefügt. Am Hofe verrichtete Vesal glückliche Kuren, dem Grafen Maximilian von Beuren sagte er Stunde und Augenblick des Todes vorher. Daran schliesst sich die Erzählung von der Kopfverletzung des spanischen Infanten Don Carlos, die Reise nach Jerusalem, Schiffbruch, Krankheit und Tod Vesals auf der Insel Zante nebst der Grabinschrift. Nach einem Epigramm des Bened. Arias Montanus wird der Bericht von Hubertus Languetus über die Jerusalemreise mitgetheilt, Falloppios Hochachtung vor Vesal geschildert, der gegen Vesal gesponnenen Ränke Erwähnung gethan. Den Schluss bildet ein Verzeichniss von Vesals Werken und die Angabe einiger biographischer Quellen.

Wie man sieht ist Adams Darstellung wenig mehr als eine Sammlung von Anekdoten. Sie bringt Vielerlei, liest sich gut und erweckt durch einige Jahrzahlen und Randbemerkungen den Schein von Zuverlässigkeit. Doch entgeht dem aufmerksamen Leser nicht die doppelte Datirung des Basler Skelettes, auch nicht der Anschluss der Erzählung von Don Carlos an die vom Grafen Egmont, gleich als wenn erstrer seine Verletzung in Brüssel und nicht in

[1] Adams Buch freilich ist heute wenig bekannt. Beispiele: W. Grundhoffs Diss. Berol. 1860, ein arges Plagiat aus M. Adam (nebst einer Stelle aus Burggraeve), und Doktor Joh. Weyers neuste Biographie (1885), deren Verfasser die Vita Wieri von 1660 in M. Adam p. 186 hätte finden können.

dem spanischen Alcalá erlitten hätte. Adams Biographie erregt also bei genauerer Betrachtung Bedenken. Sehen wir uns nunmehr nach seinen Quellen und deren Verwendung um. Er selbst beruft sich auf den Geschichtschreiber Thuanus, die Aerzte Argenterius, Zwinger, Schenck, P. Castellanus und auf handschriftliche Sammlungen; aus letztern stammt ohne Zweifel der Brief des Hub. Languetus an Kaspar Peucer. Ausserdem schöpft Adam, wie sich zeigen lässt, aus Paul Eber, Konr. Gesner, Wolfg. Justus, Hizler, Pantaleon, P. Bizarus, Wurstisen, Reusner und Miraeus, mithin aus einer recht stattlichen Zahl von zeitgenössischen und etwas spätern Autoren. Vergleichungen ergeben, dass er seine Quellen meist wortgetreu oder mit nur leichten Abänderungen wiederholt. Jeder Abschnitt beruht auf mindestens Einem, manchmal auf mehrern Gewährsmännern. So erweist sich das Ganze als eine höchst kunstreiche Mosaikarbeit. Für die wenigen in den aufgeführten Autoren nicht enthaltenen Zeilen und Randbemerkungen ist der Schluss gestattet, dass auch sie auf ältern mir nicht zu Gesicht gekommenen Quellen beruhen.[1]

Adams Biographie ist eine unzuverlässige, auf günstigem Vorurtheile für Vesal beruhende Kompilation. Der Verfasser kennt Vesal gar nicht; er war nicht einmal Arzt.[2] Trotzdem ist er von

[1] Nachweis der Quellen M. Adams: p. 129 Z. 6 v. u. bis 4 v. u. aus? — Adam p. 129 Z. 4 v. u. bis 2 v. u. aus P. Castellanus p. 197, 6 v. u. — p. 129 Z. 2 v. u. bis p. 130, 8 aus P. Castellanus p. 197, 4—17. — Adam p. 130, 8 —11 aus Th. Zwinger. — Adam p. 130, 12 aus Castell. p. 197, 2 v. u. — Adam p. 130, 13. 14 aus? — Adam p. 130, 14—16 aus Hizler, Pantaleon, P. Eber, Castellanus. — Adam p. 130. 16. 17 aus Miraeus. — Adam p. 130, 18—20 aus Miraeus und Castellanus. — Adam p. 130, 20—23 aus Th. Zwinger. — Adam p. 130, 23—32 aus Miraeus. — Adam 130, 32—34 aus Th. Zwinger. — Adam 130, 34—41 aus K. Gesner. — Adam 130, 42 bis p. 131, 1 aus Miraeus. — Adam p. 131, 1—6 aus Pantaleon 1566. — Adam p. 131, 7 bis Ende der Seite aus Urstisius 1577. — Adam p. 132, 1—7 aus Pantaleon. — Adam 132, 7—15 aus Thuanus. — Adam 132, 16. 17 aus? — Adam 132, 18—37 aus J. Schenck 1609. — Adam 132, 38. 39 aus Miraeus. — Adam 132, 39 s. aus Pantaleon. — Adam 132, 40 bis p. 133, 11 aus Miraeus, Thuanus, Bizarus. — Adam p. 133, 12—17 aus Nic. Reusner Imagines. — Adam 133, 18—36 aus Hub. Languetus. — Adam 133, 37 s. aus? — Adam 133, 38 bis p. 134, 8 aus Th. Zwinger. — Adam 134, 8—17 aus Argenterius. — Adam 134, 18—26 aus Castellanus. — Adam 134, 27. 28 aus Wolfg. Justus.

[2] Adams Gegenstück Riolan S. 295.

den Spätern sehr häufig direkt und indirekt ausgeschrieben worden. Man findet Adam gar oft, sei es in der ganzen Haltung, sei es in einzelnen Abschnitten oder Wendungen[1] der neuern Lebensbeschreibungen wieder. Umgekehrt, was Adam nicht enthält — und das ist sehr Viel — fehlt gar oft auch seinen Nachfolgern. All das versteht man leicht, nur Eines nicht, wie mehrere seiner handgreiflichen Irrthümer bis auf unsre Tage unberichtigt geblieben sind.

IV. Neuere Biographen.

Bald nach dem Jahre 1649 finden sich die Anfänge zur Vertiefung der Vesalbiographie. James Douglas (1715) hat sich schon recht eifrig mit dem Sammeln von Materialien abgegeben. Einen Aufschwung nahm die Vesalbiographie im Jahre 1725 durch die Leydner Gelehrten Hermann Boerhaave und Bernhard Siegfried Albinus. Die zwei Forscher gründeten ihre Arbeit grossentheils auf die besten Quellen, die vesalischen Werke. Nach raschem Ueberblick über die ältere Anatomie behandeln sie eingehend Vesals Studienzeit, wobei der Aufenthalt in Paris zur Geltung gelangt, dann seine anatomische Thätigkeit in Italien. Die Anwesenheit in Venedig, die Freundschaft mit Lazarus Hebraeus de Frigeis und die zweite italienische Periode werden erwähnt. Sie beleuchten zum ersten Male klar und vielseitig die erstaunlichen Leistungen Vesals auf dem Gebiete der Anatomie. Sodann kommen die dem Neuerer erwachsenen Feindschaften zur Besprechung, wobei Vesal gegen die Anschuldigungen des jüngern Riolan kräftig in Schutz genommen wird. Als Beweis für Vesals ärztliche Kunst, die er später bei Hofe ausübte, bringen die Verfasser die berühmte Beobachtung eines Aortenaneurysma bei. Vesals Stellung zur Geistlichkeit, seine wichtigsten Entdeckungen und seine Nachfolger bilden den Schluss der glänzend geschriebenen Abhandlung. Alle von den Verfassern aufgefundenen Einzelheiten können hier nicht erwähnt werden. Nur Das sei noch angemerkt, dass sie zum

[1] Beispiel: M. Adam sagt p. 130 von der Epist. Chyn.: 'in qua anatomica multa tractantur: etsi titulus ea non promittat'. Die Wendung kehrt wieder bei Gölicke, Douglas und Tosoni (1844). Ursprünglich rührt sie von Konrad Gesner (1555) her, ist aber in ihrer zweiten Hälfte unrichtig. Konr. Gesner hat den Titel von Ep. Ch. nicht genau angesehen.

ersten Male genaue Datirungen versuchen; mit Glück ist die Abfassungszeit der Fabrica bestimmt worden. Auch haben sie als Geburtsdatum den 31. Dezember 1514 gewählt.[1]

Albins und Boerhaaves Arbeit beansprucht eilf Folioblätter, während für Adam fünf Oktavseiten genügt hatten. Unter den Händen der Leydner Forscher hat sich die frühere Anekdoten- und Notizensammlung zur geordneten, zusammenhängenden, mit Quellen belegten Geschichte umgewandelt. Sie haben so zu sagen einen neuen Vesaltypus geschaffen. Nichts spricht so augenscheinlich für die Leistung von Boerhaave und Albinus als die Thatsache, dass ihre Darstellung sich mehr als anderthalb Jahrhundert, bis auf die Jetztzeit behauptet hat.

Aber es muss ausgesprochen werden: ihre Biographie ist unzureichend. Einmal hat sich der Stoff massenhaft vermehrt. Ich erinnre bloss an die inzwischen zum Vorschein gekommenen Tabulae anatomicae Vesals. Sodann erlauben und verlangen die von jenen Schriftstellern verarbeiteten Quellen eine ausgiebigere Sichtung und Ausnutzung. Die Leydner haben, wie wir jetzt wissen, den Fehler begangen die Apologie des Gabriel Cuneus und sogar die Chirurgia magna des Prosper Borgarutius für echte vesalische Werke zu erklären (S. 342. 346). So sind mehr oder minder erhebliche Irrthümer in die Biographie gekommen. Auch wurden die echten Schriften Vesals nicht in vollem Umfang von Boerhaave und Albinus verwerthet: die erste Ausgabe der Fabrica ist nahezu unbeachtet geblieben (S. 236). Endlich erhebt sich der Einwand gegen jene Forscher, dass sie sich von den abgeleiteten Quellen nicht losgesagt haben. Geradezu verhängnissvoll ist diess für die Chronologie und damit für einen grossen Theil von Vesals Leben und Wirken geworden. Mit Recht unterscheiden die Leydner Biographen zwei italienische Perioden: aber indem sie den ersten Aufenthalt unrichtigerweise auf sieben Jahre ausdehnen,[2] für die Zwischenperiode sich an M. Adams irrige Skelettinschrift (S. 362) halten und damit die zweite Reise nach Italien verknüpfen, haben sie den bedeutsamsten Lebensabschnitt Vesals nicht zu entwirren vermocht. Hätten die Verfasser Vesals Angaben getraut oder sie genauer erwogen, so würden sie zum Ziele gelangt sein.

[1] Hiezu vergleiche man oben S. 58,1.

[2] Sie thun dabei einer richtigen, wahrscheinlich auf Riccobonus (oben S. 360,1) fussenden Angabe des Castellanus (1618) Zwang an.

Seit Albinus und Boerhaave ist die Vesallitteratur durch einige werthvolle Hilfsarbeiten bereichert worden. Albrecht von Haller hat einiges Biographische und sehr viel Bibliographisches zusammengebracht. Hoch sind die Leistungen von L. Choulant zu veranschlagen, welcher die fast verschollen gewesenen Tabulae anatomicae in medizinischen Kreisen bekannt machte und die Schicksale der vesalischen Abbildungen überhaupt sorgfältig verfolgte. In letztgenannter Richtung ist auch E. Turner mit Erfolg thätig gewesen. Sir W. Stirling-Maxwell gebührt Dank für photographische Vervielfältigung der dem Untergang nahen Tabulae anatomicae. Ganz neuerlich lieferte F. Vanderhaeghen eine mit grösster Genauigkeit und scharfer Kritik gearbeitete Bibliographie der vesalischen Schriften.

Allein der Geschichte Vesals ist hieraus kein Nutzen erwachsen. Indem Boerhaaves und Albins Biographie von den Nachfolgern zwar in Einzelnem ergänzt oder berichtigt, in Vielem aber nachgeschrieben oder verschlechtert wurde, hat die Kenntniss von Vesals Leben keinen wesentlichen Fortschritt gemacht.

Um dem Leser einen Begriff von der Verwirrung zu verschaffen, prüfen wir die Angaben der Autoren über Vesals Aufenthalt in Basel.

Gleich der erste, Heinrich Pantaleon (1566 und 1570) bringt die Sache in Unordnung. Er lässt Vesal nach einem vieljährigen Aufenthalte in Italien eine Zeit lang in Basel leben und daselbst die Paraphrase zum neunten Buche des Rhazes, den Aderlassbrief, die Fabrica und den Brief von der Chynawurzel verfassen. (Danach hätte Vesal von 1537 bis 1546 in Basel gelebt.) Vor seiner Abreise im Jahre 1542 habe Vesal das Skelett errichtet. — Miraeus (1609) nennt bei Erwähnung von Vesals öffentlichen Anatomieen in erster Linie Basel, dann Padua (hiernach würde sich für Basel spätestens das Jahr 1537 berechnen). — Melchior Adam (1620) entlehnt einmal die Angabe von Miraeus, dann den Bericht des Pantaleon (nur dass er ihn mit Worten Zwingers und Gesners ausstattet) und fügt endlich die Skelettinschrift bei. Letztre entnahm er einem Werke des Basler Chronisten Christian Wurstisen vom Jahre 1577 [1] und änderte die Jahrzahl der Inschrift in 1546 um. [2]

[1] Epitome historiae Basiliensis . . Authore Christiano Urstisio Basil. 1577 p. 229.

[2] Schon Vrstisius giebt die Jahrzahl der Inschrift unrichtig: 1542 statt

So kommt es dass Adam auf der gleichen Seite den Basler Aufenthalt mit dem Jahr 1542 und 1546 endigen lässt,[1] dass er überhaupt durchaus Unrichtiges davon aussagt. — Mercklin im Lindenius renovatus 1686 p. 55 setzt die Schenkung des Skelettes in das Jahr 1542, dessgleichen Freher Theatrum virorum eruditione clarorum 1688 p. 1254. Nach Douglas (1715) Bibliogr. anat. specimen ed. Lugd. Bat. 1734 p. 78 begann Vesal seine anatomische Lehrthätigkeit in Basel und übergab im Jahre 1537 vor der Uebersiedlung nach Italien das Skelett. Boerhaave und Albinus (1725) lassen Vesal im Jahre 1546 zu Basel eine neue Ausgabe der Fabrica vorbereiten (anno 1546 novam Basileae editionem meditans degebat) und das Skelett schenken, dessen Inschrift die Zahl 1546 trage. — Nach Papadopoli[2] müsste die Uebergabe des Skelettes zwischen 1535 und 1540 stattgefunden haben; nach Niceron[3] geschah sie im J. 1542. Portal[4] und A. von Haller[5] folgen dem Berichte von Boerhaave und Albinus. — Den Athenae Rauricae[6] gilt Vesal als Professor extraordinarius der Anatomie und Botanik zu Basel. Er sei 1542 nach dieser Stadt gekommen und habe einen am 12. Mai 1546[7] Enthaupteten zum Skelett verwandelt. — H. J. Leu[8] sagt, Vesal habe von 1542 bis 1546 zu Basel

1543 (möglicherweise durch irrige Interpretation der Basler Univ.-Matrikel oben S. 128,1); während Wurstisen später (1580 in der Basler Chronik) nach einer andern Quelle die Hinrichtung des zum Skelett verarbeiteten Mannes (S. 129 und Anhang X) auf den 12. Mai 1543 setzt.

[1] M. Adam p. 131: Antequam Basilea discederet anno quadragesimo secundo supra milles. quingentes. corporis humani sceleton, arteficiose a se paratum, artis et industriae suae specimen, adeoque hospitale munus, Academiae reliquit: quod etiamnum in Medicorum auditorio ibi visitur cum epigraphe ejusmodi: Andr. Vesalius .. Anatomicarum administr. comm. in hac urbe regia publicaturus virile quod cernis sceleton .. anno christiano 1546 exhibuit erexitque.

[2] Nic. Comneni Papadopoli Hist. gymn. Patavini I, 1726, p. 316.

[3] Niceron Mémoires pour servir à l'histoire des hommes illustres V, 1728, p. 142.

[4] Portal Hist. de l'anat. et de la chir. I, 1770, p. 400.

[5] Haller Biblioth. anat. I, 1774, 185: Basileae anno 1546. degit..

[6] Athenae Rauricae 1778 p. 232s.

[7] Offenbar nach Wurstisens Basler Chronik, jedoch die Jahrzahl nach M. Adam abgeändert.

[8] H. J. Leu Schweizer. Lexikon Supplement VI, Zürich 1795, S. 195.*

Anatomie dozirt und ein Skelett hinterlassen. — Tiraboschi[1] spricht von einer zweimaligen Anwesenheit Vesals in Basel, 1542 auf 43 und 1544. Dessgleichen nimmt F.-V. Goethals[2] zwei Besuche an, zur Zeit des Druckes der Fabrica und im Jahre 1546. Ebenso Burggraeve.[3] Morejon[4] setzt Vesals Aufenthalt in Basel und die Errichtung des Skelettes auf das Jahr 1546. Nach Manec[5] weilte Vesal im Jahre 1555 zu Basel, um eine neue Ausgabe seiner Anatomie zu veranstalten, auch habe er Vorlesungen gehalten und ein Skelett verfertigt.

Indem ich eine Anzahl Schriftsteller übergehe, die das Bisherige wörtlich oder in andrer Kombination wiederholen, schliesse ich mit den zwei neusten Autoren, Haeser und Tollin. H. Haeser nahm im J. 1853[6] mit Burggraeve zwei Besuche in Basel an; in der neusten Ausgabe seiner Geschichte der Medizin[7] giebt er an, Vesal sei dreimal in Basel gewesen, 1537 zur Promotion (die Paraphrasis von 1537 stelle die Inauguraldissertation vor — vgl. S. 358), 1542 während des Druckes der ersten Auflage der Fabrica. Damals habe er sich immatrikuliren lassen, habe einige Vorlesungen gehalten und die erste in Basel vorgekommene Sektion verrichtet.[8] Endlich verweilte Vesal wie Haeser sagt, im J. 1546 'längere Zeit in Basel, um den Druck der zweiten (erst 1555 erscheinenden) Ausgabe seines Werkes vorzubereiten. Auch diessmal hielt er einige Vorlesungen und schenkte der Universität ein (noch jetzt vorhandenes) männliches Skelet'. Aehnlich lauten Haesers Angaben im Grundriss der Geschichte der Medizin 1884 S. 160 und im Biographischen Lexikon der hervorragenden Aerzte VI, 1888, 96. — H. Tollin[9] lässt in seiner ausführlichen Biographie (1885) Vesal

[1] Tiraboschi Storia della Letterat. ital. VII, 1796, p. 578.

[2] Goethals Lectures relatives à l'histoire .. en Belgique II, 1837, 118. 123.

[3] Burggraeve Etudes sur A. Vésale 1841 p. 27. 36.

[4] Morejon Historia bibliográfica de la medicina española II, Madrid 1843, p. 272 s.

[5] Manec in Portraits et histoire des hommes utiles .. (Société Montyon et Franklin) 1833—34. Paris.

[6] Haeser Lehrb. d. Gesch. d. Medicin 2. Aufl. 1853 S. 397 f.

[7] Haeser Lehrbuch, 3. Bearbeitung II, 1881, 32 f. 36.

[8] Hier schöpft Haeser aus F. Miescher Die medizinische Fakultät in Basel 1860 S. 20. 32. (Zur Sache vgl. S. 15 und Anhang X.)

[9] Tollin im Biolog. Centralblatt V (1885), 348. 376. 378 f. 407 (zweimal). (408 f.). 448.

in den Jahren 1537, 1542, 1543, 1546, 1554, 1555 zu Basel weilen. 1543 bei Vesals öffentlicher Anatomie habe sich der Hörsaal bis zum letzten Winkel gefüllt. Auf 1546 falle die Schenkung eines Skelettes.

Der Leser kann nun wählen. Die Wahrheit ist dass Vesal einen Theil des Jahres 1543 in Basel zubrachte um den Druck der Fabrica zu überwachen. Damals zergliederte er einen Hingerichteten und fertigte das Skelett an, dessen Reste noch heute aufbewahrt werden (S. 128f. und Anhang X). Ein kurzer Besuch in Basel fällt auf das Jahr 1547 (S. 218).

Um aber den Leser zu überzeugen dass die Vesalbiographie nicht nur in Bezug auf die Basler Zeit, sondern in Allem und Jedem verworren ist und seit Boerhaave und Albin Nichts gewonnen hat, veranstalte ich eine Sammlung von Angaben aus drei neuen Biographieen.[1]

Burggraeve (1841) giebt an das Meiste aus Vesals Werken geschöpft zu haben und bezeichnet seine Lebensbeschreibung geradezu als Autobiographie.[2] Nach Burggraeve ist Vesal am 30. April 1513 oder 31. Dezember 1514 geboren. Der Verfasser übersieht dass durch Vesals eigene Aussage das zuerst genannte Datum dahinfällt.[3] — Vesals Vater sei Apotheker der Statthalterin Margareta gewesen: Vesal selbst bezeichnet ihn als Apotheker Karls V, und das Gleiche geben Boerhaave und Albin an.[4] — Vesal habe in Montpellier studirt: diesen Irrthum begehen auch Boerhaave und Albinus, indem sie sich auf eine Angabe der unechten Chirurgia magna (S. 347f.) stützen.[5] — Letztres Werk hat Boerhaave und Albinus dazu verführt Vesal mehrmals als Feldchirurgen auftreten zu lassen.[6] Dementsprechend schickt Burggraeve Vesal 'vers

[1] Manches Hiehergehörige ist im Laufe der Darstellung berührt worden.

[2] Ad. Burggraeve Etudes sur André Vésale Gand 1841 p. IV.. la plupart des détails dans lesquels nous sommes entrés, doivent inspirer la plus grande confiance, puisque nous les avons puisés dans les écrits même de notre compatriote. C'est donc une véritable auto-biographie que nous offrons au lecteur..

[3] Oben S. 58; Boerhaave und Albin geben richtiger nur das letztre Datum: S. 58,1; Haeser 1881 II³, 30, Grundriss 1884 und Lexikon VI, 96 (1888) geht nach Boerhaave-Albinus.

[4] Haeser geht 1881, 1884 und 1888 mit Burggraeve.

[5] Auch Haeser (1881, 84, 88) hat das Studium in Montpellier.

[6] Und spielt bei ihnen in die Frage der Apologie des Gabriel Cuneus hinein (oben S. 342; vgl. dagegen S. 343,4).

1535' als Medikochirurgen mit der Armee Karls V nach Frankreich und von da nach Italien; 1543 lässt er Vesal als Chirurgen den geldrischen Krieg mitmachen.[1] Wir haben dagegen gezeigt dass Vesal kaiserlicher und später königlicher Medicus, nicht Chirurgus war, dass ihm amtlich die Ausübung der Chirurgie verwehrt war, dass er aber ausseramtlich, im Kriege und in Friedenszeiten sich mit chirurgischer Thätigkeit befasste. — Mit Boerhaave und Albin (S. 365) nimmt Burggraeve eine siebenjährige Dauer des ersten Aufenthaltes in Italien an, — gegen Vesal, der in der Fabrica[2] von fünf Jahren spricht und später seine gesammte paduanische Zeit auf ungefähr sechs Jahre veranschlagt.[3] Damit hängt wieder zusammen dass Burggraeve Vesal schon während des ersten Aufenthaltes in Pisa auftreten lässt, obschon dieser in der ersten Ausgabe der Fabrica Pisa noch nicht erwähnt.[4] Der Aufenthalt in Nymwegen wird auf das Jahr 1543 oder später gesetzt, obschon aus Vesal nur das Jahr 1546 gefolgert werden kann (S. 207); die zweite Reise nach Italien wird zwischen die Nymweger und eine zweite, unrichtig angesetzte Basler Zeit (1546 S. 368) eingeschoben.[5] —

Charakteristisch für Burggraeve sind folgende zwei Angaben: einmal, Vesal habe in Italien Kurse von siebenwöchentlicher Dauer gehalten, während Vesal seinen öffentlichen Anatomieen eine Dauer von mindestens drei Wochen zuschreibt (S. 85 Anm. 12). Jene unrichtige Notiz hat Burggraeve einem ältern Werke von Boerhaave entnommen.[6] Und dann die Behauptung dass Vesal nach der zweiten italienischen Reise sich habe unsichtbar machen wollen und

[1] Auch hier schliesst sich Haeser (1881, 84, 88) an Burggraeve.

[2] Vesal Fab. 1543 praef. p. *3a, 44—46.

[3] Vesal. Fall. Ex. p. 1 in qua [Patavina schola] annos fere sex munus illud, quo nunc in ipsa praeclare fungeris, obivi.

[4] Sondern erst Ep. Ch. 1546 (oben S. 188,3) und (als Einschiebung) in der Fab. 1555 praef. p. a4. (Vesals Aufenthalt in Pisa fällt auf das Jahr 1544: S. 187 ff.)

[5] Haeser geht hier ziemlich einig mit Burggraeve, macht aber den Fehler die Professur in Padua auf die Zeit von 1539 bis 1546 zu setzen. Haesers Ansicht über Vesals Besuche in Basel S. 368.

[6] Herm. Boerhaave Methodus Studii medici [zuerst um 1711] . . locupletata ab Alberto ab Haller I, 1751, 273: Ves. quidem plerumque degebat Patavii, neque tamen ibi Professor fuit, verum patiebatur se accersi, modo in hanc, modo in illam Academiam, ad quam iter faceret, et ibi per 6 aut 8 septi-

nach Brüssel gezogen sei.[1] Unsre Darstellung lehrt, was von Vesals Verschwinden und dem versteckten Aufenthalte in Brüssel zu halten ist.

Diess eine Auslese aus der Burggraeveschen 'Autobiographie'.

Der Geschichtschreiber Haeser[2] hält sich ziemlich genau an Burggraeve. Haesers letzte Kundgebungen sind dadurch gekennzeichnet, dass sie von einem 'Probehefte' der Epitome sprechen und die Veröffentlichung der Fabrica und Epitome auf das Jahr 1545 setzen.[3]

Werfen wir endlich einen Blick auf die von Henri Tollin[4] im Jahre 1885 verfasste Vesalbiographie. Da er die Arbeit von Boerhaave und Albin, auch Burggraeve und Haeser angreift[5] und hervorhebt dass alle Vesalbiographen und deren Ausschreiber die Vergleichung der zwei Fabricaausgaben unterliessen,[6] dass die Aerzte

manas anatomiam doceret... — Die siebenwöchentlichen Kurse hat auch Haeser 1881, 84, 88.

[1] Burggraeve 1841: Depuis son retour d'Italie, il sembla vouloir s'effacer et vint résider à Bruxelles .. il n'y a laissé aucune trace de son séjour .. Mit Burggraeve sagt Haeser II[3], 33, aus der Brüssler Zeit sei fast Nichts bekannt.

[2] Wegen Haesers vgl. S. 369,3.4.5. 370,1.5. 371,1; Vesals Besuche in Basel S. 368; Chirurgia magna S. 353f.

[3] Haeser im Biogr. Lexikon der hervorragenden Aerzte VI, 1888, S. 96: 'Im J. 1543 folgte er [Vesal] einem ehrenvollen Rufe des Kaisers zur Armee nach Holland und zwei Jahre später (1545) erschien sein grosses Werk nebst einem 'Probehefte' der Epitome.' (Ebenso Haeser im Grundriss der Geschichte der Medizin 1884 S. 161). Im Litteraturverzeichniss allerdings werden die zwei Bücher mit der Zahl 1543 aufgeführt (im Grundriss jedoch erhält die Fabrica die Zahl 1545). — So bildet die neuste deutsche Geschichtschreibung ein artiges Seitenstück zur französischen: E. Bouchut Histoire de la Médecine II, 1873, 313 verlegt das Erscheinen des unsterblichen Atlas (er meint damit Vesals Fabrica) in das Jahr 1539. Selbst in diesem Kardinalpunkte zeigt sich ein Nachklang früherer Unsicherheit: Boerhaave und Albinus halten die Epitome für das frühre Werk (S. 167,3; vgl. Haller S. 324f.) und setzen die Publikation der Fabrica und Epitome auf das Jahr 1542 weil sie meinen die Buchdrucker hätten damals um ein Jahr vordatirt. Dann entsinne man sich Peter Paaws S. 290,2 und Riolans S. 294. Aus Lindenius renovatus (1686), aus Freher (1688) und Papadopoli (1726) berechnet sich für das Erscheinen der Fabrica das Jahr 1532 oder 1533.

[4] Henri Tollin Biologisches Centralblatt V, 1885, Nr. 8ff.

[5] Tollin a. a. O. S. 243. 445. 251.

[6] Tollin a. a. O. S. 474.

den Vesal nicht lesen,[1] so durfte man eine besonders sorgfältige Abhandlung erwarten. Sie beginnt mit einem Zweifel an der Erzählung dass Vesal die Knochen durch Betastung bestimmt habe. Tollin kennt nämlich die Geschichte bloss aus den Thuana, er weiss nicht dass Vesal selbst die Thatsache berichtet.[2] — Tollin spricht vom Tode eines gewissen Buranus: er weiss nicht dass es sich um Maximilian von Egmont handelt.[3] — Er bezeichnet Vesals Vater als Apotheker der Tante Karls V (vergleiche Burggraeve oben S. 369) und als Verfasser einer Schrift in quartam fen Avicennae:[4] während diess Vesal von seinem Ahnen Petrus erzählt. — Tollin glaubt nicht dass Vesal jemals der Titel eines kaiserlichen Hofarztes zu Theil geworden ist (aber Vesal selbst nennt sich Medicus caesareus, Imperatoris medicus; wir haben neben vielen andern die Zeugnisse von Zasius, Markus Hopper, Mameranus);[5] gleichwohl lässt Tollin Vesal im Jahre 1537 als kaiserlichen Leibarzt mit dem Heere nach Italien ziehen.[6] — In Italien habe Vesal auf Anrathen von Marcus Antonius Genua eine Probe seines Hauptwerkes, sechs anatomische Tafeln, ausgehen lassen.[7] (Aber die Tabulae anatomicae waren keine Proben, sondern Vorläufer der Fabrica; durch M. A. Genua ist Vesal nicht zu den Tabulae, sondern zum Hauptwerke angefeuert worden.) Tollin hat die Tabulae anatomicae nicht zu Gesichte bekommen, nicht einmal die Nachbildungen bei Choulant.[8] — In Italien habe Vesal siebenwöchentliche Kurse gehalten:[9] siehe hierüber unter Burggraeve S. 370. — Vesal habe während des ersten italienischen Aufenthaltes in Pisa gelehrt:[10] man vergleiche abermals unter Burggraeve S. 370. — Vesal sei im Herbst 1546 nach Padua zurückgekehrt[11] (es geschah 1543), habe in Regensburg anatomisch-chirurgische Exkursionen

[1] Tollin a. a. O. S. 445.

[2] Tollin a. a. O. S. 242. — Vgl. oben S. 69. 69,2.

[3] Tollin a. a. O. S. 243. — Vgl. oben S. 220f.

[4] Tollin a. a. O. S. 244.

[5] Tollin a. a. O. S. 375. — Vgl. oben Zasius S. 218; M. Hopper S. 221; Mameranus S. 203,3.

[6] Tollin a. a. O. S. 340.

[7] Tollin a. a. O. S. 382.

[8] Tollin a. a. O. S. 382, 3.

[9] Tollin a. a. O. S. 342.

[10] Tollin a. a. O. S. 348.

[11] Tollin a. a. O. S. 377.

gemacht, z. B. nach Augsburg zu Herrn von Imersel und zu Herrn von Mol[1] (Vesal war mit Karl V auf dem Reichstage zu Regensburg und 1547/48, 1550/51 auf den Reichstagen zu Augsburg). — 'Der alte Junggeselle' heirathet nach Tollin nicht vor 1546[2] (Vesal spricht im Juni 1546 von Frau und Kind.) — Und 'nachdem er verheirathet ist und vom Hofe grade so fern lebt wie von der Professur, hören wir lange gar nichts von ihm'.[3] (Letztres ist aus Burggraeve entlehnt: oben S. 370f. Dass Vesal von 1544 bis 1556 Leibarzt Karls V war, haben wir hinlänglich nachgewiesen). — Tollin lässt Vesal acht Jahre am Hofe zu Madrid leben[4] (während Vesal doch erst 1559 mit Philipp II nach Spanien übersiedelte).

Diese und manche andre Fehler und Widersprüche[5] wirbeln in Tollins Aufsatze bunt durch einander. Seine Vesalbiographie ist eine phantastisch ausgeschmückte Kompilation.

Man hört zuweilen die Behauptung, bei grossen Männern komme es weniger auf den Lebensgang als auf Erfassung ihres Geistes an. Die Behauptung trifft für Vesal nicht zu: hier ist Alles von Bedeutung, Aeussres und Innres untrennbar verbunden. Vesal darf nicht halb, er muss umfassend, von Grund aus studirt werden.

V. Verzeichniss der Quellen.

I. Vesal.

1. Werke.[6]

1a. Paraphrasis, in nonum librum Rhazae medici Arabis clariss. ad Regem Almansorem, de singularum corporis partium affectuum curatione, autore Andrea Wesalio Bruxellensi Medicinae candidato.

Lovanii ex officina Rutgeri Rescii; mense Februar. 1537. — 8.

[1] Tollin a. a. O. S. 376, 1. — Vgl. oben S. 222f.

[2] Tollin a. a. O. S. 408.

[3] Tollin a. a. O. S. 408.

[4] Tollin a. a. O. S. 409 (1556—64 S. 448).

[5] Man erinnre sich des Basler Aufenthaltes: oben S. 368f.: des Namens Cuneus oben S. 342, 6; der verbrannten Handschriften oben S. 357, 3; der Doktorpromotion S. 358, 4.

[6] Vesals Werke werden folgendermassen zitirt: 1a Paraph. ed. Lov.; 1b Paraph. ed. Bas.; 2 Tabb. anatt.; 3 Guint. Inst.; 4 VS.; 5a Gal. Venet.; 5b Gal. Basil.; 6 Fab. 1543; 7a Epit.; 8 Ep. Ch.; 9 Fab. 1555; 10 Fall. Ex.

1[b]. Paraphrasis in nonum librum Rhazae medici Arabis Clariss. ad Regem Almansorem, de affectuum singularum corporis partium curatione, Andrea Wesalio Bruxellensi autore. Basileae.

[Schlussbl.:] Basileae in officina Roberti Winter. Anno 1537. Mense Martio. — 8.

2. [Tabulae anatomicae].

[Letzte Tafel] Imprimebat Venetiis B. Vitalis Venetus sumptibus Joannis Stephani Calcarensis Prostrant vero in officina D. Bernardi A. 1538. — Fol.

3. Institutionum anatomicarum secundum Galeni sententiam ad candidatos medicinae Libri quatuor, per Joannem Guinterium Andernacum medicum. Ab Andrea Wesalio Bruxellensi, auctiores et emendatiores redditi.

Venetiis in officina D. Bernardini 1538. — 16.

4. Andreae Wesalii Bruxellensis, Scholae Medicorum Patavinae professoris publici, Epistola, docens venam axillarem dextri cubiti in dolore laterali secandam: et melancholicum succum ex venae portae ramis ad sedem pertinentibus, purgari. Basileae.

[Schlussbl.:] Basileae, in officina Roberti Winter, mense aprili. anno 1539. — 4.

5[a]. Galeni omnia opera nunc primum in unum corpus redacta.

Apud haeredes Lucae Antonij Juntae Florentini Venetiis 1541. Fol.

[I, 2, p. 49:] Galeni de nervorum dissectione liber ab Antonio Fortolo Joseriensi latinitate donatus, et ab Andrea Wesalio Bruxellensi aliquot in locis recognitus.

[I, 2, p. 50:] Galeni de venarum arteriarumque dissectione liber ab Antonio Fortolo Joseriensi latinitate donatus, et ab Andrea Wesalio Bruxellensi plerisque in locis recognitus.

[I, 2, p. 58:] Galeni de anatomicis administrationibus libri novem ab Joanne Andernaco latinitate donati, et nuper ab Andrea Wesalio Bruxellensi correcti, ac pene alii facti.

5[b]. Operum Galeni Tomus primus classem primam continet ... Basileae per Hier. Frobenium et Nic. Episcopium. Anno 1542. Fol.

[Col. 175:] Cl. Galeni de nervorum dissectione liber ab Antonio Fortolo Joseriensi latinitate donatus, et ab Andrea Wesalio Bruxellensi aliquot in locis recognitus.

[Col. 179:] Cl. Galeni de venarum arteriarumque dissectione liber ab Antonio Fortolo . . .

[Col. 209:] Cl. Galeni de anatomicis administrationibus . .

6. Andreae Vesalii Bruxellensis, Scholae medicorum Patavinae professoris, de Humani corporis fabrica Libri septem. Basileae.

[Schlussbl.:] Basileae, ex officina Joannis Oporini, Anno salutis reparatae 1543. Mense Junio. — Fol.

7ᵃ. Andreae Vesalii Bruxellensis, Scholae medicorum Patavinae professoris, Suorum de Humani corporis fabrica librorum Epitome. Basileae.

[Bl. M:] Basileae, ex officina Joannis Oporini, Anno 1543. mense Junio. — Fol.

7ᵇ. Von des menschen cörpers Anatomey, ein kurtzer, aber vast nützer ausszug, auss D. Andree Vesalii von Brussel bücheren, von ihm selbs in Latein beschriben, vnnd durch D. Albanum Torinum verdolmetscht.

[Bl. P:] Gedruckt zů Basel, bey Johann Herpst, genant Oporino, vnnd vollendet am neünten tag des Augstmonat, nach der geburt Christi imm 1543 Jar. — Fol.

[Wiederholung von 1ᵇ:] Abubetri Rhazae Maomethi . . . opera exquisitiora . . . Per Gerardum Toletanum medicum Cremonensem, Andream Vesalium Bruxellensem, Albanum Torinum Vitoduranum, latinitate donata . . . Basileae in officina Henrichi Petri.

[Schlussbl.:] Basileae per Henrichum Petrum Mense Martio, Anno 1544. — Fol.

[p. 212:] . . ad regem Mansorem liber nonus, Andrea Vesalio Bruxellensi Paraphraste.

8. Andreae Vesalii Bruxellensis, medici caesarei epistola, rationem modumque propinandi radicis Chynae decocti, quo nuper invictissimus Carolus V. Imperator usus est, pertractans: et praeter alia quaedam, epistolae cuiusdam ad Jacobum Sylvium sententiam recensens, veritatis ac potissimum humanae fabricae studiosis perutilem: quum qui hactenus in illa nimium Galeno creditum sit, facile commonstret. Basileae.

[Schlussbl.:] Basileae, ex officina Joannis Oporini, Anno salutis humanae 1546. Mense octobri. — Fol.

9. Andreae Vesalii Bruxellensis, invictissimi Caroli V. Impera-

toris medici, de Humani corporis fabrica Libri septem. Basileae, per Joannem Oporinum.

[Schlussbl.:] Basileae, ex officina Joannis Oporini, Anno salutis per Christum partae 1555. Mense Augusto. — Fol.

10. Andreae Vesalii, Anatomicarum Gabrielis Falloppii Observationum Examen.

Venetiis, Apud Franciscum de Franciscis, Senensem. 1564. — 4.

2. Konsilien.

datirte:	Consil.	Montan.	1542: abgedruckt Anhang	II, I.
	„	Pfist.	1553: „ „	II, II.
	„	Ingrass.	1562: „ „	II, III.
undatirte:	„	Forest.	abgedruckt Anhang	II, IV.
	„	Garet.	„ „	II, V.
	„	Scholz.	„ „	II, VI.

3. Fastendispens 1561: Anhang II.

4. Briefe.

datirt: an A. P. Gasser 1557:	abgedruckt	Anhang	II.
undatirt: an J. Sturm:	„	„	„
unvollständig datirt: an H. Petri:	„	„	„

II. Urkunden: abgedruckt Anhang III.

III. Zeitgenossen und etwas spätre Schriftsteller (bis 1649).

Adam, Melch. Vitae Germanorum Medicorum Haidelb. 1620 p. 129. 179s. 224. 253.

Amatus Lusitanus Curationium medicinalium Centuriae duae priores Lugd. 1567 cent. I, cur. 39. 51. 61; cent. II, cur. 31.

— Curationum medicinalium Cent. duae tertia et quarta Lugd. 1565. cent. III, cur. 77.

— Curat. medic. Centuriae duae quinta et sexta Lugd. 1564. cent. V, cur. 70. 88.

Andreas, Valerius Imagines doctorum virorum Antwerpiae 1611.

— Bibliotheca belgica Ed. renovata Lovan. 1643.

— Fasti academici studii generalis Lovaniensis. Ed. iterata accuratior Lovanii 1650.

Arantius, Jul. Caesar Anatomicarum observationum liber Venetiis 1587.

Argenterius, Jo. Opera. Hanoviae 1610 ad lectores.
Arias Montanus, Bened. Epigramm: Anhang V.
Ariosti, Claudio Briefe vom Dezember 1546 bei Zaffarini Scoperte anatomiche di G. B. Canani Ferrara 1809 p. 15.
Aubespine, Sébast. de l' bei Gachard Don Carlos et Philippe II. 1863 p. 78. 634s.
Bartholinus, Caspar Anatt. Institutt. [zuerst 1611?] I c. 31.
— De studio medico inchoando 1628 in Schelhammers Ausgabe von Conrings Introductio 1687 Pars posterior p. 13.
Bartholomaeus, Jo. Epigramm: Anhang V.
Bauhinus, Casp. De corporis humani fabrica Basil. 1590.
Baumann, Jacob Anatomia Deudsch, Ein kurtzer Anszug der beschreibung aller glider. Nürenberg 1551.
Beza, Theod. Brief an Oporinus: Streuber in Beitr. z. vaterl. Gesch. Basel 3, 1846, 106.
Bizarus, Petrus Pannonicum bellum, sub Maximiliano II Rom. et Solymano Turcar. imperatoribus gestum .. Basileae 1573 p. 284s.
Bokelius, Joh. Anatome vel descriptio partium humani corporis Helmstadii 1588 Lectori (dat. 1585).
Bordey, Pierre Schreiben an Granvella 1564: Papiers d'Etat du cardinal de Granvelle ... publiés sous la direction de M. Ch. Weiss VIII, Paris 1850, p. 525.
Borgarutius, Prosper Andreae Vessalii ... Chirurgia magna Venetiis 1568.
Botallus, Leonardus Commentarioli duo ... Lugduni 1565 p. 181s.
Bourdeille, Pierre de, Seigneur de Brantôme Memoires, contenant les vies des hommes illustres et grands capitaines étrangers de son temps [Vorrede von 1604] à Londres 1739 I, 254.
Caius Britannus, Jo. Cl. Galeni ... Libri aliquot Graeci hactenus non visi ... Basil. 1544.
— De Libris propriis .. Londini 1729 p. 140. 144. 150s. 154.
Carcanus Leo, Joan. Bapt. De vulneribus capitis liber. Mediolani 1583.
Cardanus, Hieron. De subtilitate [zuerst 1550] Lib. XVII.
— De libris propriis. Liber recognitus: Opera omnia Lugd. 1663 I, 135. 138.
— De propria vita cap. 4. 14. 15. 32. 48.
— Expositio Anathomiae Mundini: Opera omnia Lugd. 1663 X, 129 u. A.

Cardanus, Hieron. Paralipomenon Lib. XVII, c. 3: Opera omnia X, 575.

Castellanus, Petrus Vitae illustrium medicorum ... Antverp. 1618 p. 195.

Castellus, Petrus Optimus Medicus (1637) in Schelhammers Ausgabe von Conrings Introductio 1687 Pars posterior p. 36. 38.

Cattus, Franc. Ant. Anatomes Enchiridion .. (Neapoli 1552).

Clusius, Carolus im Thuanus Ed. Londin. 1733 VII, VI, p. 14. 16.

Coiter, Volcher Externarum et internarum principalium humani corporis partium tabulae .. Noribergae 1573 Introd. c. 6.

Colladus Valentinus, Lud. Galeni Pergameni liber de ossibus ... Valencia 1555: Auszug bei Morejon Historia bibliográfica III, Madrid 1843, 49.

Columbus Cremonensis, Realdus De re anatomica Ll. XV. Venetiis 1559.

Crusius, Martinus Annalium svevicorum dodecas tertia. Francof. 1596 p. 724. 728.

Cuneus, Gabriel Apologiae Francisci Putei pro Galeno in anatome examen. Venetiis 1564.

Daza Chacon, Dionysius Practica y teorica de cirujía ... Vallad. 1609: Auszüge bei Morejon Hist. bibliogr. III, 287. 289. 306. 309. 312.

Dodonaeus, Remb. Medicinalium observationum exempla rara Lugd. Bat. 1585 p. 100.

Donatus, Marcellus De medica historia mirabili Venetiis 1588.

Dryander, Jo. Anatomia Mundini ... Marpurgi 1541 praef.

Dudith ab Horckoviza, Andreas: Laur. Scholzii Epist. philos. medicin .. volumen Francof. 1598 Ep. 30. 31. (Auch in Jo. Cratonis Consil. et epist. med. Lib. III Francof. 1671 p. 210. 212.)

Dunus, Thaddaeus Nova constitutio artis revellendi Lib. II c. 4.

— De respiratione Liber. Tiguri 1588 p. 4^{a}.

Eberus, Paulus Calendarium historicum Witebergae 1550 p. 50.

— Epigramm: Anhang V.

Eustachius, Barthol. Opuscula anatomica. Venetiis 1564.

Fabricius ab Aquapendente, Hieron. De larynge vocis instrumento [1600] Dedic. (Opera anatt. et physiol. ed. Albinus Lugd. Bat. 1738).

Fabricius Hildanus, Guil. De Gangraena ed. 12 c. 13. 17 (Opera Francof. 1646).

Fabricius Hildanus, Guil. Anatomiae praestantia et utilitas Bern 1624 p. 4. 139.

Falloppius, Gabriel Observationes anatomicae. Venetiis 1561.

Franciscis, Franciscus de Vorwort zu A. Vesalii Anatomicarum Gabr. Falloppii observationum Examen Venetiis 1564.

— Widmung vor A. Vesalii De Humani corporis fabrica Libri septem. Venetiis 1568.

Fuchsius, Leonh. De humani corporis fabrica, ex Galeni et Andreae Vesalii libris concinnatae Epitomes pars prima .. pars altera. Tubingae 1551.

Fürer ab Haimendorf, Christophorus Itinerarium Aegypti, Arabiae, Palaestinae .. Norimb. 1621 p. 2.

— Reisbeschreibung in Egypten .. Nürnb. 1646 S. 8.

Fuschius, Remaclus Illustrium medicorum .. vitae Parisiis 1541 p. H 7[b].

Gadaldinus, Augustinus Vorwort zu Galeni opera.. Venetiis, Junta 1541.

Gallus, Paschalis Bibliotheca medica .. Basil. 1590 p. 21s.

Garetius, Henricus De arthritidis praeservatione et curatione .. Francof. 1592 p. 1. 118.

Gasserus, Ach. Pirm. Brief an Vesal: Anhang IV.

Geminus, Thomas Compendiosa totius Anatomie delineatio Londini 1545.

Gemusaeus Hieron. In libros Pauli Aeginetae annotationes Basil. 1543 Dedic.

Gesnerus, Conradus Bibliotheca universalis Tiguri 1545 p. 42.

— Appendix Bibliothecae Tiguri 1555 p. 8.

— Prolegomena zu Galeni omnia quae extant Basil. 1562.

Granvella, Kardinal an den Praesidenten Viglius 1558: Papiers d'Etat du cardinal Granvella .. publiés sous la direction de M. Ch. Weiss V, Paris 1844 p. 282.

Guevara, Alph. Rodr. de in pluribus ex iis quibus Galenus impugnatur ab Andrea Vessalio .. defensio .. Coimbra 1559: Auszug bei Morejon Hist. bibliogr. III, 86s.

Guillemeau, Jac. Tables anatomiques avec les pourtraicts .. A Paris 1586 Au lecteur.

Guinterius Andernacus, Jo. Institutionum anatomicarum secundum Galeni sententiam .. Paris. 1536 p. 32s.

— Anatomicarum institutionum ex Galeni sententia .. Basil. 1539 p. α5. p. 30s.

Guinterius Andernacus, Jo. De medicina veteri et nova. Basil. 1571 Comment. I p. 91. 159. II, p. 81.

Harveus Guil. Exercitatio anatomica de motu cordis et sanguinis Francof. 1628.

— Exercitationes duae anatomicae de circulatione sanguinis (Harvei Opera Lugd. Bat. 1737).

Henerus Lindoensis, Renatus Adversus Jacobi Sylvii depulsionum anatomicarum calumnias, pro Andrea Vesalio Apologia . . Venetiis 1555.

Henricpetri, Adam Generalhistorien der aller namhafftigsten und fürnembsten geschichten, so sich . . vom jar 1555 . . zůgetragen Basel (1577) S. CCCLXI f.

Hervagius, Jo. Brief an Vesal in H. Lempertz Bilderhefte zur Geschichte des Bücherhandels 1853—65 Taf. 5: s. Anhang IV.

Hizlerus, Georgius Oratio de vita et morte . . D. Leonh. Fuchsii . . Tubingae 1566 p. 24.

Hopperus, Joachim Epist. ad Viglium: zitirt bei P. J. van Meerbeeck Recherches historiques et critiques sur la vie et les ouvrages de Rembert Dodoens Malines 1841 p. 39—44.

Hopperus, Marcus Widmung vor Alexandri Benedicti . . de re medica opus . . Basil. 1549.

Imperialis, Jo. Museum historicum ed. 1640 p. 55.

Ingrassias, Jo. Phil. Brief an Vesal in Quaestio de purgatione per medicamentum . . Venetiis 1568 p. 99—101: s. Anhang IV.

— In Galeni librum de ossibus . . commentaria . . Panormi 1603.

Jociscus, Andr. Oratio de ortu . . Joannis Oporini Argentor. 1569 p. C.

Justus, Guolphg. Chronologia sive temporum supputatio omnium illustrium medicorum . . Francoph. ad Viadrum 1556 p. 147.

Laurentius, Andreas Historia anatomica hum. corporis Francof. s. a. [Vorrede 1599.]

Lemnius, Levinus Occulta naturae miracula . . Antuerpiae 1559 p. V und Lib. II c. 6.

Lomazzo, Gio. Paolo Trattato dell'arte della pittura . . In Milano 1585 Lib. VII c. 23.

Macrolius, Aegidius (bei Choulant Gesch. der anat. Abbildung S. 51).

Mameranus, Nicolaus Catalogus familiae totius aulae caesareae per expeditionem adversus inobedientes, usque Augustam Rheticam: omniumque principum, comitum . . ibidem in comitiis anno 1547 et 1548 praesentium. Coloniae 1550 p. 21.

Mander, Carel van Het Schilder-Boeck . . Tot Alckmaer 1604 p. 216[b] s.
Massa, Nicolaus Epistolarum medicinalium Tomus primus . . Venet. 1558 Ep. V. VI.
Melanthon, Phil. Liber de anima recognitus ab autore [1552] Viteb. 1558.
Miraeus, Aub. Elogia illustrium Belgii scriptorum. Antw. 1609.
Moraeus, Ren. Jacobi Sylvii vita vor J. Sylvii opera medica . . Genevae 1635.
Necker, J. de Ain gar künstlichs, allen Leyb und Wundärtzten . . hochnutzlichs Werck (Augsburg 1539).
Nobili, Leonardo de: Gachard Don Carlos et Philippe II 1863 p. 78.
Occo, Adolphus: Jo. Schenckius Observatt. medic.
Olivares Relacion de lo succedido en la enfermedad del príncipe nuestro señor in Papiers d'Etat du cardinal de Granvelle VI.
Oporinus, Jo. Librorum per Joannem Oporinum partim excusorum hactenus, partim in eiusdem Officina venalium, Index. Basil. 1552.
— Brief an Conr. Hubertus. Mskrpt. Thomasarchiv Strassburg: s. Anhang IV.
Paaw, P. Andreae Vesalii Bruxellensis Epitome anatomica opus redivivum Lugd. Bat. 1616 Vorrede.
Pantaleon, Heinr. Prosopographiae heroum atque illustrium virorum totius Germaniae III, Basileae, 271.
— Teutscher Nation Heldenbuch III (Basel 1570), 272f.
Paré, Ambr. Oeuvres complètes, revues . . . par J. F. Malgaigne Paris 1840. 1841 3 Bde.
Paulinus, Fabius Epigramm: Anhang V.
Piccolhominus, Archangelus Anatomicae Praelectiones Romae 1586 Lib. IV lectio 3 p. 207.
Pinus, Petrus Matth.: Anhang V.
Pizzimentius Fed.: Anhang V.
Platerus, Felix Inschrift zum Vesalskelett in Basel: Anhang X.
— Corporis humani structura pars III, 1583 praef.
— Tagebuch in H. Boos Thomas Platter und Felix Platter 1878 S. 129. 155. 249. 263.
Posthius, Jo. Epigramm: Anhang V.
Puteus, Franc. Apologia in anatome pro Galeno contra Andream Vessalium Bruxellensem . .Venetiis 1562.
Reusnerus, Nicolaus Epigramm: Anhang V.

Riccoboni, Ant. De Gymnasio Patavino Commentariorum libri sex .. Patavii 1598 p. 25.

Riolanus Jo. Chirurgia I, 11 (Opera omnia Paris. 1610 p. 624).

Riolanus fil., Jo. .. Opera anatomica Lutet. Paris. 1649 p. 30 u. A.

Ronconius Jul. Epigramm: Anhang V.

Rycquius Just. Epigramm: Anhang V.

Sambucus, Jo. Epigramm: Anhang V.

Sastrow, Barth. Herkommen, Geburt und Lauff seines gantzen Lebens .. herausgeg. u. erläutert von Mohnike II, Greifswald 1824, S. 86.

Schenckius a Grafenberg, Jo. Observationum medicarum volumen Francof. 1609. praef. Lib. I p. 16. Lib. IV p. 707. Lib. V p. 787 (Ad. Occo).

—, Jo. Ge. Biblia iatrica.. Francof. 1609 p. 49.

Seidelius, Bruno Epigramm: Anhang V.

— Commentarius didascalicus .. de corpore animato Hanoviae 1594 p. 33.

Sleidanus, Jo. Commentariorum de statu religionis et rei publicae, Carolo Quinto Caesare .. Argent. (1555) lib. XXI p. 653.

Solenander, Reinerus Brief in (Th. Crusius) Vergnügung müssiger Stunden .. XVIII, Leipzig 1722, p. 483 (Epigramm: Anhang V).

— Consiliorum medicinalium .. sectiones quinque. Hanoviae 1609 p. 16.

Stopius, Nicol.: Anhang V.

Stumpf, Joh. Schweyzer Chronick .. durch Johan Růdolph Stumphen .. gebesseret .. Zürich 1606 p. CXXV.

Sulcerus, Simon Brief an H. Bullinger 1557. Manuskr. Stadtbibl. Zürich.

Susius, Jo. Bapt. De venis edirecto secandis .. Cremonae 1559 p. 60.

Sweertius, Franc. Athenae Belgicae. Antverpiae 1628.

Sylvius, Jac. Vaesani cuiusdam calumniarum in Hippocratis Galenique rem anatomicam depulsio (1551): bei Ren. Hener 1555 p. 71 ss.

— Commentarius in Galeni librum de ossibus [zuerst 1551?]: Opp. medica ed. Ren. Moraeus Genevae 1635 I, 54.

— In Hippocratis et Galeni physiologiae partem anatomicam isagoge (1555): Opera medica I, 80.

Thuanus, Jac. Aug. Historiarum sui temporis Lib. V (ad a. 1548) Lib. XXII (ad a. 1559) Lib. XXXVI (ad a. 1564).

Tisnacq Brief bei Gachard Don Carlos et Philippe II p. 89.
— Mündliche Mittheilungen bei Clusius.
Tritonius Athesinus, Vitus Manuskr. Wiener Hofbibliothek: Anhang VIII.
Urstisius s. Wurstisen.
Valverde, Joan de Historia De la composicion del cuerpo humano .. En Roma 1556. (Anatomia del corpo humano. in Roma 1559.)
Vasari, Giorgio Le vite de' piu eccellenti pittori .. in Fiorenza 1568 Terza parte I, 309. II, 818. 858.
Velsius, Justus Epigramm in Vesals Paraphrasis 1537: Anhang V.
Vesalius, Franciscus Widmung vor Andr. Vesals Epist. Chyn. 1546.
Vidius Florentinus, Vidus De anatome corporis humani libri VII Venetiis 1611 Lib. I c. 2.
Wierus Jo. Medicarum observatt. Lib. I. Basil. 1567 p. 96.
Wurstisen, Christian Epitome historiae Basiliensis .. Basil. 1577 p. 227.
— Bassler Chronick Basel 1580 S. 618.
Zasius, Jo. Udal. Epist... quas .. anno 1547 et 1548 ad Bonifacium Amerbachium Basiliensem scripsit herausgeg. v. J. A. R. Stintzing .. Basil. 1857 Ep. 1. 2. 3. 5. 12.
Zuallardo, Giov. Il devotissimo viaggio di Gierusalemme .. In Roma 1595 p. 85s.
Zwingerus, Theod. Theatrum vitae humanae 1571 p. 11. 235. 250. 3255.
— Methodus apodemica Basil. 1577 p. 33.

IV. Neuere Biographen (seit 1650).

Athenae Rauricae sive Catalogus Professorum Academiae Basiliensis .. Basiliae 1778 p. 232.
Baas, Joh. Herm. Grundriss der Geschichte der Medicin. Stuttg. 1876 S. 341. †
Biographie universelle XLVIII, 1827, p. 306. — Nouvelle édition XLIII, Paris et Leipzig, p. 253.
Blount, Thomas-Pope Censura celebriorum authorum Londini 1690 p. 478.
Boerhaave, Herm. Methodus studii medici s. Haller.

Boerhaave, Herm. et Albinus, Bernh. Siegf. Andreae Vesalii ... opera omnia anatomica et chirurgica .. I, Lugd. Bat. 1725, Praefatio.

Broeckx, C. Essai sur l'histoire de la médecine belge. Bruxelles 1838 p. 128ss. 317.

Burggraeve, Ad. Précis sur l'histoire de l'anatomie. Gand 1840 p. 64.

— Etudes sur André Vésale. Gand 1841.

— Eloge de Vésale: Mém. de l'Acad. Roy. de médecine en Belgique I, Bruxelles [1846?], 90—101.

Ceradini, G. Difesa della mia memoria intorno alla scoperta della circulazione del sangue contro l'assalto dei signori H. Tollin e W. Preyer. Genova 1877 p. 28. 116. 126. 135s.

Choulant, L. Geschichte und Bibliographie der anatomischen Abbildung Leipzig 1852 S. 43.

Conring, Herm. In universam artem medicam singulasque eius partes Introductio [1654]. Cura ac studio G. Chr. Schelhammer. Helmestadii 1687 p. 158.

Desgenettes, R. Biographie médicale VII, Paris 1825, 418.

Douglas, Jac. Bibliographiae anatomicae specimen .. Ed. secunda, priori auctior Lugd. Bat. 1734 p. 77.

Eloy, Dictionnaire historique de la médecine II, à Liège et à Francfort en Foire 1755, 444.

Facciolati, Jac. Fasti Gymnasii Patavini III, 1757, 386.

Figuier, Louis Vies des Savants illustres de la Renaissance Paris 1868 p. 283—311.

Foppens, Jo. Franc. Bibliotheca Belgica .. I, Bruxellis 1739, 61.

Freher, Paul Theatrum virorum eruditione clarorum. Norib. 1688.

Friedländer, L. H. Vorlesungen über die Geschichte der Heilkunde Leipzig 1839 S. 261.

Goelicke, Andr. Ottom. Historia anatomiae Halae 1713 p. 69. (Introductio in historiam litterariam anatomes .. Francof. ad Viadrum 1738 p. 144.)

Goethals, F.-V. Lectures relatives à l'histoire des sciences .. en Belgique II, Bruxelles 1837, 112—133.

Graesse, J. G. Th. Lehrbuch der allgemeinen Literärgeschichte III, 1 (Leipzig 1852), 1024.

Grundhoff, W. Andr. Vesalii et Theophrasti Paracelsi .. vitae et merita et scripta Diss. Berol. 1860.

Haeser, H. Lehrbuch der Geschichte der Medicin 2. Aufl. Jena 1853 S. 394.
— Lehrbuch der Geschichte der Medicin 3. Bearbeitung II, Jena 1881, 30. 154.
— Grundriss der Geschichte der Medicin 1884 S. 160.
— Biograph. Lexikon der hervorragenden Aerzte von A. Hirsch Wien und Leipzig VI, 1888, 96f.
Haller, Alb. von Hermanni Boerhaave Methodus studii medici emaculata et accessionibus locupletata I, Amstelaedami 1751, 243. 271. 291. 557.
— Bibliotheca anatomica I, Tiguri 1774, 180. II, Tig. 1777, 741.
— Bibliotheca chirurgica I, Basileae et Bernae 1774, 193.
— Bibliotheca medicinae practicae II, Basil. et Bernae 1777, 32s.
Heusinger, C. F. Grundriss der Encyclopädie und Methodologie der Natur- und Heilkunde [Eisenach 1839]. Neue Ausgabe Wien 1868 S. 197.
Horne, Jo. van Microtechne [Vorrede von 1668] in Opuscula anatomico-chirurgica Lips. 1707 p. 473.
Hyrtl, Jos. Lehrbuch der Anatomie des Menschen 6. Aufl. Wien 1859 S. 32.
Iselin, Jac. Christ. Histor.-geogr. Lexicon . . IV, 1727, 747.
Isensee, E. Die Geschichte der Medicin I, 1840, 253.
Jöcher, Christ. Gottl. Allgem. Gelehrtenlexicon IV, Leipzig 1751, 1553.
Kestner, Christ. Wilh. in Gottl. Stolle Anleitung zur Historie der Medicinischen Gelahrtheit Jena 1731 S. 414.
— Medicinisches Gelehrten-Lexicon Jena 1740 S. 888.
Lauth, Thomas Histoire de l'anatomie I, Strasbourg 1815, 526—542.
Lessing, Mich. Bened. Handbuch der Geschichte der Medizin I, Berlin 1838, 505f.
Leveling, Heinr. Palmaz Anat. Erklärung der Original-Figuren von Andreas Vesal . . Ingolstadt 1783, Vorrede.
Lindenius renovatus sive Jo. Antonidae van der Linden de scriptis medicis libri duo . . continuati . . a Ge. Abr. Mercklino. Norimb. 1686.
Littrow, J. J. v. in Whewell Geschichte der induktiven Wissenschaften. Uebers. III, Stuttgart 1841, 449f.
Magdeleine de Saint-Agy, T. Histoire des sciences naturelles . . à Paris II, 1841, 19ss.
Manec, P. J. in Portraits et histoire des hommes utiles . . (Société Montyon et Franklin) 1833—34. Paris.

Mangetus, Jo. Jac. Bibliotheca scriptorum medicorum T. II, pars secunda, Genevae 1731, 502.

Martine, Ge. In Barthol. Eustachii Tabulas anatomicas commentaria Edinburgi 1755 p. 3ss.

Medici, Mich. Compendio storico della scuola anatomica di Bologna. 1857 p. 69.

Meyer-Ahrens Gesch. d. med. Unterrichtes in Zürich: Denkschrift der med.-chir. Gesellschaft des Kantons Zürich Zür. 1860 S. 7f.

Möhsen, J. C. W. Verzeichnis einer Samlung von Bildnissen, grösten-theils berühmter Aerzte . . Berlin 1771, 80.

Morejon, Ant. Hern. Historia bibliográfica de la medicina española II, Madrid 1843, 271—284.

Morery, Louis Le grand Dictionnaire historique, IV à Amsterdam et La Haye 1702, 534.

Niceron Mémoires pour servir à l'histoire des hommes illustres V, Paris 1728, 135.

Nouvelle Biographie générale (Höfer) XLVI, Paris 1866, 48.

Nourry C., André Vésale Bruxelles s. a. (Collection nationale.)

Ochs, P. Geschichte der Stadt und Landschaft Basel VI (1821), 395.

Papadopoli, Nic. Comnen. Historia gymnasii Patavini . . Venet. 1726 I, 316.

Portal Histoire de l'Anatomie et de la Chirurgie I, Paris 1770, 394—433.

Ranke, L. Deutsche Geschichte im Zeitalter der Reformation V, Berlin 1843, 478. (6. Auflage 1881 S. 347.)

Rolfinck, W. Dissertationes anatomicae . . Norib. 1656 p. 21. 31. 36—40. 42. 45.

Scaligerana, Prima . . cum praefatione T. Fabri. Ultrajecti 1670 p. 99.

Sprengel, Kurt Versuch einer pragmatischen Geschichte der Arzneikunde III, Halle 1794, 508. 606.

Stirling-Maxwell Sir W., Andreae Vesalii Tabulae anatomicae sex. London 1874 fol. 5.

Stolle G. s. Kestner.

Teissier, Ant. Les Eloges des hommes savans ... I, Utrecht 1696, 243.

Thuana [1669]: im Thuanus ed. Londin. 1733 VII, XI, p. 200.

Tiraboschi, Girolamo Storia della letteratura italiana VII, parte seconda, in Venezia 1796, p. 578.

Tollin, H. Andreas Vesal, Biologisches Centralblatt V, Erlangen 1885, Nr. 8ff.

Tomasini, Jac. Phil. Gymnasium Patavinum. Utini 1654, p. 75s. 302.

Tosoni, Pietro Della Anatomia degli Antichi e della scuola anatomica padovana. Padova 1844, p. 70ss. 84s.

Vanderhaeghen, F. Bibliotheca belgica V 75, 4.

Wunderlich, C. A. Geschichte der Medicin Stuttgart 1859 S. 69.

Roth, M. Andreas Vesalius in Basel: Beiträge zur vaterländ. Geschichte (1885) N. F. II, Heft 2 Basel 1886, 159—182.

— Quellen einer Vesalbiographie (1889) Verhandlungen der Naturforsch. Gesellsch. in Basel VIII, 1890, 706—754.

— Ueber die anatomischen Tafeln von Andreas Vesalius. Bericht über die Naturforscherversammlung zu Heidelberg 1889 S. 323f.

II. Vesals Konsilien, Fastendispens, Briefe.

I. Consil. Montan.[1]

Pro visu partim depravato, partim abolito, D. Andr. Vuesalij Consilium, ad Vuolfgangum Heruuart Augustanum scriptum.

Proponitur adolescens annos, ut suspicor, natus 27. aut circiter, corpore asymmetron in quatuor calitatibus temperaturae, conformatione[2] non admodum declinante, nec animi affectibus aut excedentibus, aut nimium remissis. Hunc tria symptomata gravia, quae actionibus obvenire solent, in visoria facultate infestant. Habet enim visum in altero oculo plane (non ita pridem tamen) abolitum, in altero debilem. Nam illi videnda oculo maxime accommodanda sunt, nec ea ipsa, ut antea perfecte perspicit. Praeter hoc depravata quoque visione in eodem oculo vexatur, quod nunc culices, nunc cimices, et id genus alia, quae Obvisiones vulgo et Imaginationes vocamus, videre se ait, idque potissimum, dum visum paululum, aut scribendo, aut legendo exercet. Caeterum praeter haec in oculis symptomata concurrit aliud genus, quod in propriis oculorum affectibus consistit. Nam oculus in quo visus omnino abolitus, naturalem colorem perdidit, et pupilla glauco aut albo, quemadmodum in suffusis tincta apparet. Quare et morbum instrumentarium colligo adesse, in instrumento vitiato consistentem, humorem videlicet crassum in aquae[3] humore subsistentem: adeo incrassatum, ut perfecta suffusio, is forte dici mereatur. Verum

[1] Joannis Baptistae Montani . . Consiliorum appendix. [Basileae] 1583. p. 129—135. (Druck fehlerhaft.) — Vgl. oben S. 270. 121,3.

[2] Lies a symmetra in quatuor qualitatibus temperaturae conformatione?

[3] Lies aqueo?

hac de re mox aliquid subijciam. Ad haec inquit ab ineunte aetate ex illorum se fuisse numero, qui videnda oculis, propius admovent, tumque fuisse visum satis acuto,[1] verum temporis successu eum imbecilliorem redditum. Praeterea a doctissismis Medicis, ea inquit adhibita esse praesidia, quae corpus evacuarent, et quae spirituum copiam augere potuissent, sed ea plus noxae, quam auxilij attulerunt. Haec sunt quae ab aegrotantis familiari audire licuit: aegrotum quidem nec audivi nec vidi. Proinde hac de re absolutum aliquid conscribere stultum fortasse putabitur, cum longe alia ab ipso aegrotante perdiscenda essent, ipsique affectus inspiciendi, a quibus perfecta morbi et causae cognitio perpendi posset. Ceterum cum aegrotantis familiari obsequendum sit, rem brevibus (dubie tamen) prosequar.

Cum itaque omnis curationis methodus ex indicationibus a causis internis, praecipue desumptis in proposito pendeat, morborum causae inquirendae sunt: quod quia affectum ipsum contemplatus non sim, profecto et peritissimo cuique medico difficillimum iudicabitur. Vellem enim pernoscere, num admodum remota melius quam valde vicina, aut contra. Rursus an magna vel parva, melius caeteris semper paribus. Deinde vellem percunctari, an in magno lumine, ut locente[2] sole peius quam in obscuro videat: et praeterea oculum ipsum perfecte contemplari, quem suffusione laborare suspicor, videlicet num perfecta suffusio ea dici mereatur, adeo ut cum[3] admissura esset, et an corneae adeo adhaereat, ut acu removeri vix possit: deinceps, an praeter suffusionem nullus alius affectus adiunctus sit videndi, spiritus videlicet inopia, nervorum visoriorum obstructio, oculus imminutus, auctus crystallinus humor, siccata, corrugata, et incrassata cornea tunica, aut alius affectus, qui visionem, aut depravare, aut debilitare, aut abolere consueverunt. Quae si exacte praenovissent,[4] sperarem, aut egrotanti perpetuo abolitam fore visionem me praedicturum, aut (quod Deus donet) visionem si non pristinam, saltem non contemnendam restituturum. Quandoquidem si spirituum inopia mali causa fuerit, parum auxilij a quovis etiam medico in ipso spero, cum scilicet humectante, et bona victus ratione: et a Venere continentia, et omnibus quae a

[1] Lies acutum?
[2] Lies et lucente?
[3] Lies acum.
[4] praenovissem.

medicis ad spirituum augmentum praescribi solent, nihil sit profectum. Cognoscimus autem id, si ea, quae propius admoventur: non autem quae remotius distant, et ea quae parva sunt, non autem quae magna sunt videat. Praeterea, animadvertendum erit, si pupilla alterius oculi altero bene occluso, non dilatetur. Nam haec duo certissima paucitatis spirituum indicia sunt, et nervorum visoriorum abstructionem[1] arguunt. Quae si ita se habent, cum diurnus[2] sit affectus, et ut dixi, a peritissimis medicis nihil fuerit profectum: ipse nihil singulare de me spero, sed propediem alterum oculum, qui adhuc debiliter et depravate videt, ita ut priorem afficiendum arbitror, totamque visionem (quod Deus avertat) abolendam affirmo. Licet, quod id serius fiat per spirituum copiam, inducentium opportunum usum praecaveri posset: sed vereor, praeter obstructionem, et spiritus visorij penuriam, crassos aliquos succos ad oculum confluere.

Porro si aliter se res habeat, nimirum, si ea quae longius amoventur, melius quam quae parva: deinde si interdiu melius, quam occidente sole, et noctu, et si altero oculo occluso, pupilla aperti oculi dilatetur, hoc anni tempore curationem auspicandam putaverim. Primum oculum, qui perfecta, ut arbitror, suffusione tenetur, quam quia medicaminum discutientium admotione, discutere et delere impossibile est, ad manualem artem remittemus. Nec est quod hoc loco signa adscribam, quibus perspicere liceat, num acum admittere possit, quaque ratione et industria aegrotanti esset subveniendum. Quoniam ubi aeger consenserit, facile aliquis reperiretur huic artificio idoneus, neque ipse administrationem obire usque adeo meis viribus diffiderem. Ego profecto praestantem illum virum hortarer, ut oculo manum adhiberi sineret, cum parvus sit in administratione dolor, et quae citissime perfecta est, eamque satius experiri suaderem, quam oculum uti modo est relinquere. Nam nullum oculo obcaecato maius nocumentum evenire potest. Caeterum si res sit eiusmodi, quae nulla ratione per acum curari possit, ad medicinae partem, quam Cosmaticam[3] et ornatoriam vocant, descendendem erit, videlicet, ut oculus ille glaucomate infestatus in pupilla tingatur: et si aeger nihil videat, ab hominibus tamen oculus sanus judicetur. Fiet autem illud optime Gal. medicamentis, in 4. lib. de Comp. medic. secundum locos ad

[1] obstructionem.

[2] diuturnus.

[3] cosmeticam.

Philoxenum relatis. Quale hoc est: Malicorij dulcis succum infundito: deinde per intervalla instillato. Aliud. Alterci seu hyosciami florem cum vino terito. Verum hoc praestantissimum putaverim. Acatiae fructum et gallae momentum tritum, et in hoc succo anemone exceptum, ut mellis habeat spissitudinem: deinde per panniculum expressum, quemadmodum liquores reponendum, et exigente usu, quemadmodum dixi, eo utendum est. Sic itaque de praesentis oculi curatione prolixius disserendum haud puto. Sed superest ad alium, qui incipienti suffusione ex modo praesuppositis principiis laborat, orationem convertere. In primis constat, illas nebulas cimices, culices, et alias imaginationes, non ex ventriculi affectibus pendere: primo quod haec symptomata non aequaliter utrumque oculum affecerunt, sed prius unum obcaecarunt, priusquam alter aliquid noxae perciperet. Secundo affectus certis intervallis non admodum, aut gravatur, aut minuitur. Tertio, aeger non unum atque alterum diem: his obvisionibus molestatus est, sed annis iam aliquot, ut jam antea retuli. Quarto, quod propter bonam aut malam in ventriculo concoctionem, affectus non admodum augetur. Postremo, quod dum his affectibus ac symptomatibus corripitur, nullam ventriculi nauseam participat. Praeterea putare phrenitidem, aut calidum aliquem in acutis morbis affectum in causa esse, plane ridiculum foret. Superest igitur crassum aliquem humorem in oculum confluentem, mali authorem putare, qui pro multitudine sua, crassitie, vicinitate, varias et multiplices imaginationes inducit. Ut ergo ad curationem nos accingamus, in primis prohibendum est, ne affectus ipsi augeantur, quare parte artis, quae Praeservativa nuncupatur, indigemus, sicuti ad delendum, quod iam factum est, curativa. Duae autem hae artis partes adeo in hoc casu invicem annectuntur, ut curatio magna pars sit praeservationis. Si enim quod iam factum est, sustulerimus, bona pars praeservationis simul absolvetur, sublata videlicet materia ab oculo, quae si densior fieret, gigneret plenam suffusionem.

Prima igitur nobis occurrit intentio evacuandi ab oculo eam materiam, quae obstructionem in visualibus viis faciens, idoneum prohibet oculorum usum. Verum, quia haec evacuatio fieri non potest, nisi per medicamenta magna discutiendi vi praedita, quae utique, si repleto capiti admoverentur, plus noxii humoris attraherent, quam ex oculo dissiparent. Demum quod accidente etiam, quod vix fieri potest, congruo in omnibus rebus victu, vapores semper, ceu leves superiora petentes caput, et consequenter oculos iam ex longo morbo imbecilles laederent: quarta erit intentio, ut omni industria retrahantur et deriventur. Sic igitur jam quatuor aut quinque forte intentiones investigavimus, quae ad praeservationem et curam sunt necessariae, quas nunc ordine prosequar, ut scilicet illae primo executioni mandentur, quae in resolutivo progressu ultimo loco sunt inventae. Totius nempe corporis evacuatio, et materiae ad oculos fluentis aversio. Ab his igitur inchoantes, magnitudine affectus, nobilitateque patientis membri considerata, et corporis aegrotantis plenitudine, et constante optime totius habitus robore, secandam interiorem cubiti venam, quam Humerariam aut Cephalicam vocant, judico. Extrahendum vero satis multum sanguinis, videlicet octo aut novem ℥. Id vero latus eligendum est, quod e directo se habet oculi incipiente (ut arbitror) suffusionem tentari.[1] Serviet enim nobis haec venae sectio ad evacuandum totum corpus, et ad materiam ad superiora fluentem, retrahendam. Posthaec, quia materia crassitiem quandam habet, quo purgatio melius fieri possit, ipsam per[2] hanc potionem tribus diebus mane exhibitam secabimus.

Recipe Betonicae nobilis et verae, M.[3] iij. bulliant in lb. I. s. aquae foeniculi ad tertiae partis consumptionem, facta colatura, et ea in tres partes divisa, unicuique parti oxymellitis simplicis ℥ j superaddatur: quae concocta praecedenti coena mane bibantur. Interim quoque ad eundem finem comae foeniculi in iure, quo pro cibo praestans vir ille usurus est, decoquantur, pariterque in vino eaedem comae per integram ante potum horam in vino madescant. Attenuata iam aliquantisper per tres dies materia, summo mane pillulae hae deglutinantur.

℞. Pillul.
Hierae ℈ ij
Cochiarum ℈ j.

Cum foeniculi succo malaxentur, et fiant pillulae V. aut VII. vesperi eiusdem diei ʒ ij huius confectionis sumantur. ℞. Semen foeniculi, | Seselios ana ℥ i | Nucis muscatae, | Succi foeniculi ℥ V. |

Mellis rosati q. s. Fiat electuarium. Altera die mane semiuncia eiusdem electuarij, concocta bene coena accipiatur, quam trium horarum jejunium subsequatur. Convenit etiam ad eundem usum subscriptum electuarium magis operosum.

[1] suffusione tentati? [2] post? [3] Lies ℥?

R. Semen foeniculi ʒ iij
Sileris Montani,
Chamaedryos ana ℥ j.v.
Euphragiae ʒ j
Chelidoniae
Sem. anisi,
Petroselini,
Apij,
Pulegij,
Florum boraginis,
Granorum iuniperi,
Saxifragiae ana ʒ ij.

Misce, et cum mellis despumati sufficiente quantitate fiat electuarium, quo si aegrotanti visum fuerit, in praescripti locum uteretur. Per tres deinde dies sequentes haec potio bibatur. Recipe foeniculi orientalis: aut si id haberi non potest, communis in montibus nati ʒ iij bulliant in lib. j. s. aquae ad tertiae partis consumptionem, divisoque decocto in tres portiones, singuli[1] portioni ℥ j oxymellitis compositi addatur. Completa quidem triduana hac potione hae pillulae mane accipiantur.

R. Pillulas hierae ℈ j.
Cochiarum ℈ ij.

Malaxentur cum succo verbenae, et utatur ad modum praescriptum: et sequenti die mane in aurora, mediam unciam electuarij prioris, superius descripti, aut posterioris, cui ʒ j pulveris garyophyllorum interim adjecta sit. Quo etiam electuario vellem, ut vesperi hora, ut dixi, accubitus semper praestans vir ille uteretur. Primo quidem eo modo, quo descriptum antea fuerit: post hanc secundam vero purgationem, adiecta semper pulveris garyophyllorum semiuncia. Accedendum deinde ad tertium potionum ordinem: quae fient ex decocto chelidoniae herbae, adiecta videlicet potioni oxymellitis scillitici uncia, qua potione, ut in aliis diximus, ter sumpta, sequenti aurora sumantur hae pillulae.

Recipe pillularum cochiarum ℈ ij sine quib. ℈ j malaxentur succo chelidonij, aspersa oxymellitis scillitici gutta, et fiant pillulae, ut supra admonuimus. Eisdem quoque intentionibus non inutilis erit vomitus, modo absque magna vi, et vehementi capitis commo-

[1] singulae.

tione provocari possit. Peractis hisce, notatum[1] dignis praesidiis, per quae non solum totius corporis evacuatio, sed materiae etiam retractio fieret, ad alia properandum, per quae et derivatio compleatur, et caput ipsum vacuetur. Fiet autem per cucurbitulas, dissecta cute: primo inter scapulas, deinde occipitio admotas. Secundo per sectionem (si apparuerint) illarum venarum, quae prope interiores oculi angulos sunt, vel eius, quae in frontis medio apparet: vel si illae secari non valeant hirudinibus, primo post aures, deinde temporibus appositis. Tertio per ea, quae naribus infusa vel mansa in ore, et gargarisata materiam evacuant: quae tamen prudenter administranda sunt, ne caput nimium exagitantia plus obsint, quam prosint. Sint igitur et natura sua mitia, et quantum fieri potest, blande adhibeantur. Satis itaque fuerit betae succo butyro commixto, narium alas penna interius inungere, passulasque cum thure et nuce muscata et mastice mandere, et oxycratum, hoc est, acetum cum aqua parum acidum, in quo foeniculi semina et rorismarini comae ebullierint, gargarisare. Verum licet derivent haec omnia, atque aliquo pacto materiam ab oculo detrahant, non tamen perpetua potest esse eorum operatio, sicut neque assidui usus. Ideo illud machinandum, per quod continuo materia derivetur, quod optime fiet, si duobus foraminibus in coniunctione occipitii et posterioris colli factis, chordula ex serico vel setis equinis contexta ita insuatur, ut ora vulnerum diu conservet aperta, per quae continuo destillati humores ab oculis deriventur. Hanc operationem Setationem vulgo vocamus, et ad eandem quoque intentionem fortassis, ante aestatis initium sequenti anno ad cervicis et verticis ustionem descenderemus. Sed nunc et ex cucurbitulis integra cuti variis locis admotis mediocre sequetur emolumentum, sicuti et exercitio quo quantum fieri potest, capite quiescenti manus et pedes moveantur, et capitis crebra lotione ex lixivio, in quo salvia et chamaemelum bullierint, proderit, et per intervalla scrupulus unus vel duo pillularum, quas ultimo loco descripsimus, duabus vel tribus a coena horis deglutiri. Et per haec quidem tres primae intentiones explebuntur, quae fientem potius morbum quam factum respiciunt, atque ut consequens est, ad cavendum potius, quam ad curandum conducunt. Superst igitur quarta, quae morbo iam facto debetur, quae ut primo nobis proponitur: ita non nisi post alias executioni mandari perfecte potest: perfecte dico,

[1] notatu.

quia nihil vetat, quo minus eam prima completa purgatione a levioribus quibusdam collyriis orsi aggrediatur.[1] Levissimum erit, ut in aqua, ubi decocta sit verbena, purum aurum ignitum quinquies extinguatur. Fortiusculum si decoctio fiat in vino, et praeter aurum ignitum quoque aes in eo extinguatur, quantoque vinum potentius fuerit, tanto reddetur efficacius. Augebitur amplius vis adiecto testudinis felle, vel perdicis, foeniculoque et verbena. Completa secunda purgatione Manardus chelidonio utendum suadet, et peracta tertia superaddito sagapeno. Ubi vero derivationes quoque et particulares capitis purgationes finem habuerint, nec aliqua supersit in oculo inflammatio, parum quoque euphorbij poterit adiungi. Incipiendum vero est a granis V pro singula uncia, per gradusque crescendum, ita tamen ut nunquam duodecima pars transcendatur, pro duodecim videlicet drachmis reliquorum, euphorbij drachma. Quod si ex hoc vel alio collyrio ingens ardor suboriretur, sero caprino vel aqua rosata oculi subluantur. Inter efficacia quoque est succus caepae cum melle, et succus cyclaminis cum eodem, et gallinae rubeum stercus. Potest etiam inter potentia numerari, quod iam addam.

Recipe succum foeniculi, fellis taurini partes aequales: quibus duplum mellis superaddatur. Caput quoque hirundinis in aeneo vase ustum, et in tenuissimum pulverem redactum, physica quadam vi mirabiliter iuvare creditur, si vel per se, vel cum melle illiniatur. Plura possent adhuc addi, a vetustioribus et recentioribus comprobata, sed haec sufficiant, dummodo discutientium usu affectus deleri possit. Ait enim Galenus in quarto libro Secundum locos: haec omnia magnam et nobilem efficaciam promittere, sed parum interim praestare: tamen haec in oculo minus laeso tentanda erunt, et si nihil promovent, expectata perfecta suffusione ad manualem curationem, quemadmodum in altero oculo confugiendum.

Quod ad virtutis rationem attinet, vitabuntur crassa et vaporibus replentia mali succi, et humidiora cibaria, crapula, ebrietas, venus, fumus, pulvis, meditatio nimia, lectio aut scriptura a cibo, labor, cursus, meridianus longiorque somnus, immodica vigilia, aestus, frigus, ventus, et praecipue austrinus: ira, rixa, clamor, turbidior fortisque cerevisia, legumina, magni pisces, antiquae carnes, creber brassicarum et lactucarum usus. Haec sane est cura-

[1] aggrediamur?

tio, quam huic oculo ex doctissimi Manardi sententia adhibendam duxerim.

Caeterum si spiritus visorii penuria aeger laboraverit, quod mirum mihi videretur, cum reliqua sensuum organa exquisitissime suis muniis fungantur. Adhibebimus nonnulla a praestantiss. viris mirifice probata, ac potissimum localia, quae ad spiritus augmentum faciunt. Adhibebuntur tamen universo corpore et cerebro purgata.[1] Bibat igitur vinum flavum et limpidum, in quo hyssopus et ruta decocta sunt, eiusdemque bullientis fumum apertis oculis ieiunus accipiat. Ova recentia superiecto hoc pulvere, assidue sorbeat. Nucis muscatae pars una,[2] garyophyllorum pars semissis,[2] Satureiae partes duas. Acetum scylliticum in ore frequenter retineatur. Sanguis palumbi veteris, collyrii modo instilletur. Fiet autem id rectissime, si palumbum fatiges, et fatigati venam et arteriam sub sinistra ala dividas, sanguinemque deductis aegri palpebris calidum et etiam cum impetu influere sinas. Et si aliquo potentiori collyrio utendum erit, prius oculus aquoso mellicrato abluendus, Aquosum vocant, in quo tam exigua portio mellis, ut vix gustui perceptibilis sit eius dulcedo. Praestat autem, ut non per spongiam ablutio fiat, sed per ampullam vitream arctissimum habentem rostri osculum, sensim instilletur. Inter omnia vero collyria hoc in casu illo magis est eligendum. Pompholygos partes sex, Opobalsami partem unam, Mellis partes duas, vini Cretensis vel alterius potentis antiqui et albi quantum sufficit. Hoc autem pacto conficiendum erit. Pompholygi tenuissime contritae Opobalsamum primo adiiciendum, dehinc mel, postremo vinum: ubi cuncta miscueris, perpetuo triduo hanc miscellam accurate conterito: exacto triduo in vitreum vasculum conjicito: ubi usus exigit vasculum exagitando omnia bene confundito, sicque utitor. At si Opobalsamum inveniri nequeat, eius vico oleum antiquissimum apponatur, in quo balsami lignum bene fuerit incoctum. Sane id medicamentum praestantissimum est. Haec sunt quae mihi sese obtulerunt, pro visu ornatissimi illius viri reparando: quae ita faxit Deus Optimus Max. esse proficua, sicut summo desiderio a me sunt quaesita, et scripta. Patavij 3. Calend. Maij, M. D. XLII. Andreas Vuesalius.

[1] purgato?

[2] partem unam . . partem semissem.

II. Consil. Pfist.[1]

Pro Marco Pfistero.

Morbo affectuique V. C. ut proponitur (eius enim naturae vehementiora remedia accommodare periculosum atque incommodum videtur) chynae usum, ad illum prorsus modum administratum, quo indies ab Hispanis Indisque adhibetur, accommodum esse existimarem: Namque is eiusmodi humorum acredinem et Salsedinem, adeoque iecoris acrem et exsiccantem exassantemque temperiem diluit. Deinde cum leniter satis sudorem provocet, squamularum in cute occurrentium, et pruritus moderationi, fortassis conduceret, perinde ac dulcis aquae balneum, quod ad cutem potenter provocat, et cutim iam nimis tenuem, laxat et attenuat: Utrunque id meo iuditio, cum contemperante et dulci humectanteque victu, sit utilissimum. Uti etiam praedicarem lotionem per spongias adhibitam, ex lactis sero, cui rosae cum hypocystidos portione essent incoctae: Ut leni abstersioni et actuali humiditati, aliquid adesset adstringentis adeoque corroborantis. Verum chynae huius usus (siquidem medicis praesentibus non improbabitur) per intervalla repeti ac intermitti poterit. Haudquaquam enim velim illius decocta ita mordicus propinari, ut non subinde illa liceret ommittere, potissimum cum in prandio et coena illa iubentur tepida bibi. Et de huius Chynae usu, hoc minus in praesentia diffusius me scribere necesse est, quod Italicum quoddam scriptum ad finem[2] Epistolae cuiusdam meae, de Chynae radicis usu adiectum, dilucide satis illum complectitur. Proinde astantes medici pulchre satis et opportune illius usum pro affectuum ratione ac modo constituent, et quae ad pruritum reliquaque mihi indicata symptomata mitiganda tollendaque facere videbuntur, pro sua prudentia ordinabunt. Porro lactis serum cum fumiterrae succo, mane calidum subinde praeberem. Et haec sunt quae maximis meis occupationibus hoc tempore de proposito mihi affectu in medium adferre volui. Dominus consilium institutum meum bene fortunet

And. Vesalius
6. Novembris 1553.

[1] Alte Abschrift: Hubersche Sammlung, Univ.-Bibl. Basel. Vorliegende Kopie hat Herr Oberbibliothekar Dr. Sieber gütigst revidirt. — Vgl. oben S. 238. 238, 6.

[2] finem ist durchgestrichen.

III. Consil. Ingrass.[1]

Pro magni, et illustr. Terraenovae Ducis fistula, ex levi axilla in thoracis concavum pervia, et aliis gravibus non paucis affectibus, ob puris supra septum transversum coacervationem, et ineptam per fistulam expurgationem, subinde provenientibus.

Ornatissimo viro D. Joanni Philippo Ingrassiae, Medico insigni Andreas Vesalius. S. D.

Illustrissimi Terraenovae Ducis filii, summi profecto nostrae aulae ornamenti, magnaeque spei adolescentis familiaris,[2] scriptum tuum, Eruditissime domine Ingrassia, mihi obtulerunt: Quo tristis cuiusdam, et calamitosi vulneris historiam prolixe ideo potissimum complecteris, ut medici, quibus id legendum exhibebitur, impensam hactenus in vulnere curando operam collaudent, suamque ipsorum sententiam aperiant, qua vulneri, et ex illo adhuc pendentibus, pullulantibusve praeter naturam accidentibus subveniri deinceps posse existimabunt.

Quamvis enim pro multis gravibus malis, quae vulnus peperit, tua, collegarumque diligentia, et studio subinde fuerit occursum, illaque bona ex parte fuere repulsa: Nihilominus tamen adhuc in humiliori, anteriorique sinistrae axillae regione videtur super esse fistula quaedam in sinistram thoracis cavitatem pertinens, una cum non infrequenti puris varii in illa cavitate proventu. Ex huius puris generatione, et copia, et sedium, quas occupat, differentia, dolores diversi, ac febres, et multa in respiratione symptomata, et non pauca in organis septo transverso subditis vitia enascuntur. quae omnia, dum per intervalla Illustrissimum Ducem moleste habent, curationem, medicamque opem vehementer expetunt. Si itaque ab illo tempore, quo scriptum istud tuum huc missum fuit, fistula puri thoracis expurgando sic pulchre subservivit, ut puris nullae amplius supersint reliquiae, neque id modo deinceps in thoracis cavitate suboriatur, est profecto, quod raro, et infrequenti naturae beneficio, summisque vestris laboribus gratiae habeantur. quod his nimirum tanto Duci sanitas fuerit restituta, quodque calculorum, et judiciorum, quae absentes medici forsitan conferent, nullus posthac futurus sit usus: Si vero propter innaturalem, coactumque arte, et industria puris ascensum, et illius, quem

[1] Jo. Phil. Ingrassiae .. Quaestio De purgatione per medicamentum .. Venetiis 1568 p. 92—98. (Druck fehlerhaft.) — Vgl. S. 270 ff.

[2] Lies adolescentes familiares?

natura obtinet, ad inferiora, subditasque ipsi cavitates, et cuniculos decubitum, Dux solitis malis per intervalla, nuncque quidem magis, nunc autem minus torquetur: Non abs re forsitan fuerit medicos ad sententiam ferendam rogatos aliquid in medium, vel modo etiam consulere, et in differentibus illorum, qui curationi praesunt, opinionibus, illam, quam saniorem esse ducent, rationibus quibusdam extollere, ac confirmare. Quanquam enim in tuo scripto, convitiis quibusdam, et tyranni, et impii hominis appellationibus illum graviter traducis medicum, qui intra nonam, et decimam thoracis costam, sectionem quandam, et aliquod puris emissarium moliri praecepit: ipsius tamen sententiam nonnisi maxime approbare possum: immo si vulnerato Duci adfuissem, mox profecto atque mihi constitisset, ex laceratis, ruptisve in costarum fractarum venis sanguinem in thoracis cavitatem profluxisse, et supra septum transversum desidere, ac illorum, quae refers, malorum authorem existere, vehementer institissem, ut sectionem illam bona Ducis, et astantium illi amicorum venia, me conficere licuisset. Illius nanque beneficio pulmonem, et internam thoracis sedem ab erosione, quam pus sensim inducturum erat, praecavissem, et infidae, innaturalique materiarum per axillae vulnus purgationi,[1] ab omnibus amati viri salutem neutiquam diu committere voluissem. Ego sane multoties eiusmodi sectione sum usus, illamque alios multos opportune induxisse vidi, et (ita Deus me amet) nunquam illam incommodi quid, aut artis nostrae methodo adversum aliquid aegris attulisse animadverti. Et licet omnes, in quibus sectio fuit attentata, non mansere superstites, sed plerique cum multi sanguinolenti succi per sectionem, et thoracis vulnus (cuius occasione illa peragebatur) defluxu occubuerint: Mali tamen causam in pulmonis vulnus sanguine continuo manans, aut thoracis venam aliquam, et arteriam, quae subinde sanguinem profundebat, non vero in novam sectionem, reiiciendam fuisse, est longe certissimum. Quotiescunque igitur superiori aliqua thoracis sede vulnerati, secundum septi transversi regionem, supra, infraque, gravissime dolent, et nonnisi recta cervice, et thoracis nulli parti incumbente, respirare valent, animamque reddere videntur, quoniam nonnihil veluti decubituri inclinantes, ilico de opportuno consistenti extra venas sanguini, et deinceps generando puri, emissario faciendo, cogito, illamque, cuius

[1] Hier fehlt optatam oder dergleichen.

nunc nobis est mentio, sectionem aggredior. Hanc autem induco novacula, secundum decimae thoracis costae in ea dorsi sede incessum, qua illa maxime in posteriora obliquatur, et prominet, ubi novacula versus altiorem latitudinis costae sedem directa, ad costae os usque, tantam sectionem fecit, ut sinistrae manus indicis apicem commode recipiat, et superior illa latitudinis costae sedes digito contingatur: Tunc secundum digiti tactum, et inditium novaculam in thoracis usque cavitatem diligenter, cauteque duco: et digito dein, magis, ac minus sectioni imposito, sanguini in thorace collecto exitum nonnihil praebeo, et indito dein vulneri linimento, quominus id suum sanguinem reddat, infirmique vires hac ratione diminuantur, adnitor. Hoc brevi, et fideli profecto, et non admodum doloroso opere, nulla notatu digna pars vulneratur, et iam multo ante superiora vulnera aeri in thoracem aditum dedere. Adeo ut sectio hac ex parte parum etiam incommodet, vasa secundum humiliorem novae[1] costae sedem repentia, uti et pulmonem, et septum transversum illaesa servans. Ne huc afferam, pulmonem in hoc casu, veluti flaccidum ob priora vulnera, dependere, et vacui fuga cum thorace non semper moveri, hacque occasione minus a novacula laedi posse. Immo indicis apice hic ideo diligenter utor, ne novacula profundius, et ultra costae ossis veluti crassitiem acta, illi homini forte obsim, cui pulmo natura ad succingentem costas tunicam fibroso nexu est connatus. In sanis nanque, et nullo etiam thoracis, pulmonisque morbo extinctis eiusmodi adnexum me saepius in variis thoracis sedibus, observasse, suo loco scripsi: indeque tradidi non omnibus in thoracis usque cavitatem vulneratis pulmonem quiescere, et sanguinem per thoracis cavum diffundi: itaque gravium illorum, quae secundum septum plerumque eveniunt, symptomatum, illis nullum specimen apparere. Quod si interim ad sectionis finem, ipsamve costas investientem tunicam pulmonis adhaesum in hoc opere aliquando observassem, digito per sectionem penitius deorsum ad septum usque detenso, compotem me voti reddidissem. Quo igitur diligentius experimenta haec mea perpendo, et rei naturam, essentiamque exquisitius intueor, eo sane promptius in thoracis affectibus ad huiusmodi, de qua nunc agimus, sectionem propero, illamque in praesentia (si modo Illustrissimi Ducis casum, affectusve assequor) commendatum[2] opto. Ar-

[1] nonae. [2] commendatam.

bitror etenim lanceae partem, quae vulnus intulit, in quintam, et quartam costas impetum fecisse, et cutem, quae illis costis tum erat e regione cum musculo illo vulneratam fuisse, quem inter humanum thoracem moventes secundum recenseo, ac merito fere in scapulam moventium classem, in musculi ipsius administratione enumerandum doceo. Quia vero in illo hastarum lusu equites dextrum humerum cum scapula sursum, retrorsumque agunt, et sinistrum humerum, scapulamque sinistram antrorsum, et deorsum dirigunt, diversa sane cutis et musculi illius, quam costarum laesionis sedes medentibus se se obtulit. Quum enim dominus in vulneris examine erectus sederet, et brachium sinistrum sublevaretur, vulnus cutis nonnihil (uti etiam in mediae figurae habitu) altius quam quum infligeretur, conscendit. Itaque sana et non lacerata contusave cutis, costarum, et musculorum intercostalium vitium texit. unde etiam parum miror, praesentes medicos ex Arabum, Avicennaeque doctrina, mox initio in dubium non vocasse, num fracta costarum sedes cute, et dicto nuper musculo tuta et prompta sectione ad vulneris sequelam, utque in calvariae fracturis agimus, ideo veniret detegenda, ut fracturarum frustula sic adaptarentur, ut succingentem costas membranam haud pertunderent. Cavereturque ne vas aliquod sanguinem in thoracis cavum profunderet, ac ne fractura internae suppurationis author efficeretur, aut suum met pus, quod forte fortuna generandum erat, in thoracis amplitudinem (erosa nimirum succingente membrana) demitteret, ut ut[1] sit ex tuo scripto liquet, circa fracturas venam aliquam (qualis illa forte esset, quae secundum costarum longitudinem incedit) laceratam, ruptamve fuisse, hancque in cavitatem thoracis sanguinem emisisse, qui gravium circa septi inferiora, ac superiora occurrentium tunc symptomatum opifex fuit, quique initio incrassatur, tandem in aquosum illum succum conversus est, quem ex vulnere quinta, aut sexta die excerni cepisse insinuas. Dein fracturarum sedes, inducta iam inflammatione, sinum unum interius, et alium exterius produxit. Multis enim signis auguror inter succingentem costas membranam, et costas, musculosque intercostales, inflammationem laterali morbo similem subortam fuisse, quae in illum abscessum, suppurationemve pervenit, cuius pus in lotionum quarundam iniectione, velut insperato effluxisse scribis. Adhaec, puris etiam collectionem inter effractas costas, et illis in-

[1] demitteret. Ut ut.

stratas musculorum regiones provenisse certo certius est. Ac proinde etiam haud mirum, si ex variis sedibus (ne quid de ossiculorum diffractorum, et forte ob puris colluviem secedentium abscessu dicamus) adeo diversum, et sibi pugnans pus ex vulnere elatuit, quam puris sedes[1] consistente plerunque manaverit. Caeterum ita nunc hactenus in curatione promotum esse mihi persuadeo, ut nullibi quicquam puris extra thoracem in fracturarum sede colligatur, quod per fistulam deinceps effluat. pus enim quod in praesentia effertur, et successivis temporibus quantitate, et colore, aliisque modis impense differt, in sinistra thoracis cavitate inibi sensim succrescere existimo, ubi haec ob primi puris, corruptique sanguinis praesentiam, fuit exulcerata, et instar latioris, ampliorisve exulcerati sinus, cui nullum, quam in superiori sede contigit emissarium, pus profert, et generat. Quia autem quaepiam exulceratae huius sedis venulae interdum sanguinem profundunt, idque sane variis occasionibus, ac quia insignis quaedam puris fit coacervatio, atque id procul a fistula, ob sui gravitatem subsistit, febrium inquam illae residuae, et gravia illa circa septum transversum, pectus, ac dorsum obversantia symptomata tantisper succedunt, familiariaque redduntur, donec per innaturalem decubitum, situmque, ac varias tusses, compressionesque huiusmodi materia per fistulam erumpat, et Dominum veluti praesente morte liberet. Quandoquidem igitur exulceratae illae sedes hac naturae operibus repugnante materierum evacuatione, et multis insuper lotionibus, iniectionibusque, quas ulceratis locis sanandis alioquin adhibemus, curationem hactenus non admittunt, gravisque metus est, Dominum tot recidivas, purisque iteratas collectiones non diu sustenturum, ipsi sane author esse velim, ut sectione in humiliori exulceratarum, pusque coasservantium sedium facta, tantis malis semel, simulque occurreret. Haec autem opportune tum fieret, quum ob multi supra septum transversum humoris incubitum, et thoracis sinistrae cavitatis oppletionem, Dux diris illis suis accidentibus obruitur. Quambrevi porro tempore, et non magno, qui vires deiicere queat, dolore, et quam tuto, innoxieque hanc sectionem quis inducere possit, prius commemoravi, quam utilis interim futura esset, praeter commemoratas rationes, eventus ipse doceret. Ne vero sectionem adeo timide, atque modo facis, posthac abhorreas, quatuor aegro-

[1] sede?

rum, quibus meam operam in hac urbe proximis mensibus praestiti, quique hic in medicorum plurium sint memoria, historias obiter commemorare non gravabor, idque vel unius sane aegri occasione, qui praesentis nostri casus imaginem quandam, quoddamque veluti specimen proxime ostendit. Miles Biscainus duo vulnera sibi ad duorum digitorum latitudinem contermina, dextram supra mamillam, arcto gladio recepit. hunc altera die cum aliis pluribus medicis videns, ex febris praesentia, et spirandi difficultate, et doloribus circa dextram septi transversi sedem obversantibus, quodque insomnis prorsus esset, et nonnisi recto thorace consistere posset, apertione in inferiori thoracis sede ipsum indigere conclusi: verum quum hac etiam facta, ob pulmonis, quod adesse coniiciebam, vulnus, et sanguinis, qui insuper quoque ex dictis vulneribus accidere posset, defluxum, adhuc aegrum in gravi periculo versaturum adderem, is preculis inquam, et linteis cuiusdam crucibus insignitis commendatus fuit. At quum vulnera extrorsum nihil redderent, symptomataque gravius cum vigiliis indies infestarent, aegerque perpetuo expiraturus videretur, ad artem nostram res rursus quarta die rediit: et quum pulsus in tantis malis virium adhuc aliquid superesse ostenderet, ipse sectionem in re tam desperata feci, crasso sanguini multo exitum praebens. Mox aeger melius multo spiravit, et in laesum latus decumbens, sumptoque cibo placide satis obdormivit: Dein quo putris sanguinis plus per sectionem sensim manabat, eo quoque melius, alacriusque aeger habere videbatur. Immo quum non sanguis amplius, sed rubra, aquosaque sanies, et succedentibus diebus subcrudum pus per tria simul iam vulnera proflueret, non levem sane salutis spem aeger tantisper dedit, donec viribus aliquantulum recreatis, et sanguine (uti arbitror) in venis adaucto, vulnera rursus sanguinea ubertim redderent, argumentoque essent ex intimis venis novum sanguinem tam copiose defluere, ut tandem aeger ante secundae septimanae finem succumberet, nullo interim inditio ostendens, illatam de novo sectionem quicquam alias incommodasse.

Regius Satelles quidam Flander in pectore, in secundae, et tertiae costarum intervallo, per axillae posteriora, gladio ita vulneratus fuit, ut vulnus duobus orificiis in thoracis cavitatem pertineret. Huic quum dictis scilicet ante symptomatibus teneretur, sectionem, cuius hic incidit mentio, induxi: Istique omnia tam feliciter cesserunt, ut brevi convaluerit.

In aedibus oratoris Galliae Gasco quidam tenui pugione per scapulam, in thoracis usque cavitatem, vulnus recepit, et quum sanguinem in illam confluxisse dictis prius inditiis coniiciebam, neque unquam sic scapulam huc illuc reducere possem, ut duo foramina sibi obviam irent, nullaque spes esset, thoracis sanguinem, aut pus per scapulae os posse decumbere, nostra hac sectione mox inter initia sum usus. Quae etsi fuerit opportuna, magnumque auxilium attulerit: sanguinis tamen quaedam portio inter scapulam et costas accumulata abscessum protulit. Cui parato iuxta humiliorem Basis scapulae angulum emissario aeger plene convaluit.

Nobilis quidam Marchio[1] de Velena a secretis, quum in Shalona, domique morbo laterali diu laboraret, iuxta sinistram papillam tumoris cuiusdam parvi habuit imaginem. Tumorem hunc medicus quidam aperuit, purique in thorace iam mensibus aliquot latitanti exitum molitus est. Verum quum haec sedes ad opportunam puris evacuationem, ac totius loci, quo pus contentum erat, curationem esset incommoda, Nobilis iste fistulam inibi retinuit, ac quum per intervalla, in gravem incideret febrem, et magnis sub scapula, et inferius in dorso cruciatibus teneretur, multaque hac ex parte huic cum Illustrissimi Ducis vitiis essent communia: sectionem nostram faciendam suasi, et illam, huc producto aegro, sic perfeci, ut is apud suum Marchionem, obsignatis ulceribus omnibus, pulchre valeat. In scripto (ne hic forte plures, quibus sectio prospere cessit, et quosdam, in quibus adstantium aliorum medicorum inutili timore, sectio male fuit praetermissa, commemorem) quo nobilis huius iussu sententiam meam ipsi familiaribus,[2] et concivibus medicis ante curationem complectebar, rationes me hercule commemoravi, quibus illum duabus obnoxium esse posse fistulis aliqua ex parte metuebam. At quum in omnem eventum satius erat fistulis pluribus molestari, quam continuo, et successivis vicibus impensius febrire, et tanti puris copia, et multis in dorso cruciatibus vexari, et citra spem omnem longioris vitae, veluti quotidie (ut semel dicam) mori, sectionem profecto tanta spe meo scripto praedicavi, ut nostrorum medicorum permulti Nobilem ad mihi obsequendum, tantumque (ut ipsis videbatur) remedium experiendum, faelici omine fuerint adhortati, laetique mihi rem peragenti astiterint.

[1] Marchioni.

[2] ipsi, familiaribus.

Haec tuae humanitati tam candide, familiariterque scribo, ac Illustrissimi Ducis domini mei, ac patroni veteris, et de me quum in nostra aula vixit, optime meriti, sanitatem integram, prosperamque, et diuturnam esse opto. Tu interim pro singulari tua eruditione, et artis usu, quo plurimum vales, ab omnibusque apprime commendaris, omnia institue, ac moderare, meque tuae praestantiae deditissimum (quod sane feceris mutuo) ama. Madriti, feriis Nataliciis. 1562.

IV. Consil. Forest.[1]

Consilium Vesalii medici Imperatoris excellentissimi.

Iuvenem hunc magnus Sanguinis e naribus fluxus invasit, quem febris excepit continua, tandemque cum ex illa convaluit, et refici coepit, crurum se obtulit talis affectus, ut tibias et pedes admodum aegre moveat, illisque difficulter admodum insistere queat, praeter sensum magna ex parte in illis sedibus abolitum. Etiamsi contractionis quandam tristem sensationem, et interdum stuporem ipsis adesse mihi adferatur: imo universa mihi tam parum medica explicantur, ut prorsus diffidam sani aliquid a me hic posse praescribi. Quousque igitur a praesente medico plenius instruar: existimo ex bilis copia Sanguine commixta, venarum nasi oscula fuisse erosa, indeque sanguinem copiosissime fluxisse, qui ita biliosus exstitit, ut illius summam excretionem febris adhuc sit subsequuta. Qua depulsa, viscerum nutritioni subservientium relicta est magna imbecillitas, arbitrorque corpus cum renutriretur, tales humores accumulasse, quales in emaciatis, quum non oportune reficiuntur, Hippocrates generari tradidit, quando horum meminit, qui multo longoque labore confecti et macilenti impinguantur, et velut luxatis cruribus incedunt. Perinde sane ac si mucosi quidam succi in genu articulo et nervoso inibi genere eiusmodi essent procreati, quales etiam spontaneas articulorum luxationes in pueris et in adultis quoque qui plenius a longis

[1] Observationum et curationum medicinalium, sive Medicinae Theoricae et Practicae, Libri XXVIII ... Auctore Petro Foresto ... Francof. 1602 [zuerst Leid. 1590?] Lib. X obs. 97. — Vgl. S. 242. 270.

morbis aluntur, inducere novimus. Eo itaque proposito scopo, ab eiusmodi succis corpus foret evacuandum et resiccandum. Unde Guaiaci ligni usum (ne hic multa congeram) cum universa, quae illi adhibentur victus ratione probarem. Et siccis fomentis crura subinde pedesque foverem: milio videlicet aut foenugraeco cum furfuribus et multo sale in ferrea patella obustis, et latis linteis implicatis, quae cruribus obvolvi possint. Hisque potius uterer, quam calidis discutientibus oleis, fotibus, unguentis, et cerotis, quod illa actuale humidum et pingue semper conferant, a quo plus saepe periculi est, quam a potentiali ipsis innata resiccante vi. Unde etiam non tam avide Aquensium thermarum usum laudo, quem alias proposito mihi malo duxerim esse accommodatissimum. Cruribus nullae dandae sunt feriae, etiamsi laborent, imbecilliaque censeantur, quin perpetuo sunt in ipso lecto exercitanda; sive id fiat ab aegro, sive varia quadam ratione ab ipsis assistentibus. Adeo ut scipionibus, si secus aeger incedere nequeat, semper sit ingrediendum: Nihil enim vel sanum nervosum genus aeque infirmum reddit ac enervat et effoeminat, ac quies, et nulla subinde animalis spiritus revocatio, et caloris nativi veluti torpor, et nulla eventilatio. Verum haec omnia a praesente medico, pro acri suo iudicio moderabuntur, a quo planius affectum[1] huius juvenis rationem scire expeto si modo melius exactiusque, quam modo, in commune consulere debeam.

V. Consil. Garet.[2]

Ex literis Andreae Vesalii ad I. D. Pratensem.

Granvellanus a multis annis ad talos habuit oedemata, potissimum aestate; in Iunio accessit dolor insignis supra exteriorem malleolum cum rubore, non exhulcerato erysipelati simili; ad vesperam gravior. quia nulla ratione curari potuit, passus est utramque tibiam ea sede uri; idque medicamento urente satis bona quantitate admoto (quod auxilium nonnulli improbabant)

[1] affectus?

[2] De Arthritidis praeservatione et curatione, clarorum doctissimorumque nostrae aetatis medicorum, consilia.. Opera et studio Henrici Garetii Lovaniensis.. Francof. 1592 p. 122—125. — Vgl. S. 240,3. 270. 206,3.

quod tamen multo minorem dolorem induxit quam suppuratio, qua crustam a sua parte abscedere oportuit. Haec namque acribus illis humoribus, qui continui illius et diuturni doloris auctores fuerant, eo confluentibus, non mediocriter hominem tantisper exercuit, dum foramen ad hanc fere formam *O* aperuimus, cui eiusdem molis ceram continuo inponimus.

Ex aliis literis Vesalii.

Solius fere doloris gratia, ad ulceratum locum humorum fit derivatio; idque ita, ut non minimus scopus dolor ipse in ulceribus excitatus nobis hic occurrat, unde etiam potentia urens medicamentum, candenti ferro aut auro praeferimus; licet illud partem affectam magis alteret, et intemperiem malignam quasi inducat; hoc vero parti robur addere omnes credant: ad haec in omnibus corporis sedibus, si ratio id exigeret, urentia medicamenta adhiberi possunt: ea tamen caussa quae huc I. D. duceret, satis ea iuberet in brachio fieri ad internum latus insertionis musculi Δ imaginem referentis, molireturque etiam opportune supra externum latus musculi cubitum flectentiam[1] anterioris; verum videntur ustiones, cum totius corporis gratia fiunt, rectius in cruribus fieri, ea sede qua fibula a tibiae osse primum dehiscit versus latus, nimirum exterius tibiae, 3 aut 4 digitis sub genu articulo, ubi minori molestia quam in brachio geruntur.

Ex aliis literis Vesalii.

Nihil prohibet, si modo ustiones non conferunt, illis cicatricem obducere, et modo gentianae radice, modo sambuci medulla, aut praecipitato nobis vulgo nuncupato, aut pulvere alio viribus consimili, foramina et profundiora et latiora reddere, proinde ac angulosis insuper iisque variis formis ut inaequalitatis ratione doloris aliquid concitaretur: ut taceam me non vulgariter laudare propia[2] manu factam per intervalla compressionem. Granvellanus post cauteria dolorem non sensit; utcunque id mei nominis iactura, si res secus evenisset, factum fuisset; et mirareris profecto si pertinacem quorundam animum nonnunquam intelligeres, qui sanam alioqui scientiam in minoribus natu esse vident, quae aut inscitia, aut non omni ex parte absoluto artis usu ab illis non fuerint prius aut laudata aut visa. Obnixe oro I. D. ut ulcera profunda suo tempore, sen-

[1] flectentium.

[2] propria.

simque et non uno impetu reddi curet, et interdum dolorem ulceribus inferat, sive vario ut prius scripsi, globulorum impressu, sive inter emundanda ulcera punctu aliquo, vel nonnunquam rodente quopiam medicamento insperso.

Ex aliis literis.

Ulcera omnibus rationibus magis alta cavaque fieri debent, sive id pulvisculo aliquo rodendi absumendique facultate praedito, sive spongiis acri lixivio ablutis, et deinde siccatis, sive gentianae radice aut eiusmodi quopiam, qualia nobis sunt in familiari usu, aut (quod etiam placet) unguenti Apostolorum usu. probo etiam grandiores globulos ex cera, praeterea continuo aut per intervalla compressu, ulcerum profunditatem pararem simul cum latitudine, quae tumidi, et ex ulceris pure succulenti ciceris molem vinceret, et nimirum aliquot dierum intervallo ulcus ea cerea pilula quasi formatum, tandem cicer admitteret, ac spongiosa inutilisque caro reliquam ulceris amplitudinem a cicere non occupatam adimpleret, quae cicatricem dein sua natura non acciperet. Insuper nisi cutis sit pervia ac nervosa, musculi ipsi succumbentis pars nonnihil erosa, ac ut ita dicam, alterata in temperatura fuerit, parum fructus ex ulceribus est sperandum; neque fontanellarum nomen unquam merebuntur, si modo non oscitanter minorem nervi portionem expenderimus, qui in poplite bipartito scinditur; ut in tabulis meis Anatomicis lib. 2 ad characteres ζ, η et ϑ.

Ex aliis literis.

Nihil superest quam ut cicer siccum aridumve semper ulceri imponatur, et folium virescentis hederae foris applicetur, ac bis terve cicer auferatur, novumque sufficiatur. eligantur cicera grandiora. Cicera patinis argenteis et aureis praefero, etiam globulis cereis, quibus nihilominus tunc semel atque iterum utendum putaverim, cum ulcerum amplitudo desideratur. cicer quod asperius sit piso praefero; ciceris cuspidem non praescindimus, quia usui est quoties ulceris cavitas extra ustionis medium declinare videtur; neque ratio est quae cicera alba rubris praeferat; rursus hederae folium aut betae, aut brassicae, aut tuum citrinum ung. aut aliud magis adhuc molle et humectans, ut est basilicum, aut aliud quod solo adipe et butiro, cum modico cerae constaret, exterius accommodetur, non admodum moror; plurimum tamen iucunda est unguent. adhibitio: etsi folium hederae siccum sit, tamen non perinde arescit ut brassicae aut betae, adeo ut humidum illud quod actu praebet sua siccandi vi praeferatur, ut taceam haederam toto anno virescere, et si in arculam cum ciceribus reponatur, diu succulentam manere; cicera lateribus suis ulcera ampliora reddunt sub cute, quam est superficies: cuperem ulcera illa ita diffluere et fonticulorum nomen ita mereri, ut prorsus morbi eius caussas abigerent.

Ex aliis literis.

Gentianae radicis usus tum probandus venit, cum latius reddere profundum ulceris volumus, tamen exsiccantis aliquid ipsi inest, ac corroborantis, quod nunquam in ulceribus desiderandum videtur, quae volumus esse sordida ac fluida, ergo quaerendum aliquid qualitatis expers quod ulcera non mundat, nisi alius occurreret scopus ipsius, ·nimirum ulceris dilatatio, aut sordidae et fungosae carnis auferendae necessitas.

Tenax humor tum potissimum provenire solet, quando nullus succus ubertim ad vulnera confluit; cumque quodam modo ad cicatricem tendunt, comprimenda non nunquam ut sanguis profluat, atque ita propinquorum humorum copia eo concitetur. Augustae.

Illustris cels. vest. addictissimus

Andreas Vesalius.

VI. Consil. Scholz.[1]

In epilepsia, deque Ligni Guaiaci usu in hac affectione: Item, de Tinnitu aurium, D. Andreae Vesalii.

De ligni Guaiaci usu ea, quae illustris Tua Dominatio proponi voluit, scripturus, neutiquam de affectu illo prolixe disceptabo, qui iam annis multis corpus tuum meliori valetudine dignum exercuit. In promptu enim est, morbum hunc esse epilepsiam, seu, ut latine dicimus, morbum comitialem, aut sacrum. Adsunt namque ipsi, quotiescunque invadit, ea symptomata et accidentia, quae ipsum privatim concomitari solent, quaeque tam diutino et prolixo morbo nimium es expertus, et a peritissimis Medicis non semel enarrare audivisti. Atque ut morbus haud latet, ita neque de ipsius essentia, aut differentiis, vel causis denique mihi venit scribendum. Constat enim ex obstructione hanc oboriri, quae in cerebro est, ad eos processus, qui nervorum sunt initia, hancque

[1] Consiliorum medicinalium .. liber singularis. Nunc primum studio et opera Laurentii Scholzii .. editus. Francof. 1598 p. 109—119. — Vgl. S. 240,3. 270.

obstructionem illi prorsus similem esse, quae convulsionem in aliqua corporis parte inducit. Et morbus comitialis, ut eiusmodi convulsionis symptomatibus quodam modo respondet, ita quoque pares causas magna ex parte possidet, quae cerebro parantur, aut ex primario suo affectu, aut ex consensu totius corporis, aut alicuius membri, quod cerebro noxam mittit, cuius nomine universum corpus ita convellitur, ut in apoplexiam resolvatur, quae a morbo comitiali nonnihil in affectus sede, et efficientis eam humoris copia potissimum variat: Quanquam latens aliqua qualitas privatim morbo comitiali adesse videatur, praeter humorem, quod ut multa attestantur; ita quoque id arguit, quod morbo huic divinum quid adesse omnes religiones semper auxerint,[1] quodque nos Medici malam subesse qualitatem dicimus, cuius naturam vix aliter exprimimus, quam cum in medicamentis quartam facultatem, aut vim specificam recensemus. Atque ut eiusmodi quid in comitiali morbo a Medicis narratur; ita quoque huic comitiali morbo, qui Tuae Dominationi familiaris est, id adesse credendum venit.

Praesens enim morbus ex illo tertio est genere, quod privatim ab aliquo membro originem ducit, quod malam eam et occultam qualitatem cerebro vaporis cuiusdam instar, mandat. Huius rei conjecturam praebet sinistrum crus, quod spontaneis ulceribus scatere solet, quodque ichorem quendam dimittere consuevit, anteaquam comitialis morbus Tuae Dominationi molestus esse coepit, qui tum primum incepit, dum ab eiusmodi ulceribus crus omnino redditum est liberum. Addo, perpetuo cum morbus est invasurus, sentiri auram quandam, aut vaporem ex crure per coxendicen, dein scapulam sursum ad caput duci, dein sinistrum crus in ipsa morbi vehementia prae caeteris partibus concutitur et convellitur, adeo ut primarium praesentis mali autorem ipsum crus statuamus, cui accedit ventriculus suo munere cibum sibi oblatum non recte concoquens, ac crudorum pituitosorumque succorum copiam parans. Videtur namque turbidum lotium, et quae ipsi innatant, in ipsave subsident, ac excrementorum abundantia, attestari crassos tales, et pituitosos humores in corpore abundare, quos, ut dixi, ventriculi imbecillitas et frigus videntur parare. Etsi enim constet, Dominationis Tuae corpus prima constitutione non admodum a naturali temperie excessisse, eundemque excessum in calido potissimum

[1] duxerint?

fuisse, adeo ut cum jecore caput et ventriculum haberet calidum, tamen ventriculus in praesentia eam temperiem dimisit, caputque est modo subfrigidum et debile, parandisque defluxibus aptum, jecoris interim calore asservato, ac proinde inaequalis vobis adest intemperies, quae sub annum quadragesimum sese potissimum coepit ostendere, cum scilicet ex calido ventriculo et jecore juncti vapores in caput calidum essent missi, aut ab ipso quoque attracti, qui sensim ita in ventriculum refluxerunt. Itaque in capite abundarunt, ut corporis temperies fuerit prorsus immutata, ut nihil dicam de prava victus ratione, quae temperiem hanc praecipitavit, simulque auxit. Verum non est, quod huiusmodi diligentius examinem, aut, ut rationem scribam, quod calidum jecur in causa etiam sit, venas crudo succo abundare, cum nimio calore ad se trahit, quae a ventriculo male sunt confecta, atque author est, alvum plerumque esse constrictiorem. Nam etsi huiusmodi tractatio aliquid forte commodi adferret ad causae examen, atque ad commune cum aliis Medicis consilium, tamen Dominatio Tua hoc non assequitur, quae etiam huiusmodi a me diligentius perscribi noluit, verum duntaxat ea, quae ad guaiaci usum spectant, quem cum multis aliis Dominationi Tuae praedicavi, ratione ad ventriculum habita, atque ad capitis imbecillitatem, ac dein maxime ad crus illud, quod praesentis morbi comitialis autorem potissimum statuimus. Cum itaque indies discimus, quam in eiusmodi corporibus humorum cruditati lignum id prospicere soleat, et quod maligna et deterrima qualitate praedita ulcera curat, ac occultum quid corporibus infert, praeter alias non exiguas rationes, quae usum D. T. commendare deberent, non mirum est, si illum audias commendari atque ut is Dominatio. Tuae familiaris sit medicos instare. Quod vero metuis ob tenuem victum vires admodum deiiciendas, hinc fit, quod nimis exquisitus et tenuis victus illis institui consuevit, in quibus medici ob gallicum morbum ligni guaiaci decocto primum uti coeperunt. Ad eos enim scopos, ad quos in Tua D. decoctum id probamus, non prorsus aut pertinaciter dies certos constituimus, quibus decoctum venit utendum: Habenda enim nobis est cura ad tolerantiam, qua eiusmodi decoctum ferre poteris, et perpetuo liberum erit, quotiescunque visum erit, illius usum intermittere, quanquam tamen plus minus uno mense eius usum cuperem continuari. Verum nunc de singulis ordine perscribam. Eligemus itaque lignum, quam fieri poterit recens, quod ex ipsius densitate, pondere, et succulentia deprehendemus. Quo enim gravius est, et in radendo aut scindendo pinguius, eo erit laudabilius. Deinde non est assumendum, quod totum fere flavescit, minimumque habet interiorem orbem, cum id fere ad extremos sit ramos, et tam tenue sit, ut vis illius ex longa vectura evanescat. Seligemus itaque medium, quod quam maxime sit acre, et gustu incendens. Huius ligni librae sex aut septem, aut lima, qua pectinum artifices utuntur, aut arte tornabili, qua globos paramus, comminuentur, et deinde in leviorem scobem contundentur. Sunt autem paucae librae uno tempore ita in scobem redigendae, ne si maior ligni portio comminueretur, eius vis evanescat, quae in solido ligno melius conservatur, et satius est lignum toties, quoties opus est, contundere, atque ad concoctionem aptum reddere. Huius scobis libra una ollae fictili instanniatae, aut inplumbatae seu vitreatae imponetur, quae angustiore sit orificio, cuique operculum conveniat, suffecerit, si ad nostrum usum libras aquae plus minus sedecim continere poterit.

Huic ligno affundentur librae 12. aq. communis, et nullius malae qualitatis participis, in quibus lignum horis 24. macerabitur. Conveniret autem, si interim calidi cineres ollae adhiberentur, quo lignum melius infunderetur; facta dein infusione, olla lucido igni adhibebitur, et continua decoctio fiet ad mediae partis consumptionem, nimirum ut supersint decoctionis librae sex, quae facta colatura in lagena quapiam reservabitur, sub prioris aquae nomine. Ita enim decoctum hoc primum opportune nominabimus. Lignum, quod huic servivit concoctioni, rursus in eandem ollam, in qua prius elixatum fuit, est reponendum, suntque ipsi adiiciendae recentis, et non cocti ligni unciae plus minus quatuor, quibus affundentur 12. aq. vulgaris librae, et infusio perinde ac prius fiet ad horas viginti quatuor, post quas coctio lucido quoque et continuo igne molienda venit, ad evaporationem tertiae partis, ut scilicet decoctionis seu aquae supersint circiter octo librae, quae ubi colata fuerit in lagena, etiam servabitur sub secundae aut posterioris aquae nomenclatura. Hic fere erit communior aquarum parandarum modus, quem ex occasione intendere aut remittere nihil prohibet, prout validius aut imbecillius decoctu[1] ex usu erit.

Convenit enim in assumptionis aquae initio, et sub finem

[1] decoctum.

hanc esse minus validam, in medio autem tempore fortiorem. Caeterum, quando aquae hae administrabuntur, studendum est, ne deficiant, et ne etiam diu ante usum sunt[1] paratae, ut scilicet sint recentiores, et non dissolutae. Priusquam harum aquarum usus erit, conveniet corpus universum purgare, idque fere opportune pillulis cochiis et agarico selectiori, et nuper, ut diximus, cum zingibere trochiscato, pondus vero, ut eiusque[2] deberet esse duorum scrupulorum, ac formari possent pillulae seu catapotia VII aut V prout minora aut grandiora devorare esset animus.

Ut autem humores pituitosi et crassi melius evacuationi aptarentur, tribus aut quatuor diebus mane syrupus aliquis esset assumendus, qualis iste esset, qui constat mellis rosacei colati, et syrupi de Stoechade utriusque uncia una, decoctionis stoechados, betonicae, chamaedryos unciis tribus. Caeterum pillulae post syruporum usum opportune assumerentur post primum somnum noctu.

Tempus, quo commodius purgatio eiusmodi institueretur, erit ver, quando foelicius curationes omnes aggredimur, praeterquam quod purior et clementior aura nobis ad manum esset, tunc cum decocto ligni utendum esset, et praesens morbus facile admittit, ut haec decoctionis assumptio in illud usque tempus differatur, quanquam interim non obstem, cur minus primo quoque tempore, si ita Domino visum erit, curationem hanc auspicari debeamus.

Altera itaque a purgatione die aquae prioris unciae plus minus octo sunt ebibendae, quantum fieri potest, calentes, idque hora fere quarta ante meridiem. Tantundem rursus hora quarta a meridie ebibetur, quamvis magis convenit paulo plus mane, quam a prandio assumere. Prandii tempus erit octava hora ante meridiem, ut coena hora octava a meridie, hac namque ratione 24. diei horae ita partirentur, ut octo horae inter cibum, et primae aquae assumptionem et cibum occurrerent. Si tamen haec intervalla interdum non observentur, parva inde est expectanda noxa, neque etiam ita morose omnia sunt observanda, ut non liceat interdum ex occasione aquae prioris assumptionem intermittere, tunc scilicet, cum ea molestior videretur, ac taedium aliquod obreperet, cupio enim toto hoc assumptionis aquae tempore omnem abesse molestiam, neque reluctante animo quicquam assumi velim.

[1] sint.
[2] cuiusque?

Quando prima aqua bibetur, in lecto est cubandum, et sudor si quis proveniet, duabus plus minus horis est expectandus. Unde etiam conveniet corpus pluribus stragulis tegi, quanquam nulla insignis vis ad sudoris provocationem est facienda, neque mirandum erit, si sudor interdum non proruperit, qui semper est post horam unam aut alteram linteis abstergendus.

Interea dum sudor ita expectabitur, utile erit linteum primae aquae immergere, idque dein toti sinistro cruri calens obvolvere, neque id obiter est moliendum, cum id abigendae pravae cruris qualitati sit accommodum, et mirum est, quantum robur membris ea aqua induci soleat, adeo, ut totius faciei, et frontis potissimum lectionem[1] probem. Caeterum secundae aquae potus erit in coena et prandio, ita ut nihil praeter eam bibatur. Cibus vero erit panis albus, bene coctus, et modice salitus, et si forte Dominatio Tua a pane recocto aut biscocto non abhorreret, illum in primis commendarem.

Conveniunt uvae passae, et potissimum minutae illae: his accedunt amygdalae, et pinearum nuclei. Atque haec fere sunt, quibus duntaxat in gallico morbo aegros enutrimus, verum Dominatio tua his tanquam bellariis utetur, et addet illis laudatas carnes, ut sunt fere avium non palustrium: ut perdix, phasianus, et turdus, et montani, et in dumis viventes. Passerculi debent esse commendatissimi, hique omnes assi, neque excludimus pullos, et capones, uti neque etiam hoedum, sed omnia debent esse assa, quam diu scilicet aquae usus erit. Quantitatem nullam puto praescribendam. Ea enim tua iudicio submittitur. Absit enim, quod fame D. T. enecandam putes, quamvis interim tamen tenuis victus ex usu sit, cuius ratio viribus est habenda. Atque ita non semper par quantitas est assumenda; sed prout vires exigent, est cibandum. Cubiculum in quo moraberis, sit amoenum et lucidum, ita tamen ut libero aeri non pateat. Convenit quoque ut caminus in illo sit, ut ex foco calere possit; nisi hoc hypocausto more patrio obtineat.

Neque necesse est, ut semper impense caleat, neque etiam religiose cavendum est, ne fenestra aliqua unquam aperiatur, cum id lucente Sole, et aeris constitutione calida fieri nihil prohibeat. Quod enim in hac cura aegros ita occludimus, hinc duntaxat fit,

[1] lotionem.

quod corpus ob sudores et ligni usum rarum, intemperato et potissimum frigido aeri, haud expositum esse volumus. Excrementorum ratio similis est habenda, qualem alias observas, nimirum ut alvus iusto tempore eat, et si forte cohibetur, et non respondet, opportune enemate aut clystere sollicitabitur, qui ex guaiaci ligni decocto cum oleo communi et modico sale apparari posset, aut salis loco duas aut ternas uncias mellis rosacei adiicere nihil vetat. Dein singulis fere decem diebus purgatio est instituenda illi similis, quam superius scripsi, nisi occasio aliqua aliud pharmacum exigeret. Sunt igitur pillulae illae media nocte, aut post primum somnum transglutiendae et purgationis die prima, aqua non est mane assumenda, uti neque a prandio. Si corpus ullo pacto est redditum ex purgatione imbecillius, alias propter purgationem nihil omittatur, nisi forsitan ea die cibum liberalius sumere visum fuerit. Urina solet satis copiose in guaiaci usu profluere, ita et sudor quoque solet esse frequens. In narium autem et aurium recrementis a sanitatis tempore nihil est mutandum. Lotiones etiam capitis interim nullae fieri solent, quanquam ut postea scribam, extra guaiaci usum ea erit utilis. Rursus somni et vigiliarum nulla peculiaris habetur ratio, quanquam vigiliae semper in Dominatione Tua sunt praeferendae, somnusque mox a cibo sumpto sit vitandus. Interdum post primae aquae assumptionem obdormire nihil vetat. Exercitia quoque in guaiaci assumptione praeter deambulationem per cubiculum nulla praescribuntur, quamvis etiam sudoris abstersio, ac velut fricatio, exercitii cuiusdam vice erit. Caeterum in universum, exercitium quieti est a tua dominatione praeponendum, modo a cibo mox id non fiat. Prae caeteris autem exercitiis fortis incessus convenit: eaque exercitia, quae corporis inferiores partes in primis exercent. Animi affectus, ut perpetuo illos iucundos, minimeque turbatos esse velim, ita quoque in guaiaci usu neutiquam debent esse mosti[1] aut graves. Venerea in guaiaci usu tamen prorsus interdicuntur; quanquam alias perpetuo ab illis non est temperandum. Porro tempus, quo his guaiaci ligni decoctis erit utendum, in D. T. ponitur arbitratu, et tolerandi facilitate, quanquam mensem absumi ut minimum velim, quo absoluto ad consuetam victus rationem esse deveniendum, quae commoda iam sapius a peritissimis Medicis est instituta.

[1] moesti.

Quod autem privatim de potu mecum egeris, cerevisiam non perinde, ac album et pellucidum, sed tamen non acerbum vinum probo. Dein quia vini usus interdum solet rationibus quibusdam in praesenti negotio praescribi, potum laudarem ex melle et aqua cum cinamomo paratum, si modo ab illius usu non abhorreres. Occurrunt nunc quoque permulta, de quibus Dominatio Vestra me est percunctata, nimirum de corporis evacuatione purgationeque, quando scilicet, et quibus medicamentis ea potissimum sit molienda. Sane ad minimum semel in vere, et item in autumno corpus purgandum suaserim, ut taceam de venae sectione, quae etsi totius corporis constitutioni convenire aliquando videretur, aetas tamen nunc ea occurrit, ut facile ab illa temperare vobis liceat. Verna itaque purgatio talis opportuna esset, qualem ante guaiaci usum, et in ipso usu tentandam dixi. Imo si guaiaci usus videbitur utilis, corpusque ex illo commode habere sentietur, non abs re esset, etiam mense Septembris diebus aliquot guaiaci decocta assumere. Possem varias purgandi formulas praescribere, verum unam mihi adnotasse suffecerit, cuius superius est facta mentio, nimirum syrupi ex rosaceo melle, et syrupo de stoechade, et betonicae, salviae, et stoechados decocto, ac dein pillulis cochiis, et optimo agarico. Quamvis interim singulis ad minimum mensibus aliquid propinari vellem, quod ventriculum, et primas quasi venas[2] leniter expurgaret, quemadmodum nuper tentavimus, cum Dominatio tua tribus diebus mane assumpsit mellis rosacei duas uncias, et tertia die ante coenam pillularum de hiera picra cum agarico drachmam unam, ex qua tres pillulae formatae erant, quanquam interdum pulpae cassiae recenter extractae uncia una, aut decem drachmae possent in eundem fere usum exhiberi, bolorum forma, nisi in jure pulli aut alio liquore cassiam dissolvere magis luberet, ut instar potus propinaretur.

Rursus si Terebinthinae assumptionem Dominatio tua non abhorreret, putarem, eam quoque ad praesentem scopum apprime fore utilem, si scilicet interdum mane eius quatuor drachmae aut quinque in hostiis involutae devorarentur.

Conveniret autem praestantissimam Terebinthinam eligere, ac illam diligenter in vino albo et odorato abluere. Neque etiam hoc loco reiiciendae pillulae, quas alephanginas nuncupamus. Sunt

[1] moesti. [2] vias?

enim haec omnia admodum commoda ad eam, quam prius dixi ventriculi ac intestinorum purgationem saepius iterandam.

Cum vero alvus interdum plus iusto retinetur, neque tempestivum est, nunc commemoratis pharmacis uti, suaserim mollem aliquem et non medicamentosum clysterem immitti. Nollem enim herbarum esu, aut multis prunis alvi adstrictioni provideri, cum eiusmodi nimis sint humida et excrementitia. Caeterum eorum, quae aut interius sumpta, aut exterius admota, ventriculi robur concilient, magnum catalogum liceret facile hic scribere, nisi pauca quaedam sufficerent, et potissimum probata, ex quorum numero sunt myrobalani illae emblicae, ita ut Venetias advehunter conditae, quorum usum cuperem esse frequentissimum, mane scilicet una aut altera hora ante cibum; neque etiam nuces improbo, moschatas pari modo conditas.

His accedat electuarium aromaticum rosatum, quod aliquando etiam mane est assumendum. Si ventriculo emplastrum adhibendum esset, probarem quod mastiche et irineo oleo esset confectum. Capitis robori etiam magna ex parte nominatis nunc medicamentis prospicitur. Quod autem de eius lotione dubitas, scito me plurimum eam commendare, modo fiat interdum ante cibum, et domi post illam aliquamdiu commoretur, et caput diligenter calidis linteis, non cum magna frictione, exsiccetur. Lixivium conveniet, in quo stoechas, et salvia, et sampsuchus seu maiorana cum rosis fuerint incocta, dein ut inter lavandum caput non nimium reclinetur, sed ut cum agarici frusto confricetur. Quo pituitam, et potissimum post corporis evacuationes, per nares provoces, mihi placet arantii mali cortex. Ita quoque conveniret interdum mastichem masticare, ut per os etiam pituita trahatur. Cruris cauterium seu ustionem vehementer probarem, ut scilicet ulcus sub genu illic continuo servaretur, uti illud commode fieri dixi, in anteriori nimirum tibiae sede versus exteriora, ubi anterior sedes est connexus, quo fibula sive minus os tibiae maiori committitur ossi. Si vero id non fiet, suadeo, ut interdum cucurbitulae seu ventosae cruri adhibeantur, interdum cum scarificatione, interdum sine ea. Lotio quoque aliquando conveniret ex forti et acri lixivio, cui sulphur esset adhibitum, quo etiam crus subinde confricare ex usu esset. Praeter haec cruri emplastrum id adhiberem, quod oxycroceum in officinis vocamus, cui interdum tantum euphorbii admiscerem, ut etiam vesiculas pustulasve in cruris cute concitaret, quo malae illi cruris qualitati subveniretur. Uti etiam toti morbo subventum obnixe cuperem, ut Dominatio Tua diu sanus et foelix viveret, cui me quam possum maxime commendatum cupio, promptus quidvis quod in me erit exequi, si modo quid insuper mihi iniungere Dominatio Tua dignabitur.

Idem de eodem casu.

Quandoquidem morbum comitialem, quo Dominum infestari novimus, ex cruris affectu potissimum pendere constat, uti in morbi illius causarum enarratione abunde fuit explicatum. Cauterium[1] seu ustionem probavi, quae fieret in anteriori tibiae sede versus exteriora, fere ad palmae latitudinem sub genu, illic nimirum ubi fibula seu minus tibiae os a maiori incipit dehiscere. Quaeritur vero quanam praecipue ratione ustionem hanc fieri conveniat; solet[2] itaque nobis in hoc negotio fere duplex esse modus. Alter fit igne, sive carbone, sive candente ferro, is contineatur, vocamusque eiusmodi ustionem seu cauterium actuale. Quod nimirum actu simul et potentia agit. Alter modus per medicamenta fit, quibus urendi vis adest, quaeque potentia idcirco agunt, ac proinde hunc modum appellamus cauterium potentiale, quale nostro proposito magis quam actuale conveniet, quod ab eius usu homo minus abhorret. Huiusmodi medicamento nullus chirurgus quantumvis vulgaris destituitur, nostrique libri plerasque continent descriptiones. Alii enim calcem vivam miscent smegmati seu saponi, alii in fortissimo lixivio coquunt. Alii in fortissima tinctorum aqua imponunt salem armoniacum, et coquunt simul ad mellis spissitudinem, ut dein refigeratum lapidis modo indurescat. Atque ut omnes chirurgi ad manum habent huiusmodi cauteria; ita quoque applicationis modum norunt, qui omnibus fere est communis; extendunt enim in lineo panno aut emplastrum diachylon, aut vocatum ipsis Apostolicon ad hanc fere formam.

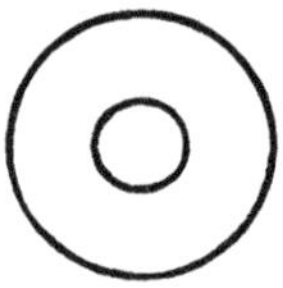

Et in medio exiguum scindunt foramen, ut per id cutis apparet, quae est urenda, utque foramen cauterio locum det, et ipsum

[1] explicatum, cauterium.
[2] conveniat. Solet.

extra foraminis circumferentiam non multum diffluat. Ponitur enim cauterium in illo foramine, et dein splenio seu panno lineo aliquoties involuto obtegitur, siniturque horis duabus aut tribus, prout cauterii vis chirurgo constat. Dein ablato cauterio et emplastro, butyrum aut pinguedo porci loco usto, cum folio brassicae aut betae apponitur, donec crusta decidat, foramenque appareat, cui mox globulus ex cera est imprimendus, ut foramen reddatur profundius, et caro ne crescat, impediatur. Non ab re etiam esset medullam sambuci, aut gentianae radicem tantisper imponere, dum foramen respondeat voluntati: Solent alii dein aureum aut argenteum instrumentum, huius fere formae: imponere: verum mihi

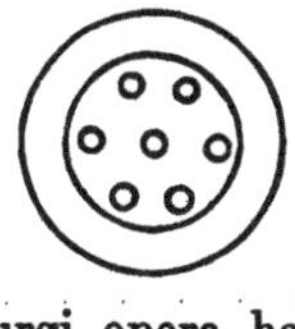

magis arridet globus ex cera, qui interdum cum pulvere praecipitato possit obvolvi, ut luxuriantem carnem comprimeret, aut roderet potius. Verum huiusmodi omnibus chirurgis adeo sunt nota, ut pudeat me haec conscribere, potissimum cum huiusmodi absque periti chirurgi opera haud sint tentanda. Secunda propositio tinnitus aurium rationem petierat. Is ex humore in cerebro abundante, et in flatus dissoluto pendet. Quod vero ad curationem attinet, omnia sunt absolute et diffuse prius explicata, cum totum corpus pituitosis succis evacuari docetur, et ratio simul exponitur, quomodo caput expurgetur.

Pillularum massae seu magdaleones non alia ratione servantur molles, quam quod iubentur in prima compositione humidae fieri, quod quia non convenit, nos perpetuo liquorem aliquem addi iubemus, quo portio, quae in pillularum confectione a massa discutitur, mollior reddatur adeo, ut cum ad manum erit massa durior, ab illa tanta portio abscindi poterit, quanta sat erit ad pillularum pondus, quae tum erunt assumendae, et illi portioni, aut vini, aut aquae guttula poterit adiici, et simul in mortario contundi, et dein pillulae recte conficiantur. Baccarum iuniperi fumus non videtur praesentibus affectibus incommodus, imo inter convenientia magis est reponendus. Cum Norinbergae myrobalani laudatiores prostent, satius erit, eas illic coemere; mihi enim non constat, ubi hic probatae vendantur.

Fastendispens.[1]

Quia reverendissimus Dominus Episcopus Limogensis, christianissimi Galliarum Regis apud Regiam hic Maiestatem Orator clarissimus non sine gravi suae parum integrae valetudinis noxa, quadragesimali victu uti posset, ego quo ad in me est, carnium usum hac quadragesima suae Reverendissimae Dominationi praecepi et concessi. Toleti XVIII februarij anno 1561.

And. Vesalius.

Brief an A. P. Gasser.[2]

Una cum D. Bartholomaei Velseri literis, Tuas, doctissime et mihi amicissime D. Achilles, accepi, quibus defuncti D. Leonardi historiam describis sedulo a vobis sectione observatam, pro qua eas, quas possum, habeo gratias. Lubens namque certius agnosco, quae variis coniecturis in aegris colligere cogimur. Mirum sane est, quam eiusmodi arteriae dilatatio sit frequens contenta in sanguine materia magis, quam alio quopiam modo differens. Quod namque lardo in Domino nostro comparas, ego vitreo oculorum humori admodum simile conspexi, interdum carnosam tantum reperi substantiam, quae superficie sua ventriculorum cordis internae superficiei respondet. Atrebatensis Episcopi soror similem affectum sub ventriculo in ventris anteriori sede ostendit, qui ita mobilis est, ut globum esse diceres, nunc dextrorsum, nunc sinistrorsum actum, prout huic illive lateri incumbit, fuitque is affectus illi annis plurimis familiaris, imo ab ineunte aetate, scribit mater ipsius, sese affectus initium percepisse, modo ille pulsu sit diiudicandus. Si itaque nobis tam frequenter etiam in corpore latitans in vivis occurrit, quoties in cerebro et thoracis cavitate et circa os sacrum consistere, et nos latere poterit? Dispeream, si non post visum mihi D. Leonardum, sex ad minimum occurrerunt eiusmodi affectus, sed variis sedibus impliciti. Affectus mihi primum visus, ut etiam D. T. recensui, in thoracis cavitate erat circa iugulum, qui pectoris superiores costas ita figuraverat, ut costas et trans-

[1] Autograph auf Château de Beernem bei Brügge; Facsimile bei Burggraeve Etudes sur André Vésale 1841. — Vgl. S. 244.

[2] Ge. Hier. Velschii Sylloge observationum et curationum medicinalium. Aug. Vindelic. 1667 p. 47. — Vgl. S. 239 f. 301.

versos vertebrarum processus in D. Leonardo sensim potius figuratas, quam carie aut putredine affectas scribis. D. Bruxellae 18. Julii 1557.

Brief an Joh. Sturm.[1]

[Adresse.] Doctissimo viro D. Joanni Sturmio
suo observando et veteri amico.
Argentinae.

S. Exhibuit mihi D. Martinus literas tuas, ac officiose et amice admodum tuo nomine salutem dixit. Gaudeo me tibi adhuc ita esse charum, meque ita mutuo abs te amari. Nudius tertius quum Atrebatensi gratias agerem, quod mihi in obtinendis a Caesare trecentis renensibus annuis supra solitum nostrum stipendium adiutor fuit, una quoque qui tuis ad me literis commendari illi volueris aperui, visusque est candido animo quod referebam amplecti. Nescio sane num crebro ad illum scribis; si tamen nulla incidit scribendi necessitas, non arbitror te admodum peccare si rarius scribis. Librorum tamen inscriptionem illum iucunde laturum sat scio, ac proinde etiam ad illam hortor, etiamsi forte nullum insigne praemium expectares. Lauda illum a multiplici linguarum peritia, quas ita illum callere scribes, ut cum omnibus fere Europae nationibus pulchre conveniat apudque illas enutritus videatur; quum ...[2] moribus tam sit accommodus, ut cum lingua mores imbibisse videatur, quoties cum illis nationibus colloquendum aliquidque tractandum venit. Quum variarum disciplinarum eruditionem ipsi ascripseris, iuris praecipue, mathematicarum,

[1] Autograph (Bibliothek des Strassburger protestantischen Seminars Epist. autogr. saec. XVI. vol. I.) im J. 1870 verbrannt. Abschrift gütigst mitgetheilt durch Herrn Prof. Dr. Karl Schmidt in Strassburg. — Vgl. S. 221 f. und 65, 5; wegen Martinus S. 240, 6; Guinterius S. 283, 4.

[2] Lücke.

medicinae, naturalis philosophiae, adde qui mechanicis interdum delectetur, pictura dico, sculptura, fusoria alchimia, architectura; mirum namque est quantopere in illis artibus praestet, quamque illis oblectetur quoties temporis aliquid a gravissimis suis occupationibus suffurari potest; mirum quoque est quantopere artium illarum artifices amet. quod tanti viri sit filius, qui hoc nomine iudicandus est felicissimus, quod quinque filii aeque omnes ita virtutibus decorati sunt, ut quis non facile iudicet quis horum praestantius ea compleat quibus fuit hactenus adhibitus. In iuvene miraberis non fervidum neque nimis praeceps iudicium, sed senile et omnibus admirabile. Verum haec melius tibi succurrent quam a me argumentum aliquod scribi possit, qui facile addes rhethorica te ad eloquentissimum scribere, quique in ea arte se valere in gravibus rebus ostendit, qui patri[1] tantus factus sit athlas etc. Quod superest, me commendatum tibi cupio, atque D. Guinterium ex me salutes obnixe rogo. Bruxellae, XV Maii.

Nisi me irrideres, precarer ut in tua quoque praefatione obiter tui Vesalii mentionem faceres, a quo uti et multis aliis Atrebatensis mores audivisses. Pueri enim triennio fere sub iisdem egimus praeceptoribus, illumque mei amantissimum, quantumvis honoribus auctus fuerit, semper expertus sum.

Tuus ex animo.

And. Vesalius.

[1] patriae vermuthet Prof. K. Schmidt.

Brief an Heinrich Petri.[1]

S. Libros illos una cum literis accepi ornatissime D. Henrice petrj, quos Martino verhasselt nundinis vernalibus ad me mittendos dedisti. Praeterea et illae quoque mihi redditae sunt literae quibus insignia & nobilitationem petis. Qua sane in re plus mihi negotii mihi[2] dedisti quam forte arbitraris. Primum namque ab Atrebatensi episcopo & Seldio vicecancellario aliud nihil quam arma cum clausa galea & articulo feudali obtinere potui. Indecorum namque esse dixerunt, ut ita cum armis instructissimis mox nobilitas dareretur.[3] Mihi crede opportuna occasione Caesarem conveni communi quadam Helvetiorum commendatione usus, qui in amicitiam sunt modis omnibus provocandi, postea dixi quam tu prae caeteris erga domum austriae sis affectus quamque semper caveris ne lutheranus[4] aliquis liber a te cuderetur tuo non parvo damno. quod scilicet ab aliis typographis & potissimum Lutheranis male audires. in summa voluit ut eius autoritate rursus instarem apud Concilium Imperij. itaque quod voluisti impetravi. resque diligenter expeditur quam mittam proxima occasione. Taxa sane erit magna sed non praeter modum tamen. Ridiculum est quod de privilegiis palatinatus scribis quasi illa et arma dare & nobilitare possent. perinde ac si a comite palatino, etiamsi id posset, peteres. Credat mihi dominus tuam hanc gratiam fere postremam esse, quam Caesar dedit. Utere itaque tuo post hac

[1] Autograph Hubersche Sammlung Univ.-Bibl. Basel; gedruckt in den Beiträgen zur vaterländ. Geschichte N. F. II (1886), 178. — Vgl. oben S. 240f.

[2] mihi im Original durchgestrichen.

[3] dareretur: das zweite re im Original durchgestrichen.

[4] Im Original unterstrichen.

iure etiamsi literas nondum habeas expeditas. Si ullo pacto potero, dabo operam ut in nundinis illas sis recepturus. peccuniam a me exponendam dabis Martino verhasselt. qui parentibus meis aut uxori Bruxellae dabit, si forte ego cum Rege nostro abero cuius posthac aulam sum secuturus. Quod Caesar me ad illius servitia dimiserit, data ad vitam meam pensione non contemnenda.

Vale. praepropere Gandavj XXVIII Augusti

Tuae dominationi addictissimus

And. Vesalius.

III. Urkunden.[1]

I. Archiv der Universität Padua. Fasc. sign. 1536. 3 aprilis usque 1538. 13. maij. p. 41a—42a.

[p. 41a] .

Gratiae in medicinis cum ultima diminutione videlicet ducat. 17½ D. Andreae Vesalij bruxellensis filius alterius D. Andreae, Quas obtinuit nemine penitus dissentiente

1537. Indict. Xa. Die Sabbati primo decembris in ecclesia Sti. Urbani de mane

Convocato etc. mandato excellentissimi artium et medicinae Doctoris D. Hieronymi maripetro prioris, et doctorum consiliariorum suorum

Quibus gratiis obtentis Idem D. prior Jussit

. . . .

Et interfuerunt omnes D. Doctores infrascripti videlicet

D. Hiers. Maripetro
D. Marcus Trivisanus
D. Hiers. de urbino
D. francs. de Cresscentiis
D. ludovicus pasinus

D. petrus de noali
D. francs. frizimelega
D. hiers. Coradinus

D. andreas de mantua.
D. hiers. stephanellus.
D. paulus de grassis
D. christophorus a sto. maximo.
Praesentes ad tentamen
D. paulus de grassis.
D. ludovicus pasinus
ad examen
D. Marcs amulio
D. Ants. Carariis.

[1] Vgl. deren Uebersicht S. 360.

[p. 41b]

1537 Indict. Xa Die lunae 3o. decembris de mane in ecclesia sti. urbani paduae

Convocato etc.

Tentamen ultrascripti D. Andreae in medicinis, Qui fuit approbatus omnibus suffragiis, et nemine penitus dissentiente, sub promotoribus suis,
D. hiero. de tolentino
D. odo de odis
D. franco. frizimelega
D. hiero. Coradino
D. paulo de grassis
et Illico Juravit in forma etc.

Et interfuerunt omnes doctores infrascripti videlicet

D. hiers. maripetro
D. marcus Trivisanus
D. hiers. de urbino
D. francs. de Crescentijs
D. Ludovicus pasinus
D. hiers. de tolentino
D. odus de odis
D. francs. frizimelega
D. hiers. coradinus
D. hiers. stephanellus
D. paulus de grassis
D. christophorus a sancto maximo.

[p. 42a]

1537. Ind. X^a Die mercurij 5. decembris in aula episcopali paduae de mane,

Examen in medicinis contrascripti D. Andreae vesalij:

Convocato etc. in praesentia Reverendi Juris utriusque Doctoris D. presbyteri Jacobi rotta, |
vicarij surrogati, ultrascriptus D. andreas vesalius fuit in medicinis |
conventuatus private, et rigorose supra punctis suis sibi hesterna |
Die assignatis, et quia se optime gessit In hoc suo rigoroso |
Examine etc. Ideo ab omnibus D. Doctoribus Ibi in collegio tunc |
existentibus, fuit approbatus nemine penitus dissentiente, ac |
sufficiens in medicinis judicatus, ac per praefatum eximium [?] dominum |
vicarium Surrogatum pronuntiatus in forma etc.

Et Illico. ex^mus. ar. et med. doc. D. franc^s. frizimelega nomine suo, et aliorum suorum Doctorum compromotorum ei Insignia in ipsa facultate Tribuit.

Et Interfuerunt omnes D. doctores infrascripti videlicet

D. ludovicus Carensius
D. hier^s. maripetro
D. ant^s. de Cararijs
D. marcus Trivisanus
D. hier^s. de Urbino
D. franc^s. bonafides
D. franc^s. de Crescentijs
D. ludovicus pasinus
D ant^s. de Soncino
D. paulus a Sole
D. hier^s de tolentino
D. odus de odis.
D. hier^s. de s^ta. † [Cruce]
D. franc^s. frizimelega
D. sebbastianus guidonus
D. hier^s. Coradinus
D. andreas de mantua
D. hier^s. de Leone
D. hier^s. stephanellus
D. paulus de grassis
D. christophorus de S^to. max^o. et
D. alexander a quantis:

. . . .

II. Staatsarchiv Venedig. Senato I. Ro 30. Terra 1538—39. p. 20b.

1538 Die iij Maii

Che al sopradetto suppte. Andrea Vensalio sia per autorita di questo conso. concesso di poter far stampar le tavole della anathomia dechiarite nella suppnt. soa, si come in quella si contiene per anni X. proximi, et sia obligato osservar tutto quello, che per le lege nostre in materia di stampe e disposto.

III. Staatsarchiv Venedig. Senato I. Ro 30. Terra 1538—39. p. 139a.[1]

1539. Die XI octobris.

L'eccellente Domino Andrea Vassalio Germano che ha leta la chyrurgia questi anni passati nel studio nostro di padoa ha dimonstrata tanta peritia nella anatomia et arte di seccar li humanij Corpi Chel artificio suo In cio é existimato admirabille Et incomparabile Et ha eccitato tale desiderio di lui in Tutti quelli scholari che e summamente da loro rechiesto, et ne é fatta grandissima instantia che debbiamo Intertenerlo con qualche augumento di Salario Onde essendo egli nonmeno dotto in ogni altra parte della Chyrurgia diquello che sia nella anatomia Et per cio molto utile et grato atutto quel studio nostro e aproposito recognoscere la virtù soa Perho

L andera parte che Il detto Eccellente Maestro Andrea Vassalio Germano sia ricondutto aleger la Chirurgia nel studio nostro di padoa Cum obligatione di tagliar li Corpi humani ogni fiata che accadera per la utilita publica per anni dui di fermo et uno di rispetto. Ilqual sia abeneplacito della Signoria nostra Et al salario annuo di fiorini 40 che egli ha alpresente li siano aggiunti altri fiorini 30 Siche Intutto lhabbia fiorini 70 al anno si come merita la Industria et rara virtu sua.

[1] Dasselbe Dokument, etwas anders stilisirt, dat. 2. April 1540 in Raccolta Ducali II, 99b Museo Civico Padua. Hievon Abschrift in Racc. Minato 20, 31a Univ. Arch. Padua.

IV. Archiv der Universität Padua. 28 Atti dell' Università Artista 1434—1436. 1531—1557. R. M. p. 79, B, a.

[Rotulus dat. Die marcij X. mensis augusti 1541]

. . . .

Ad cyrugiam in primo loco

Ex[s]. D. Andreas Vesalius bruselensis germanus per hac fuit confirmatus

Ad Cyrugiam in 2[o] loco cum condicione quodsi ex[s] D. Andreas Vesalius habuerit [?] literas confirmationis

amborum locorum Cirugiae quod tunc habeat ipse duo loca Cirugiae Idem D. Andreas:

Et per D. Joannem antonium Schilinum [?] electus fuit Ex[s] D. Realdus Columbus : de Cremona :

. . . .

V. Museo Civico Padua. Raccolta Ducali II, 138.[1]

Petrus Lando etc.

Rotulum Spectabilis Universitatis Scolarium Artistarum, quem ad nos inclusum vestris litteris diei 26: Augusti proxime praeteriti misistis, ac rite factum affirmatis, confirmamus atque approbamus in omnibus praeter in ea parte ubi fit mentio de secundo loco Chirurgiae ad quem electus fuit D. Realdus Columbus de Cremona, namque volumus solum D. Andream Vesalium pronunc Lectionem Chirurgiae legere ad quam per Senatum deputatus est cum autem alio tempore venerit occasio non deerimus satisfacere illis spectabilibus scolaribus, quamobrem vos ita curabitis ut exequatur atque observetur.

Datum in nostro ducali palatio die 17 octobris indict. XV. 1541.

VI. Archiv der Universität Padua. 28 Atti dell' Università Artista 1434—1436. 1531—1557. R. M. p. 87[a].

die Veneris 30 mensis decembris [1541]

Congregati in scolis s[ti]. blasii M. D. Rector Sapiens et Consiliarii decem veri ubi omnibus assentientibus capta

[1] Hievon Abschrift in Raccolta Minato 20, 31[b] Univ. Archiv Padua.

et obtenta fuit pars .... Praeterea elligerunt D. Andream Vesalium in lectorem ostensorem et incisorem anothomie per fiat.

VII. Staatsarchiv Venedig. Senato I. Ro. 32. Terra 1542—1543 Agosto. p. 59a.[1]

1542 De mense augusti

. . . . .

Die VIIa augusti.

Essendo apresso Il fine la condutta dell. Eccellente D. andrea vessalio Germano el qual legge la cherugia nel studio nostro di Padoa et si puo dire che habbia a questi tempi Illustrata l'arte dell anotomia nella quale In vero e eccellentissimo et percio e molto desiderato da scolari e conveniente cosa ricondurlo con quel modo che merita che merita la singulare sua vertu pero

L'andera parte chel detto D. andrea vessalio sia ricondutto di legger nel prefato [?] studio di padoa al solito suo luogo di chiruggia per anni Tre di fermo et uno di rispetto, el qual sia a beneplacito della Signoria Nostra con salario di fiorini 200, all' anno el qual habbia a correrli a [?] principio del studio.

VIII. Archiv der Universität Padua. 28 Atti dell' Università Artista 1434—1436. 1531—1557. R. M. p. 102a.[2]

pro d. Realdo Columbo Illico factum fuit mandatum D. Realdo Columbo de florenis viginti.

Die 19 Januarij 1543

Congregati In scolis bovis Magus D. Hieronymus Censoreus [?] bassianus vice rector spectabilis d. sapiens et consiliarij veri decem computatis tribus substitutis et fiat captum et obtentum fuit quod Exs D. Re-

[1] Dasselbe besser stilisirt, dat. 19. Merz 1543 in Raccolta Ducali III, 4b Museo Civico Padua. Hievon Abschrift Raccolta Minato 20, 32a Univ. Archiv Padua.

[2] Ebenda p. 138b Fliegendes Blatt, unrichtiger Weise zwischen zwei Aktenstücke vom 26. Januar 1545 eingeheftet: die Veneris 19 mensis Januarij Convocata Universitate v. Rect. Sap. Consiliarij Veri 10 et 3. sub: Capta fuit pars quod D. Realdus Columbu pro suo labore et premio debeant consignari totidem pecunie secundi loci sophistariae quae Vacat obtenta fuit per fiat

aldus Columbus deputatus ad Incidendam anathomiam habere debeat pro computo eius mercedis incidendi omnes pecunias quae exigebantur pro secundo loco suphistarie nunc vacantis: et quod fiat ipse D. Reald mandatum [?] ad exigendum dictum Salarium secundi loci sufistarie pro anno praesenti: videlicet florenorum viginti.

IX. Archiv der Univ. Padua. 28 Atti . . R. M. p. 101a.

Rotulus Almae Universitatis D. Artistarum et medicorum paduae. Anni 1543.

. . . .

ad Cyrugiam in ambobus locis

Exs D. magister Andreas Vesalius brugelensis germanus leget anathomiam.

X. Archiv der Universität Padua. 28 Atti . . R. M. p. 111a.

Magnifici et clarissimi patres et patavini gymnasii Instauratores dignissimi . . . . . .

oltra questo se supplica vostra Magnificenza ch' volgia far che la excellentia de messer andrea vesalio habia li suoi danari quali li furno tolti atorto, nelo anno passado attento che lui hebbe comissione di partirsi che non li sarebbe sta molestato. Il suo stipendio et dil Tutto. v. M. si supliccemo v. M. Il in tal casso non ve manccar de esserne favorabille.

actum in collegio artistarum del 10mo Xbris 1543.

E. M. v. Deditissimi vicerector et consiliarii.

XI. Archiv der Universität Padua. 28 Atti . . R. M. p. 113a.

DD. patres et almi gymnasii pati Instauratores magnifici magci. et clarmi. sigri. per haver inteso la spectabile Universita nostra de li artista lultima Volonta de le Clare Magcie: Vostre circa il leger da poi la pifina et che quelle non vogliono che se impediscono per la anathomia le lectione ordinarie, la qual cosa se le Clarme. Magcie. V. ponessero ad executione sarebbe danno e vituperio grande del studio nostro di Padoa Conciosiacosache il fine piu utile della Medicina sia la cognitione del Corpo humano e tanto piu per haver questo excellen^{mo}: doctor il qual adesso ha mandato fora queste sue opere e cerca verificarle in tutto chome ogni giorno sensibilmente ci dimostra: Et poi per esser mancato gia uno anno di far sua solita ostensione, ogni uno con gran desiderio cerche udirlo. Et chel sia il vero la sua audientia ne fa testimonio, Imperhoche dal primo fino al ultimo se vi aritrova alla sua audientia: 500 scholari et piu.. Dapoi supplicamo V. C. M. che non ci voglano far peggio al presente che li anni passati

et secondo la consuetudine sempre ne hanno fate alla bona gran . . . [2 Worte unleserlich].

Paduae ex officio Artistarum

28 X^{bris} 1543.

Die 28 X^{bris}

Congregati M. D. Gregorius Zucharo romanus vice rector Sapiens et Consiliarij X veri et obtentum fuit quod scribantur suprascriptae literae per fiat

XII. Staatsarchiv Venedig. Senato I. R^{o} 33. Terra 1543 settembre 1544. p. 128^{b}.[1]

1544 Die VIII octobris.

Essendo partito del studio nostro di Padoa Mistro Andrea vessalio, el quale leggeva la chirugia, et hauea el carrico di fare l'anotomia e necessario di provedere di uno altro perito et bon dottore, che sustenti quel luogo, et havendosi bona relation de maestro Realdo Columbo da Cremona D. el quale si ha essercitato longamente in tal arte, et particularmente in luogo del detto mistro Andrea, per il tempo ch'ello e stato absente pero

L'andera parte che el p^{to}. maestro Realdo Columbo

[1] Fast gleichlautend, dat. 24. Oktober 1544 in Raccolta Ducali III, 26^{b} Museo Civico Padua. Hievon Abschrift Raccolta Minato 20, 33^{a} Univ. Archiv Padua.

sia condutto a legger nel studio nostro di Padoa la lettione della chiruggia con obligatione di tagliare ogni fiata, che occorrera farsi l'anatomia per anni dui di fermo, et uno di rispetto el qual sia a beneplacito nostro, et li sia constituito salario de fiorini settanta all' anno.

XIII. Staatsarchiv Venedig. Senato I. R[o] 45. Terra 1564—65. p. 27[b].

1564 Di VI detto [maggio]

. . . . . .

Il medesimo sia concesso à Francesco Senese per efemeride latino composto da Iseppo Molati.
Il medesimo per l'opera intitolata l'essame di D. Andrea Vessalio dell' osservationi annotomiche del q. D. Gabriel Faloppio, et nell' essame di D. Gabriel Cumeo dell' apologia di Franc[o]. Puteo per Galeno nella anatomia, essendo tenuti ad osservar quanto è disposto per le leggi nostre in materia di stampe.

XIV. Staatsarchiv Venedig. Senato I. R[o] 45. Terra 1564—65. p. 114[a].

1565 Di X. april.

Vaccando nel studio nostro di Padova la lettura de Chirurgia per la morte del q. Eccellente Falopio, et convenendosi far provisione de persona sufficiente à tal carico per esser tal lettione multo utile, et necessaria in detto studio, havuta buona relatione della dottrina, et sufficientia dell' Eccellente Domino Hieronimo Fabritio d'Acquapendente, et massimamente per la riuscita, che ha fatto ultimamente in tagliar l'anotomia.

L' anderà parte che detto Eccellente M. Hieronimo sia condutto à legger la sopradetta lettione di Chirurgia, con obligo de far anco l'Anotomia alli soi tempi per anni quattro di fermo, et doi de respetto, quali siano à beneplacito della Signoria nostra con salario de fiorini cento all' anno, et à ragion di anno, qual habbi à cominciar à legger al principio del studio.

IV. Briefe an Vesal. Oporinus an C. Hubertus.

Johann Herwagen an Vesal.[1]

[Adresse.] Humaniss. doctiss°. que Andreae Vesalio Esculapio altero Domino et amico suo colendo.

S. Aget ut spero D. Carolus harstus pro privilegio pro me et filio, ut possim probatae notae imprimere libros citra insidiatorum malitiam, Qua in re iuvare velis rogo.

Est praeterea mihi nepos ex fratre, sacerdotis filius, iuris studiosus qui mea quadra vivit, nam a patre demortuo nihil praeter natalium miseriae titulum portat, qui Reintegrationem natalium petit, si tolerabili pretio fieri potest. Obsecro igitur ut amicum qualem semper hac in re agere velis. Si simul in Notarium Caesarium creari posset eo gratius est, Natione est ex Tengen civitatula Regis ferdinandi in Hegoia patria mea. Basil. 23 Martii 1555 (1553?)

T. ex anima Iohan. hervagius.

[1] Facsimile in den Bilderheften zur Geschichte des Bücherhandels .. herausgeg. von Heinrich Lempertz 1853—65 Taf. 5, mir von Herrn Oberbibliothekar Dr. Sieber gütigst nachgewiesen. Hier ist der Brief nach dem Original abgedruckt, das sich im Besitze des Börsenvereines der Deutschen Buchhändler in Leipzig befindet und mir durch die Freundlichkeit von Herrn Herm. Meyer, Bibliothekar des Börsenvereins zugänglich wurde. Die Jahrzahl ist bestimmt nicht 1551, wie im Facsimile steht, sondern nach der Untersuchung von Herrn Dr. Sieber 1555, vielleicht 1553 zu lesen. — Vgl. oben S. 240.

Achilles Gasser an Vesal.[1]

. . . .

Secto pro more ventre, apparuere membra naturalia satis bene disposita. In ventriculo et intestinis nullum erat vitium, hepar integrum et valde magnum, vena cava item maxima, quanta forte in aliis sectionibus nunquam nobis visa. Ea rupta erat, qua parte aneurisma ipsam attigit. Lien admodum brevis, et exterius ex parte subalbidus, ac quasi semiputridus. Renes illaesi. Cor magnum sano simile et plurimo sanguine abundans. In ipsa aorta dilatatio non modica, ad palmae magnitudinem, quae costis et dorsi vertebris ita erat adnata, ut integra separari nequiverit. Ea igitur divulsa emanavit sanguis tenuis ruber, et qualis esse solet arteriosus, qui contentus fuit concreto quodam cruore seu carniformi materia fibris destituta, quam rursus circumdedit subalbida et dura quaedam substantia, transversi digiti spissitudine, colore et specie lardo suillo elixato non absimilis. Tota autem anevrismatis compages, cum suis contentis pugnum non parvi hominis, seu ovi struthiocameli magnitudinem fere aequabat. Costae circa locum anevrismatis medium erant quasi cariosae, una prorsus (ex fortissimis proculdubio impressionibus) rupta et fracta, similiter et dorsi spondyli eo loco, quo supra diaphragma anevrismati connexi erant, spongiosi, et ita arrosi, ut uni atque alteri suprema minimi digiti superficies inseri potuerit, citra tamen insignem foetorem. Pulmonum nulla laesio, licet aeger copiosum sanguinem ante obitum ipsum exspuerit adeo ut eo sputo suffocatus adstantibus videretur. Extima cutis ubi in dorso tumor et pulsatio in vivente notari poterat, a morte livida et sanguine suffusa ad instar flagellatorum.

[1] Joannis Udalrici Rumleri Medici Augustani Observatt. medicae. e Bibliotheca Georgii Hieronymi Velschii, cum eiusdem notis. In: Ge. Hier. Velschii Sylloge Observatt. et curatt. medicinalium Aug. Vindel. 1667 p. 46 s. —. Rumler (oben S. 301) leitet vorliegendes Fragment mit folgenden Worten ein: Cum 1557 vir Nobilissimus, Leonardus Velserus ex anevrismate interno, quo diu variis symptom. conflictatus laboraverat, tandem obiisset, defuncti cadaver, ut mortis et adfectus causam indagarent, secuerunt 25. Junii Adolphus Occo, pater et filius, Ambrosius Jungius, et Lucas Stengelius, Medici Augustani, a quibus haec visa, ut sequitur, Achilles Gasserus, maternus avus meus, ad Vesalium transmisit.

Zur Sache vgl. oben S. 238 ff. und Vesals Antwort Anhang II S. 420.

Haec sunt, quae caeteris praeteritis ob adfectus cognitionem, ea, qua fieri poterat, diligentia observata fuerunt.

. . . . .

Jo. Phil. Ingrassias an Vesal.[1]

Doctissimo, non minus, quam celeberrimo viro, Andreae Vesalio, Anatomicorum non iniuria Principi, Joannes Philippus Ingrassias salutem sempiternam.

Accepi (mi valentissime Andreas) doctissimum illud tuum consilium, quod omni[2] quidem sedulo tum rationibus, tum experimentis pluribus, pro sanando Illustrissimi nostri Ducis fistuloso ulcere, contexuisti. Sed enim vero quamquam ad integram perfectamque sanitatem multis abhinc mensibus redactum ulcus iam est: Nihilominus tamen pro insequentium posteriorum utilitate; in lucem quoque illud una edendum curavimus, ut tua scilicet tanti viri authoritate efficacibus quidem rationibus, ac verissimis experimentis fulcita hortatus quispiam, in simili nonnunquam casu, tantopere a te decantatam illam sectionem tanquam opportunam, utilissimamque celebrare, ac exequi audacius et intrepide queat: Eamque tandem iuxta tuum dogma, methodumve perficere. cui quidem novae dissectioni quamlibentissime fortassis in milite, aut satellite Biscaino, aut Flandro, seu Gascone, robustioribus quidem viris his, assentirem: ubi praecipue saevissimis symptomatibus obrutus illorum aliquis ad desperationem prope accederet. Quamlibentissime inquam assentirem, Vesalio interim anatomes parente propriis manibus operante, non tyranno quovis macellario cuiuslibet simplicissimae anatomes prorsus ignavissimo,[3] et qui se se nunquam fecisse, nec alias ab aliquo se priore factam vidisse profiteatur. At in Illustrissimi nostri Ducis, praesertimque talis, cuius etiam naturam, habitumque diu pernovisti, thorace, adeo intrepide ad illam, quovis operante chirurgo, pervenire non auserim, tibi, atque aliis absentibus Pamphili potius sententiam pronunciaturus, quum ait [Si tu esses hic, aliud sentires.] Eoque magis anceps in tanto

[1] Jo. Phil. Ingrassiae . . Quaestio De purgatione per medicamentum . . Venetiis 1568 p. 99—101 (hinter Vesals Consil. Ingrass. Anhang II S. 398 ff.). — Vgl. S. 272,2.

[2] Lies omne?

[3] ignarissimo.

viro essem, quoniam (te etiam referente) non omnes, in quibus sectio fuit attentata, mansere superstites, sed plerique cum multi sanguinolenti succi per sectionem, et thoracis vulnus defluxu occubuerunt. Id quod nos quoque proximis diebus in omnibus, quot quot novam illam sectionem perpessi sunt, compertissimum habuimus, quod scilicet ad Iovis caenam ante suum fatum convocati sunt. prout in historia quoque retulimus. Haudquaquam igitur interim inficias ibimus, aliquibus, praecipueque robustioribus commodissimam fuisse novam dissectionem, pro retenti puris emissario factam, tuaque incidendi methodo parandam fore, ubi salutis alia spes non esset. Quanvis enim chirurgum illum impium tyrannum in nostro scripto alias appellarimus: Non ob hanc tamen sectionem ita nomen clavimus: sed praecipue ob crudelissimas illas vulneris etiam antiqui decussatim faciendas dissectiones, et costarum excorticationes, sive denudationes usque ad pulmonis (ut dicebat) omnimodam publicationem, itemque, ob exedentium, comburentiumque, sive escharoticorum circa pulmonem, internasque partes admotionem, quas adeo temerarie vel abnegantibus reliquis omnibus collegis, se facturum insistebat. omittimis interim quamplurimas importunas, et quidem diras, calamitosasque illius actiones in maximum aegrotantis detimentum[1] importune patratas. Quibus tandem et illam novam sectionem adiunximus, quam duobus praedictis propositis remediis, aliisque suis temerariis propositionibus longe rationabiliorem esse subiunximus: Sed in aliis quidem omnibus hominibus momentaneam, in Illustrissimo autem Duce periculosissimam, ac potius laethalem multis quidem rationibus conclusimus. Maxime vero quoniam pulmonem ipsum membranae costas subungenti[2] coalitum, et ubi membrana defecerit, intercostalium musculorum substantiae annexum pro compertissimo tenentes, quanam industria, quave cautela talis incisio fieri queat, ut ipsum pulmonem minime tangat, laedatque, non videmus, multoque minus quomodo fortasse indicis, vel cuiuslibet alterius digiti apicem, vel quodvis aliud interponere ad pulmonis tutelam inter perforandum liceret, concipere quimus. Haud enim fibroso tantum nexu adiunctum esse in huiusmodi casu thoracis internae membranae vel musculis pulmonem arbitramur (quanvis ita in sanis etiam, aliisque adhuc praeter thoracem morbis vidisse tibi, et nobis aliquando

[1] detrimentum.

[2] subcingenti.

licuerit) sed eo quidem adhaerentiae, contactusve modo, quin potius validissima unione, et coalescentia, sive malumus dicere adglutinatione coniunctum, absoluta quadam, ac certissima coniectura tenemus, qualem ex pleuritide, ac magis ex peripneumonia, multisque vel ex capitis, vel thoracis vulnere mortuis saepenumero nos conspeximus, praesentibusque, ac astantibus plurimis medicis, et scholaribus ostendimus, indigitavimusque. Adeo ut absque pulmonis substantiae, nedum propriae illius membranae laceratione segregari a thorace, quantumlibet laeviter, ac dextre nobis operantibus nimime[1] potuerit. utcunque tamen sit, Illustrissimus Dux noster (Deo Optimo Maximo sit honor, et gloria) incolumis evasit, melius me hercle tum sanitate, tum maxime corporis habitu nunc, degens, quam ante susceptum vulnus habuerit. unum vero duntaxat adiicere non gravabimur: Multa videlicet a te ingeniosissimo viro, ut absente quidem concipi, tum de primi vulneris figura, tum de consequentibus variis abscessionibus, suppurationibusque, aut puris collectionibus: quae quidem omnia tibi met ipsi praesenti (si licuisset) quammaxime diversa, et a rei natura extranea, multaque etiam impossibilia viderentur. proinde non est, cur in eorum enarratione rursus laborem, praeter ea, quae alias per verissimam historiam enucleavimus. Tu igitur interim bene valeas, et Philippum tuum in omnibus obnoxium, perpetuumque tuarum virtutum praeconem, uti caepisti mutuo perama. Panhormi, feriis itidem natalitiis. 1563.

Brief des Jo. Oporinus an Conr. Hubertus in Strassburg.[2]

'Oporinus ad Conr. Hubertum
1555. 4. maii.

Scripseram nuper ad Michaelem Toxitem ut mihi curaret apud Dryandri liberorum tutores matrices et instrumenta magni textus, quo ipse Plutarchi quaedam et alia per Augustum Friess impressit. Eas matrices mihi prius ipse Dryander mutuo dederat, ut charac-

[1] minime.

[2] Original im S. Thomas-Archiv zu Strassburg; Abschrift gütigst von Herrn Prof. Dr. Karl Schmidt in Strassburg mitgetheilt. — Vgl. oben S. 224. 224, 2.

Dryander = Franc. Ensinas oder Franc. Hispanus, ein reformirter Spanier, † 30. Dezember 1552.

teres pro Anatomia Wesalii recudenda pararem. Jam vero, quia aliquot characteres usu detriti sunt hactenus, et ego opus habeo ut plures affundi curem, quo absolvere anatomiam iam dudum coeptam possim, non licet id absque matricibus et instrumento. Facile autem impetrare id denuo potuissem a Dryandero, si adhuc viveret. Nunc vero si precario illas obtinere a tutoribus non liceat, libenter emam, quantocumque precio aequum fuerit, una cum instrumento, solum ut intempore ad me mittantur idque per proximum tabellarium meo sumptu ad me missum. Malo enim duorum aut trium florenorum iacturam facere, quam longius illis carere, et protrahendo diem de die impediri, quominus absolvere coeptum ante triennium opus queam absolvere [sic]. Quaeso te, mi d. Conrade, effice ut illas habeam, et statim accipiam.

V. Vesal in Gedichten (bis 1640).

A. Zu Lebzeiten Vesals erschienene Gedichte.

Jodocus Velsius.[1]

Nostros docta iuvant, placuerunt Barbara quondam,
Hoc Arabum dictat pulverulenta cohors.
Inter quos topici Rhazes medicaminis autor
Emicat, excellens utilitate sua.
Sed male quod versus, patria cum gente legatur,
Displicet, at posthac gratior extiterit.
Quod tibi Wesali merito tribuisse queamus,
Laus te certa manet, tu modo perge, sequor.

Jacobus Sylvius.[2]

Hippocratis Galenique manibus Jacobus Sylvius hoc erigebat trophaeum.

O vos Elysiae dei coronae
Summi, absistite mentibus moveri,
Quod vos polluit ore abominando
Vaesanus nimium calumniator.
En vestro addite transfugam triumpho
Vinctum. hoc en pietas dicat trophaeum
Vobis nostra, hilari manu βραβεῖον,
Istud sumite, sedibus beatis
Jam jam ludite, perfruaminique
Phoebi laus, hominum salus perennis.

[1] Epigramm zu Vesals Paraph. 1537. — Vgl. S. 75,5.

[2] Vor Vaesani cuiusdam calumniarum .. depulsio 1551 (nach Ren. Hener Apologia 1555 p. 72). — Vgl. S. 229.

Federicus Pizzimentius.[1]

Ut fuit ante alios, Tydeus praestantior omnes,
Plus nimio quamvis corpore parvus erat.
Sic tuus hic parvus, magnos Francisce, libellus
Vincit, quo nullum rarius extat opus.
Per te Vessali, atque volumina magna Galeni,
Aspiciam aeterno surda iacere situ.
Namque omnes, arte in longa, breviora requirunt,
Cum properet rapido, mors violenta, pede.

Paulus Eberus.[2]

Quantum nocte alias stellas cum lumine fratris
orbem complevit vincere Luna solet:
Vesalij tantum reliquis liber anteit unus,
corpora qui qua sint condita ab arte docet.

Bruno Seidelius.[3]

De Fama mortis Vesalii.
Vesalium medica vulgaverat arte potentem
Esse fama mortuum.
Fama placet, quia mentiris. Si vera referres,
Digna supplicio fores.

Nicolaus Stopius.[4]

Ad candidos et cordatos lectores.

. . . .

Sylvius ingenio clarus rerumque peritus
Immemor officii plus satis ipse sui:
Magnum in Vesalium sua scripta effundit acerbe,
Dum furor hunc juvenum provocat invidiae;
In mala prona quidem nimis est effrena juventus,
Imbuit hanc prudens moribus ergo bonis

. . . . . .

[1] Epigramm zu Franc. Ant. Catti Lucani Anatomes Enchiridion Neapoli 1552. — Vgl. S. 252.

[2] Melanchthon Liber de anima recognitus 1552 Dedic. — Vgl. S. 245,4.

[3] Poematum libri septem . . Basil. 1555 p. 310. Vgl. S. 237f. 288 und Anhang VII.

[4] Zu Ren. Hener . . pro Andrea Vesalio apologia Venetiis 1555. — Vgl. S. 127,2; Hener S. 245f.

Ergo memor quam sit praeclara modestia Henerus
Expers invidiaeque integritatis amans,
Vesalium meritis ad sydera laudibus effert;
Sylvius at sillos protulit acre suos;
Huic sua dedecori sunt, illi at laudis acervum
Parturit, hinc sequitur gloria, laudis honos.

B. Nach Vesals Tode erschienene Gedichte.[1]

Reinerus Solenander (1566).[2]

Eximium nostrae decus ille Vesalius artis
In Pelago moritur, membra Zacynthus habet.

Petrus Matth. Pinus.[3]

Ad excellentissimum Bartholomaeum Eustachium Praeceptorem optimum Petrus Pinus.

Olim Pergamides velut Magister
Falsa scripta refellit inscientis
Thessali, methodum docens medendi,
Sic meus quoque Bartholus, procacem
Fastum, et dicta refellit impudentis
Vessali, methodum docens notandi
Quaque in particula, situm, figuram
Structuram, numerum, ordinem, atque nexum.
Illi posteritas adhaeret omnis,
Et mirata colit Virum, futura
Te nobis, Pater, invidebit aetas
Seque ortos citius volent Nepotes
Fortunata nimis, nimis beata
Per te secula nostra praedicabunt.

[1] Ich schliesse die Sammlung mit dem Jahre 1640; für spätre Gedichte vgl. Vanderhaeghen Bibl. belg. V 75, 6. 7.

[2] Th. Crusius Vergnügung müssiger Stunden 18, 486. — Vgl. S. 277.

[3] Beigabe zu Barthol. Eustachii Tabulae anatomicae ed. Lancisi Romae 1714 p. XXXIX. — Pinus S. 316,4.

Jo. Posthius.[1]

Multa prius medicos nondum observata latebant
In varia humani corporis historia:
Singula Vesalius scrutans oculisque manuque,
Perfectum hoc longo tempore fecit opus.
Nec tamen scriptis haec explicat omnia libris,
Sed vivis etiam monstrat imaginibus.
Nominis inde tulit famam laudemque perennem,
Haec veteres superans arte, simulque novos.

Benedictus Arias Montanus.[2]

Corporis humani qui membra minuta secaret
Vesalio nullus doctior extiterat:
Hic Medicis auxit Pictoribus auxit et artem,
Dum subit internas quae latuere vias.

Jo. Sambucus.[3]

Quis sine te felix Medicus, promptusque Chirurgus:
Ni artis subjectum membra situmque sciat?
Secula tot pars haec latuit: porcum atque catellos,
Non homines prisci dissecuere Sophi.

Jo. Bartholomaeus.[4]

Artificem monumenta probant: te sectio nostri
Corporis, artificem te tua scripta vocant.

Nicol. Reusner.[5]

Quo non arte prior fuit medendi
Aut Asclepius, aut senex Machaon,
Aut magnus Podalirius: medentum
Princeps Vesalius celebriorum:

[1] Parergor. poeticor. II, 135 (nach Th. Crusius a. a. O. p. 488).

[2] Phil. Galleus Virorum doctorum de disciplinis benemerentium effigies 44 Antwerp. 1572.

[3] Veterum aliquot ac recentium Medicorum Philosophorumque Icones ex bibl. Jo. Sambuci Antw. 1574 (nach N. Reusner 1590 p. 274).

[4] Nicol. Reusner Icones sive Imagines virorum literis illustrium Argent. 1590 p. 274.

[5] a. a. O.

Dum morbi bonus artifex medetur
Cunctis: iam sibi nec medetur ipse
Summus Paeoniae magister artis:
Fato mortuus heu nimis maligno.

Nic. Reusner.[1]

Magnus honos, magni mihi credita cura Monarchae:
Corporis humani fabrica, maior honos.

Nic. Reusner.[2]

Brüssel in Flandern mich gbar,
Der Artzney hoch erfahren ich war,
Keyser Carls Leibartzt hoch berhümbt,
Die Insel Zanthe mirs leben nimpt.

Fabius Paulinus.[3]

Εἲς τὴν τοῦ βεσαλίου Ανατομὴν
Φαβίου τοῦ Παυλίνου.

Εἲ γνῶναι ἐθέλεις σαυτὸν κατὰ δελφίδα φῆμιν,
ᾄδειν τ' ᾆσμα θεῷ, τούσδ' ἀναγνωθι βίβλους,
Οἵ θείαν κατέχουσ' ἀνατέμνειν σώματα τέχνην,
οἵ θεϊόντε διδασκουσι σόφισμα θεοῦ:
Τὴν δὲ μὲν εὗρε γέρων, αὔξησε δὲ πολλὰ Γαληνός,
ἀλλ' ἐτελείωσεν μοῦνος ὁ βεσσάλιος.

Idem Latinum eodem Paulino vertente.

Si te nosse cupis, monuit quod Delphicus, Hymnum
Si cantare Deo, scripta lege haec cupide,
Quae tradunt sacram resecandi corporis artem,
Divinum reserant consilium Artificis:
Repperit hanc Senior, dedit augmina multa Galenus,
Unus at absolvit undique Vesalius.

Justus Rycquius Gandensis.[4]

Vesalii cineres, venerandaque gentibus ossa
Quisquis remota contueris insula,

[1] Unterschrift zum Bildnisse Vesals: a. a. O. p. 272.
[2] Contrafaitbuch. Frankf. 1587 (nach Möhsen Bildnisse II, 205).
[3] Vor Andreae Vesalii Anatomia . . Venet. 1604. — Vgl. S. 288, 12.
[4] In Franc. Sweertius Athenae Belgicae Antverpiae 1628 p. 128.

Qua jacet incultis nemorosa Zacynthus arenis,
  Gradum, Viator, et laborem sistito,
Naturae hic Genium, finemque extremaque rerum
  Vidisse credens, caetera insanus labor.

Julius Ronconius.[1]

Per te clara tibi Vessali Anatomia debet:
  Gymnasia et debent Itala cuncta tibi.
Sed tu non Aulae debes, dum sistis in Aula;
  Non tibi certa fides, non probitasque manet.
Dum loco[2] sancte pius Solymae tendisque redisque
  Impia te frangit, quae strepit unda maris.
Siccine virtutem contemnunt terra, fretumque
  Et satis in tuto non viget illa loco?
Ah! sibi digna gerit solum se praemia virtus
  Nec cupit ima solum, quae premit alta polum.

[1] Jo. Imperialis Museum historicum quo illustrium litteris virorum elogia .. continentur. Recusa ad edit. quae lucem vidit Venetiis .. 1640 p. 56.
[2] loca.

VI. Originalporträte Vesals.

Das Porträt Vesals vom J. 1542 findet sich in Fab., Epit. und Ep. Ch.[1] Seine Physiognomie ist gekennzeichnet durch konkave Nase und ein kleines Muttermal oberhalb der rechten Augenbraue.[2] Der Bart erscheint hier nicht so stattlich wie auf einigen spätern Darstellungen.[3] Den Maler des Bildes kennt man nicht.

Ausser diesem Holzschnitte werden mehrere Oelgemälde als Originalporträte Vesals ausgegeben. Auf vielen (allen?) fehlt das Muttermal, auf mehrern die konkave Nase. Von keinem ist das Jahr der Entstehung, kaum von einem der Künstler nachgewiesen. Nur von Wenigen weiss man dass sie Vesal abbilden. Es sind folgende:

1) Vesal der Universität zu Glasgow, früher im Besitze von Dr. William Hunter; wird dem Tizian oder Joh. Stephan von Kalkar zugeschrieben und für das Original des oben erwähnten Holzschnittes gehalten. (So von Sir William Stirling-Maxwell Tabulae anatomicae sex London 1874 fol. 3.)

2) Vesal des College of Physicians zu London, wird für das Original des Holzschnittes ausgegeben. Nase gerade (vgl. Sir Will. Stirling-Maxwell).

[1] Vgl. S. 177 f., Wahlspruch S. 126.

[2] Es liegt kein Grund vor diesen Fleck als Versehen des Holzschneiders aufzufassen; er erscheint auch auf dem Titelbilde der Fab. von 1555.

[3] Ein grosser Bart auf den Porträten von Florenz (Nr. 11) und Basel (Nr. 6). Der schwäbische Chronist Martin Crusius soll Vesal geglichen haben: Vesalii faciem et Martini Crusii simillimas esse inter se Doctores Acad. Basil. 1566 omnes dicebant (Crusius Annales Svevic. 1596 p. 724). Dasselbe behaupten die Thuana (1669) von Théodore de Mayerne (S. 291,6).

3) Vesalius von Ant. Moro; noch 1871 im British Museum, jetzt als Bild eines Unbekannten in der National Gallery zu London.

4) Vesal in der Académie de Médecine zu Paris; früher im Besitze Portals (S. 335) und von ihm der Akademie vermacht. Das Bild rühre von Tizian und stelle das Original zum Holzschnitte der Fabrica dar: vgl. Desgenettes in Biographie médicale 7, 422. Nach E. Turner Gazette hebdom. de méd. et de chir. 1877 p. 471 ist das Oelbild eine nach jenem Holzschnitte gefertigte Kopie. Soweit der Stich in Portraits et histoire des hommes utiles . . (Société Montyon et Franklin) 1833—34 Paris erkennen lässt, ist die Nase auf diesem Bilde gerade.

5) Vesal im Louvre zu Paris: Sammlung Ludwigs XIV. Zu Anfang des 18. Jahrh. Jean Van Calcard zugeschrieben, 1754 Tintoretto, 1849 wieder als Jo. Stephan von Kalkar bezeichnet (Turner Gaz. hebd. 1877 p. 443s.). Der offizielle Katalog sagt unter Anderm: Portrait de jeune homme . . sur la colonne l'écusson de la famille del Buono de Venise; trois pavots d'or sur champ d'azur. Les mêmes armes surmontées des lettres M. V. B. sont répétées sur le chaton de la bague que porte le personnage. On lit sur la colonne: anno 1540. aetatis 26. Nach dem Vorgange von Ch. Blanc 1867 deutet E. Turner das Bild als Porträt Vesals (Gaz. hebd. 1877 Nr. 28. 30. 33). Die Buchstaben liest er A. V. B. (Villot früher N. V. B.; Herr Dr. Streckeisen, der das Bild genau zu untersuchen die Güte hatte, glaubt bestimmt M. V. B. zu erkennen); die drei Mohnköpfe wären nach Turner das wirkliche Wappen Vesals, die drei Wiesel der Fabrica (S. 59 Anm. 2) eine blosse Fiktion. Aehnlich äussert sich H. Hymans L'Art 1883 p. 64. 65 und in der Uebersetzung von C. v. Mander Le livre des peintres I, Paris 1884, p. 182. Für Hymans ist die Hauptsache die Aehnlichkeit mit dem Fabricabilde (le point capital: la ressemblance. Le portrait est antérieur au livre . .). Ich finde zwischen dem gutmüthig faden Pariser Gesichte und dem Vesals keine Aehnlichkeit. Das Muttermal fehlt auf dem Pariser Bilde. Die Deutung der Initialen und des Wappens ist höchst gezwungen. Sonach mangelt ein wirklicher Beweis für die Blanc-Turnersche Hypothese.

6) Vesal der Aula des Museums zu Basel; links oben der Name Vesalius. Grosser, ins Weissliche spielender, röthlichblonder Bart, ebensolches Kopfhaar. Nase gerade, kein Muttermal.

7) Vesal der ältern Pinakothek zu München, aus der Düsseldorfer Gallerie, gewöhnlich Jacobo Robusti gen. Tintoretto zugeschrieben. Der amtliche Katalog 1888 S. 224 berichtet: Bildniss des Anatomen Andreas Vesalius, im Lehnstuhl sitzend. Er hält in der einen Hand den Zirkel, in der andern den Torso eines Crucifixes . . Vielleicht von Domenico Tintoretto. Vgl. Crowe und Cavalcaselle Tizian Deutsche Ausg. 1877 S. 692. — Haar und Bart dunkelbraun, Nase konkav, kein Muttermal.

8) Vesal im Belvedere zu Wien: Hymans a. a. O. Crowe und Cavalcaselle S. 692 sagen dass Morone der Maler sei und nicht Tizian wie irrthümlich angenommen werde. Der kleine offizielle Katalog des Belvedere führt kein Vesalporträt auf.

9) Vesal der Ambraser Sammlung zu Wien. Erwähnt von Hymans. Nach Crowe und Cavalcaselle gilt das Bild ohne Grund für ein Gemälde Tintorets.

10) Vesal des Museo civico zu Padua. Weder der gedruckte noch der geschriebene Katalog dieser Sammlung erwähnen eines Vesalporträtes. Man meint das Bild Nr. 814 welches im Katalog aufgeführt wird als Giovanni Calcar. Ritratto da un giovane $^1/_2$ figura. 0,83—0,68. Tela. Der Dargestellte besitzt röthliches Haar, dünnen röthlichen Schnurrbart und Kinnbärtchen, gerade Nase, kein Muttermal. Das Bild hat Aehnlichkeit mit dem Porträt des Louvre (oben Nr. 5). Die Urheberschaft des Joh. von Kalkar ist nicht beglaubigt.

11) Vesal des Palazzo Pitti zu Florenz. Im Guide de la Galerie 8e éd. 1882 p. 44 liest man: 80. Portrait d'André Vésale... Il est vu de face, les cheveux courts, la barbe longue et grise. Vêtu d'une robe noire doublée d'une large fourrure, il se tient assis dans un fauteuil sur un des bras duquel il appuie un livre ouvert; il a des lunettes dans sa main droite. — Crowe und Cavalcaselle: 'Es ist immerhin möglich dass die Jahre und zunehmende Beleibtheit den Mann soweit verändert hatten wie uns ihn das Bild der Galerie Pitti zeigt, aber die Farbenfläche hat dermassen gelitten dass kaum etwas Erhebliches von Tizians eigener Hand übrig geblieben ist, wenn man auch in einzelnen Bruchstücken seinen Pinsel erkennen mag; ein ganz bestimmtes Urtheil ist jedoch kaum zu fällen.' — Die Nase des Dargestellten ist gerade; Muttermal fehlt.

12) Vesal im Besitze Joh. Bapt. Morgagnis (S. 313). Wo ist

das Bild hingekommen? etwa in Portals Besitz übergegangen (oben Nr. 4)?

Den Vervielfältigungen in Holzschnitt, Kupferstich u. s. w. liegen die Bilder in Vesals Werken (das Porträt und das Titelbild) zu Grunde. Der Leser findet Vieles davon bei J. C. W. Möhsen Verzeichnis einer Sammlung von Bildnissen Berlin 1771 II, 140. 153, bei Stirling-Maxwell fol. 3, E. Turner Gaz. hebd. 1877 p. 471, Vanderhaeghen Biblioth. Belgica V 75, 5; hier mag es genügen auf die ältesten bei Pantaleon 1566. 1570, Ph. Galleus 1572, J. Sambucus, Nic. Reusner und J. de Bry hinzuweisen. Auf einigen dieser Bilder hält der Anatome eine Art Bratspiess in der Hand, ohne Zweifel jene zweizinkige Gabel aus welcher sich Vesal den Hamulus zurechtbog (Fab. 1543 II, 7; oben S. 103).

VII. Vesals Familie.

Vesals Ahnen und Eltern sind S. 58ff. besprochen worden.

Vesals Bruder Franciscus Stud. jur. in Ferrara, sprachkundig, Herausgeber von Andreas' Epist. Chyn. 1546, besuchte den Bruder in Padua, gieng zur Medizin über, verrichtete zu Ferrara im J. 1547(?) die öffentliche Anatomie (Amati Lusitani Curationum medicinalium Cent. I cur. 61; wegen 1547 ebenda cur. 51). Er lebte Ende des J. 1561 nicht mehr.[1] Bei Aschbach Geschichte der Wiener Universität (III, 1888, 69) findet sich die befremdende Nachricht dass Lehrbücher über Anatomie und Chirurgie von den Wiener Professoren Franz Emericus und Vesalius abgefasst seien; ausserdem die Angabe (III, 76. vgl. 275) dass um 1552 der städtische Protomedicus Vesalius de Hie an der Pest gestorben sei; er sei Magister Sanitatis (Pestarzt) gewesen und habe als solcher einen Jahresgehalt von 200 fl. bezogen. Herr Dr. Alfred Göldlin von Tiefenau, Kustos der k. k. Hofbibliothek in Wien, den ich um Aufklärung dieser Angaben ersuchte, hatte die grosse Gefälligkeit mir auf Grundlage eines Manuskriptes der Hofbibliothek[2] zu melden, dass Vesalius' Vorname Franciscus lautet, dass dieser Franciscus von Aschbach ohne Grund als Professor bezeichnet wird und kaum überhaupt Lehrbücher, gewiss aber diejenigen nicht abgefasst hat, nach welchen auf Vorschlag der Fakultät Anatomie und Chirurgie gelehrt werden sollte. Herr Dr. Göldlin theilt folgende Belege mit:

[1] Fall. Ex. 84: Verum mox deprehendi, illum [Amatum] fratris mei piae memoriae autoritate (ut is mihi praesens enarravit) abuti..

[2] Excerpta ex actis facultatis medicae Viennensis ab a. 1490 usque ad a. 1725 von Xystus Schier.

Cod. Pal. Vindob. 9520 f. 71 recto: 1552. 2 Julii instante rursus regimine nominatur quidam Wessalius doctor cum stipendio ducentorum Reynensium ex aerario regio. Congregationi huic adiunctus erat Senator D. Christianus Tanstetter. Grassabatur tum febris pestifera.

In hac mutatione hyemali atrocissima pestis Viennae ac per universam non modo Austriam, verum etiam Germaniam grassatur, quae medicis quoque infesta fuit, sublatis e medio optimis viris Do. Francisco Vesalio et Joanne Leffholtz medicinae doctoribus et collegii nostri membris non postremis.

f. 71 verso: 1555. Abrogata nuper Chirurgiae cathedra, Regio decreto Rector et Superintendens consuluere facultatem an restituenda esset quod affirmavit. Consulta iterum qui libri praelegendi et quod stipendium dandum respondit et quoad stipendium Rectoris cognitioni reliquit quoad libros eos assignavit quos Franciscus praelegerat (es ist Franz Emerich gemeint: vgl. Rosas in den Medizinischen Jahrbüchern des k. k. österr. Staates). Unter den Büchern ist genannt: Anatomia ordinaria als compendium Vesalii oder Mundini correct . . .

Herr Dr. Göldlin fügt bei: „Unser Vesal, der magister Sanitatis, ist muthmasslich nicht in Wien graduirt worden, sonst wäre ich wohl einer derartigen Notiz in Schiers Excerpt begegnet. Genaueres wäre wohl in den Originalakten der medizinischen Fakultät der Wiener Universität zu finden". Dieselben sind aber Herrn Dr. Göldlin einstweilen nicht zugänglich gewesen.

Aus diesen sorgfältigen Ermittlungen von Herrn Dr. Göldlin ergiebt sich einmal, dass Franciscus Vesalius keine Professur in Wien bekleidete, weder eine Chirurgie noch eine Anatomie geschrieben hat — das Compendium Vesalii wird die Epitome des Andreas Vesal sein — sondern dass er Magister sanitatis oder Pestarzt in Wien war und in der Winterepidemie des Jahres 1552 hingerafft wurde. Wäre nicht die sonderbare, noch nicht aufgeklärte Bezeichnung Vesalius de Hye (Hie), so würden wir diese Nachrichten mit Sicherheit auf unsres Vesals Bruder Franciscus beziehen dürfen (vgl. S. 237).

Eine Schwester Vesals war mit Nicolaus Bonardus Bürgermeister (?) von Zierikzee in Seeland verheirathet.[1]

[1] Levini Lemnii Occulta naturae miracula Antuerpiae 1559 Epist. nun-

Ueber Vesals Frau und Tochter vergleiche man S. 207. 243. 274. 276. 277. Die Tochter Anna verehelichte sich mit Jean de Mol grand-fauconnier du Roi d'Espagne.[1]

Zwischen den Nachkommen Vesals und denen des Löwener Professors Jeremias Thriverius (S. 75. 75, 8) sei eine Verbindung eingegangen worden: so berichtet Petrus Castellanus.[2]

Welche Bewandtniss es mit einem Carlo Vesalio, Incisor zu Venedig 1605[3] hat, ob eine blosse Namensähnlichkeit vorliegt, muss dahingestellt bleiben.

Die Brüder Stern oder Stella von Brüssel. Vesal erwähnt Fab. 1543 V, 15 p. 531 seines Verwandten (Cognatus) Guilielmus Martinus Stella als eines höchst gebildeten für Naturkunde sich interessirenden Juristen mit dem er sich über die Entwicklung des Foetus eingehend besprochen habe. — Thomas Plater in Basel (S. 129) schreibt am 6. Oktober 1555 dem Sohne Felix, dass er seine Druckerei auf ein Jahr dem Michael Stella, der sye Vesalii consanguineus, verliehen habe. Aber schon im August folgenden Jahres klagt Thomas „dass Michael Stella Vesalii vetter, dem er die truckery um den zins alle wuchen ein gulden verlichen, nach 30 Wuchen on zalung hinweg geloffen; verlier also an im 30 Gulden" (Boos, Thomas Platter und Felix Platter S. 249. 263). Die Anwesenheit Stellas in Basel wird bestätigt durch das auf dem Stadthause befindliche Verzeichniss der Bürgerannahmen; hier ist Stern Michael Martin von Brüssel unter dem 22. Oktober 1555 eingetragen. Diese Nachricht stammt, wie mir Herr Archivar Dr. Wackernagel mittheilt, aus dem Oeffnungsbuch VIII, 168v: a⁰ 1555

cupat: Cuius praeter alios locupletissimus testis esse poterit D. Andreas Vesalius medicus Imperatorius, quo nullus ab hominum memoria in re Anatomica exercitatior, qui ad haec perficienda sedulo me est exhortatus, una cum illustri viro D. Nicolao Bonardo huius sororio, qui ex munificentia ac liberalitate Caesaris civitatis Zirizeae Praeturam est adeptus . . — Ob Nicolaus Bonardus identisch ist mit Nicolas Bonart der als barbero de corps unter den Ayudas de cámara bei der Entlassung des Hofstaates Karls V (Juni 1556) genannt wird? (S. 241, 2 nach Gachard Retraite et mort de Charles-Quint II, 78.)

[1] Goethals II, 129.

[2] P. Castellanus Vitae illustrium Medicorum 1618 p. 201: Recte atque ordine Vezalium Hieremias Triverius excipiet, quos et laus doctrinae rarioris coniungi postulat; et inter utriusque posteros contracta affinitas, separari vetat.

[3] Franc. Bernardi Prospetto storico-critico . . del Coll. med.-chir. . . in Venezia 1797 p. 57, 8.

uff mitwoch den 22. octobris ward Michael Martin Stern von Bruxell zů burgern angenommen et juravit more solito. Was derselbe während seines nicht eben rühmlich endigenden Aufenthaltes zu Basel gedruckt habe, ist mir nicht bekannt. Es muss derart sein, dass er des Index für würdig erachtet wurde. Er ist in Postremus Catalogus Haereticorum, Pfortzheim. 1560 p. 75 als Michael Martinus Stella Basileen. aufgeführt. — Endlich findet sich in Simon. Schard. Script. rer. germanic. II, 1574, 1555 ss. Joannis Martini Stellae LL. doct. de Turcarum in Regno Hungariae anni 1543 et 1544 successibus, ad fratres Gulielmum et Michaelem Martinum Stellam Epistolae. Danach hatte Vesal zu 'Vettern' drei Brüder Stella (Stern), die Juristen Wilhelm Martin und Johann Martin und den Basler Buchdrucker Michael Martin.

VIII. Die Handschrift des Vitus Tritonius Athesinus.[1]

Unter den zeitgenössischen Quellen nimmt das Manuskript von Vitus Tritonius Athesinus (Vesals Freund S. 118) eine wichtige Stelle ein. Die k. k. Hofbibliothek zu Wien besitzt einen handschriftlichen Quartband sig. 11, 195 (: med. 119 :) betitelt: 1536. Hunc collectaneorum librum iure empticio sibi vendicat Vitus Tritonius Athesinus. VTA. Comoedia vita hominis. VTA. Vulgus discere detrectat, adversatur autem his quae ignorat promptius. In dem Bande finden sich verschiedne Notizen medizinischen Inhaltes, alle mit Ausnahme zweier angehefteter Konsilien, deren eines vom 3. Februar 1535 datirt, von derselben Hand, wohl von Vitus Tritonius selbst geschrieben. Darunter p. 32: Tumultuarie collecta in Hippocratis praedictiones praelegente D. Faventino Patavii 1536; dann Stücke von J. Paulus Crassus, Odus, Franc. Frigimelica u. A. Von Interesse für uns ist:

p. 172: Collectanea Anatomes Patavii 1537 visae VTA Secante Jo. Antonio Leonico . . Principium dissectionis 24. Decembris 1536; p. 182 Finis cum laude Dei. Completa haec est Anatome Anno 1537. Die Januarii 24ta.[2]

p. 118: Vesalius. Cura phlegmonis. Text mit Rand-, Fuss-

[1] Auf diese in den Tabulae Codicum Vindobonensium VI, Vindobonae 1873, 283s. verzeichnete Quelle bin ich durch Herrn Dr. E. Meier, Sekretär der k. Hof- und Staatsbibliothek in München aufmerksam gemacht worden. Nachdem mir Herr Dr. Alfr. Göldlin von Tiefenau, Skriptor der k. k. Hofbibliothek in Wien über den Inhalt des Schriftstückes auf zuvorkommendste Weise Aufschluss ertheilt hatte, konnte ich mit Einwilligung des Vorstandes genannter Bibliothek das Manuskript im April 1886 selbst untersuchen.

[2] Daraus Mittheilungen oben S. 9,3. 16,6. 19,2.3.

und Zwischenbemerkungen, zusammen 8 Seiten. Der Text ist wörtliche Abschrift aus Avicenna Canon Lib. IV fen 3 tract. 1 cap. 3; die Bemerkungen mögen aus Vesals Vorlesung 1537 auf 38 stammen (S. 88f. 346 Anm. 2).

p. 184: Anatomes celebratae Patavii Anno 1537, Die Decembris 6 inceptae, tumultuaria collectio. Am Schluss p. 204: Secante omnium Anatomicorum peritissimo et diligentissimo D. Andraea Vesalio Bruxellensi amico et contubernali meo charissimo.

Von einem Abdrucke des Heftes glaubte ich Umgang nehmen zu sollen, weniger wegen zahlreicher Missverständnisse und einzelner Lücken, als vielmehr weil das Heft keine unmittelbare Aufzeichnung, sondern eine mit Hilfe von Büchern (Guinterius und Galen) angefertigte Bearbeitung der vesalischen Demonstrationen darstellt.[1] Es scheint fast als sei das Heft zum Ausleihen bestimmt gewesen, da an einer Stelle 'der Leser' auf Guinterius' Institutionen verwiesen wird.[2] Immerhin enthält das Manuskript verschiedene Angaben die unsre Kenntniss von Vesal in erfreulicher Weise bestätigen und ergänzen.

Die Sektion betraf eine männliche Leiche (Vitus Tritonius p. 188). Nach Benennung der Regionen (ostensis divisionibus corporis extrinseci p. 184ᵃ) wurde Venter inferior, dann (p. 190ᵃ) Venter medius, hierauf Gesicht und Hals, endlich (p. 198) Venter supremus abwechselnd mit Theilen der Extremitäten behandelt. Der Gang der Sektion 1537 entspricht also noch nicht völlig der in der Fab. 1543 (S. 84f.) gegebnen Vorschrift.

Auf p. 183ᵇ ist eine rohe (missverstandne) Federzeichnung aufgeklebt mit der Unterschrift: Venarum uteri et mamillarum concursus.[3] Die Zeichnung bezieht sich auf die im Texte p. 184ᵇ

[1] Vitus Tritonius Mskr. p. 196ᵃ: proinde ad eos [Gesichtsmuskeln] exacte intelligendos et numerandos iuvaberis aut Guinterio aut Gal. ipso. — p. 201ᵇ: Et haec cum vidi ad sententiam Gal. li. 3 de usu partium dissecta, ex eo adscribere volui, ubi amplius eos [Unterschenkelmuskeln] depingit. — Für die Herzklappen wird auf die Notizen aus der Anatomie des J. A. Leonicus verwiesen (p. 195ᵃ).

[2] Bei der Abbildung der Trigeminusverzweigung (Vit. Triton. p. 196ᵇ): Tertii paris nervorum cerebri infra hic depictam distributionem huc adscribere animus erat, sed quia ea ad verbum elegantissime habetur in Institutionibus Anatomicis Guinterii, eo lectorem recurrere satius duxi, quam huc illam transscribere.

[3] Hiezu Tabb. anatt. 1538 Venentafel S = Epigastr. infer. und NM = Mam-

(unrichtig) beschriebene Anastomose zwischen Mammaria interna und Epigastrica inferior: Transeundum erat ad transversos musculos nisi venae quaedam numquam Patavii antea animadversae hic venirent videndae . . .

p. 184^{b} Die Membrana carnosa wird an einem Hunde vorgezeigt (in cane dissecto luculentissimam vidimus).[1]

p. 186^{ab} Tractata deinde est distributio venae portae, arteriarum quae ad mesenterium ventriculum etc. et aliquorum nervorum qui ad illa veniunt, sed quoniam memoria huius spectaculi confirmatur ex charta quam dedit Chirurgus, et excudendam curabit, duxi hic transeundam.[2]

p. 187^{b} Sehr kleine in den Text eingeschobene Zeichnung des ductus hepaticus, cysticus mit der Gallenblase und des Ductus choledochus.[3]

p. 189^{b}. 190^{a}: Jam de his [Haemorrhoidalvenen] utrum a vena portae cavave producantur, adhuc sub iudice lis est[4] . . . Nec praetereundum sed admonendum quod per mediam spinam ad cavitatem in qua vesica sita fuit descendunt eodem ordine tres rami sanguine pleni ac nigricantes, qui rami cum a cava ante bifurcationem oriri indubie videantur aliquibus pro haemorrhoidibus sunt habiti ac demonstrati, verum diligentius . .? introspicienti Andreae nostro Wesalio amiciss. deprehensae sunt esse arteriae sub cava transeuntes,[5] natae vero ab ahorta, non longe omnes tres ab invicem, eae ad musc. podicis et alia illic loco deferuntur.

maria (kurz abgeschnitten). — Ganz ausgeführt auf der letzten Tafel der Epitome und Fab. 1543 p. *268.

[1] Man vergleiche Fab. 1543 II, 5.

[2] Distributio Venae portae s. Tabb. anatt. 1538 Erste Tafel (vollständiger: Fab. 1543 Lib. III c. 5 p. *262).

Arterien: Tabb. anatt. Dritte Tafel (vollständiger: Fab. 1543 p. *297).

Die Nerven können die des untern Theiles der Gehirnnerventafel von 1538 sein, die Vesal erst 1543 Fab. p. 319 veröffentlichte: vgl. oben S. 122. 85,7 und unten Vitus Tritonius p. 197^{a}.

[3] Vergl. die genaue Zeichnung Fab. 1543 Lib. V Fig. 13.

[4] Vergl. zu diesem Zweifel Vesal. Guint. Inst. 1538 p. 26^{b}; Tabb. anatt. Erste Tafel bei P; VS. p. 63. 61 und oben S. 98. 96,1.

[5] Diese aus der Aorta kommenden Arterien: Tabb. anatt. Arterientafel bei F; vgl. VS. 1539 p. 59s. — Die Anspielung könnte sich auf J. A. Leonicus' Anatomie von 1536/37 (Vitus Tritonius Mskr. p. 176^{b}) beziehen.

p. 192b Die Vena azygos geht oberhalb des Herzens vom rechten Umfange der Hohlvene ab.[1]

p. 193a Zeichnung der Leber, der obern Hohlader mit ihren Aesten und dem Herzen.[2]

p. 193b: In hoc cadavere mutata erant multa: ungewöhnliches Verhalten der V. azygos. Sie versorgt rechts sämmtliche zwölf Rippen, links keine. Die V. axillaris entspringt nicht unter der Thymus, sondern aus der V. humeraria.

p. 194a Zeichnung des Herzens mit Theilung der vordern Aorta.[3]

p. 197a Zeichnung der Trigeminusverästlung: Nervi tertii paris descriptio (hiezu auf p. 196b die S. 455 Anm. 2 abgedruckte Bemerkung).

p. 203b: In humero 4 musculi cubito motum dantes restabant, sed hi sicut nec musculi lumborum, dorsi etc. ob putrefactionem ipsorum diuturnitate et caliditate hiemis [?] monstrati non sunt. Porro de musculis qui sunt in tibia secundum Galenum undecim, nil recti et firmi dicere possum, quum res ad finem tendens, celerius quam diligenter contemplari et disci potuit sit tractata . .

p. 204a: Reliquos tum tibiae tum pedis musc. et tendines praetereo, nequid falsi scribatur. Similiter et de nervis, venis, arteriisque, quae per crus totum atque brachium disperguntur . . Sperandum nos adiutum iri tabulis iis quae fortasse edentur, continentibus picturam nervorum, venarum, arteriarumque corporis totius. Et sic sectionem hanc 24ta Decembris die Anni praedicti 37 absolutam feliciter memoriae iuvandae gratia tumultuarie chartis fidelissimis custodibus (quamquam hic circa finem imperfectius et negligentius) committere volui. Laudem ac gloriam in omnibus semper uni ac soli Deo summam tribuens, atque ab ipso studiorum meorum gratiam et profectum petens. Secante omnium Anatomicorum peritissimo . . (oben S. 455).

[1] Bestätigt die Aussage VS. 1539 p. 29 (oben S. 95. 95,1).

[2] Vergl. Tabb. anatt. 1538 Venentafel; die Zeichnung VS. 1539 p. 41.

[3] Vergl. Tabb. anatt. Arterientafel (und Fab. 1543 IV, 9 p. 328; VI Fig. 6 p. 564).

[4] Vgl. die Tafel des Macrolios (oben S. 122) bei Choulant Geschichte der anatom. Abbildung S. 52 und die Gehirnnerventafel der Fabrica 1543 p. 319.

IX. Vesal im lateinischen Galenus.

Ueber die Schicksale von Vesals Arbeit am lateinischen Galenus vermag ich nur höchst Lückenhaftes beizubringen.

Der unter einander Bezug habenden Gesammtausgaben des lateinischen Galen sind mindestens drei zu unterscheiden, die Venetianer, Basler und Lyoner Drucke.

1) Die Juntinae erschienen Venetiis 1541. 1550. 1556. 1565. 1576. 1586 (1597). 1600. 1609. 1625.[1] (Davon kenne ich bloss Juntina I. III. IV. V.).

2) Es giebt drei bei Frobenius und Episcopius erschienene Basler Drucke, die s. g. Frobenianae. Frobeniana I (1542) ist Wieholung von Juntina I 1541 (vgl. S. 109f. und 356f.); Frobeniana II (1549) wurde von Janus Cornarius auf Grundlage der Juntina I herausgegeben; Frobeniana III (1562) mit Vorrede und Prolegomena von Konrad Gesner ist Wiederholung von Juntina III 1556.

3[a]) Lugduni apud Gulielmum Rouillium (Konr. Gesner spricht von einer Sedezausgabe 1547 ff.; ich kenne einige Nummern in Oktavformat).

3[b]) Lugduni apud J. Frellon 1550. fol. (laut Choulant Bücherkunde S. 114; er sagt die Ausgabe sei eine Wiederholung der Frobeniana II).

Von Vesal enthält Juntina I 1541:

1) Galeni De nervorum dissectione liber ab Antonio Fortolo Joseriensi latinitate donatus, et ab Andrea Vuesalio Bruxellensi aliquot in locis recognitus.

Dasselbe in Ed. Frobeniana I Basil. 1542. — Sie giebt sämmtliche Randbemerkungen Vesals wieder, lässt aber die Merkzeichen

[1] Choulant Bücherkunde 1841 S. 114.

(Stern, zwei und drei Punkte) weg, welche in der Juntina enthalten sind. Die Merkzeichen beziehen sich sämmtlich auf zweifelhafte Stellen.

Dasselbe in Ed. Frobeniana II. Basil. 1549, mit Weglassung der Worte: et ab Andrea Wesalio . . recognitus.

In Juntina II 1550 — so schliesse ich aus zwei Lyoner Oktavdrucken apud Gul. Rouillium 1550 und 1551 — ist das von Vesal herausgegebene Fragment ergänzt und trägt von jetzt an nur noch den Namen des Herstellers Augustin. Gadaldinus.

In Juntina III 1556 lautet demnach der Titel: Gal. de nerv. diss. ad tyrones liber integer. Augustino Gadaldino Mutinensi interprete. Liber hic in graecis exemplaribus impressis corruptus ac mutilus legitur.

Ebenso in Juntina IV 1565 und V 1576.

2) Galeni De venarum arteriarumque dissectione liber ab Antonio Fortolo Joseriensi latinitate donatus, et ab Andrea Vuesalio Bruxellensi plerisque in locis recognitus.

Dasselbe in Ed. Frobeniana I. Basil. 1542.

Dasselbe in Ed. Frobeniana II. Basil. 1549 jedoch mit Weglassung der Worte: et ab Andrea Wesalio ... recognitus. (Im Inhaltsverzeichniss I, 195 ist stehn geblieben: et a Vesalio plerisque in locis emendatus.)

In dem Lyoner Druck Galenus de ossibus ad tyrones (nebst den neugefundenen und ältern anatomischen Schriften) apud Rouill. 1551. kl. 8 fehlt bei De Venarum artt.que dissectione jener Zusatz ebenfalls. (Blosser Abdruck von Froben. II 1549 liegt indess nicht vor, da zwei Randbemerkungen Vesals dem Sinne nach wiedergegeben sind, während J. Cornarius die Bemerkungen Vesals weglässt.)

Juntina III 1556 hat: Gal. De venar. artt.que diss. lib. ab Ant. Fortolo Joser. latin. donatus. Post Andreae Vessalii Bruxellensis castigationem, plerisque in locis antiquissimi exemplaris graeci ope recognitus.

Aehnlich Juntina IV 1565 und V 1576: beide mit Randbemerkungen Vesals.

3) Galeni De anatomicis administrationibus libri novem ab Joanne Andernaco latinitate donati, et nuper ab Andrea Vuesalio Bruxellensi correcti, ac pene alii facti.

Dasselbe in Ed. Frobeniana I. Basil. 1542.

Dasselbe in Ed. Frobeniana II. Basil. 1549, mit Weglassung der Worte: et nuper ab Andrea Wesalio . . . facti.

Ueber Edit. Lugdun. kann ich nicht berichten.

Ebensowenig über Juntina II 1550.

In Juntina III 1556: Galeni de anat. admin. libri novem, ab Jo. And. lat. donati. Et post diligentissimos Andreae Vesalii Bruxellensis et aliorum quoque castigationes plurimis in locis correcti.

Aehnlich in Juntina IV 1565 und V 1576. Beide mit Randnoten Vesals. (Auch Juntina VII 1600 scheint Vesals Bearbeitung zu enthalten; vgl. Galenus ed. Kühn I (1821), p. LXXXIV).

In Bezug auf Frobeniana II 1549 ergiebt sich wie kleinlich der Galeniker Janus Cornarius (S. 213) verfuhr, indem er den Namen Vesal überall ausmerzte und ihn nur aus Versehen Einmal im Inhaltsverzeichniss stehen liess. Die zwei einzigen Stellen des Textes, welche ich vergleichen konnte, nämlich Os hyoides (bei Cornarius Adm. anat. lib. IV c. 14; oben S. 67) und die Schlussbemerkung sprechen dafür dass Cornarius nicht dem Text des Guinterius, sondern dem Vesals gefolgt ist.

X. Vesals Skelettirungskunst.

Unzweifelhaft sind schon vor Vesal hie und da menschliche Skelette angefertigt worden. Darauf deuten verschiedne bildliche Darstellungen.[1] Alex. Benedictus berichtet dass Einige den Körper nach Entfernung der Muskeln halbiren und in einem grossen Kessel so lange kochen bis der Rest der Weichtheile sich leicht entfernen lässt.[2] Einmal war er selbst bei einer solchen Prozedur zugegen.[3] Andre nehmen nach Aussage von Benedictus Gräberknochen und mazeriren sie in einem Flusse oder in Kalkwasser.[4] Doch giebt er nicht an ob und wie die Knochen zu einem Skelette vereinigt wurden. Genaures über die alte Methode erfahren wir durch Vesal.[5] Er sagt dass die noch im Zusammenhange befindlichen Gebeine in eine lange mit Kalk gefüllte Kiste gebracht und mit Wasser befeuchtet wurden. Acht Tage später wurde die Kiste mit vielen feinen Löchern versehen und in einen rasch strömenden Fluss gesetzt damit die mazerirenden Theile allmählich sich lösten. Nach einigen Tagen reinigte man das Skelett mit dem Messer, schonte jedoch die Gelenkbänder, so dass der Zusammenhang ungestört blieb. Dann brachte man das Skelett in die erforderliche Stellung, setzte es der Sonne aus damit die Bandmassen trockneten und die Gelenke in richtiger Lage erhielten. Diese

[1] Z. B. das Nürnberger Xylographon von 1493 (S. 52), das Blatt in Gerssdorffs Chirurgie 1517 (S. 137,2).

[2] Alex. Benedictus Historia corporis humani V, 23: Quidam emotis musculis ac carne, dimidiatum cadaver ingenti cacabo discoquunt. plena coctura est, cum carnes facile laxantur, quae supersunt, agitant laureo ramo, tum diligenter eximunt, ac deinde ossa sensim dispoliant.

[3] Alex. Benedictus: oben S. 19,2.

[4] Alex. Benedictus V, 23: Alii in sepulchris cadavera intuentur, non sine nausea, quoniam immunda sunt. in flumine vero vel calce dissoluta perferuntur.

[5] Fab. 1543 I, 39 Anfang und die Initiale C (S. 176. 176,2).

Methode, fährt Vesal fort, sei nicht nur unreinlich und schwierig, sondern mache die wichtigsten Theile, Gelenke, Fortsätze und Gelenkenden der Knochen unsichtbar, sodass sie sich für das Studium unbrauchbar erweise.

Thatsächlich kenne ich nur Eine Skelettdarstellung vor dem Jahre 1538, welche das Knochengerüst vollständig hervortreten lässt. Es ist die zu Paris im J. 1536 erschienene Osteotome, die gerade hiedurch den Verdacht vesalischen Einflusses erweckt. Auf den übrigen vorvesalischen Bildern sind die Gelenke oder Theile des Rumpfes von Weichtheilen verunstaltet. Wenn man von der Osteotome absieht erscheint das reine Skelett zuerst in den Tabb. anatt. Vesals (S. 91 f.).[1]

Vesal hat sein erstes menschliches Skelett 1536 in Löwen gebaut (S. 73f. 103); 1538 verfertigte er eines für die Studirenden in Padua (S. 89); dort setzte er auch die Knochen eines sechsjährigen Mädchens zusammen (S. 100); in Bologna errichtete er ein Skelett für den Professor Albius (S. 88). Wahrscheinlich stellte er während des ersten italienischen Aufenthaltes noch weitre Skelette auf,[2] so dass der Basler Knochenmann von 1543 (S. 129) zum Mindesten sein fünftes Präparat ist.

Sein Vorgehn schildert Vesal ausführlich.[3] Einiges davon theilen wir hier mit. Zur Skelettirung eignet sich am Besten eine recht magre Leiche. Man sorgt für einen zur Aufnahme der Weichtheile und des Blutes geeigneten Topf sowie für einen grossen Waschkessel in welchem die Knochen gekocht werden sollen,[4] ausserdem für ein grosses Stück Papier, auf dem die Knorpel ausgebreitet werden. Vesal beginnt mit dem Kopfe: das Schädeldach kommt in den Kessel; Ohren, Augenlider und den knorpligen Theil der Nase legt er auf den Tisch, trennt den Unterkiefer ab und überträgt die Kiefergelenkmenisken auf das Papier. Der Unterkiefer wird oberflächlich gereinigt und in den Kessel gebracht,

[1] Skelette in Bändern kamen noch später vor: ein solches besass Franc. Frigimelica (laut R. Columbus De re anatomica 1559 Lib. IV) und sogar Folius (um 1650 in Venedig laut Mich. Lyser Culter anatomicus ed. 1665 p. 183).

[2] Fab. 1543 I, 39 p. 162.. quid nunc futurum existimandum, postquam componendi quoque rationem aliis descripsimus? et praeter subiungendas nunc tabulas, in plurimis Academiis, vel nostra opera, sceleta visuntur?

[3] Fab. 1543 I, 39 (= 1555 I, 40).

[4] Vgl. die Initiale gross O Fab. 1543 I, 1 (S. 176. 176,2).

Kehlkopf mit Zungenbein vorläufig auf den Tisch gelegt. Nachdem ein langer Schnitt in der Mittellinie des Rumpfes geführt und am Bauch durch einen Querschnitt ergänzt ist, werden die Weichtheile des Thorax zurückgeschlagen, das Brustbein mit sämmtlichen Rippenknorpeln von oben nach unten ausgelöst, die Menisken des Sternoklavikulargelenkes herausgeschnitten und auf das Papier gelegt. Dann wird ein Längsschnitt von der Schulter bis zum Daumen geführt und das Knochengerüst der obern Extremität herausgeschält. Doch kann man die Hand von Haut bedeckt lassen, wenn letztre zur Erleichterung der Mazeration mehrfach eingeschnitten wird. Dann trennt man das Schlüsselbein von dem Schulterblatt, bringt den daselbst vorkommenden Knorpel auf das Papier, wirft das Schlüsselbein, den Oberarmknochen in den Waschkessel, ebenso das Schulterblatt nachdem zuvor der Knorpel von der Gelenkpfanne entfernt wurde. Vorderarm und Hand werden im Zusammenhang gelassen und ebenfalls in den Kessel gethan. Dasselbe geschieht am andern Arme.

In ähnlicher Weise wird die Ausschälung und Absonderung der übrigen Knorpel und Knochen vorgenommen. Unter Anderm schneidet Vesal sämmtliche Zwischenwirbelscheiben heraus, legt sie der Reihe nach auf das Papier und lässt sie hier trocknen. Die im Kessel befindlichen Knochen werden mit Wasser bedeckt und unter fortwährendem Abschäumen und Abheben des Fettes zwei bis drei Stunden lang gekocht. Dann reinigt sie der Anatome mit eigener Hand von den anhaftenden Weichtheilen, indem er auf Schonung der Fortsätze und der Gelenkknorpel Bedacht nimmt. Man dürfe, sagt Vesal, das Geschäft keinem Unwissenden überlassen; wenn man keinen fleissigen Helfer habe, solle man Alles selbst verrichten; man lerne dabei die Knochen genau kennen.[1] Nun werden die Knochen am Feuer getrocknet, wobei der Anfänger die Handwurzelknochen im Zusammenhange lassen mag. Am Besten würden Hände und Füsse je in ein besondres Papier eingeschlagen. Man dürfe die Nägel, Sesambeine, Gehörknöchelchen, Zähne und das Os coccygis nicht verlieren. Besondre Sorgfalt erfordert das Sternum, da die Rippenknorpel leicht schrumpfen und später das Skelett verunstalten. Das Brustbein wird weder gekocht noch am offenen Feuer getrocknet, sondern mit heissem Wasser benetzt

[1] Fab. 1543 I, 39 p. 157, 48 Non enim facile dixerim, quantum cognitionis partium eo opere tibi paraturus sis.

und bis zur Errichtung des Skelettes in einem mässig feuchten Raume verwahrt. Das Trocknen der übrigen Knorpel erheische Vorsicht. — Die Aufbewahrung der Knochen kann in doppelter Art stattfinden: entweder indem man dieselben getrennt lässt und in einer länglichen Lade reihenweise ordnet. In diesem Zustande eignen sie sich vorzugsweise zum Studium. Auch Knochen aus gewissen Gräbern können hiezu mit Nutzen verwandt werden. Oder indem man ein Skelett errichtet. Doch lassen Skelette die Gelenke nicht hinlänglich hervortreten und dienen in Wahrheit mehr zur Schaustellung als zur Belehrung.[1]

Mit der Zusammensetzung soll nicht lange gezögert werden, da kurz zuvor gekochte Knochen leicht mit der Ahle zu bearbeiten sind. Die nothwendigen Instrumente sind S. 82 Anm. 6 genannt.[2] Vesal fängt beim Fusse an: nachdem er Talus und Calcaneus mit Draht an einander geheftet, vereinigt er mit Calcaneus das Cubiforme, mit Talus das Naviculare; dann kommen die drei Keilbeine, der Mittelfuss und die Zehen mit den Sesambeinen an die Reihe. Die einander zugekehrten Gelenkenden des Os femoris und der Tibia werden angebohrt, und nachdem die getrockneten Menisken an ihre Stelle gelegt sind, mittels eines hineingetriebenen Stabes unbeweglich an einander befestigt. Vor das Gelenk wird die Kniescheibe geheftet, die Fibula oben und unten mit der Tibia, der Unterschenkel mit dem Fusse vereinigt. Die Füsse kommen auf ein rundes, in der Mitte durchbohrtes Brett zu stehen. Nun wird der Abstand vom Brette bis zum Kreuzbeinkanale gemessen und danach ein passender eiserner Träger angefertigt. Dieser geht durch das Loch im Fussbrette und lässt sich mit einer Kurbel verbinden; sein obres Stück wird durch den Wirbelkanal, das Hinterhauptloch und das Schädeldach durchgeführt. Der Träger kann oben, falls das Skelett in einem Schranke aufbewahrt wird, mit der Decke desselben beweglich vereinigt werden, muss genau in das Loch des Schädeldaches passen, im untern bis zum Kreuzbein reichenden Theile zylindrisch oder viereckig, im obern durch die Wirbelsäule und den Schädel geleiteten Stücke platt und biegsam sein. Der Hiatus sacralis muss zur Aufnahme des Trägers mit

[1] Fab. 1543 I, 39 p. 159, 8: quae [ossa] autem erecta commissaque sunt, sinus, capitaque ossium non admodum accurate commonstrant, sed ut vere dicam, ad ostentationem potius quam ad disciplinam conducunt.

[2] Hiezu kommt 1555 der Drillbohrer; oben S. 234. 236, 5.

dem Messer erweitert werden. Besondre Sorgfalt ist auf die Befestigung am Eintritt in den Kreuzbeinkanal zu verwenden, damit sich nicht der Rumpf allmählich senkt.[1]

Die Wirbel müssen dem Träger unverschiebbar aufsitzen; zu diesem Zwecke wird unter Umständen ein geschwärzter Stab in den Wirbelkanal eingeschoben. An die obre Fläche der Wirbel leimt man jeweilen die entsprechende Zwischenwirbelscheibe an. Die Halswirbel bedürfen keiner besondern Heftung, sondern sitzen von selbst dem Träger unverschiebbar auf. Das Skelett wird in diese oder jene Stellung gebracht, je nachdem man dessen Hand mit Stock, Sense, Dreizack oder einem andern Geräthe versieht. Die Richtung des vom Träger durchsetzten Loches im Schädeldache ist quer wenn das Gesicht genau nach vorn, und schräg wenn das Gesicht nach der Seite blicken soll. Um das Schädeldach abnehmen zu können, wird es am Hinterhaupt und an den Schläfen mit Riemen geschlossen. Der Unterkiefer wird im Gelenke angeheftet, und damit er nicht herunterhängt mittels einer durch den Processus coronoides und unter dem Jochbein verlaufenden Schnur heraufgezogen. — Dann folgt die Vereinigung der Rippen mit Brustbein und Wirbelsäule, zum Schluss die Befestigung des Schultergürtels und der obern Extremität.[2] Die kleinen Theile, Zungenbein, verschiedne Knorpel, auch die des Kehlkopfes, Ossicula auditus, Nägel werden mit einem Kettchen oder einem getrockneten Nerven zu einem Halsbande geformt.

Man beachte folgende Punkte des vesalischen Skelettbaues: einmal die Aufnahme der knorpligen Theile, sei es dass sie überhaupt nicht vom Knochen gelöst, sei es dass sie zuerst getrennt und nachträglich wieder eingefügt werden. Und zweitens die Unbeweglichkeit sämmtlicher Abschnitte mit Ausnahme von Schädeldach und Unterkiefer.

Wir wenden uns zu den in Basel aufbewahrten Skelettresten (S. 462). Christ. Wurstisen erzählt zum Jahre 1543: „Auch bracht ein malefitzische Person etwas unmůß. Es war vor etwas zeit ein Einwohner zů Basel, mancherley Bůbenwercks halb der Statt ver-

[1] Fab. 1555 p. 197 fügt bei dass sich auf diese Weise die richtige Beckenneigung nicht gewinnen lasse. Desshalb führt Vesal zuweilen den Träger direkt durch ein im obern Theile des zweiten Kreuzbeinwirbels angebrachtes Loch nach dem Wirbelkanal.

[2] Vergl. die Initiale P.

wiesen worden, welchem sein Weyb in das ellend nicht folgen wöllen, damit sie nicht in verdacht keme, als ob sie es mit ihm gehalten. Als nun diese, auß Bitt eines Nachbauren gehn Alschweiler Fleisch zůholen, hinaußgangen, fand sie ongefahr ihren mann (von dem sie sich bißher, in hoffnung seiner besserung, nicht scheiden laßen) mit einem anderen Weyb herumbziehen. Also fraget sie ihn: Ob dieses sein Fraw were? Solches fieng er an beharrlich zůleugnen, sagt, Es were nicht sein Weyb, sondern lieff ihm sonst nach. Das hörete dieses Weyb, und sprach, Du bist ja mein Ehemann, hast mich jhe vor zwey jaren zů Kirchen geführet.

Da aber viel Leute im Wirtshauß hinzů lieffen, diesen Kampf zůhören, verschleicket er sich den Leuten auß augen, gieng auff das Veld, wartet seiner Frawen im Gestreuche. Bald diese sampt ihrer Nachbeurin mit dem gekaufften Fleisch einfeltiger weiß wider am heimgehn, unnd ongefahr außzůrůhen nidergestellet: wüschet der Bößwichte mit dem Schwert herfür, hiewe ihr bey nahe den lincken Arm ab, den sie ihm fürgeworffen, gab ihr etliche Wunden mehr, ließ sie also halb tod ligen. Die ander entloffen Nachbäurin zeiget solches zů Basel an, deß man noch selbigs abents nach gehaltnem Raht, dreyhundert Mann in die nechsten Dörffer frömbder Oberkeit hinaußschicket, diesen Thäter zůfahen, ward zů Allschweiler ergriffen, unnd am zwölfften tag Meiens enthauptet. Andreas Vesalius der nammhaffte Leibkündige Artzt, hat den hingerichten Cörper, bey der Universitet kunstlich zerschnitten, und seine Gebein auffgerichtet, welchs noch bey der Hohen Schůl zůsehen. Die verwundte Fraw ward durch der wundärtzten fleyß bey Leben erhalten."

Das Vorhandensein des von Vesal errichteten Skelettes wird bezeugt von Pantaleon 1566 und 1570, Felix Plater 1573, Christian Wurstisen 1577 und 1580, Lukas Gernler 1660,[1] Albrecht Haller 1728[2] und Jak. Christ. Beck 1757.[3] Allein um die Wende des

[1] Luc. Gernler Oratio secularis de Acad. Basil. ortu et progressu 1660 p. 46s.: qui [Vesalius] osseum illud cadaver virile.. quod cum aliis nonnullis Promotionum Aula spectandum proponit, Artis suae specimen.. Academiae reliquit.

[2] Haller Bibl. anat. I, 185: [Vesalius Basileae] sceleton.. in schola Medica dedicavit, quam anno 1728 reparatam, non sine reverentia vidi, cum in ea Academia incisoris munere pene puer fungerer.

[3] Christ. Wursteisens Kurzer Begriff der Geschichte von Basel.. vermehrt von Jac. Christ. Beck 1757 S. 339: Darinn [im Sommerhörsaal der Aerzte] befinden sich die von Wursteisen gemeldte Beingerippe..

achtzehnten Jahrhunderts war es durch Einquartirung sehr gefährdet;[1] eine Zeit lang schien es verloren zu sein,[2] bis dessen Ueberreste (wahrscheinlich durch K. G. Jung) wieder zu Ehren gezogen wurden. Eine Untersuchung jener Reste war erforderlich,[3] um die Echtheit der Knochen und die Zuverlässigkeit von Vesals Angaben zu prüfen.

Folgende Theile sind vorhanden: Schädel[4] ohne Unterkiefer, die ganze Wirbelsäule, dreiundzwanzig Rippen, Os sterni mit einigen Rippenknorpeln,[5] das ganze Becken mit Ausnahme des Steissbeines, die Schulterblätter und Schlüsselbeine, die Knochen der Ober- und Vorderarme, beider Ober- und Unterschenkel, vom rechten Fuss die Ossa tarsi mit Ausnahme des Os cuboid., die fünf Metatarsalknochen; am Os metatarsi I sitzt ein Sesambein. — Die Knochen hängen zum Theil durch Drähte zusammen, zum Theil sind sie frei und weisen die entsprechenden Bohrlöcher auf. — Der spitzwinklige Arcus pubis spricht für männliches Geschlecht; soweit die Knochen nicht firnisirt sind, zeigen sie die schmutzig graue, durch Kochen bewirkte Farbe (sehr schön an den Brust- und Lendenwirbeln, Rippen, am Talus und Calcaneus sichtbar). Die Knochen stammen von einem Enthaupteten: der Hieb ist dicht über dem Dornfortsatze des siebenten Halswirbels eingedrungen, hat den obern Rand des Bogentheiles gestreift, die obern Gelenkfortsätze weggenommen: vorn geht die Trennungsebene durch den untern Theil des sechsten Wirbels. Der untre Abschnitt des letztern haftet mittelst vertrockneter Bandmasse fest am siebenten Halswirbel. — Ausser den genannten thun viele andre Zeichen die Echtheit der Skelettreste dar. Ich hebe folgende hervor die zugleich für die Wahrheit von Vesals Beschreibung zeugen. Viele Gelenkflächen sind mit (unregelmässig zerklüftetem) Knorpel überzogen. Die meisten Zwischenwirbelscheiben bilden gesonderte hor-

[1] Vgl. W. His im Correspondenzblatt für Schweizer Aerzte 1879 S. 122f. und in der Gedenkschrift zur Eröffnung des Vesalianum Sep.-Abdr. 1885 S. 39.

[2] Th. Lauth Histoire de l'anatomie Strasbourg 1815 p. 528, N. 1: Ce squelette n'existe plus, suivant les renseignements que j'ai reçus de Bâle dans la présente année.

[3] Sie wurde im August 1885 vorgenommen.

[4] Die Schädelbasis zeigt in der linken Schläfengegend einen dreieckigen 4,5 Cm hohen, 3 Cm. breiten Defekt.

[5] Brust- und Lendenwirbelsäule, Rippen und Sternum bilden noch jetzt ein Ganzes.

nig braune Massen, dessgleichen der Meniscus des linken Sternoklavikulargelenkes und der Symphysenknorpel. Die Fossa intercondylica ossis femoris und das Tuber intercondylicum tibiae zeigen je ein 13, bzw. 15 Millimeter weites Loch welches in die Markhöhle führt und offenbar zur Aufnahme eines Stockes gedient hatte. Am Hiatus sacralis erscheint der Knochen rauh. Zwischen den Foramina sacralia anteriora prima findet sich ein rechteckiges, 13 Millim. breites, 8 Millim. hohes Loch, welches in den Wirbelkanal leitet. Somit wurde der Träger zuerst nach der frühern Methode in den Hiatus sacralis, dann nach der im Jahre 1555 mitgetheilten Art (S. 465 Anm. 1) direkt von vorn in den Wirbelkanal eingeführt. Das Schädeldach zeigt in der Mittellinie, 12 Millim. hinter der Kronennaht einen quergestellten, rechteckigen, 14,5 : 6 Millim. messenden Ausschnitt,[1] welcher dem Träger Durchtritt gestattete. (Danach muss das Gesicht nach vorn geblickt haben.)

Dass im Laufe der Zeit Ausbesserungen vorgenommen wurden — Haller spricht davon —, ist leicht zu erweisen. Während Vesal die Halswirbel unverbunden lässt, werden sie jetzt durch Draht zusammengehalten. Nur der Atlas ist frei. Der Processus odontoides des Epistropheus steckt in einer dem vordern Atlasbogen angehörenden Drahtschleife. Die Ossa pubis zeigen neben den alten leeren Bohrlöchern kleinere mit Draht versehene. Zu den spätern Zuthaten gehört der gelbliche Firnissüberzug vieler Knochen.

Dem von Vesal errichteten Präparate gab Felix Plater (S. 280) im Jahre 1573 die Skelette eines Weibes, eines Kindes und eines Affen bei. Alles zusammen wurde in einem Schranke vereinigt und als Zierde der neuen Aula einverleibt. Der wichtigste Theil des Schrankes ist noch erhalten, die Inschrift: sie findet sich auf sechs rechteckigen Holztafeln welche die Füllungen der Schrankthüren bildeten. Die Inschrift lautet:[2]

[1] Ringsherum ist die Oberfläche im Durchmesser von 17—19 Millim. abgeschliffen, was auf die Anbringung einer Schraubenmutter hindeutet.

[2] Die in Klammern beigefügten Zahlen beziehen sich auf die Reihenfolge der Tafeln. 1,8 inauguraturi? 1,13 contemplandumque; 2,11 aetatis; 2,12 negotium; 3,6 commentarios; 4,8 meliore; 5 und 6 die Skelette von Mann und Weib werden redend eingeführt.

(1) VTRUMQ. SANE
DONARIUM
HOC CIVIS HOSPITIS ILLUD
SUI
BASILIENSES ACADEMICI
GRATO ANIMO
ILLUSTRI HOCCE LOCO
INAUGURAT.
A FRONTE POTIUS QUAM
UT IN TRIUMPHIS
OLIM
A TERGO
SPECTANDUM CONTEMPL. Q.
PROPOSUERE

(2) NON TANQUAM PHIDIAE ET
PRAXITELIS EQUOS
SED UT QUI PII SUNT
BONIQUE
MORTALITATIS SVAE
ARGUMENTO
AD IMMORTALITATEM
PROPERARE
NATURAE VERO OPERUM
STUDIOSI
SEXUS ET AET. DISCRIMEN
CITRA NEG.
IN HUMAN. OSSIB. OBSERVARE
DISCANT ET
EXERCERE

(3) ANDR. VESALIUS
BRUXELLEN.
CAROLI V AUG.
ARCHIATRUS
LAUDATISS. ANATOMICARUM
ADMINISTR. COMM.
IN HAC URBE REGIA
PUBLICATURUS
VIRILE QUOD CERNIS
SCELETON
ARTIS ET INDUSTRIAE SUAE
SPECIMEN
ANNO CHRISTIANO
M D XLIII
EXHIBUIT EREXITQ

(4) SEXTO POST
LUSTRO
FELIX PLATERUS
ARCHIATRUS
ET MEDICAE SCHOLAE
ANTECESSOR
CONATU NE MAIORE AN
MEL. SUCCESSU
PRAECEPTORIS HOSPITALE
MUNUS
MARITARIT
FOECUNDARIT
ET EXORNARIT
QUISQUIS ERIS SPECTATOR
GRATIOSUS ET ERUDITUS
IUDICATO

---

(5) NOSTRO PEREMPTI
SCELERE
ALIENA VIVIMUS
MANU
PUERI AUCTIORES
OSSIBUS
AGILISQ. SCELETO
SIMIAE

(6) EXEMPLA VESTRIS
USIBUS
PIIS PHYSICIS ET
ETHICIS
SIC VASA GLORIAE
SUMUS
QUI ERAMUS IGNO
MINIAE

Ein Blick auf die nachvesalische Behandlung des Skelettes zeigt wie spät erst die Technik Vesals überholt wurde. Manches von Dem was nach ihm auftritt, stammt aus vorvesalischer Zeit[1] und bezeichnet der vesalischen Methode gegenüber einen Rückschritt.

Nach C. Stephanus (De dissect. Paris 1545 III, 49 p. 374) kann die Mazeration geschehen in einem durchlöcherten Kasten der in raschfliessendes Wasser gelegt wird (vgl. S. 461). Von Weichtheilen sollen nur die Gefässe zurückbleiben, welche man nachher trocknen und mit den Knochen eine Zeitlang aufbewahren kann.[2] Andre wenden das Kochen an, nachdem die Knochen von Hand und Fuss zuvor durch Draht geheftet sind. Nach einer dritten Art werden die Knochen mit der Ahle angebohrt und gelangen in ein mit Kalkwasser oder Alaunlösung gefülltes Fass. Vierzehn Tage später werden sie der Sonne ausgesetzt, noch einmal angebohrt, in frisches Kalk- oder Alaunwasser zurückgebracht. Endlich werden die Knochen gereinigt, mit Draht geheftet, abermals gereinigt und der Sonne ausgesetzt, bis kein Fett mehr ausschwitzt.

Wieder Andres schreibt Ambroise Paré vor[3] und beruft sich dabei auf Maistre Estienne de la Riviere, den Mitarbeiter am Werke des Stephanus (S. 209ff.). Um das Verziehen der Rippenknorpel zu verhüten, soll das Sternum mit passend geformtem Weissblech unterlegt werden. Die Röhrenknochen werden oben und unten angebohrt damit das Fett austreten kann und zweimal gekocht, während das aufgespannte Sternum bloss einmaliges vorsichtiges Kochen verträgt.

Re. Columbus[4] hält sich fast durchweg an Vesal; nur darin weicht er ab dass er das Sternum überhaupt nicht mit Wasser behandelt, dass er sowohl die Röhrenknochen (an beiden Enden) als die kleinen Knochen mit Bohrlöchern versieht.[5] Die Löcher

[1] Sicher ist diess beispielsweise für die Behandlung der Knochen mit Kalk, mit wohlriechenden Stoffen: Al. Bened. V, 23; oben S. 461,2; vgl. das Skelett in Bändern S. 462,1.

[2] Wegen dieser apokryphen Weichtheilpräparate vgl. oben S. 24. 24,2.3.4. — Erst Vesal hat mazerirende Theile nutzbar gemacht (für Nerven): S. 94. 94,2.

[3] Briefve collection de ladministration anatomique A Paris 1550. (S. 225.)

[4] De re anatomica Romae 1559 Lib. IV.

[5] Idque ut medulla universa exeat, quae retenta ossa denigrat, deformioraque reddit, quod bonus Vessalius non animadvertit: neque enim omnia animadvertere magnus potuit anatomicus. — Ein ungerechter Vorwurf; die Basler Knochen sind vorzüglich entfettet.

können nachträglich mit weissem Wachs oder mit einem Kitte verstrichen werden, der aus Käse, Eiweiss und Gips besteht. Mit demselben Kitte befestigt Columbus die Zähne und abgelöste Epiphysen. Endlich empfiehlt Columbus die zum Schliessen des Schädels dienenden Seidenfäden mit Moschus oder einem andern Riechstoffe zu behandeln.

Der Skelettirung hat sich auch Felix Plater befleissigt (S. 468). Sein erstes aus der Anatomie des Jahres 1559 hervorgegangnes Skelett[1] bewahrte er noch zur Zeit der Abfassung der Autobiographie (um 1612) auf. Das weibliche der Basler Universität im J. 1573 übergebene Skelett ist heute in Resten vorhanden und zeigt dass Plater theils nach Vesal, theils nach Columbus verfuhr. Der erste Sakralwirbel besitzt ein rechteckiges in den Wirbelkanal führendes Loch. Plater hat die Gelenkknorpel geschont und wie Columbus die Enden der Röhrenknochen angebohrt. Einzelne Löcher sind mit brauner Masse geschlossen. Da er meist feinern Draht verwandte als Vesal, so sind die Knochen jetzt grossentheils aus ihrem Zusammenhange gelöst. Der Schädel fehlt; die Knochen erscheinen der Mehrzahl nach grauweiss. Platers Skelett zeichnet sich aus durch einen herzförmigen Ausschnitt (von 13 Millim. Höhe und 6 Millim. Breite) am untern Ende des Brustbeinkörpers. Ohne Zweifel hat Plater gerade dieses Skelett in seinem anatomischen Werke dargestellt.[2] — Das gleichzeitig von ihm geschenkte Kinderskelett ist nicht mehr vorhanden. Da es ein 'Böglin' in der Hand hielt,[3] möchte Tab. 3 seines Werkes die Abbildung dieses Skelettes

[1] Ich gieng dry tag mit um, darnach sott ich die abgesüberte bein, und satzt sy zesamen, macht ein sceleton darus, dass ich noch jetz über die fünfzig und dry Jar by handen.. dan ich ein schön kensterlin darzů hatt bereiten lassen, dorin er stůndt in meiner stuben: Fel. Plater in Boos' Ausgabe S. 326 f.

[2] De Corporis Humani structura et usu Basil. 1583 Tab. VIII, 8 (übergegangen in C. Bauhin. Theatr. anatom. 1605 p. 1295). — Die Angabe von Haller (Icon. anatt. VI, 1753, p. 8: Eiusmodi foramen Vesalius, uti notissimum est, descripsit, et sternum perforatum in Basileensi academia dedicavit) beruht auf einem Lapsus calami.

[3] 'Item Matthis Gigern so dry Pfil, ein Böglin und Aepffell zun Skeletis geschnitzelt, geben 1 ℔ 11 β': Rationes tertii Rectoratus Basilii Amerbachii a 17. Juni 1573 ad 17. Juni 1574 bei W. His Correspondenzblatt für Schweizer Aerzte 1879 S. 122.

enthalten. — Dem Affenskelette[1] bin ich nicht näher getreten; der Schädel zeigt einen eckigen Ausschnitt für den Träger.

Einigen Besonderheiten der Skelettirung begegnet man bei dem Chirurgen Pierre Franco[2] (S. 280 Anm. 4). Er sägt den Schädel nicht auf, sondern entfernt das Gehirn durch das Hinterhauptloch; zur Heftung verwendet er Saiten. Franco berichtet dass seine drei oder vier in Bern und Lausanne gebauten Skelette von den Aerzten sehr geschätzt würden: denn die Knochen seien beweglich und ohne dass man den Mechanismus gewahre.[3] Ein Skelett dieser Art habe er den gnädigen Herren in Bern geschenkt.

Nach Fabricius von Hilden[4] (S. 288 Anm. 11) 'hat solches vom Herren Franc auffgerichtetes sceleton zwar wol ein schönes ansehen gehabt, wie mir zu Lausanna von denen so Herren Franc gekant, und seine sceleta gesehen hatten, ist gerümbt und angezeigt worden, sind aber unbeständig, und unwerhafft gewesen weil die lautenschnur nicht lang haben halten können. Daher dann das, welches er in E. G. [des Berner Rathes] Bibliothec auffgerichtet hatte, lenger als für dreissig jahren zerfallen ist, also das nur etliche wenig stuck vom selben mehr fürhanden sindt.' Das Gleiche gelte von einem der Stadt Freiburg verehrten Skelette. 'So hatte er der Stadt Lausanna auch eines verlassen, als ich aber Anno 1586 erstlich bin dahin kommen, war es schon zerfallen.' Desshalb sicherte Fabricius sein Skelett 'mit starken messenen drät'. Er kehrte damit zur vesalischen Technik zurück.

Den ersten Fortschritt über Vesal hinaus finde ich bei Michael Lyser,[5] der die Knochen von den Knorpeln gänzlich befreit wissen will.

Noch im 18. Jahrhundert übte man in Strassburg[6] das Kochen nach Vesal und das mangelhafte columbische Verfahren der Knochenanbohrung.

[1] Im alten Katalog des anatomischen Museums zu Basel wird der Affe von K. G. Jung als Cercopithecus sabaeus? bezeichnet.

[2] Traité des hernies .. A Lyon 1561. Cap. 156 La maniere de conioindre les os. Sein Aufenthalt in der Schweiz muss auf die fünfziger Jahre des 16. Jahrh. fallen.

[3] Car le mouvemen se fait, et si ne voit-on qu'est ce qui le fait faire.

[4] Anatomiae praestantia et utilitas Bern 1624 S. 140f.

[5] Culter anatomicus (1653) Hafniae 2. ed. 1665 p. 198s.

[6] Ph. C. Fabricius Methodus cadavera humana rite secandi (Strassburger Methode) ed. altera 1774 p. 148.

XI. Vivisektion des Menschen im sechzehnten Jahrhundert.

Nicht wenige und selbst ernsthafte Autoren der Neuzeit wie Hyrtl, Littré, Burggraeve, Malgaigne, Haeser[1] sind überzeugt dass im sechzehnten Jahrhundert Zergliederungen am lebenden Menschen vorgenommen wurden. Ich habe die einschlägige Litteratur gesammelt und finde die erste vage Verdächtigung bei dem Lästerer Cornelius Agrippa von Nettesheim (1531).[2] Später gewinnt das Gerede bestimmtere Gestalt und knüpft an die Namen Berengar von Carpi, Vesal und Falloppio. Wer aus unsrer Darstellung die Armseligkeit des vorvesalischen Leichenmaterials hat kennen lernen und erfahren hat, mit welcher Noth Vesal zu kämpfen hatte, wird jenen Anklagen von vornherein misstrauen. Ohne Zweifel hätten die Anatomen durch solche Handlungen ihre Wissenschaft im höchsten Grade gefährdet. Zwar lag das Beispiel der bewunderten Alten vor; sollen doch die alexandrinischen Aerzte lebende Verbrecher zergliedert haben. Aber alle Fachmänner von der

[1] Hyrtl Antiquitates anatomicae rariores 1835 p. 34 und im Lehrbuch der Anatomie. — Littré (1836. 37) Médecine et Médecins p. 318. — Burggraeve Précis de l'histoire de l'anatomie p. 198. — Malgaigne Oeuvres complètes d'A. Paré I, CLXXXV. — Haeser Lehrbuch der Geschichte der Medicin II^{3}, 50.

[2] Henr. Cornelii Agrippae (S. 131,5 und 193) De incertitudine et vanitate scientiarum 1531 cap. 86 De anatomistica: Hanc [chirurgiam] tamen crudelitate superat anatomia utrorumque pharmaceuticorum et chirurgorum theatrica carnificina, qua damnatos publicae morti reos quondam vivos.. resecarunt: Sed hodie ob Christianae religionis reverentiam paulo mitiores effecti, interempto prius homine, ipsorum vel lictoris manu, in mortui cadavere..

Wende des fünfzehnten Jahrhunderts an sprechen sich, wo sie die Frage berühren, in abweisendem Sinne aus. Alexander Benedictus,[1] Berengar von Carpi,[2] Cananus,[3] Columbus,[4] Volcher Coiter[5] die einen Zeitraum von etwa achzig Jahren und die wichtigsten Arbeitsstätten der Anatomie Padua, Bologna, Ferrara, Pisa, Rom vertreten, bezeichnen einstimmig die Vivisektion am Menschen als unsittlich und irreligiös. Freilich konnten Fachmänner ein Interesse haben den Thatbestand zu leugnen. Es muss also jede einzelne Anklage auf ihre Glaubhaftigkeit untersucht werden.

Falloppio sagt im Tractatus de morbo gallico,[6] Berengar von Carpi habe in Bologna zwei an Syphilis leidende Spanier aus Nationalhass lebendig zergliedert. Man muss aber wissen, dass Falloppio nicht als Augenzeuge redet und nach Berengars Tode

[1] Al. Benedictus Anatomice (1502) I, 1: Nocentes homines ex carcere acceptos, vivos resecasse, reges ipsos publicae saluti consulentes traditum est, ut spiritu etiam remanente naturae arcana .. perquirerent. At id religio nostra vetat .. At nos clementius vivis parcentes, noxiorum cadaveribus intima atque naturae arcana indagabimus.

[2] Carpus Commentaria 1521 p. IV^b Tempore enim nostro non fit anatomia in vivis .. Et longe melius cognoscerentur in vivis quam in mortuis, nisi prae immanitate desisterimus a tali opere.

[3] Musculorum humani corporis picturata dissectio [1543] p. A IV: Duplex enim cum sit corporum dissectio, vivorum scilicet et mortuorum .. actionem ad eorum curationes cognitu necessariam agnoscemus, non quidem vivos homines secando (quod crudelis et carnificis potius hominis quam medici esse videtur) sed bruta magis animantia.

[4] De re anatomica 1559 Lib. XIV: Nonnulla quandoque occurrunt .. quorum actionem scire nullo pacto possemus, nisi viva sectione utamur, non hominis quidem, ut veteres usi sunt, quod nefas, atque impium Christiano medico non videri non posset, sed brutorum .. Cum vivos homines secare Christiana Religione prohibeamur, .. de vivi canis sectione loquamur.

[5] V. Coiter Externarum et internarum principalium humani corporis partium tabulae atque anatomicae exercitationes Noribergae 1573 p. AA 2^b: Non sufficit cognoscere subiectum ratione specierum, sed et ratione conditionum, quarum prima est, si fuerit humanum, ut sit mortuum, ne impii simus ut Erasistratus, Herophilus et Carpus, qui carnificum more, vivos secasse dicuntur.

[6] De morbo gallico [zuerst 1564?] c. 76: Hic [Jacobus Carpensis] ita erat infensus Hispanis ut (cum esset Bono.) geminos ex eis laborantes morbo Gallico ceperit, et vivos anatomicis administrationibus destinaverit, qua de re profligatus Ferrariae obiit. — Vgl. Coiter Anm. 5; Casp. Bauhin. De corporis humani fabrica Basil. 1590 p. 8; J. B. Silvaticus Controversiae medicae 1601 p. 315; Dulaurent und Riolan unten.

schreibt. Die Nachricht steht im Widerspruch mit Berengars eigenen Worten. Sie verliert alles Gewicht desshalb, weil die Schrift De morbo gallico erst nach Falloppios Tode erschien und seine Verfasserschaft keineswegs feststeht. In den Observationes anatomicae, dem echten Werke Falloppios, wird Berengar mit grosser Auszeichnung genannt (S. 42. 263). Das Zeugniss gegen Berengar kann somit nicht als beweisend erachtet werden.

Dass Vesal lebende Menschen zergliedert habe, giebt zuerst (S. 290f.) André Dulaurent[1] an. Er stellt Vesal mit Berengar neben Herophilus und Erasistratus und bezeichnet ihr Verfahren als ruchlos, unmenschlich und unnütz. Noch schärfer wird Vesal von Riolan dem Jüngern[2] verurtheilt (S. 295). Er stellt ihm Galen gegenüber, dessen unzählige Vivisektionen am Thiere er rühmt. Einen Beweis gegen Vesal führt Riolan nicht an, nur jene Erzählung setzt er bei von dem spanischen Edelmanne dessen Herz bei der von Vesal vorgenommenen Sektion noch klopfte (S. 274f.). — Auch diessmal reden nicht Augenzeugen, sondern spätre Schriftsteller, die noch dazu Anhänger Galens sind. Die gegen Vesal erhobene Beschuldigung fällt somit dahin.

Bedenklicher scheint es um Falloppio zu stehen. Legt doch der Autor gegen sich selbst unumwundenes Zeugniss ab. In dem Werke Libelli duo, alter de ulceribus, alter de tumoribus praeter naturam erzählt Falloppio,[3] was er zu Pisa über die Wirkung des Opium bei vorhandenem Fieber beobachtete: Der Fürst befiehlt dass man uns einen Menschen übergebe, den wir auf unsre Art tödten und zergliedern. Ich verabreichte ihm zwei Drachmen Opium und der auftretende Anfall (der Mann litt an Quartana) hinderte die Wirkung des Opium. Dieser verlangte prahlerisch, wir möchten das Mittel noch zweimal darreichen, und wenn er nicht sterbe, ihm die Begnadigung des Fürsten verschaffen. Wir

[1] Andr. Laurentius Historia anatomica humani corporis Francof. s. a. [Vorrede von 1599] Lib. I c. 9: Scio veteres quosdam, ut Herophilum et Erasistratum damnatos regum permissione vivos secuisse, quod etiam nostro seculo fecerunt Carpus et Vesalius. Sed impium hoc et plane inhumanum iudico, nec ullo modo necessarium. Vgl. übrigens S. 276.

[2] Non possum non detestari ferinam Vesalii, et Jacobi Carpensis crudelitatem, qui vivos homines dissecarunt: Riolan. Opp. anatt. 1649 p. 43; und schon Anthropogr. 1626 I c. 11 und Schola anatomica [ed. 1624] c. 6.

[3] De tumoribus c. 14.

reichten ihm die zweite Dosis ausserhalb des Anfalles, und der Mann starb. In einer andern Abhandlung, dem Tractatus de compositione medicamentorum[1] äussert sich Falloppio folgendermassen: Ich werde erzählen, was sich während meines Aufenthaltes in Pisa ereignete. Der Grossherzog pflegte Verurtheilte den Anatomen zu übergeben damit sie jene in beliebiger Weise tödten könnten. Wir aber reichten dem Einen eine Drachme Opium und tödteten ihn binnen sieben Stunden; ein Andrer, der an Quartana litt, bekam das Gleiche. Alsbald trat Kälte, dann sehr grosse Hitze ein und er starb nicht, da das Opium von der natürlichen Wärme überwunden wurde.

Nun reden zwar beide Stellen nicht von Vivisektion, sondern von Vergiftungsversuchen an Verbrechern, deren Leichen alsdann zergliedert werden sollten. Immerhin lässt sich aus der ganzen Haltung vermuthen, dass unter Umständen Vivisektion an Stelle von Gift getreten sei. In diesem Sinne deuten auch die Eingangs erwähnten Gelehrten den Text. Die Frage lautet, ob Falloppio die ihm in den Mund gelegten Worte gesagt und geschrieben hat oder nicht. Nun sind aber beide Werke erst nach Falloppios Tode herausgekommen. In den vom Autor selbst herausgegebenen Observationes anatomicae wird die Vivisektion am Menschen nicht berührt. Die bedeutenden Schüler Falloppios, Theodor Zwinger, Volcher Coiter, Fabr. ab Aquapendente erwähnen jenes Vorfalles nicht. Sodann beachte man, dass die zwei posthumen Berichte nicht übereinstimmen, dass ein andres nachgelassnes Werk Falloppios eine ähnliche Nachricht über Berengar von Carpi enthält und endlich, dass die Echtheit der posthumen Schriften Falloppios von Anfang an bezweifelt worden ist.[2] Allerdings erhebt unter den verschiedenen Gesammtausgaben die zu Venedig im J. 1606 erschienene[3] den ganz besondern Anspruch auf Echtheit. In derselben hat der Text nicht unwesentliche Abänderungen erfahren. Die

[1] Tractatus de compos. medicamentorum 1570 c. 8.

[2] Vgl. Jasolinus (1570) oben S. 261,4.

[3] Ich berichte da mir diese Ausgabe nicht zugänglich war, nach Calderato Brevi cenni sulla vita e sugli scritti anatomici di Gabr. Falloppio Padova 1862 p. 48 und nach Alf. Corradi Degli esperimenti tossicologici in anima nobili nel cinquecento. Memorie del Reale Istituto Lombardo di Scienze e Lettere. Sc. mat. e nat. XVI, 1886, p. 31.

Verleger geben an dass Falloppio das ihnen zu Gebote stehende Manuskript seines Schülers Marcolinus mit eigenen Augen gesehen und den Inhalt gebilligt habe; sie nennen desshalb ihre Ausgabe Opera genuina. In diesen Opera genuina kommt die erste der oben angeführten Stellen nicht vor. Da jedoch die zweite des Tractatus de compositione medicamentorum stehn geblieben ist, so hätte sich, falls die Verleger Glauben verdienen, Falloppio ausdrücklich zu den hier erwähnten Dingen bekannt.

Und das nehmen wirklich einige Forscher, Calderato und Corradi an. Allein sie scheinen die Geschichte der Gesammtausgaben Falloppios nicht völlig verfolgt zu haben. Sonst würde ihnen bekannt sein, dass hier eine alte Buchhändlerrivalität spielt, dass schon die Frankfurter Verleger ihren Druck vom J. 1584 für den zuverlässigern erklären und dass sie diese Versicherung in dem Drucke vom J. 1600 wiederholen.[1] Erst im J. 1606 treten die Venetianer mit den Opera genuina hervor. Doch die Frankfurter wissen sich zu helfen: sie setzen ihrer letzten Ausgabe ein Titelblatt mit der Zahl 1606 vor und fügen eine Appendix bei, worin die wichtigsten Neuerungen der Opera genuina zusammengestellt sind. In der Vorrede bezeichnen sie ihre Venetianer Kollegen als Lügner und Meineidige, da diese ihnen bereits im J. 1600 den echten Text um schweres Geld verkauft hätten. — Wer sieht nicht dass mit Falloppios Namen geschachert wurde? dass zwei Firmen mit Anpreisungen und angeblichen Verbesserungen sich den Rang abzulaufen suchten? Ein Beweis für die Echtheit der Venetianer Gesammtausgabe von 1606 liegt so wenig vor als für die Frankfurter Drucke. Die Stelle des Tractatus de compositione medicamentorum hat nicht mehr für sich als die der Schrift De tumoribus. Man kennt weder den Verfasser des einen noch den des andern Werkes. Der böse auf Falloppio lastende Verdacht fällt in Nichts zusammen.

Somit entbehrt Alles was auf Berengars, Vesals und Falloppios Zergliederungen am lebenden Menschen Bezug hat, der thatsächlichen Begründung.

Nun sind aber in neuester Zeit Mittheilungen gemacht wor-

[1] Hanc nostram editionem .. etsi non omnibus numeris absolutam, Veneta tamen innumeris modis sinceriorem esse: ed. Francof. 1584 Schlussblatt; ed. 1600 am Schlusse des I. Bandes.

den welche die Vivisektion am Menschen unwiderleglich darthun sollen. Der Advokat Alfonso Andreozzi bringt in einer Abhandlung vom J. 1878[1] dreizehn dem Kriminalarchiv zu Florenz entnommene Notizen und will damit beweisen dass unter dem Herzog und spätern Grossherzog Cosimo in der Zeit von 1545 bis 1570 thatsächlich Vivisektion an Verbrechern geübt worden sei. Es wären die Anatomen von Pisa gewesen, welche sich der Schandthat schuldig gemacht hätten.[2] Zunächst beruft sich Andreozzi auf Falloppios erste Stelle und auf den modernen Historiker Cesare Cantù um zu zeigen dass in Toscana Missethäter lebend den Anatomen verabfolgt wurden. Keinen Zweifel an den mit Genehmigung Cosimos vorgenommenen Vivisektionen lassen dem Verfasser eben jene Notizen des Kriminalarchivs übrig. Die von den Comissari und Rettori criminali des Grossherzogthums mit der vorläufigen Entscheidung (disegno) versehenen Prozessakten wurden nach Florenz geschickt, wo der Magistrat der Signori Otto darüber Beschluss fasste (deliberazione). Dann gieng Alles an den Grossherzog welcher seinen Willen im rescritto bekundete. Cosimo habe gethan was ihm beliebte. So habe er im Juli 1567 zwei Mörder die zu Strang und Viertheilung verurtheilt waren, zu einem Giftversuche verwenden lassen. Sie seien durchgekommen und zu lebenslänglicher Galeerenstrafe begnadigt worden. Andreozzi veröffentlicht das auf Vivisektion bezügliche Material vollständig und in chronologischer Ordnung. Unter Anderm finden wir folgende Belege:

1. Am 15. Januar 1545 wurde eine Frau Namens Santa welche ihre zwei neugebornen Kinder erstickt hatte, zur Enthauptung verurtheilt. In der Deliberazione des Magistrates wird berichtet dass die Frau geständig war die Kinder lebend geboren und die Erstickung durch Zuhalten des Mundes bewirkt zu haben. Unter der Deliberazione steht: Dicta Santa de mente Excell^{mi} Ducis fuit missa Pisis, ut de ea per doctores fieret notomia.

2. Von zwei am 14. Dezember 1547 zum Tode durch den Strang verurtheilten Räubern wird der eine vom Grossherzog zu

[1] Le leggi penali degli antichi Cinesi Firenze 1878 p. 50. Ich verdanke die Kenntniss der Schrift Herrn Prof. Dr. jur. Teichmann in Basel.

[2] Gegner der Thiervivisektion haben Andreozzis Mittheilung begierig aufgegriffen: vgl. Zöllner Ueber den wissenschaftlichen Missbrauch der Vivisektion 1880 S. 77 (nach einer englischen Abhandlung).

Galeerenstrafe begnadigt, vom andern sagt die Deliberazione des 17. Dezembers: ducatur Pisis pro faciendo de eo notomia.

3. Im libro dei partiti 1. September 1551 heisst es: Brief an den Comissario von Castrocaro dass die Mörderin M. falls sie von ihrer Krankheit zu heilen ist, nach Florenz geschickt wird, weil sie auf den Wunsch des Grossherzogs zur Anatomie aufgespart werden soll. Man spreche ihr nicht davon und mache ihr Hoffnung. Wenn sie unheilbar ist, melde man es, damit der Scharfrichter geschickt werden kann zur Enthauptung. Am 17. Beschluss, dass die Person im öffentlichen Gefängniss zu Florenz für die Anatomie aufzubewahren sei. — Gieng nach Pisa zur Anatomie (andò a Pisa per farsene notomia).

4. Am 12. Dezember 1552 wurden vom Magistrat zwei Piraten, Vater und Sohn, in Livorno zum Galgen verurtheilt; am 14. Befehl des Grossherzogs, dass der Sohn zur Anatomie nach Pisa geschickt werde.

5. Am 22. Dezember 1552 wird ein Giftmischer in Borgo S. Sepolcro zu Galeerenstrafe, am 29. aber zum Tode durch den Strang verurtheilt. Am 31. wird geschrieben dass man den Verbrecher nach Florenz für die Anatomie (per la notomia) bringe. Er traf am 6. Januar ein, gieng am 13. nach Pisa.

6. Am 14. November 1553 wurde eine Kindesmörderin durch den Vicario von Firenzuola und die Signori Otto zur Enthauptung verurtheilt. Am 21. Befehl dass sie ins Gefängniss von Florenz für die Anatomie abgeliefert werde. Am 20. Dezember brachte sie ein Polizist (famiglio) nach Pisa zum Comissario, damit letztrer sie in üblicher Weise dem Anatomen übergebe — wie auch geschehen (che la consegni secondo il solito al notomista per farne notomia, — come fu fatto).

9. 13. Februar 1556. Cesare M. in Vico soll an den Comissario von Pisa zur Anatomie geliefert werden. Dem Comissario wird geschrieben er möge jenen in Empfang nehmen und dem Anatomen übergeben in welcher Art letztrer es wünsche und nach dessen Belieben (e consegni al notomista in quel modo, che lo chiederà, e a suo beneplacito). Am 15. wurde gemeldet, dass der Verbrecher auf höchsten Befehl nicht nach Pisa zu bringen, sondern zu hängen sei.

Obige sieben in ihren wesentlichen Bestandtheilen vorgeführte Notizen und sechs andre ähnliche bilden das Material aus welchem

Andreozzi auf Vivisektion des Menschen schliesst. In keinem der Dokumente — hierauf legt er entscheidendes Gewicht — finde sich angemerkt dass der Scharfrichter das Todesurtheil vollstreckt habe. Nach dem J. 1570 traf Andreozzi keine Ueberweisung an die Anatomie mehr ohne solchen Vermerk.[1]

Es kommt Alles darauf an, die Urkunden wahrheitgemäss zu erklären, Nichts darin zu entdecken was sie nicht enthalten. Zuvörderst gewahrt man dass nirgend ausdrücklich von Vivisektion die Rede ist, sodann dass über den Zustand in welchem der Anatome den Verbrecher bekommt, nichts Deutliches gesagt wird; einige Dokumente klingen bei erster Betrachtung geheimnissvoll. Aber man sieht auch sofort dass sich die Notizen zum Theil in Formeln bewegen die gewisse damals geläufige Abmachungen und Gebräuche zur Voraussetzung haben. Auf solche weist der Ausdruck secondo il solito Nr. 6 hin. Die Interpretation kann nur aus der Kenntniss der für Anatomieleichen geltenden Bestimmungen und Gebräuche erfliessen. Nun schreiben die unter Cosimo I entworfenen Statuten der Universität Pisa Folgendes vor.[2] Der Rektor hatte alljährlich im Winter zu der ihm passend scheinenden Zeit dafür zu sorgen, dass zwei Leichen oder mindestens eine für die öffentliche Anatomie vorhanden war. Hinwiederum lag dem Commissarius von Pisa die Verpflichtung ob dem Rektor auf dessen Ansuchen die Leichen einiger zum Tode verurtheilter Verbrecher zuzuweisen (assignare). Wenn das Material in Pisa fehlte, so hatte sich der Rektor an die Domini Octo in Florenz zu wenden. Demgemäss bestand zwischen Universität und Behörden ein geregelter Verkehr behufs Leichenbeschaffung. Vergleicht man das Statut mit den Vermerken des Kriminalarchivs, so unterscheiden

[1] Andreozzi a. a. O. p. 50. 55.

[2] Fabronius Historia Academiae Pisanae II, 1792, 73: statuimus quod Rector, singulis annis, tempore hyemali, cum illi commodius videbitur, teneatur providere quam accuratissime poterit, ut habeantur duo cadavera de quibus Anatomia fieri possit.. Ut autem hoc facilius fieri possit ordinamus quod D. Commissarius Pisarum teneatur assignare Rectori dicta cadavera aliquorum Delinquentium, de quibus supplicium sumendum sit, ad omnem eius requisitionem. Si vero sub tempus Anatomiae Pisis nullus occurrat talis Delinquens, tunc Rector scribat Florentiam ad Dominos Octo.. — Die Abfassungszeit der Statuten ist meines Wissens nicht genau ermittelt. Schwerlich bestanden sie schon im J. 1544; wenigstens empfieng Vesal sein Material auf anderm Wege (s. unten).

sich diese hauptsächlich dadurch, dass sie kurzweg vom Anatomen statt vom Rektor der Universität reden und dass sie möglicherweise von Ablieferung lebender Verbrecher handeln, während im Universitätsstatut deutlich von Leichen gesprochen wird.

Doch auch letztrer Punkt erledigt sich auf einfachste Weise. Bei der Dürftigkeit des Leichenmateriales musste auf möglichst günstigen Zustand desselben Bedacht genommen werden. Nicht bloss frische, sondern unversehrte Leichen zu gewinnen lag im Interesse des Anatomen und der die öffentliche Anatomie Besuchenden. Der ersten Bedingung war leichter, der zweiten schwerer zu genügen; jene liess sich erfüllen wenn Zeit und Ort der Hinrichtung und der Anatomie zusammenfielen; diese nur wenn die Hinrichtung keine Verstümmlung des Körpers herbeiführte. Da Verbrecher meist mit dem Strang oder dem Schwert gerichtet wurden, bekam der Anatome vorzugsweise Gehenkte und Enthauptete. Dass letztre kein erwünschtes Material darstellten, liegt auf der Hand; aber auch Gehenkte waren nicht beliebt, weil man die Quetschung des Halses fürchtete.[1] So wird es verständlich dass die Behörden unter Umständen der Anatomie zuliebe besondre den Körper schonende Todesarten eintreten liessen. Schon das Privilegium der Universität Lérida vom J. 1391[2] bestimmt dass zu Gunsten der Anatomie der Tod durch Ertränken zu wählen sei, gleichviel welche Todesart der Verbrecher sonst zu erleiden gehabt hätte. Und Vesal erinnert daran wie er sich bei den Richtern bemüht habe dass diese oder jene Todesart in Anwendung gebracht (necari curent) und die Hinrichtung auf eine der öffentlichen Anatomie günstige Zeit verlegt werde.[3] In Lérida sowohl als bei Vesal schliesst der Wortlaut die Tödtung durch den Anatomen aus: warum sollten Andreozzis Documenti anders aufzufassen sein? Nichts steht der Annahme im

[1] Galen empfiehlt Ertränken (der Affen) um Quetschung der Theile des Halses zu vermeiden: Anatt. administr. I, 3; unklarer (Ertränken fune iniecto) IV, 2. Sehr bestimmt hebt Vesal die rasch eintrocknende, der Präparation des Platysma myoides hinderliche Strangulationsmarke hervor: Fab. 1543 II, 14.

[2] (Oben S. 13) Gaz. des Hôpitaux 1881 p. 430 .. sic quod quacunque maneria seu specie mortis quam eius demeritorum occasione subire debeat minime obsistente, palam coram omnibus qui eum videre sic obire voluerint, per officiales nostros predictos in aqua iudicialiter demergatur, et inibi penitus sufocetur..

[3] Vesal. Ep. Ch. 1546 p. 194 (vgl. oben S. 80,3).

Wege, dass der Verbrecher lebend nach Pisa transportirt und auf den Termin der öffentlichen Anatomie hingerichtet wurde, sowie dass in einzelnen Fällen der Anatome die Todesart bestimmen durfte. So lässt sich die Formel in Nr. 9 verstehen: in quel modo, che lo chiederà, e a suo beneplacito. In jedem Falle erhielt der Anatome den Verbrecher erst als Leiche. So stehen das Privilegium von Lérida, die Angabe von Vesal, das Statut von Pisa und Andreozzis Dokumente in Uebereinstimmung, und die geheimnissvoll klingenden Wendungen bei Andreozzi sind enträthselt.

Allerdings bin ich nicht im Stande jene von Andreozzi vermisste Angabe beizubringen dass der Maestro di giustizia die Hinrichtung vollzogen habe. Da aber, wie eben gezeigt worden, von einer durch den Anatomen geübten Vivisektion keine Rede sein kann, hat die Frage untergeordnetes Interesse. Offenbar, so schliessen wir, sind Andreozzis Dokumente unvollständig, sonst würden sie der Sache Erwähnung thun.

Vielleicht genügt unsre einfache, sachliche Erklärung voreingenommenen Köpfen nicht. Doch giebt es noch einen andern Beweis. Wir fassen die grossen unter Cosimo I zu Pisa lehrenden Anatomen ins Auge und beginnen mit Falloppio dessen Vivisektionen am Menschen Andreozzi für gewiss hält. Falloppio trat sein Amt zu Pisa im J. 1548 an und wurde im Herbst 1551 nach Padua berufen. Unter Andreozzis Dokumenten lässt sich Eines (Nr. 2) auf Falloppios Zeit beziehen.[1] Man könnte darin eine Bestätigung erblicken für die im Libellus de tumoribus oder die im Tractatus de compositione medicamentorum gemachte Angabe.

Vesals Lehrthätigkeit in Pisa fällt auf das Jahr 1544. Er war der erste Anatome, der an die neubelebte Universität gezogen wurde. Wie sehr Cosimo I den Wünschen Vesals entgegenkam ist früher dargestellt worden (S. 189). Aus Florenz wurde eine Leiche herbeigebracht und Studenten erhielten Gelegenheit Knochen und ein ganzes Kadaver einem Friedhofe zu entnehmen. Von Gelegenheit zu Vivisektion am Menschen berichtet Vesal nicht. Auch durch Andreozzis Dokumente wird Vesal nicht belastet, da in ihnen das Jahr 1544 leer ausgeht.

Die Dokumente Andreozzis beginnen mit dem 15. Januar 1545.

[1] Als Nr. 3 Andreozzis zur Anatomie gelangte, befand sich Falloppio wahrscheinlich bereits in Padua; vgl. oben S. 260, 3.

Damals befand sich Realdus Columbus in Pisa (S. 256), derselbe welcher im J. 1559 Vivisektion am Menschen für unzulässig erklärt (S. 474). Columbus aber und sein Schildknappe Valverda setzen uns in den Stand die Haltlosigkeit von Andreozzis Auffassung mit voller Evidenz zu erweisen, Andreozzi mit seinen eigenen Waffen zu schlagen. Columbus erzählt nämlich[1] dass er in Pisa vor zahlreichen Zuhörern eine Frau mit Namen Sancta zergliederte, die ihre vor Kurzem zur Welt gebrachten Zwillinge durch Ersticken getödtet und desshalb nach dem Spruche der Richter den Tod durch Erstickung erlitten hatte (eam iusti iudices suffocandam iusserunt). Niemand kann bezweifeln dass des Columbus Sancta identisch ist mit der Santa in Andreozzis erstem Dokumente, welche am 15. Januar 1545 verurtheilt wurde (S. 478). Zum Ueberflusse nennt Valverda[2] der bei der Sektion zugegen war, ausdrücklich das Jahr 1545. In jeder Beziehung bestätigt sich jetzt unsre Auffassung der Dokumente: sie sind unvollständig; denn bei der Santa wird der Todesart, suffocatio, nicht Erwähnung gethan. Die Dokumente bewegen sich in hergebrachten, von Andreozzi missverstandenen Formeln; denn die hier gebrauchte Wendung: Dicta Santa de mente Excellmi Ducis fuit missa Pisis, ut de ea per doctores fieret notomia wiederholt sich in verwandter Weise bei Valverda: per cio il Duce Cosimo de medici la condannò per fare Anatomia.[3] Facere anatomiam, fare Anatomia ist der landläufige Ausdruck für öffentliche Anatomie verrichten,[4] nämlich an der Leiche, nicht am Lebenden. Ueberdiess gewinnt man durch Columbus die Gewissheit dass die Sancta auf richterlichen Befehl durch Erstickung (Ertränken?) getödtet wurde. Ist aber Andreozzi in diesem Falle

[1] Re. Columbus De re anatomica 1559 Lib. VI p. 173 .. idque praesertim Pisis accidit, dum mulierem eiusmodi in publico Theatro secarem. aderat discipulorum, ac doctorum magnus numerus. mulieri, cuius anatomen profitebar, Sanctae nomen erat, quae cum ante mensem geminos peperisset, eosque miseros vix in lucem proditos luce privasset, ac suffocasset: eam iusti iudices suffocandam iusserunt. nam ut inquit poeta ille, Non est lex iustior ulla, Quam necis artificem arte perire sua.

[2] Valverda Anatomia del corpo humano 1559 III, 14.

[3] In der lateinischen Uebersetzung von 1589: quam .. Dux Cosimus Medices dissectioni condemnaverat.

[4] Belege von 1368 bis 1565 auf S. 8—12 und 433.

widerlegt, so ist er es auch in den übrigen. Denn für keinen bringt er bessre Gründe bei.

Nachdem wir die Gebräuche unter Cosimo I haben verstehen lernen, hindert uns Nichts zwei um hundert Jahre jüngre Urkunden herbeizuziehen. Die eine betrifft abermals Pisa.[1] Von zwei am 13. Januar 1672 zu Florenz verurtheilten Verbrechern wurde einer folgenden Tages aufgeknüpft, die Hinrichtung des andern auf den 23. Januar und nach Pisa verlegt, weil die Universität um eine Anatomieleiche eingekommen war. Die Urkunde stimmt völlig zu unsern Ermittlungen. Das zweite Aktenstück bezieht sich auf Siena.[2] Die Deputati genannter Universität sprechen in einer vom 29. Dezember 1674 datirten Eingabe an den Grossherzog von Toscana den Wunsch aus, es möchte wieder einmal eine öffentliche Anatomie abgehalten werden. Da über einen Verbrecher Galgen und Viertheilung verhängt sei, bitten sie um die Leiche und wünschen dass die Hinrichtung auf die dem Anatomen passende Zeit verschoben werde. Zugleich wird darum ersucht dass die Hinrichtung nicht durch Viertheilen sondern nach der in Pisa (zu Gunsten der Anatomie?) geübten Weise des Erdrosselns geschehe (che sia strozzato e non squartato nell' istesso modo che si stila in Pisa . .).[3] Ein weiterer Beleg zu unsern Ausführungen.

Unsre Untersuchung ergiebt, dass die den Anatomen des

[1] Mitgetheilt von Andreozzi a. a. O. p. 40.

[2] G. Romiti Catalogo ragionato del Museo anatomico della R. Università di Siena 1883 p. 11: . . e sentendo che si trovi carcerato un tal Gasparo Paladini da Monte Ritondo condennato alla pena della forca e squarto, e che presto sia per esequirsi la sentenza . . siamo a supplicare umilissimamente L'A. V. a volersi compiacere di concedere detto carcerato per l'effetto che sopra al lettore d'anatomia, e quando li piaccia esaudire la nostra domanda, comandare che sia esequita la sentenza con che sia strozzato e non squartato nell' istesso modo che si stila in Pisa, e che sia differita l'esecutione a tempo opportuno secondo che parrà all' anatomista, il che potrà importare pochi giorni, nell' entrante mese di gennaio . .

[3] Aehnlich scheint man es, wenn Hyrtl (Mediz. Jahrbücher des Oesterreich. Staates 42, 1843, S. 88) genau berichtet, in Prag gehalten zu haben. Es giebt „zwei Verordnungen der kgl. Statthalterei vom 9. Jänner und 24. Februar 1631 worin dem Neustädter Bürgermeister befohlen wird 'aus den zum Tode verurtheilten Verbrechern' ein Weib oder einen Mann durch den Scharfrichter erdrosseln und dann ad studium anatomicum den Doctoren und Chirurgen übergeben zu lassen."

16. Jahrhunderts nachgeredete Vivisektion an Menschen nicht begründet ist. Die allgemeine Stimmung der Anatomen zeigt sich einem solchen Unterfangen durchaus abgeneigt. Belastende Aussagen sind überall erst nach dem Tode des betreffenden Anatomen in die Litteratur gelangt und halten der Kritik nicht Stand. Andreozzi hat seine archivalischen Dokumente oder Notizen falsch gedeutet. In Wirklichkeit bestätigen sie Das, was aus andern Quellen über Beschaffung und Behandlung des anatomischen Materiales sich entnehmen lässt. Nicht Ein Mal ist ein lebender Mensch unter das Messer des Anatomen gekommen.

Namensverzeichniss.

Berichtigungen.

S. 27 Z. 18 statt 16 lies 6.

S. 106 Z. 1ff. Die Vergleichung des Os coccygis mit dem Schnabel des Kuckucks findet sich erst Fab. 1555 I, 18 p. 103a.

S. 180 Z. 1 der Anmerkungen statt 23 lies 63.

S. 322 Z. 14 statt fünfundzwanzig lies achtundzwanzig.

S. 416 streiche Anm. 1.

Uebersicht der Tafeln.

Taf. 1. Aus Berengar von Carpi 1521—23. — Originalgrösse. Vgl. S. 49ff. 49,4.

Nach einem Exemplar der Isagogae von 1523.

Vesals Porträt. — $^2/_3$ Gr. Vgl. S. 177.

Taf. 2—26. Aus Vesal 1543 (Taf. 4 und 9 nach einem Exemplar von 1555). — Vgl. S. 132ff. 135f. 155ff.

Taf. 2—18. Aus Fab. Lib. I und II. — $^1/_2$ Gr.

Das Beiwerk der Taf. 4 ist links in Folge ungünstiger Vorlage um einige Millimeter verkürzt.

Taf. 9 aus Fab. 1555 zeigt die in der zweiten Ausgabe angebrachte Nachbesserung der Buchstabenbezeichnung. — Vgl. S. 235 f.

Taf. 19—26. Aus Epit. - $^2/_5$ Gr. (Taf. 24 = Taf. 3 in $^1/_2$ Gr.)

Taf. 27. Ein 'Antinous'; Rom, Kapitol; hier gegenseitig gemacht. — Vgl. S. 171.

Taf. 28. Einer der gewöhnlichen 'Todesgenien'. Sarkophagfigur; Rom, Giardino della Pigna. — Vgl. S. 171.

Herr Professor Dr. E. Petersen, erster Sekretär der Zentraldirektion des Deutschen archäologischen Institutes in Rom hat sich der nicht geringen Mühe unterzogen die Figuren der Taf. 27 und 28 für mich auszuwählen, bzw. aufnehmen zu lassen. Hiefür sowie für die freundlichst gewährten Aufschlüsse spreche ich ihm den herzlichsten Dank aus. Da der einschlägige Textabschnitt vor Eintreffen der Bilder gedruckt war, füge ich an dieser Stelle aus den Bemerkungen des Hrn. Prof. Petersen bei, dass an der kapitolinischen Statue „die rechte — hier linke — Hand angesetzt aber alt, und in ihrer Lage durch ein jetzt weggearbeitetes Puntello gesichert ist; dagegen der linke — hier rechte — Unterarm von eben oberhalb der Armbeuge neu, und für diesen Arm eine entsprechende Stütze fehlt." Dass beide Arme so parallel gehalten gewesen seien, dünkt Hrn. Petersen wenig wahrscheinlich. Ob die Figur schon zu Vesals Zeit ausgegraben gewesen sei stehe nicht fest, ja das Gegentheil sei vielleicht wahrscheinlicher. Zur Figur des 'Todesgenius' äussert Hr. Petersen, dass G. E. Lessings aus Boissard entnommene Abbildung — vgl. oben S. 171,3. 333,2 — das dem vesalschen Skelett ähnliche Unterstützen des Kopfes nur durch Interpolation zeige. „Die trauernden Eroten an Sarkophagen sind massenhaft meist der Typus: stehend mit gekreuzten Beinen (l. über r.), umgekehrter Fackel unter der Achsel, Linke herabhangend an die Fackel gelegt. Rechte auf der l. Schulter zur Unterstützung des auf diese Seite geneigten Kopfes."

Es darf nicht verschwiegen werden dass Hr. Petersen meine Ansicht nicht theilt: er denkt nämlich bei dem nackten Manne Vesals „ungern an antikes Vorbild wegen der zu einem so einfachen Schema so wenig passenden, dem Anatomen aber natürlich gerade wichtigen anatomischen Charakteristik und Realistik." „Bei dem Skelett möchte ich ja, trotz der unantiken Todesdarstellung — Skelette giebts ja freilich auch in Mosaiken und sonst, eher ein antikes Vorbild zugestehen." Indessen ist es Hrn. Petersen nicht gelungen in der ganzen vatikanischen und kapitolinischen Sammlung ein Bild von genügender Uebereinstimmung zu finden.

Ich verweise den Leser auf meine Anschauung S. 159ff. 165. 171. Grund zum Verlassen derselben liegt wohl nicht vor.

Taf. 29. Aus B. S. Albin 1747. — $^1/_3$ Gr. und gegenseitig gemacht, um die Verwandtschaft mit Vesals Figuren zu verdeutlichen. Man vergleiche S. 322f. und ziehe auch die fünfte Muskelfigur der Epitome (Taf. 19) in Betracht.

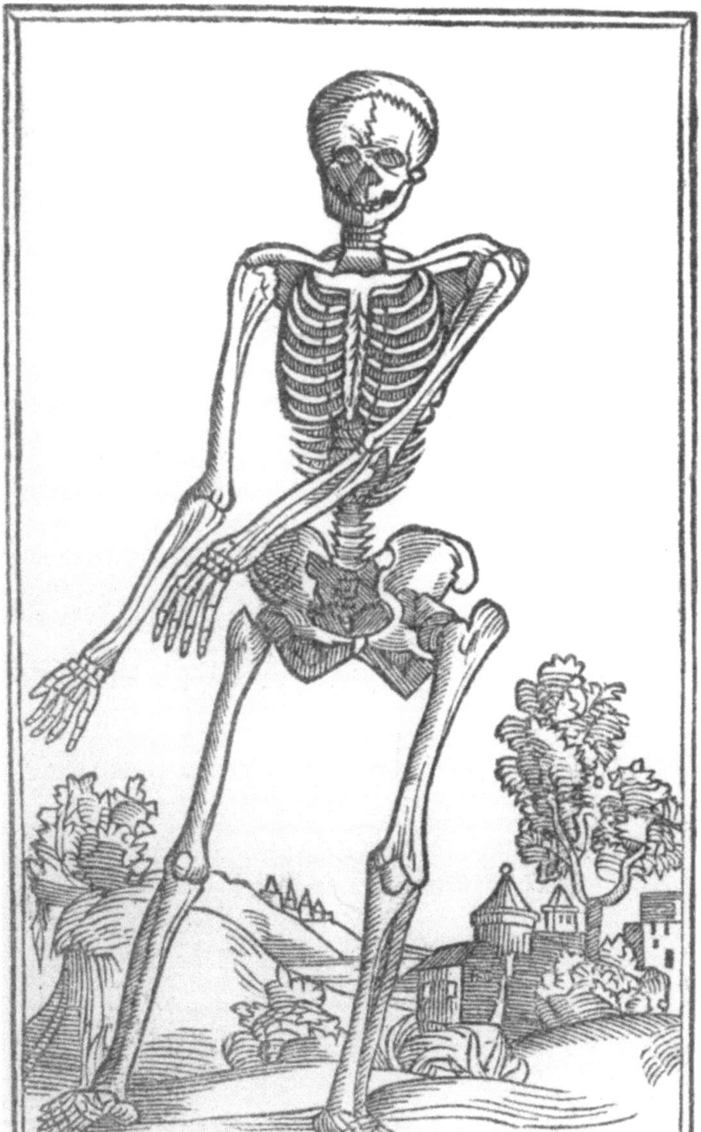

JAC · BERENGAR · CARP ·

Lichtdruck v Gebr Bossert, Basel

ANDREAE VESALII.

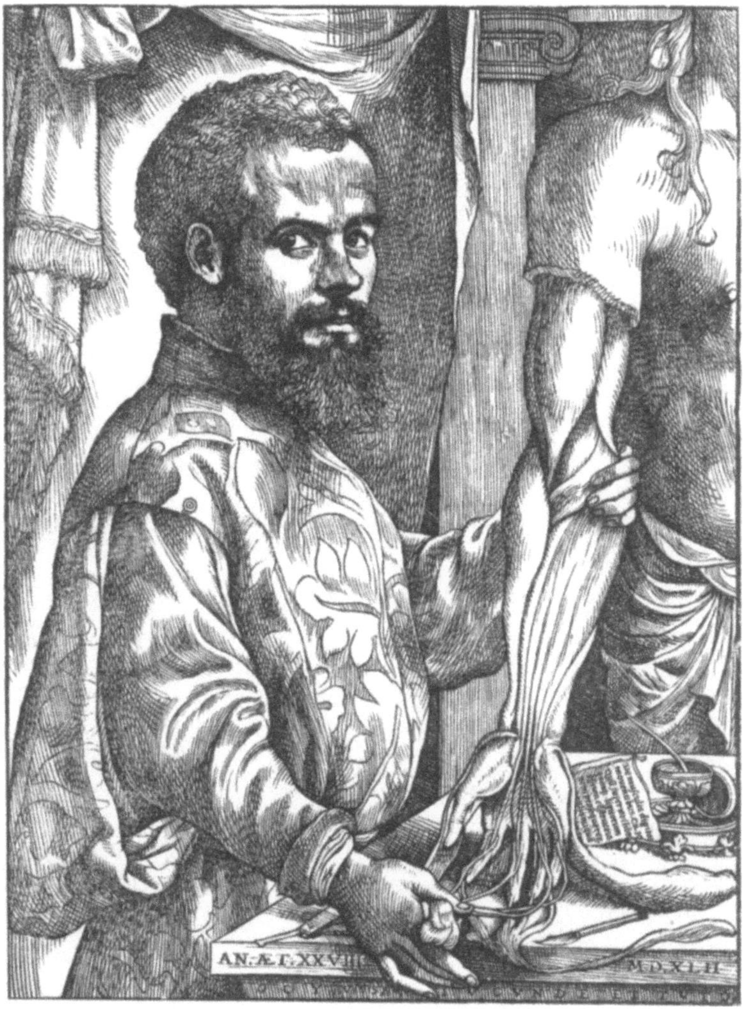

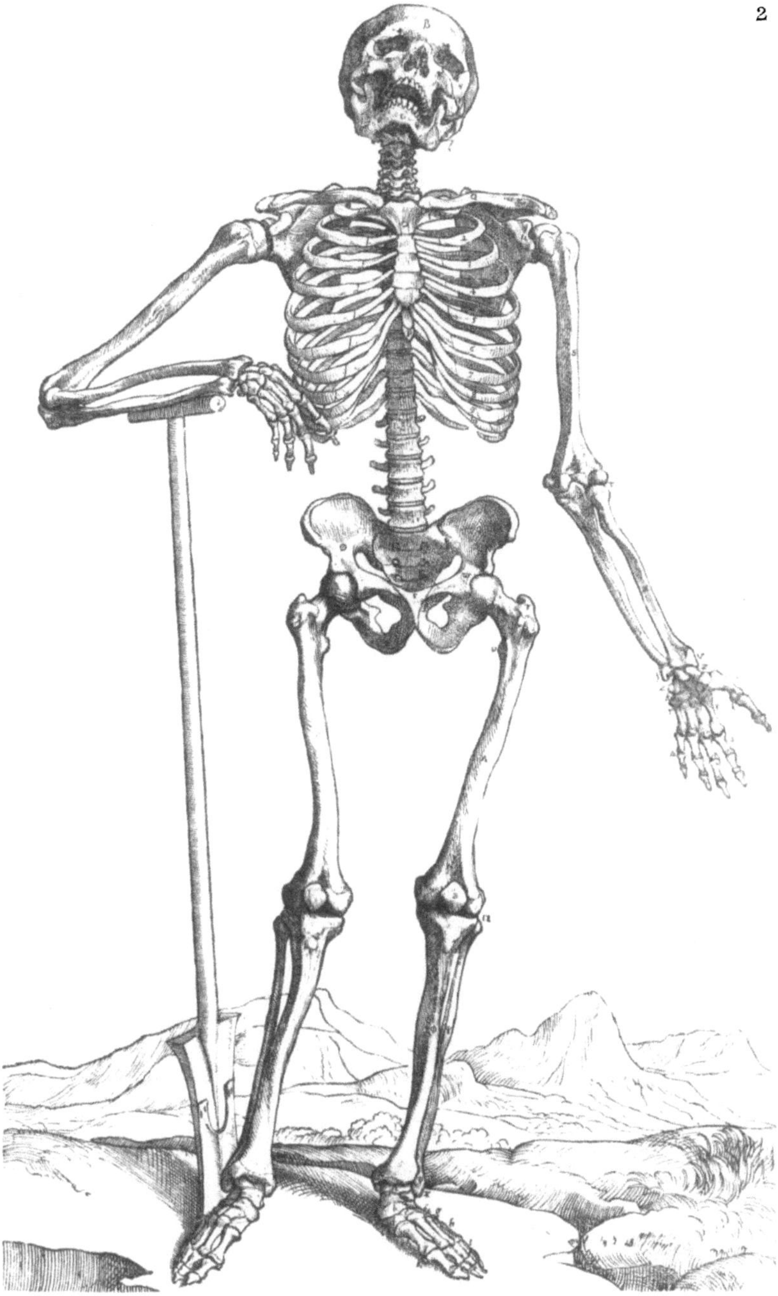

VESAL· FAB· LIB· I

Lichtdruck v. Gebr. Bossert Basel.

3.

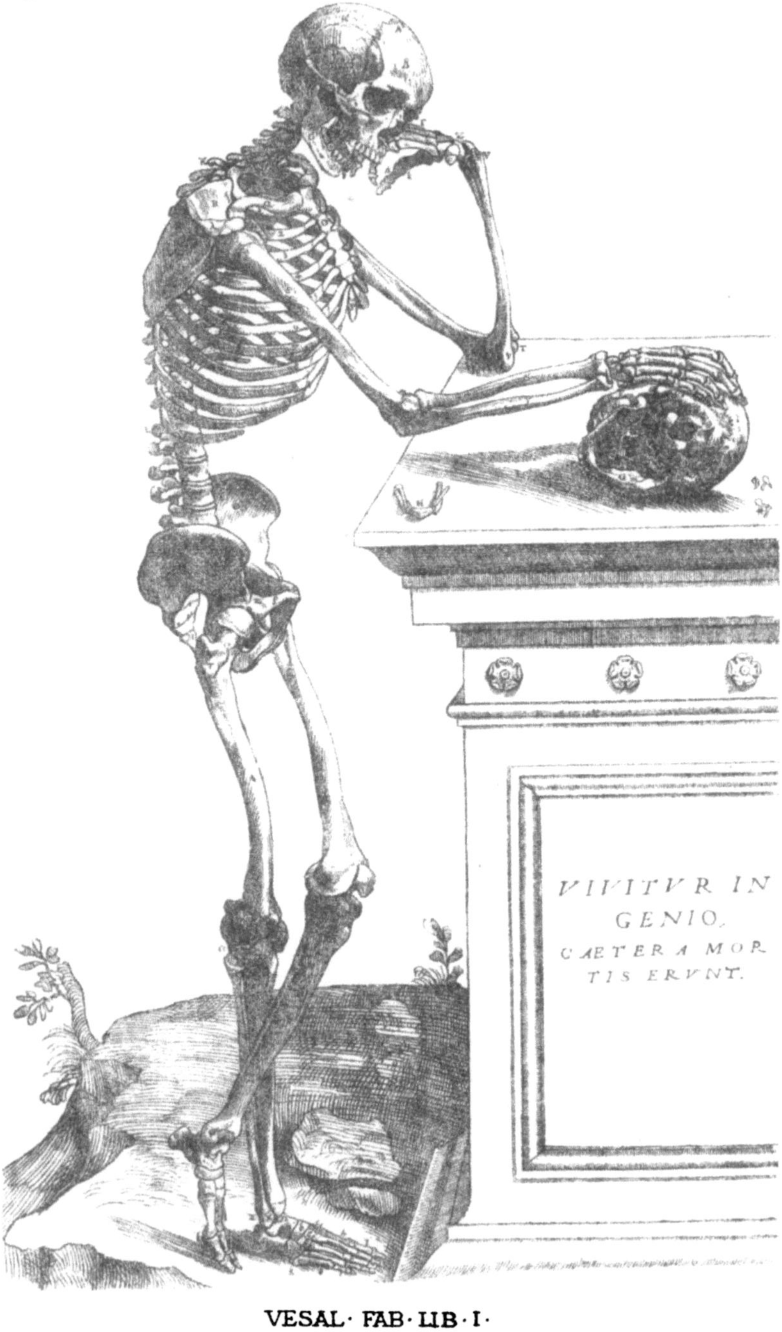

VESAL · FAB · LIB · I ·

Lichtdruck v. Gebr. Bossert, Basel.

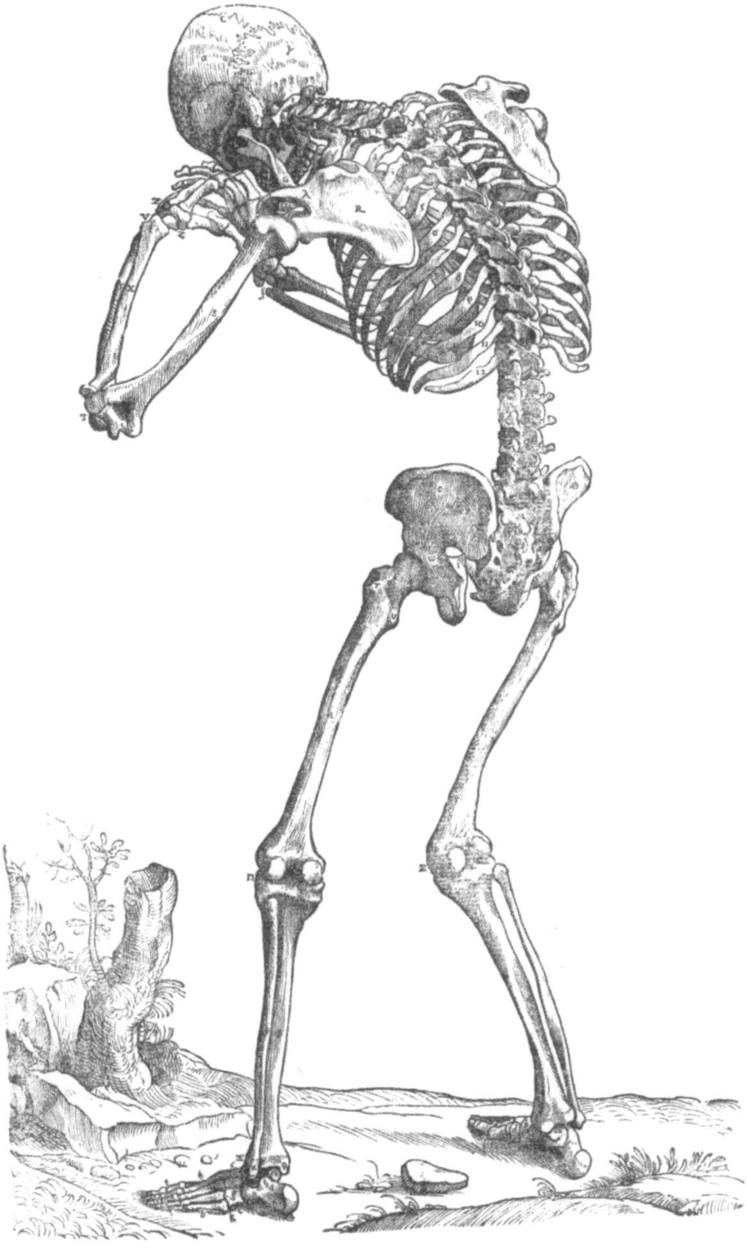

VESAL· FAB· LIB· I·

Lichtdruck v. Gebr. Bossert, Basel

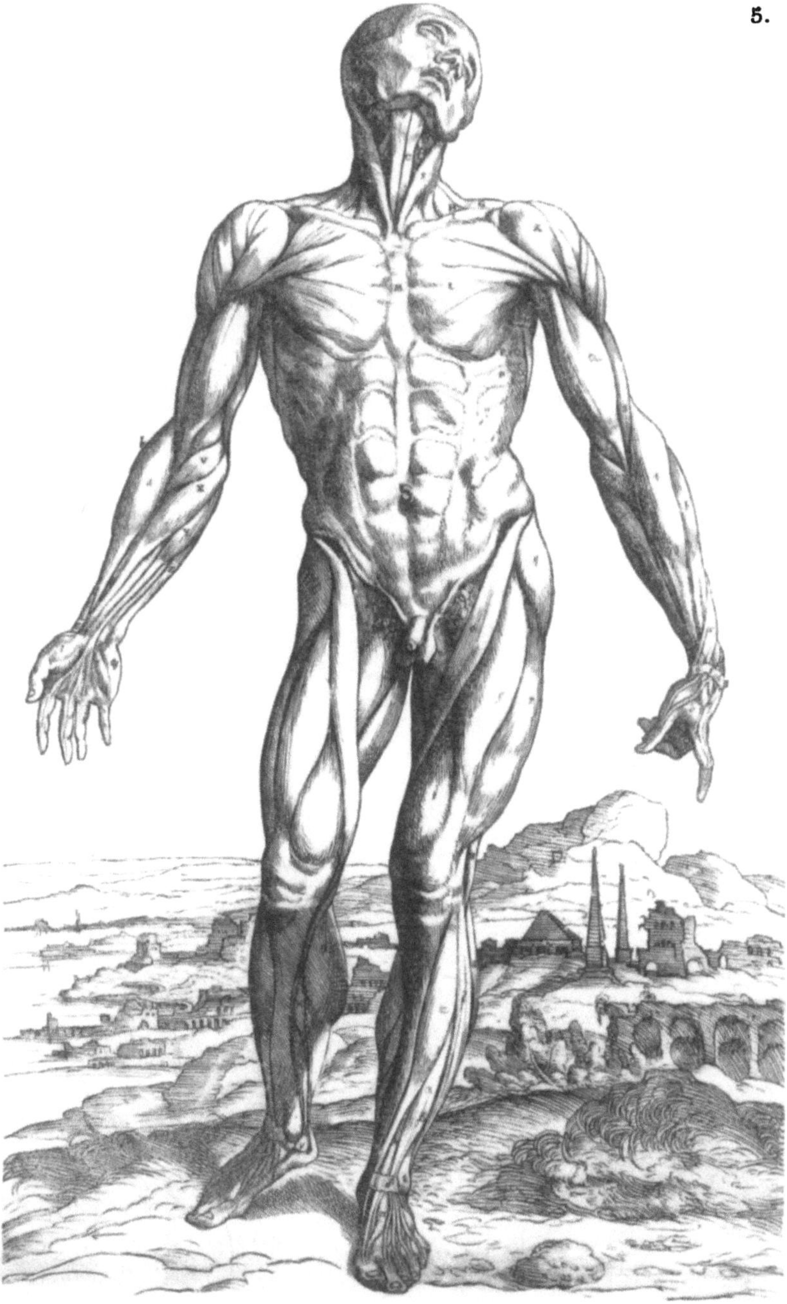

VESAL· FAB· LIB· II· TAB· I·

Lichtdruck v. Gebr. Bossert, Basel.

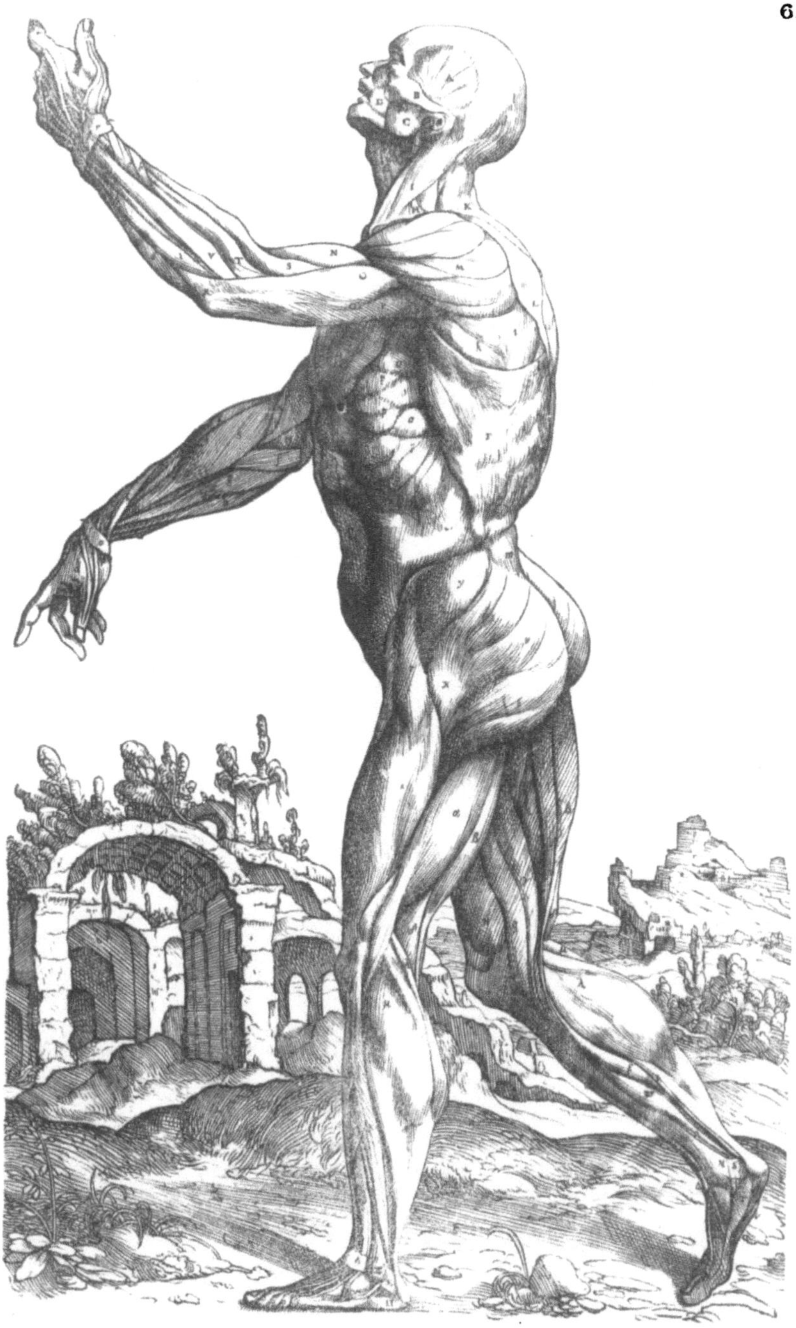

VESAL· FAB· LIB· II·TAB·II·

Lichtdruck v. Gebr. Bossert, Basel.

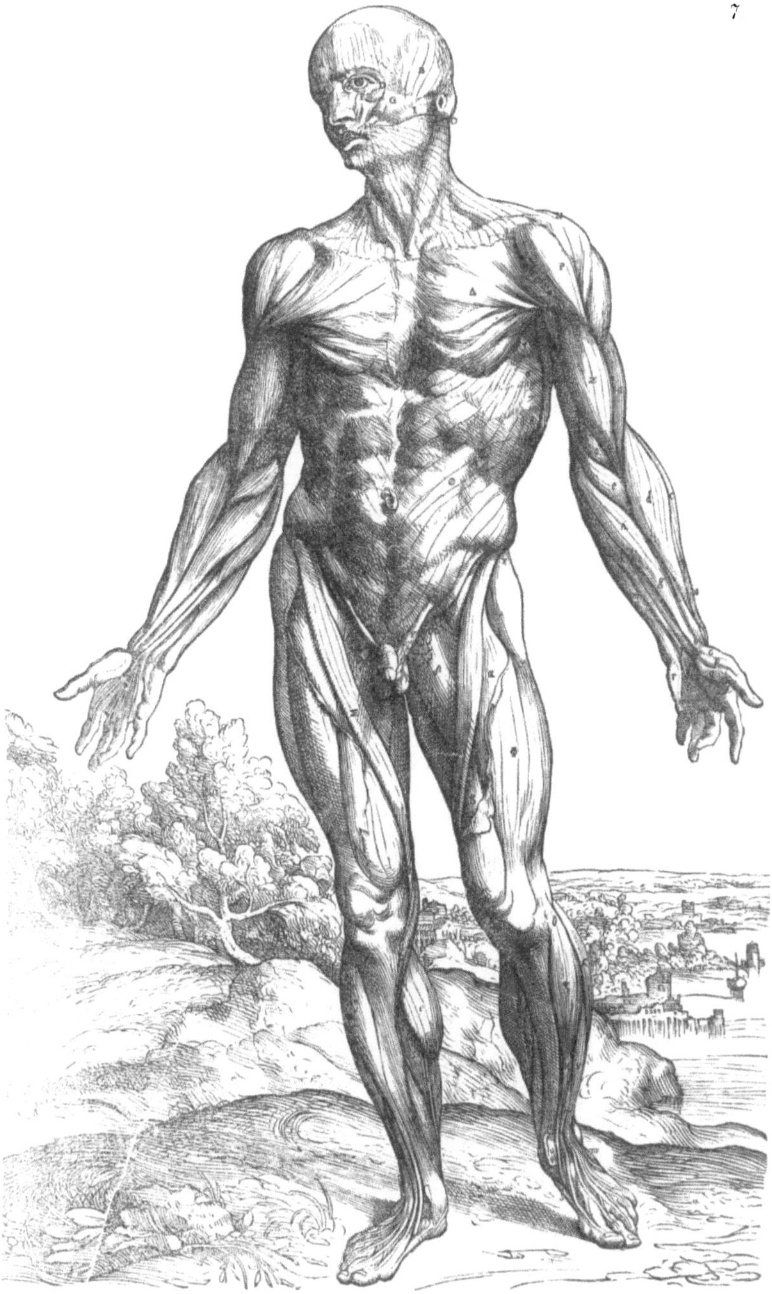

VESAL· FAB· LIB· II· TAB· III·

Lichtdruck v. Gebr. Bossert, Basel.

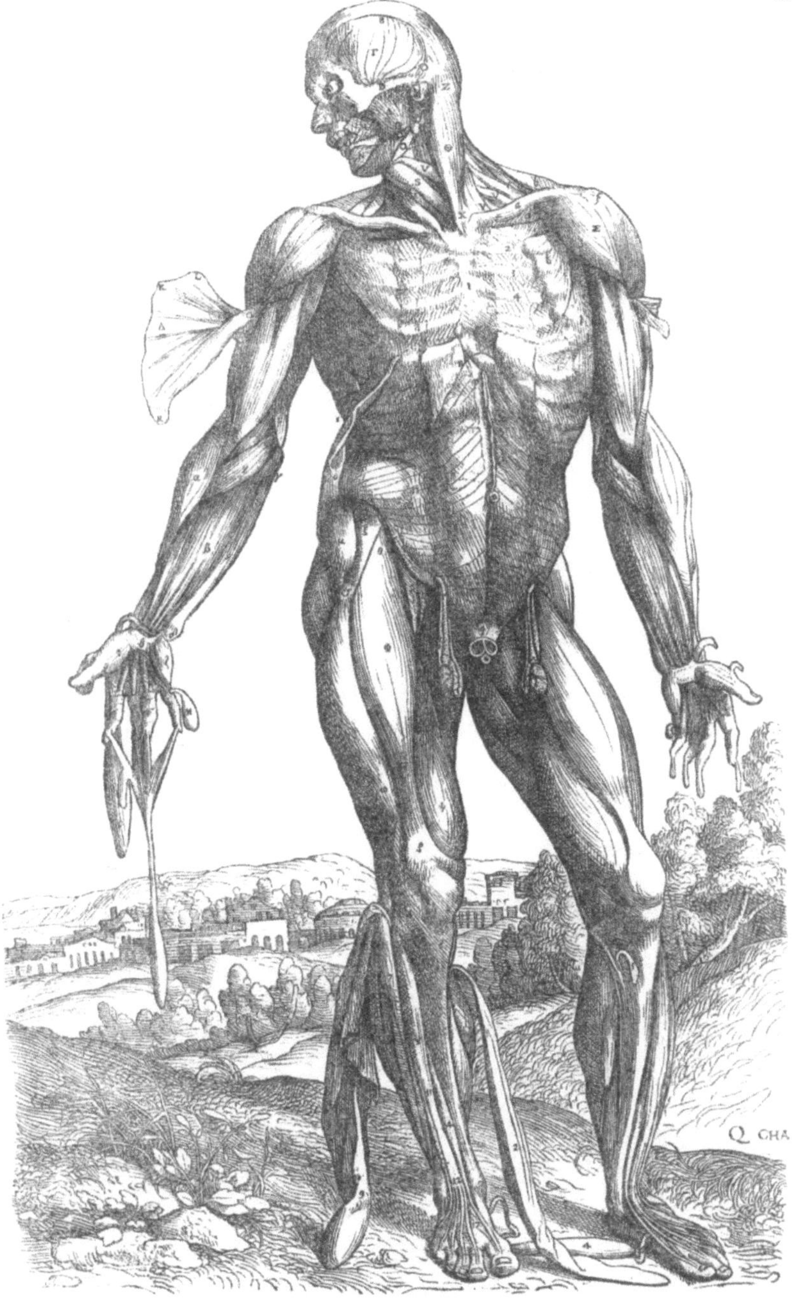

VESAL· FAB· LIB· II·TAB· IV·

Lichtdruck v. Gebr. Bossert, Basel

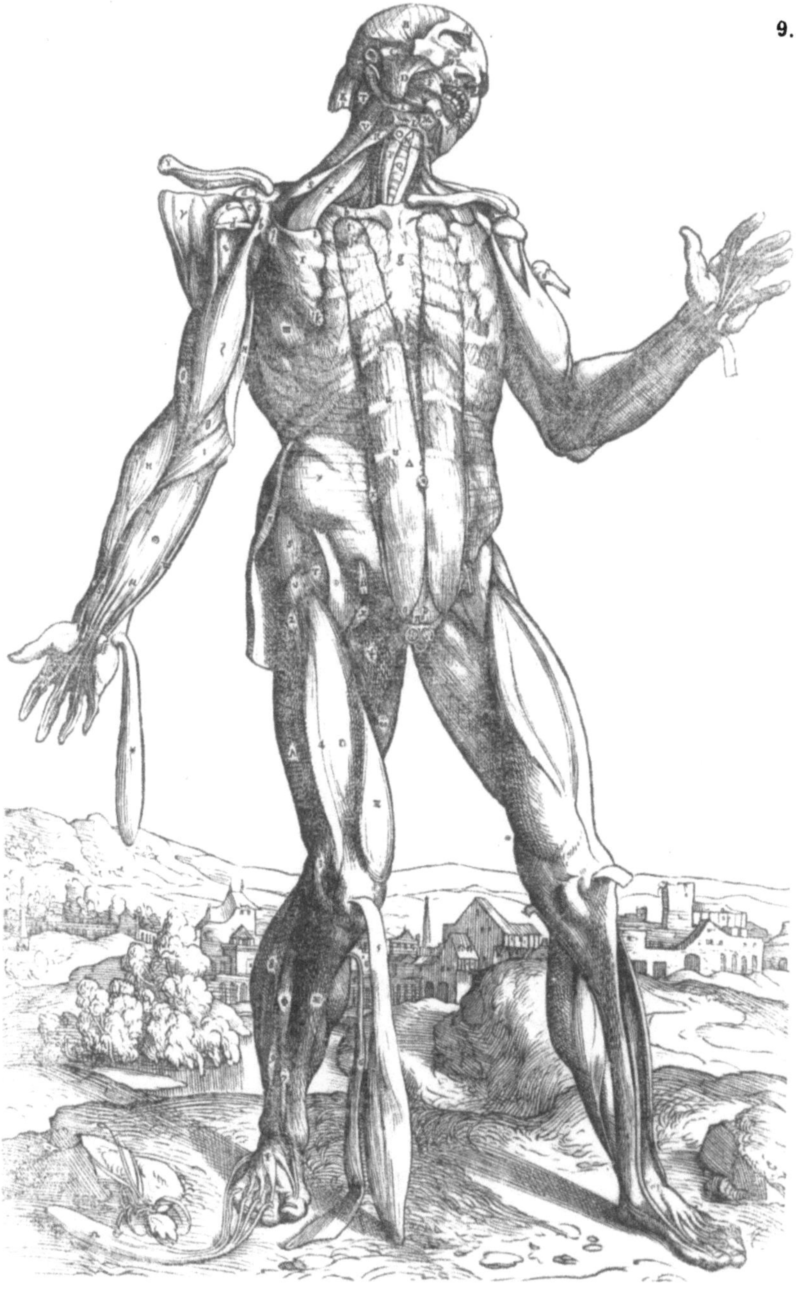

VESAL· FAB·LIB· II·TAB· V ·

Lichtdruck v. Gebr. Bossert Basel.

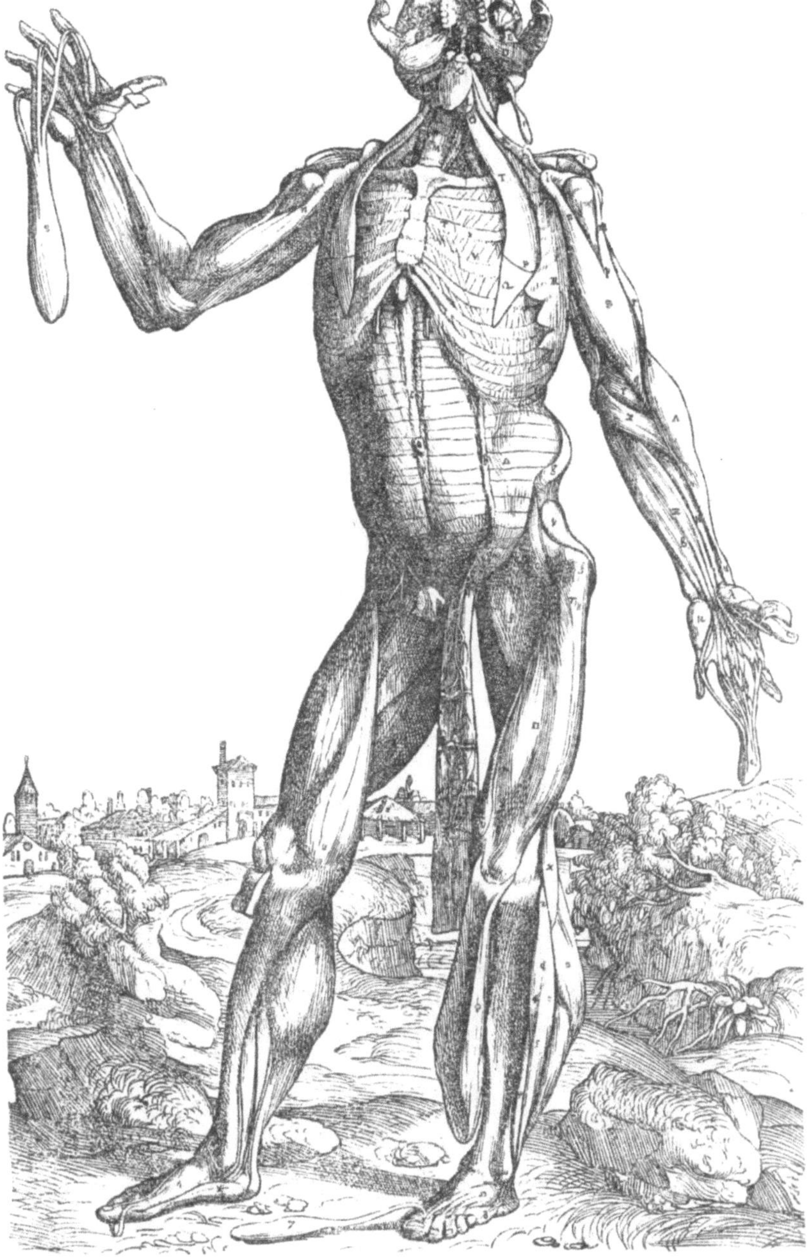

VESAL· FAB· LIB· II· TAB· VI·

Lichtdruck v. Gebr. Bossert, Basel.

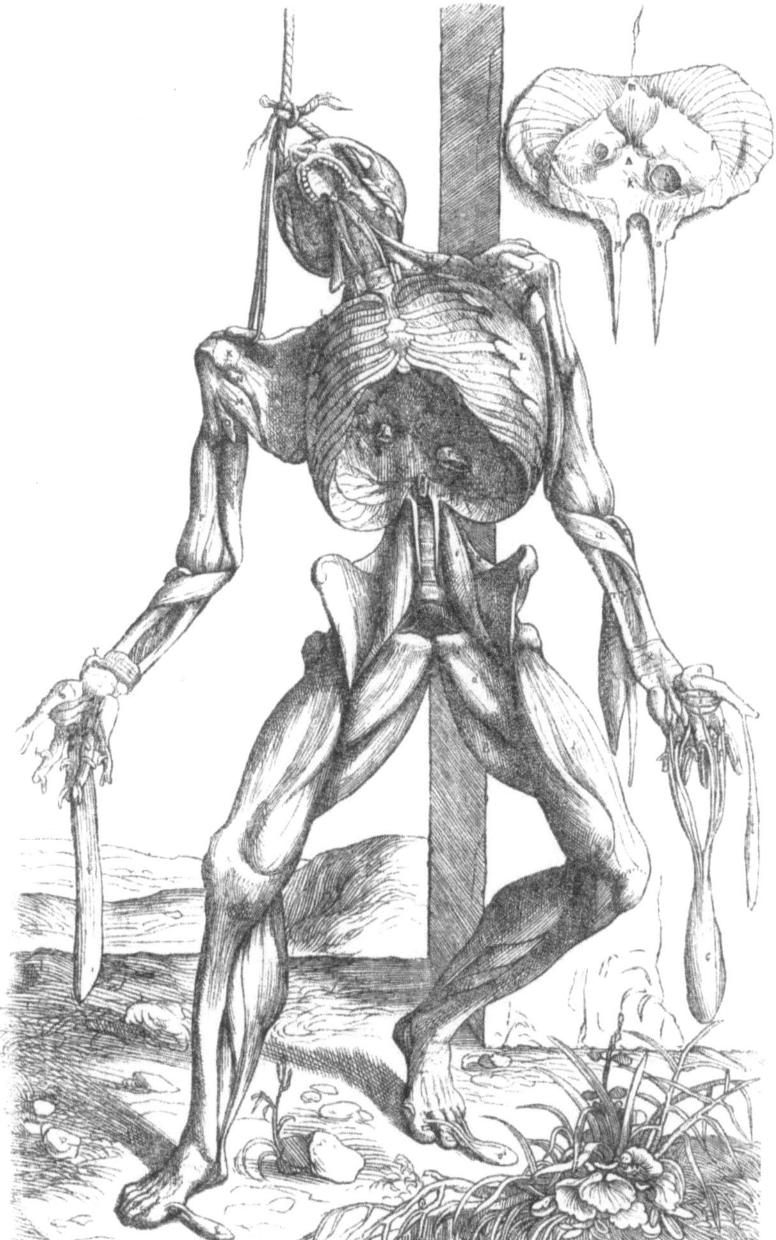

VESAL· FAB· LIB· II·TAB· VII·

Lichtdruck v. Gebr. Bossert, Basel.

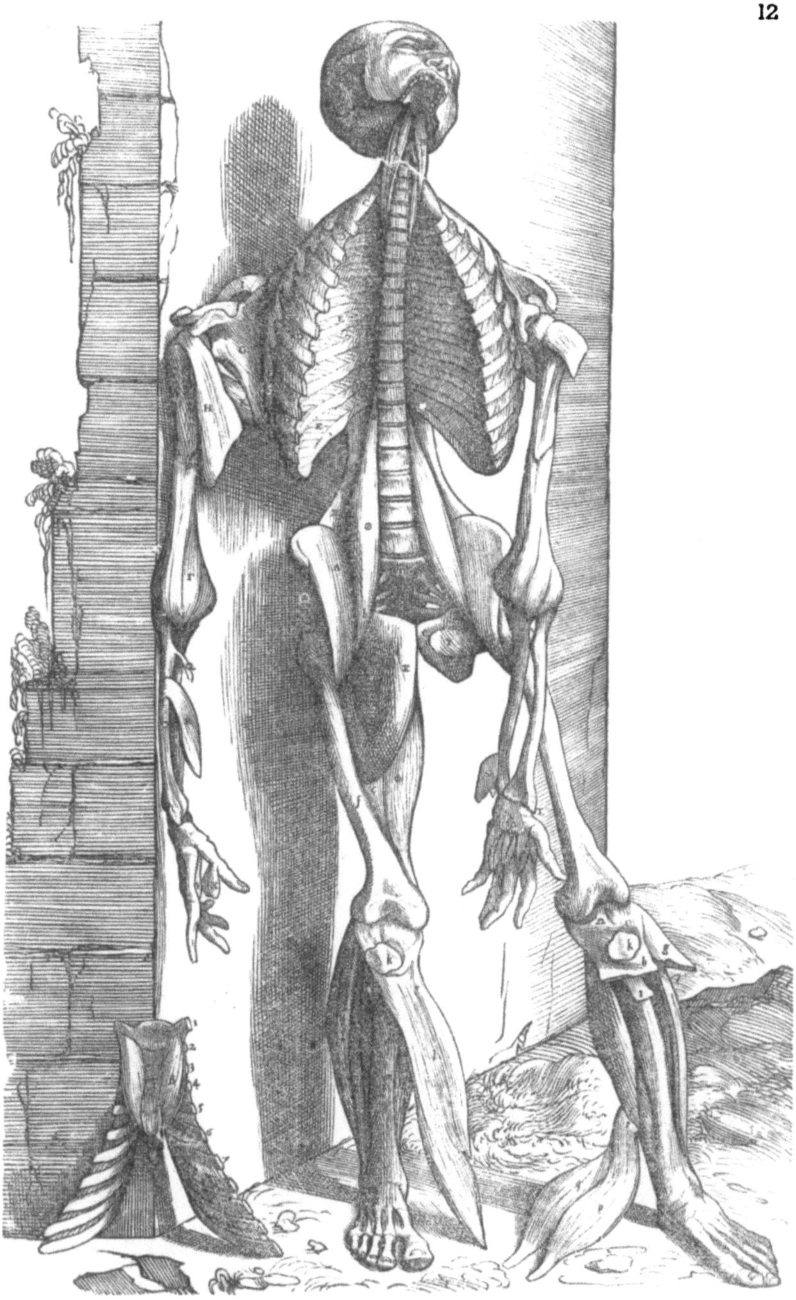

VESAL· FAB· LIB· II·TAB·VIII·

Lichtdruck v. Gebr. Bossert, Basel.

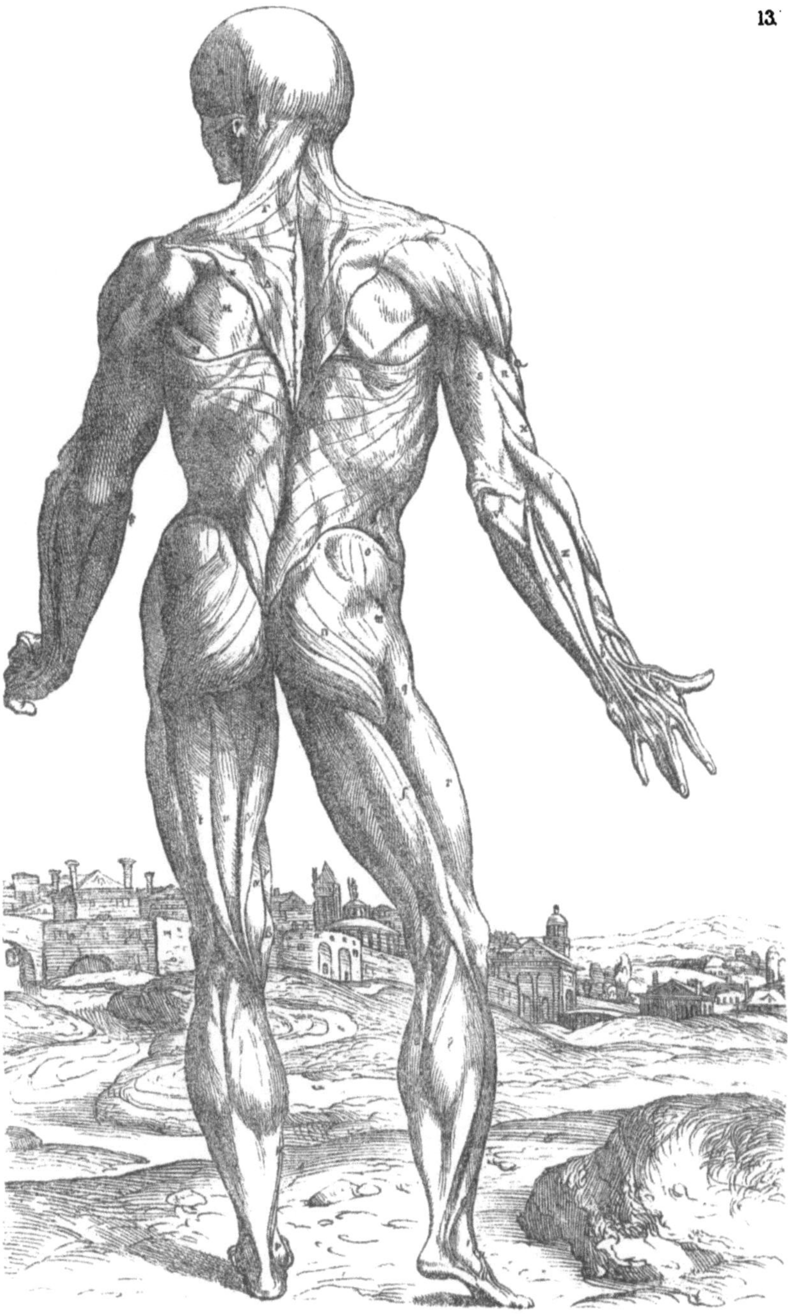

VESAL· FAB· LIB· II·TAB· IX ·

Lichtdruck v. Gebr. Bossert, Basel

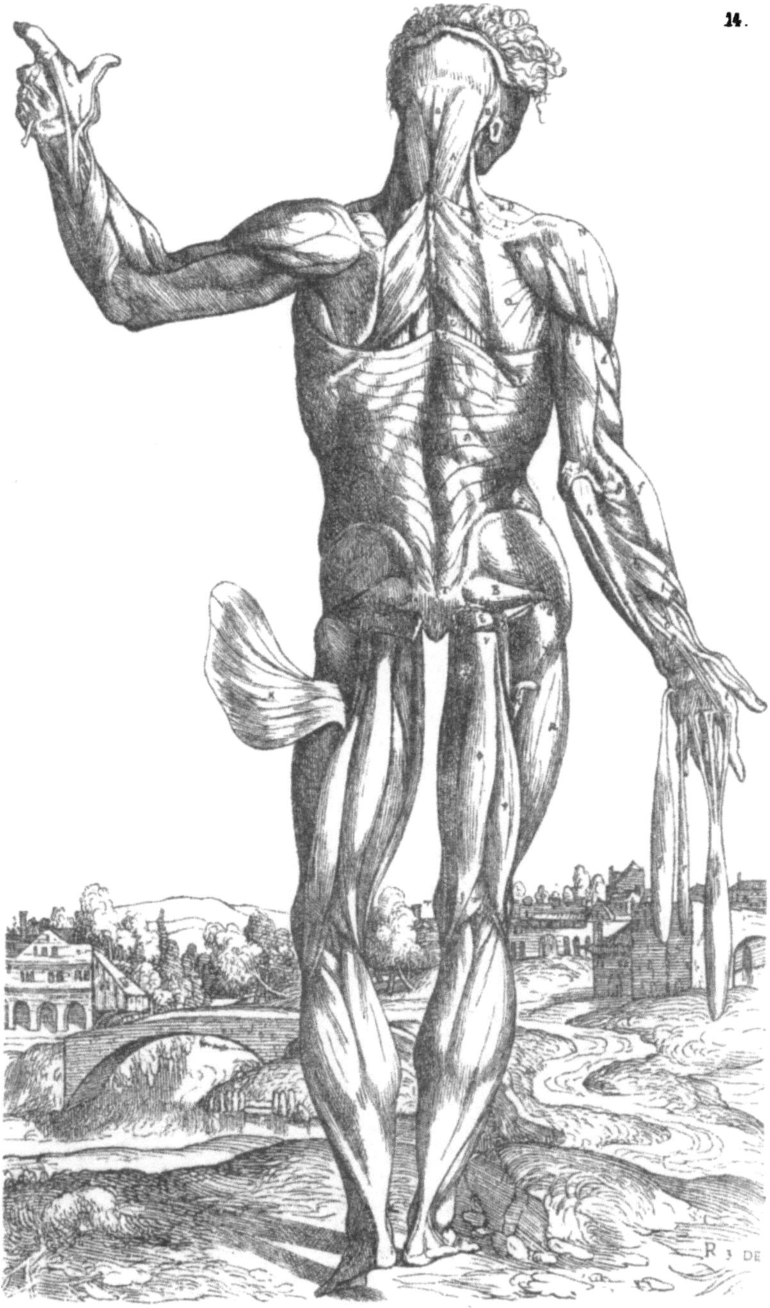

VESAL· FAB· LIB· II·TAB·X·

Lichtdruck v. Gebr. Bossert. Basel.

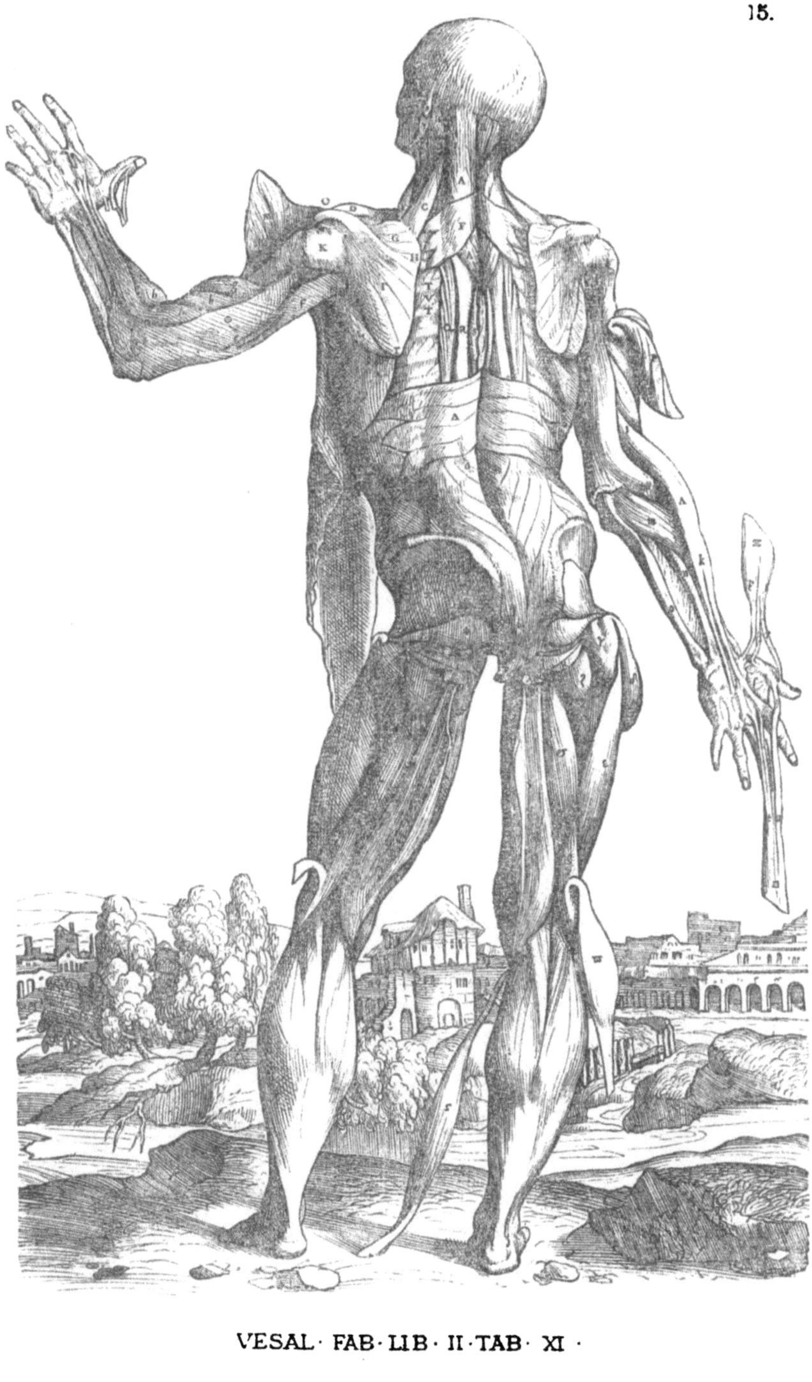

VESAL· FAB·LIB· II·TAB· XI ·

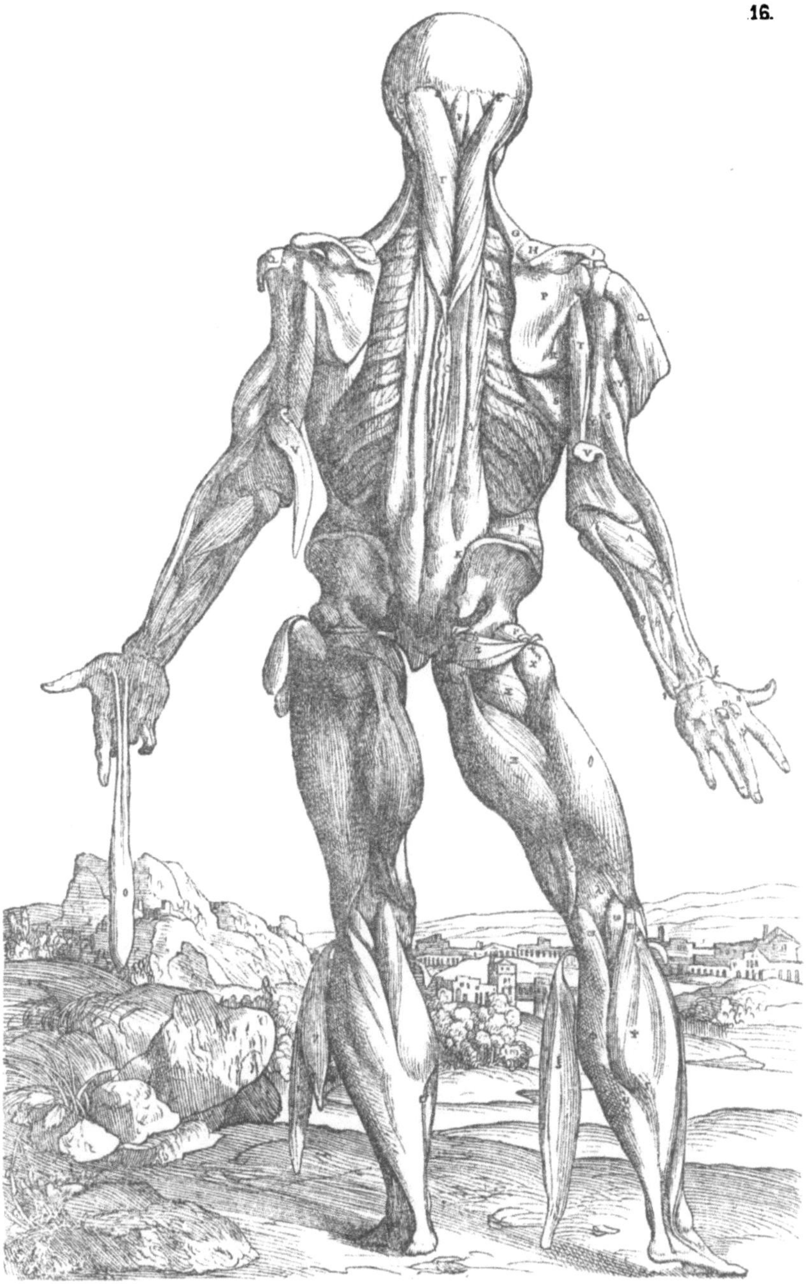

.VESAL· FAB· LIB· II·TAB·XII·

Lichtdruck v. Gebr. Bossert, Basel

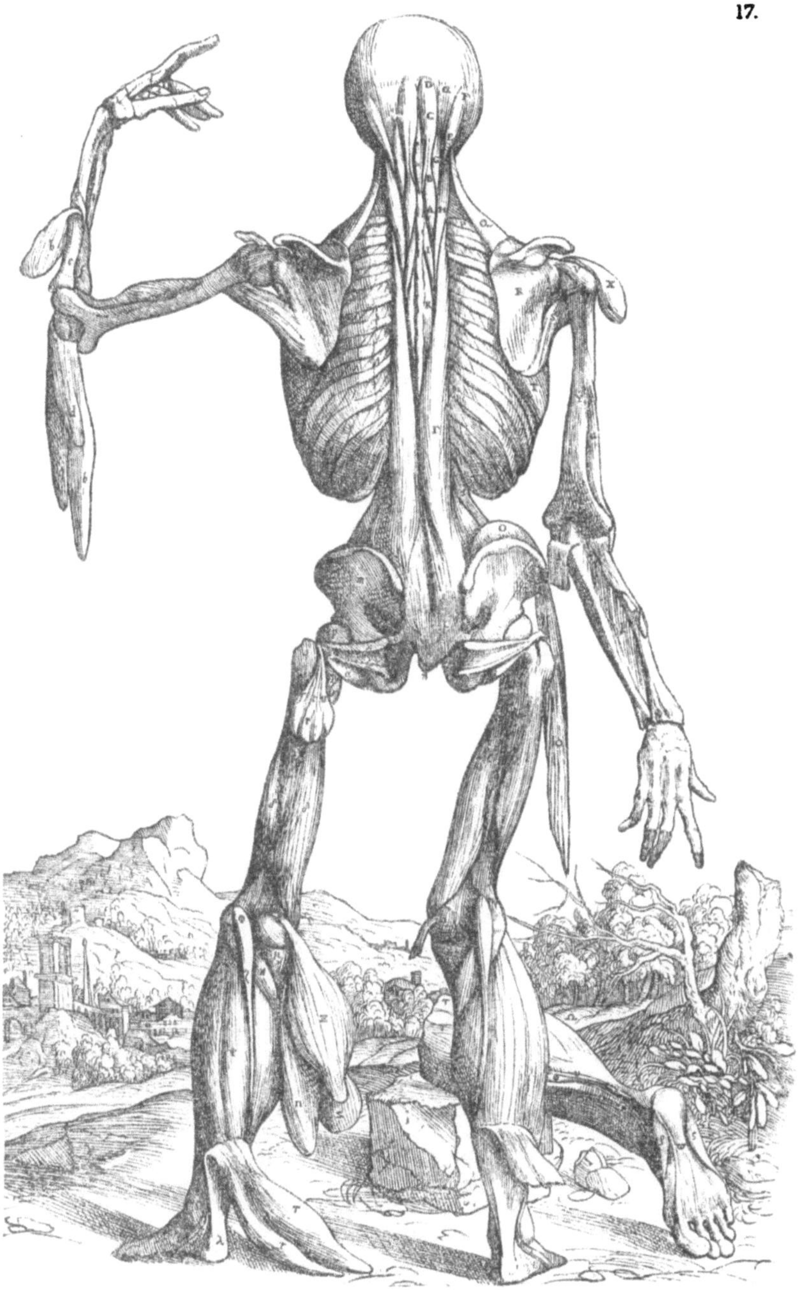

VESAL· FAB· LIB· II· TAB· XIII·

Lichtdruck v. Gebr. Bossert, Basel

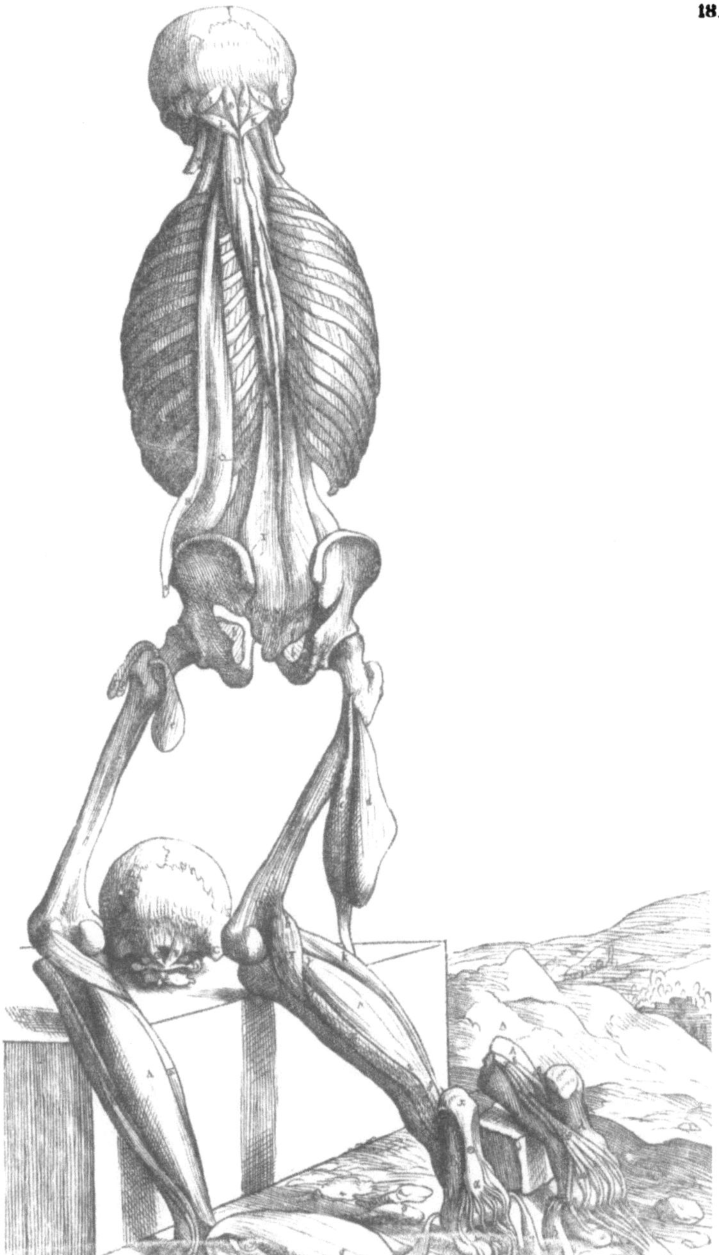

VESAL· FAB· LIB· II·TAB·XIV·

Lichtdruck v. Gebr. Bossert, Basel.

19.

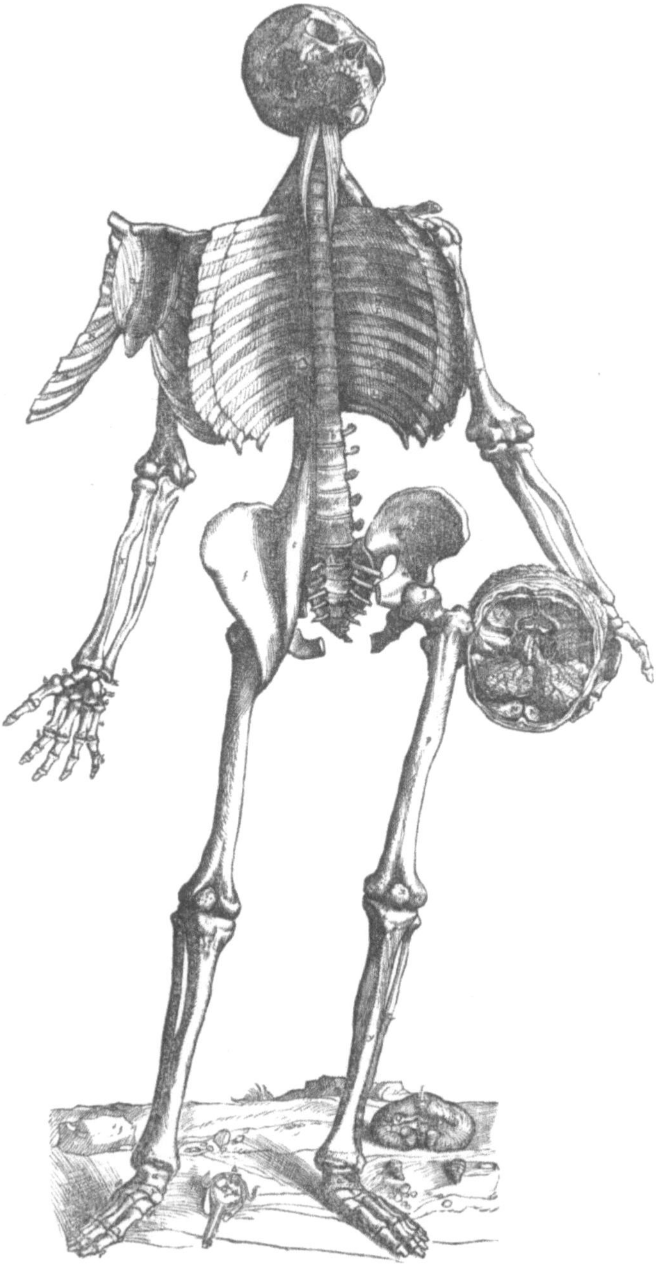

VESAL·EPIT·TAB·MVSCVLORVM·V·

Lichtdruck v. Gebr. Bossert, Basel.

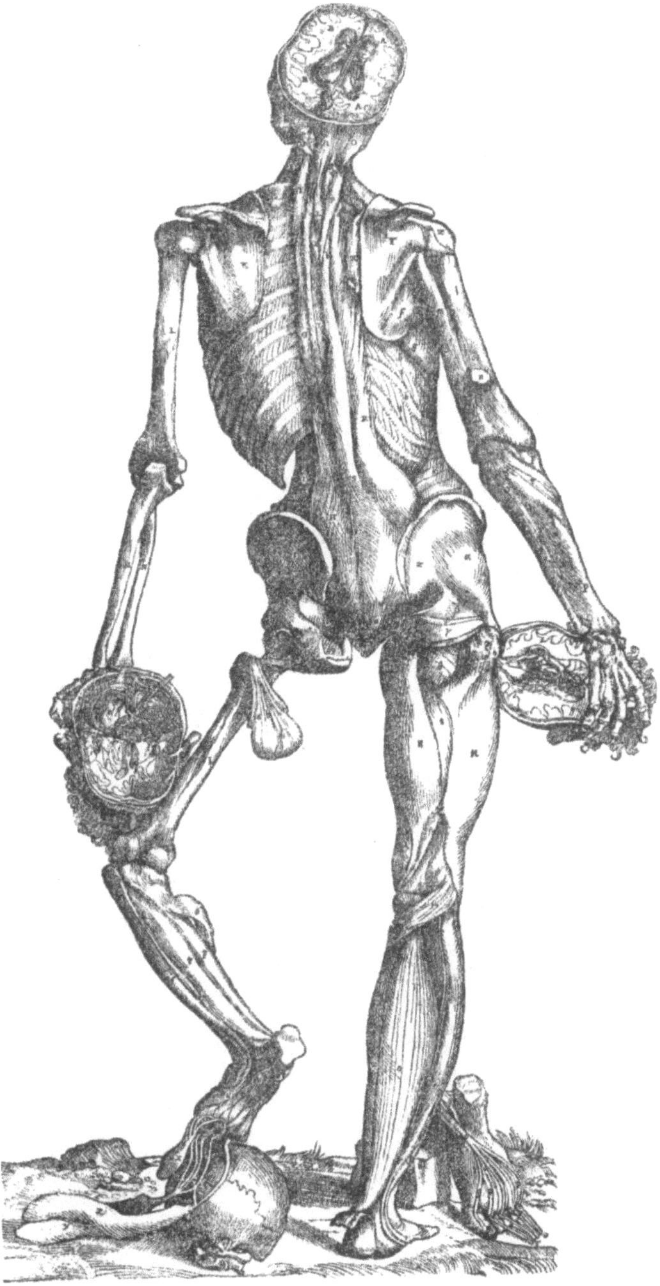

VESAL· EPIT· TAB· MVSCVLORVM· IV·

Lichtdruck v. Gebr. Bossert, Basel

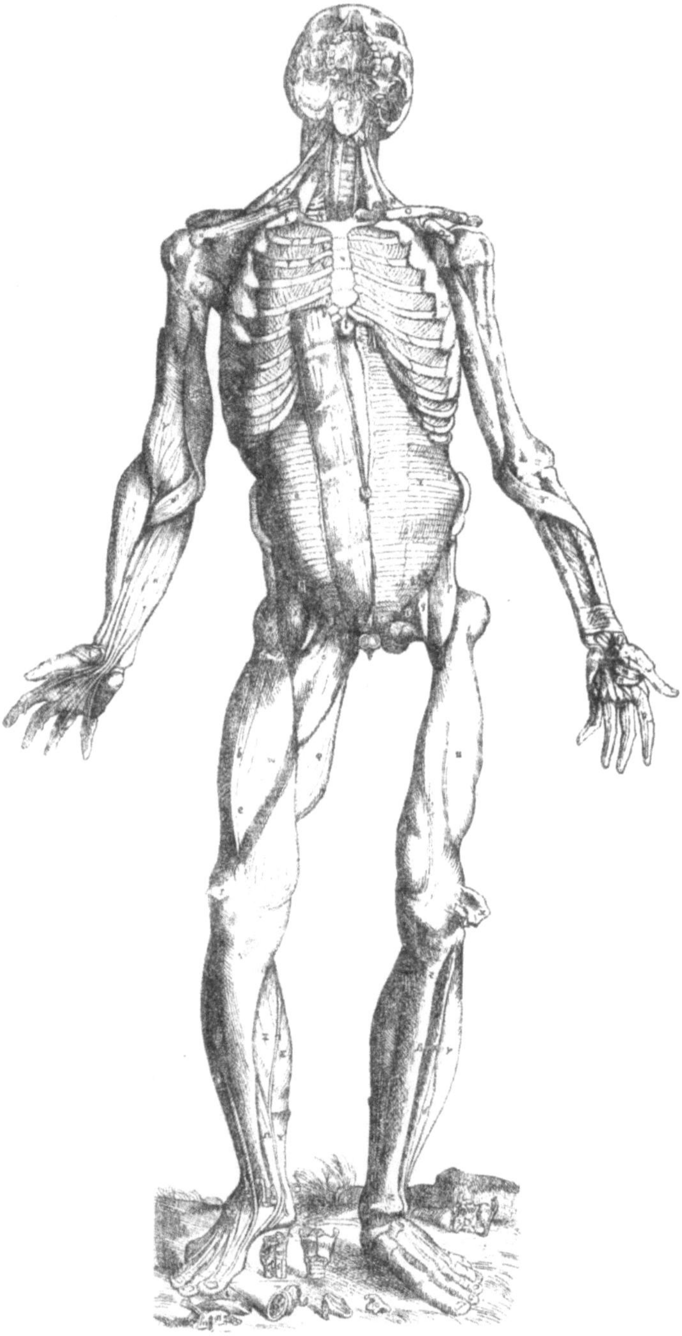

VESAL· EPIT· TAB· MVSCVLORVM·III·

Lichtdruck v. Gebr. Bossert, Basel.

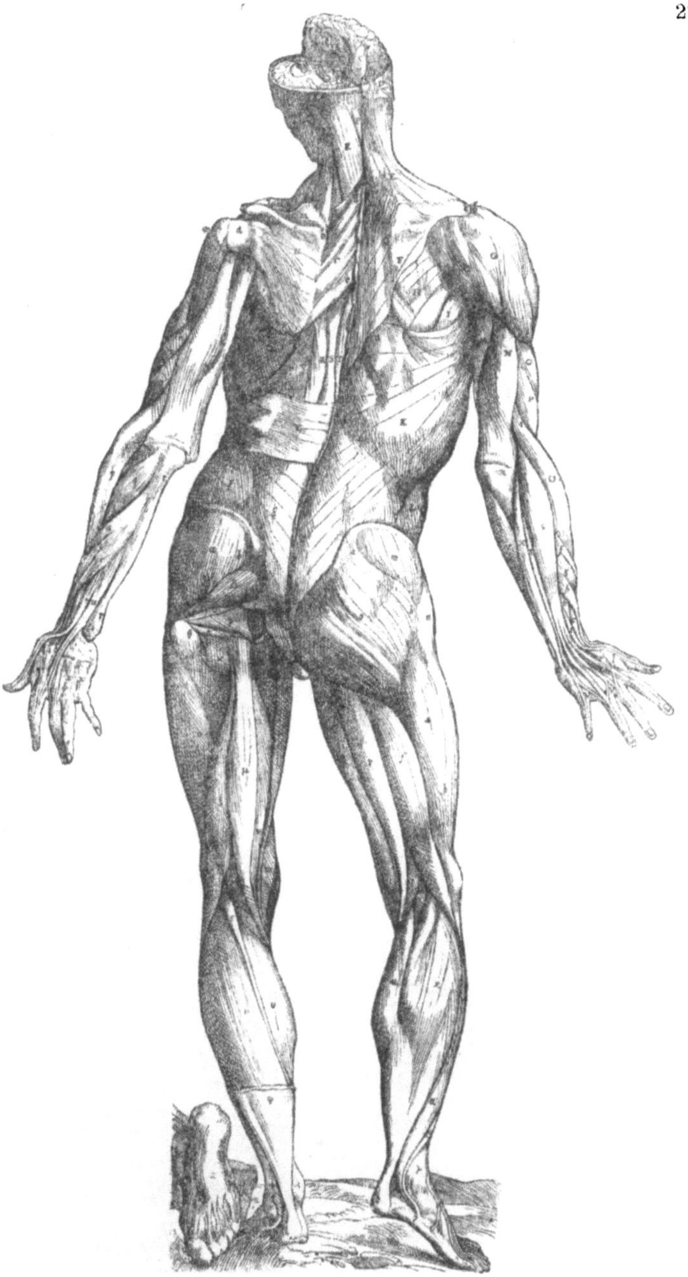

VESAL· EPIT · TAB · MVSCVLORVM·II·

Lichtdruck v. Gebr. Bossert, Basel.

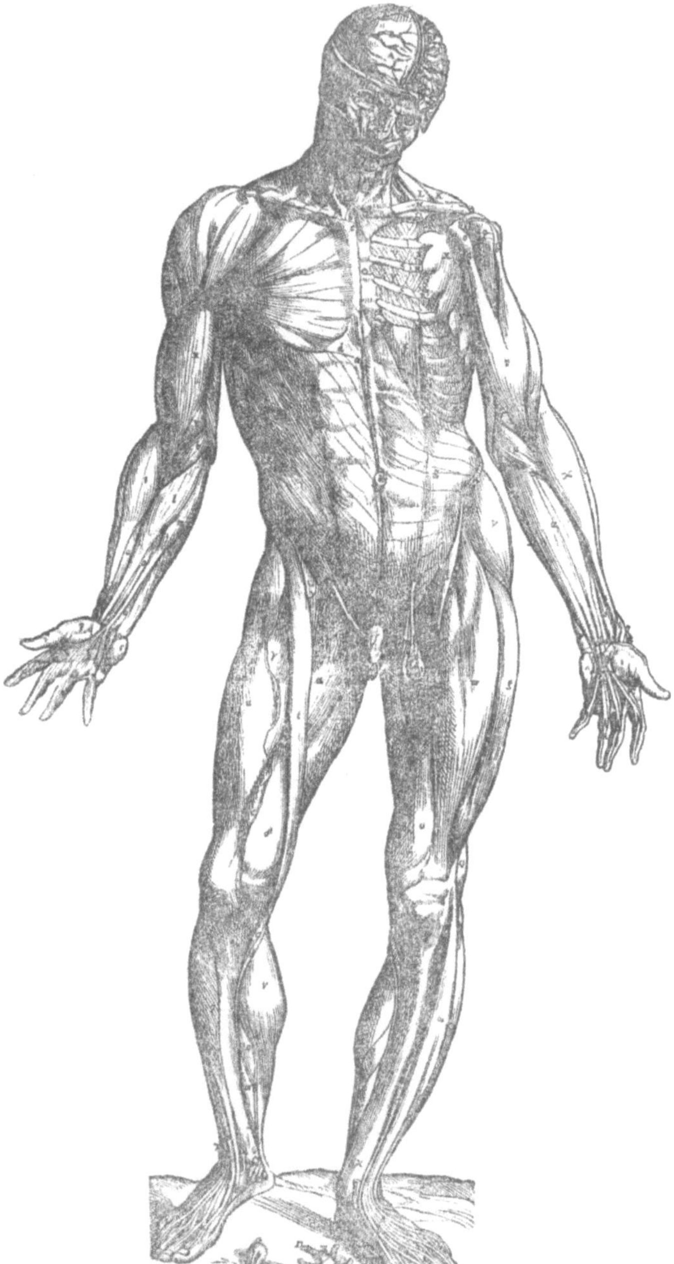

VESAL· EPIT · TAB · MVSCVLORVM · I ·

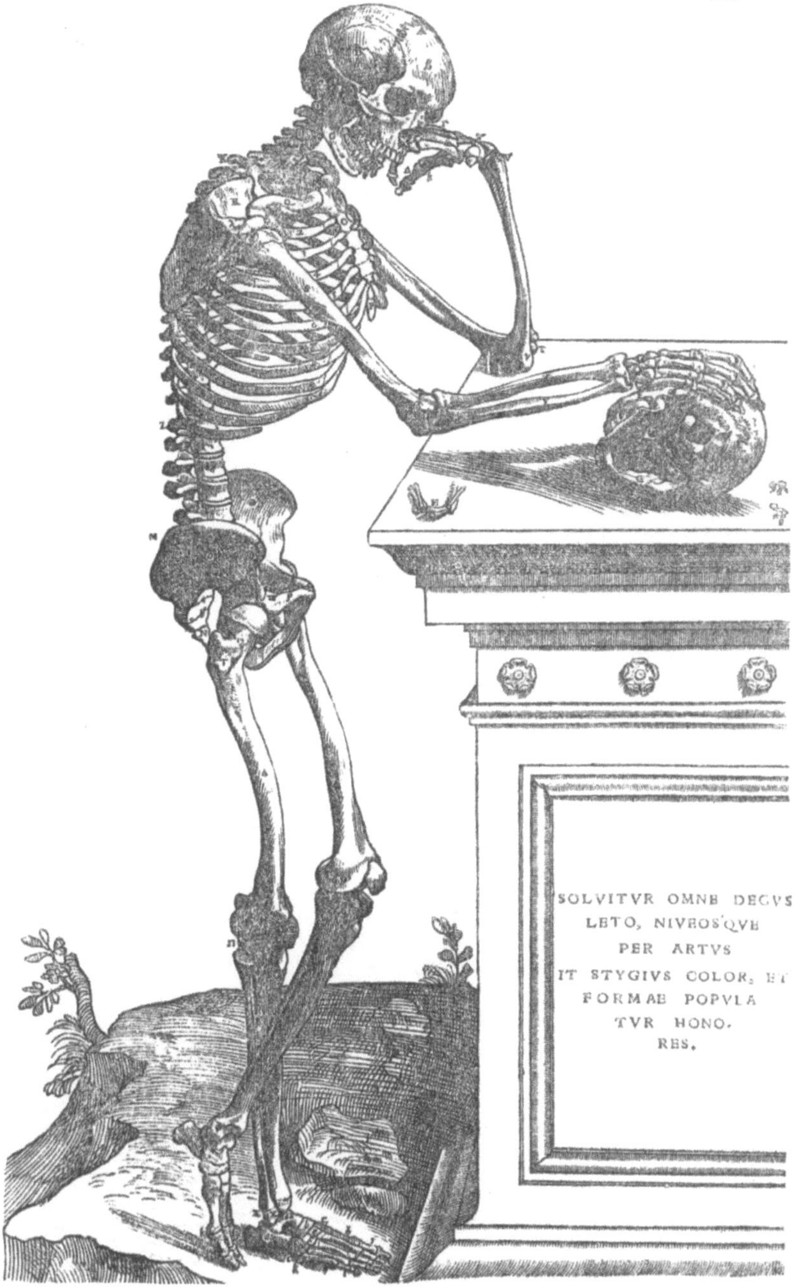

·VESAL· EPIT·

Lichtdruck v. Gebr. Bossert, Basel.

25.

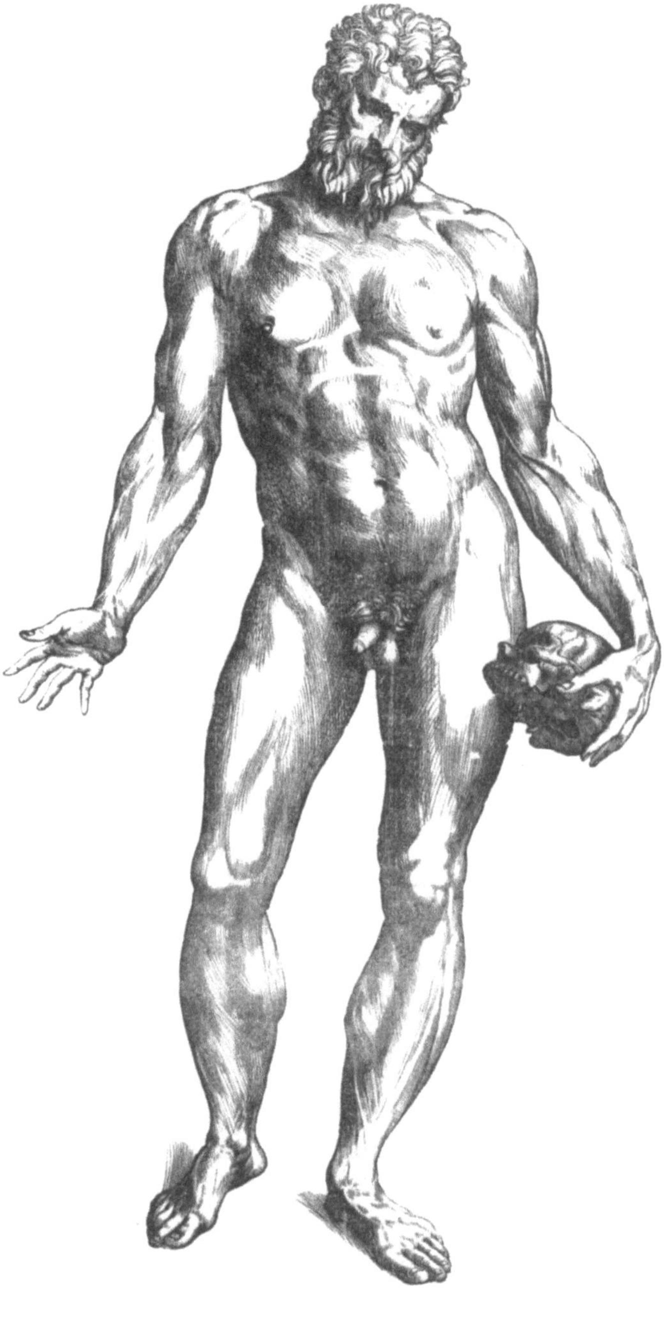

·VESAL· EPIT·

Lichtdruck v. Gebr. Bossert, Basel.

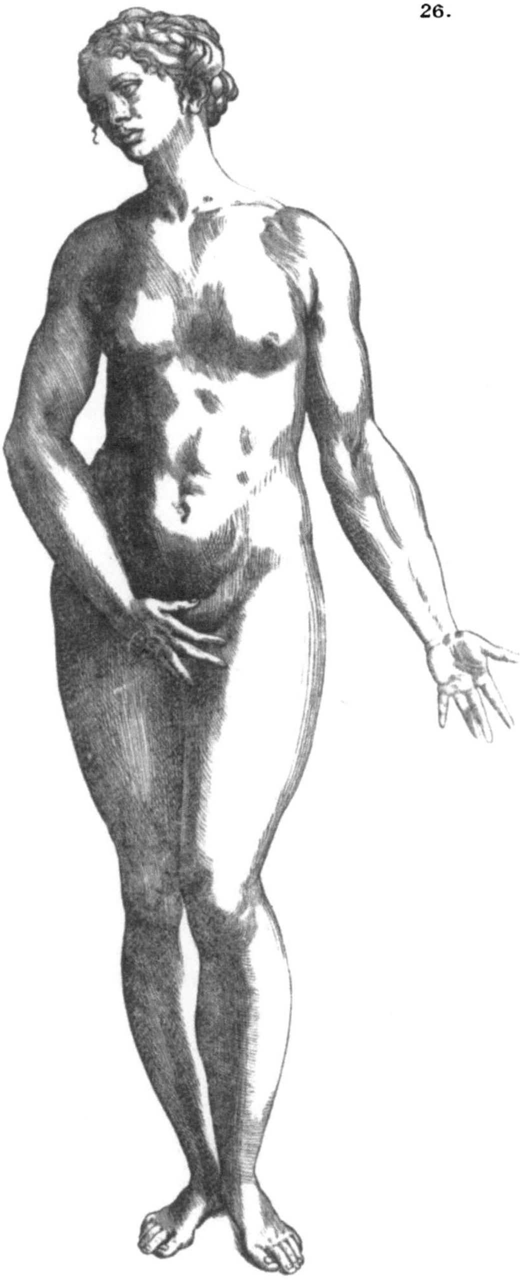

·VESAL· EPIT·

Lichtdruck v. Gebr. Bossert, Basel.

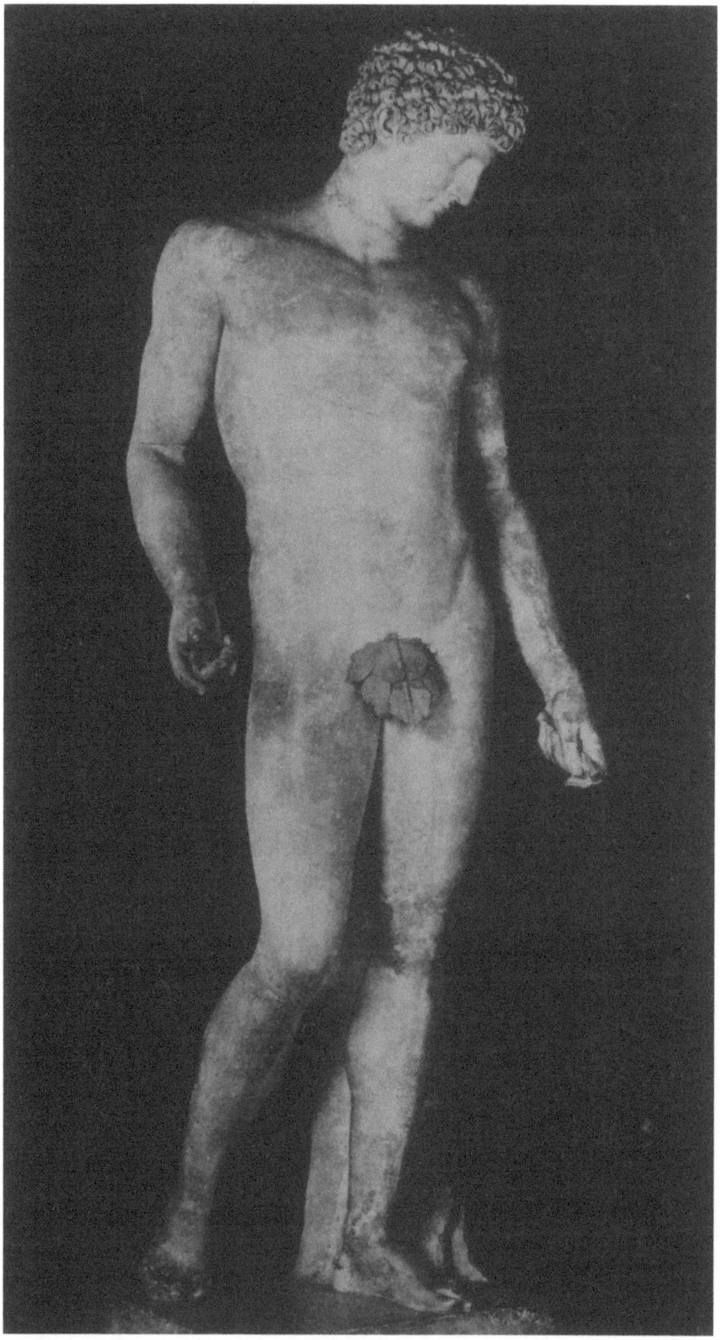

ANTINOVS

Lichtdruck v. Gebr. Bossert, Basel.

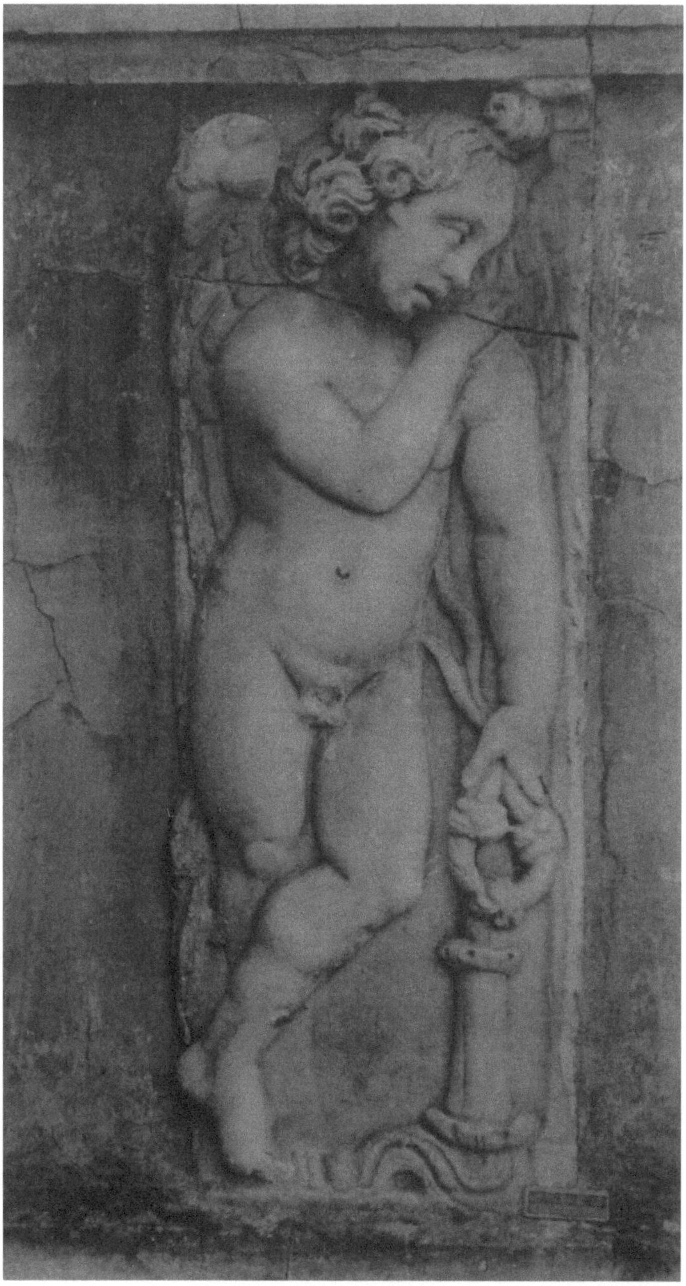

GENIVS MORTIS

Lichtdruck v. Gebr. Bossert, Basel.

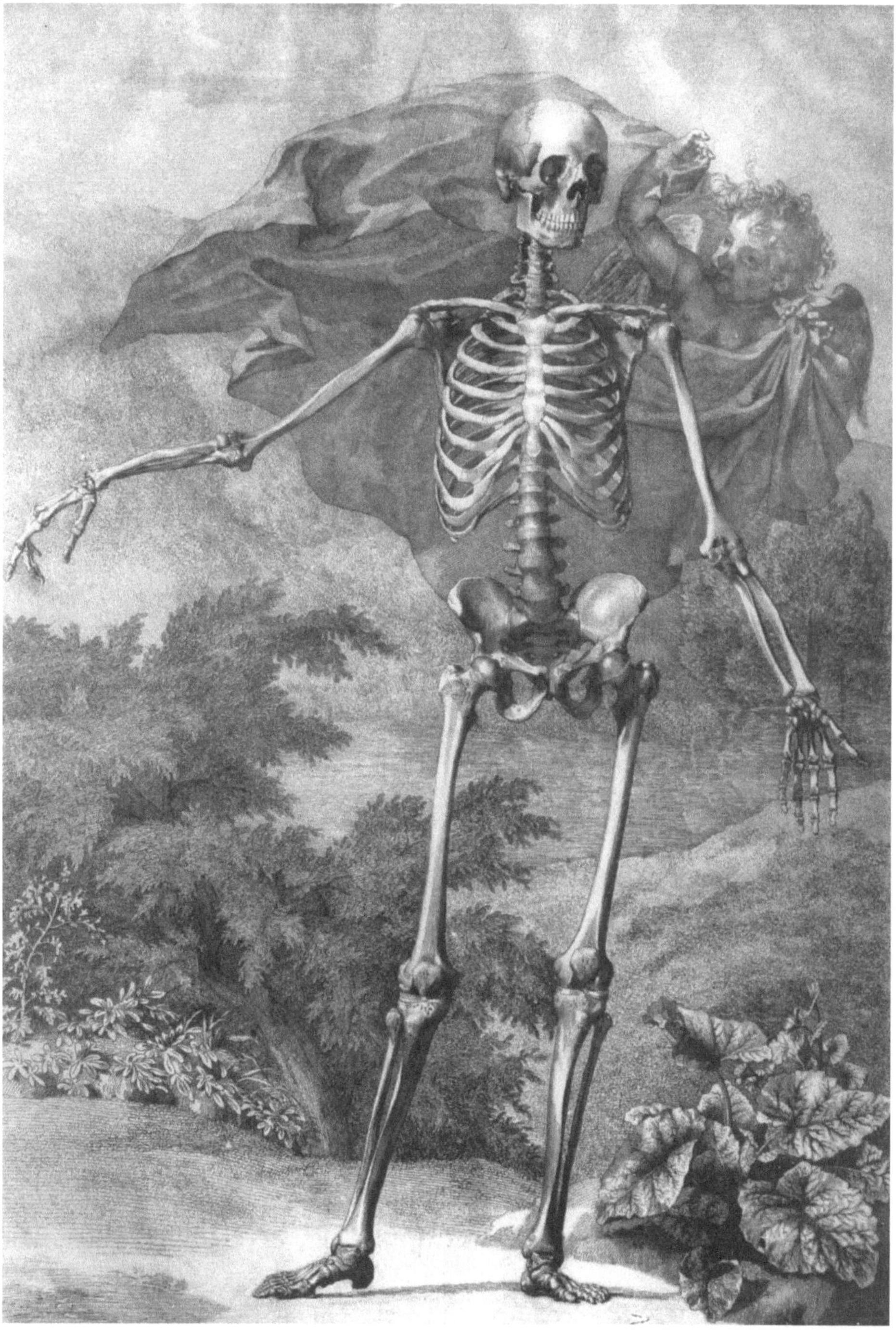

B · S · ALBIN · TAB · SCELET · I ·

Lichtdruck v. Gebr. Bossert, Basel.

Bei Fragen zur Produktsicherheit wenden Sie sich bitte an:
If you have any questions regarding product safety,
please contact:

Walter de Gruyter GmbH
Genthiner Straße 13
10785 Berlin
productsafety@degruyterbrill.com